EINFÜHRUNG IN DIE BALNEOLOGIE UND MEDIZINISCHE KLIMATOLOGIE

(BÄDER- UND KLIMAHEILKUNDE)

VON

PROFESSOR
DR. MED. H. VOGT
BAD PYRMONT

UND

PROFESSOR
DR. MED. W. AMELUNG
KÖNIGSTEIN (TAUNUS)

MIT 29 ABBILDUNGEN UND 40 TABELLEN

ZWEITE AUFLAGE

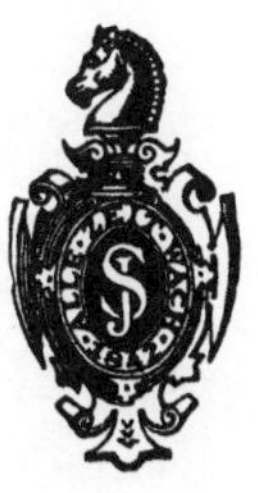

SPRINGER-VERLAG BERLIN HEIDELBERG GMBH

1952

COPYRIGHT 1945 AND 1952 BY SPRINGER-VERLAG BERLIN HEIDELBERG
URSPRÜNGLICH ERSCHIENEN BEI SPRINGER-VERLAG OHG.
BERLIN, GÖTTINGEN AND HEIDELBERG 1952
ISBN 978-3-662-01500-1   ISBN 978-3-662-01499-8 (eBook)
DOI 10.1007/978-3-662-01499-8

BRÜHLSCHE UNIVERSITÄTSDRUCKEREI GIESSEN

Vorwort zur zweiten Auflage.

Die letzten Jahrzehnte haben uns im Kampfe gegen schwerste Infektionskrankheiten durch die Sulfonamide, durch die Antibiotica, insbesondere das Penicillin, in der Behandlung lebensbedrohender Ausfallserscheinungen durch Insulin, durch die Lebertherapie Möglichkeiten der Behandlung und Heilung gebracht, die noch kurze Zeit vorher undenkbar waren. Ehedem mit Sicherheit tödlich endende Krankheiten wie die Biermersche Anämie, verbreitete ansteckende unter Umständen zu Epidemien anwachsende Krankheiten haben fast völlig ihren Schrecken verloren; diese Fortschritte sind in der Hautpsache der neuzeitlichen Entwicklung der Chemotherapie zu verdanken.

Davon hat aber ein großes für die Gesundheit und Arbeitskraft der Völker von jeher entscheidendes Gebiet keinen Nutzen gewonnen: die chronischen Erkrankungen, die Ertüchtigung der Jugend, die Bekämpfung der prämorbiden Zustände, der vorzeitige Altersknick. Schauen wir aus nach erfolgversprechenden Behandlungsmethoden .auf diesem wichtigen Gebiet, so stehen in ungeschmälerter Bedeutung Balneotherapie, Klimatherapie und physikalische Therapie vor uns. Abgesehen davon ergänzen diese Verfahren auf manchen Gebieten sinnvoll die neuzeitlichen chemotherapeutischen und biologischen Methoden: in der altbewährten Herztherapie mit den üblichen Cardiacis treiben wir den versagenden Herzmuskel zu erhöhter Leistung an, in der Bädertherapie bringen wir Herz und Kreislauf unter verbesserte Arbeitsbedingungen, so daß das Herz bei verminderter Inanspruchnahme effektiv mehr leistet, die insulinsparende und insulinverstärkende Wirkung mancher Mineralwassertrinkkuren ergänzt in wertvoller Weise die moderne Diabetestherapie, die aussichtsvoll voranschreitende Chemotherapie der Tuberkulose hat die Klimatotherapie dieser Krankheit keineswegs entbehrlich gemacht, die Chancen einer hormonalen Antisterilitätsbehandlung werden durch Moorbäder bedeutend erhöht, schlecht heilende Wunden schließen sich nicht selten im CO_2-Gas-Bad.

So bleibt es außerhalb jeden Zweifels, daß das Rüstzeug des Praktikers, wie die klinischen Verfahren nicht selten der Ergänzung durch unsere Gebiete bedürfen. Hierfür einen brauchbaren Leitfaden wieder vorzulegen erscheint uns umsomehr berechtigt, ja notwendig, als im Gegensatz zu den Grundgebieten und allen Fachdisziplinen der Medizin, die seit dem Abschluß des Krieges mit Lehr- und Handbüchern ausgestattet worden sind, ein solches für die Bäder- und Klimaheilkunde fehlt. Ein weiterer wichtiger Grund, der eine Einführung in unsere Gebiete, wie wir glauben, besonders deutlich erforderlich macht, liegt in dem bedauerlichen Umstand, daß physikalische Therapie, Balneologie und Bioklimatik an der Mehrzahl unserer Universitäten noch immer keine Heimstatt gefunden haben, daß mithin diesen Gebieten im Lehrgang der Medizinstudenten und in der Ausbildung der Ärzte nicht ·die Wichtigkeit beigemessen wird, die ihnen gebührt — im Gegensatz zu wesentlichen Teilen des Auslandes.

Wir haben uns bemüht, der Materie eine Darstellung zu geben, die ohne zu weit in die mathematisch-physikalische Seite einzuführen, aufgebaut ist auf den Grundgebieten unserer Disziplinen, Chemie und Physik, Geologie und Hydrologie, Wärmelehre, Meteorologie, weil nach unserer Meinung für den naturwissenschaftlich gebildeten Arzt ein Eindringen in die Wissenschaft und Praxis der Quellen, Bäder, der Moore, des Klima- und Wettergeschehens, der Bioklimatik nur so möglich ist.

Gegenüber der 1. Auflage dieses Buches, die 1944 von H. Vogt allein verfaßt wurde, stellt die vorliegende 2. Auflage eine fast völlige Neubearbeitung der Materie dar; besonders für die Darstellung der Grundgebiete fußt unsere Arbeit vernehmlich auf den beiden folgenden Werken: Lehrbuch der Bäder- und Klimaheilkunde, herausgegeben von H. Vogt, Berlin 1940 und Klima, Wetter, Mensch, herausgegeben von W. Woltereck, Leipzig 1938. Die Arbeit ist so verteilt, daß der Abschnitt Balneologie, Seite 1—80 von H. Vogt, der Abschnitt medizinische Klimatologie, Seite 81—167 von W. Amelung verfaßt ist, die allgemeine und spezielle Bäder- und Klimaheilkunde, Seite 167—262 bis zum Schluß sind gemeinsam bearbeitet.

Zahlreiche Freunde und Kollegen haben uns bei der Arbeit durch wertvolle Ratschläge und Aufschlüsse unterstützt; besonders sind wir für mannigfache Anregungen verpflichtet den Herren: Prof. Dr. F. Baur-Bad Homburg (Wettervorhersage), Reg.-Rat Dr. F. Becker-Königstein (Wetter), Prof. Dr. H. v. Diringshofen-Frankfurt a. M. (Badekuren), Prof. Dr. P. Happel-Hamburg (Radioaktive Maasse), Prof. Dr. Israël, Buchau a. F. (Luftelektrizität), Prof. Dr. F. Scheminzky-Innsbruck (Radioaktive Wässer), Reg.-Rat E. Sydow-Oberstdorf (Grundlagen der physikalischen Klimatologie), Dr. J. Wiesner-Bad Soden (Inhalation); wir sagen allen Herren aufrichtigen Dank.

Bad Pyrmont/Königstein (Taunus), im Januar 1952.

H. Vogt   W. Amelung.

Inhaltsverzeichnis.

Balneologie.

Medizinische Klimatologie.

Bäder- und Klimaheilkunde.

Schrifttum.

Balneologie.

Einleitung.

Unter Balneologie versteht man die Lehre von den Heilquellen und Mooren und von ihrer Verwendung im Bereich der Medizin zur Behandlung und Heilung von Krankheiten. Das Wort Balneologie bedeutet eigentlich Bäderlehre. Es hat sich aber die Gepflogenheit herausgebildet, unter Balneologie und Balneotherapie die Lehre und Anwendung von den Wässern und Mooren insgesamt zu Bädern, Trink- und Inhalationskuren sowie Packungen mit Moor und Schlamm zu verstehen. In diesem Sinne werden auch hier die Worte Balneologie und Bäderheilkunde gebraucht. Im Ausland (besonders in den romanischen Ländern) ist anstatt Balneotherapie vielfach das Wort Krenotherapie (von krene, griechisch, die Quelle) im Gebrauch.

Die Heilquellen sind sogenannte Mineralquellen, sie unterscheiden sich durch ihren Gehalt, durch ihre Temperatur, auch durch die Beschaffenheit ihres Wassers von den gewöhnlichen Süßwässern. Durch ihre auffallenden Eigenschaften (Temperatur, Geruch, Geschmack) haben sie schon frühzeitig die Aufmerksamkeit der Menschen erweckt, von alters her stehen sie im Ruf einer besonderen Bedeutung für die Behandlung von Krankheiten. Es liegen Anzeichen vor, daß die Etrusker etwa 1000 Jahre vor der Gründung Roms die Quellen des heutigen St. Moritz in den Alpen als Kult- und Heilort besucht haben. Seit Jahrtausenden geht eine bis heute ununterbrochene Wallfahrt kranker und Genesung suchender Menschen zu den Stätten, wo Heilquellen entspringen. Moore und Heilschlamme, im Altertum am Schwarzen Meer, später im 9. Jahrhundert von den Arabern in Spanien benutzt, wurden vor hundert Jahren unabhängig voneinander in Bad Pyrmont und Franzensbad hinsichtlich ihrer gesundheitlichen Verwertung neu entdeckt.

Die Bäderlehre fußt also zum Teil auf einem alten, empirisch gebundenen Wissensgut, zum Teil ist ihre Erkenntnis und Ausübung der neueren Wissenschaft zu danken (CO_2-haltige Quellen, Radiumquellen).

Die Wässer durchrinnen, bevor sie an der Quelle zutage treten, den Erdboden. Sie beladen sich dort mit den Stoffen, die sie mitbringen. Ein Teil ihres Gehalts, vor allem die Wärme, zum Teil das Wasser, manche Feinstoffe stammen aus vulkanischen Tiefen der Erde; so stellen die Mineralquellen nicht selten eine einzigartige enge und ständige Verbindung zwischen den vulkanischen Tiefen der Erde und der Außenwelt her und vermitteln uns Kräfte, die sonst in keiner Weise für uns erreichbar sind.

Wir bewerten und verwerten die Mineralquellen als Heilquellen. Nicht jede Mineralquelle ist von vornherein eine Heilquelle. Die Wissenschaft hat Art und Menge der Stoffe, die den Wässern den Charakter von Heilquellen geben, erforscht; die heutige Systematik und Namengebung ist so aufgebaut, daß die Inhalte, die wir bei einer Mineralquelle sozusagen verlangen, auch einen biologischen Effekt bedeuten. Insofern ist eine Mineralquelle meist auch eine Heilquelle. Strenggenommen kann nur das biologische Experiment und die klinische Erfahrung feststellen, ob eine Mineralquelle auch den Wert eines Heilwassers besitzt.

Die Balneologie hat enge Berührung mit einer Reihe naturwissenschaftlicher Disziplinen, Geologie, Hydrologie, Chemie und Physik. Im Bereich der Medizin ist die Bäderheilkunde eine zentraltherapeutische Disziplin. Sie bewegt sich teilweise im Bereich der physikalischen Therapie und fußt hier auf der Wärme- und Hydrotherapie. Sie hat besonders bei den Trinkkuren und Inhalationskuren nahe Beziehungen zur Pharmakologie und allgemein zahlreiche solche zu den klinischen Fächern. Sie stellt im Bereich der naturnahen Medizin ebenso wie die Klimatologie dasjenige Gebiet dar, das am meisten diesem Namen gerecht wird, da sie sich der natürlichen Heilschätze, nicht aber künstlicher Verfahren und Nachahmungen (künstliche Strahler, Biosalze, künstliche Gasbäder) bedient. In des Wortes vollster Bedeutung vermittelt sie die Naturnähe, ihre Übung und Nutzung ist an die Stätten, wo die Quellen entspringen, gebunden. Sie versetzt die Menschen der Städte und Industr“reviere zum Zwecke ihrer gesundheitlichen Betreuung in die Landschaft und vermittelt ihnen die unmittelbare Wirkung der Kräfte der Natur.

Abgesehen von den wertvollen Verfahren und Hilfsmitteln, welche die Balneologie darbietet für die Behandlung organischer Krankheiten, liegt ihre Bedeutung vor allem in der Wirkung auf den ganzen Menschen, in der Umstimmung und damit auf dem Gebiet der konstitutionellen Therapie, der vorbeugenden und erhaltenden Behandlung, der Ertüchtigung der Jugend, Abhärtung und Erholung, der Behandlung der Prämorbiden und der Bekämpfung des vorzeitigen Alterns. Nicht die akuten, sondern die chronischen und subchronischen Zustände, die einer Wandlung des Menschen bedürfen, sind ihr Gebiet. So hat sie auch für die Seuchen-bekämpfung (Bäderbehandlung des Rheumatismus, Klimatotherapie der Tuber-kulose) große Bedeutung. Ihr volksgesundheitlicher Wert ist daher ein sehr großer.

Dem Arzt stellt sie besondere Aufgaben. Es ist für den Hausarzt und Kliniker gleich wichtig, Kenntnis von den natürlichen Heilgütern und ihrer Wirksamkeit zu haben, um zur richtigen Zeit den richtigen Kranken in das richtige Bad zu schicken, wenn die Hilfsmittel der Praxis und der Klinik dieser Ergänzung bedürfen. Der Arzt, der im Bade- und Kurort selbst wirkt, kann nur durch die an seiner eigenen Seele und seinem eigenen Körper erfahrene Naturverbundenheit seinen Kranken der wahre Führer und Betreuer in den unausschöpfbaren Werten des natürlichen Heilgutes sein.

I. Balneogeologie.

Bau der Erdrinde.

Die Erde, ursprünglich ein feuerflüssiger rotierender Ball, verlor im Laufe ihrer Entwicklung infolge der Abstrahlung einen Teil ihrer Wärme; durch diesen Temperaturverlust trat an der Oberfläche eine Erstarrung der flüssigen Materie ein, die zur Bildung einer Kruste und in der weiteren Entwicklung zur Bildung der festen Erdrinde führte. Infolge der bei dieser Entwicklung eintretenden Differenzierung zeigt heute der Erdaufbau außen den Steinmantel, dann nach innen schwerere, vielleicht latent flüssige Partien und zuinnerst den Erdkern höherer Dichte, wahrscheinlich gasförmig, mit einer errechneten Temperatur von etwa 8000° C; er besteht großenteils wahrscheinlich aus Wasserstoff H (etwa 30%), ferner sind Anteile von O, Si, Mg, Fe vorhanden (MUCK). Die Ma-terien haben sich bei der Erkaltung (GOLDSCHMIDT) ebenso verhalten, wie wir dies in der Metallschmelze sehen, d. h. nach ihrem spezifischen Gewicht gesondert. So ergab sich erstmalig bei der Erstarrung (Bildung der Erstarrungsgesteine) eine grobe, schichtige Sonderung. Wir sehen dies am Befund des Erdkörpers bestätigt, wo oben Kieselsäure-, Magnesium- und Aluminiumverbindungen sich finden, diesen in den Schmelzschalen Metalloxyde, -sulfide und -carbide, dann die Nickeleisenverbindungen folgen.

In der erstarrten Erdrinde erfolgten aber weiterhin gewaltige Umsetzungen und Veränderungen. So wurden in der Rinde durch Störungen des Erstarrungsprozesses lokal und regional schmelzflüssige Massen eingeschlossen, die die Ursache des heute noch tätigen Vulkanismus sind. In der Peripherie sollten die Gesteinsschichten eigentlich ihrer Entstehung entsprechend in horizontalen Schichten liegen. Indessen erfolgten durch die endogenen Vorgänge

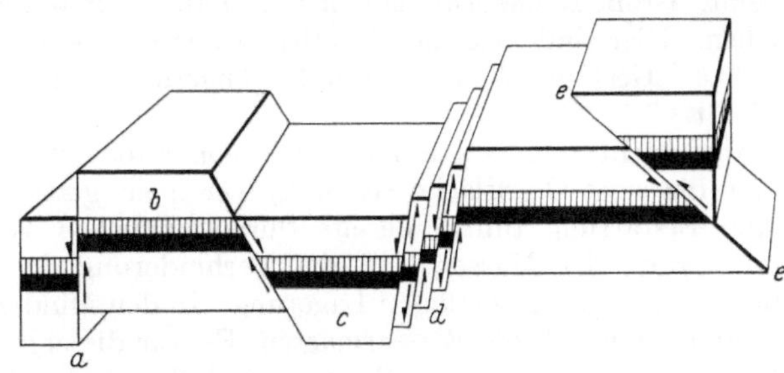

Abb. 1. Schema von Brüchen und Verwerfungen, man sieht die Verschiebung der Schichtfolgen. (Nach KAMPE und KNETSCH.)

(Konvektionsströmungen) Umsetzungen und Veränderungen tiefgreifendster Art: Bewegungen und Faltungen der Erdkruste, Einknickungen und Bruchschollenbildungen, Verschiebungen und Auftürmen großer Schichtpakete des Gesteins zu gewaltigen Bergmassen. So finden wir nicht mehr die Schichten in ihrer ursprünglichen Anschichtung fortlaufend vor.

An anderen Stellen hat die Schichtenfolge eine völlig andere Richtung eingenommen. Im Modell (Abb. 1) sehen wir diese Vorgänge veranschaulicht. Man sieht das Resultat, das sich aus dem Kampfe der verschiedenen Kräfte, Druck und Widerstand ergibt. Die Verlagerung einzelner Schollen ist dadurch möglich, daß Bruchstellen in der Erdrinde sich bilden; Spalten werden aufgerissen und die Schollen nebeneinander und übereinander in mannigfaltiger Weise verschoben. So entstehen die für die Heilquellen so wichtigen Sprünge, Brüche, Verwerfungen. Wir sehen aus einer der Natur entnommenen photographischen Abbildung (Abb. 2), wie sich in der Tat genau den Verhältnissen des Modells entsprechend die Verschiebungen vollziehen und wie zwischen den verschobenen Partien

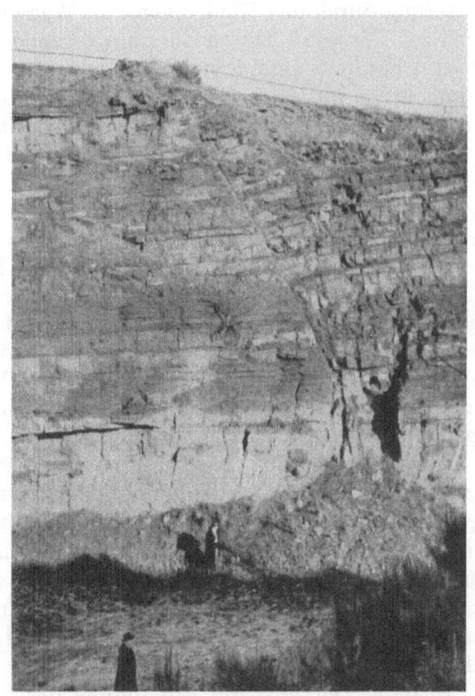

Abb. 2. Verwerfung im Schichtgestein, der rechte Flügel ist abgesunken, man sieht die Bruchlinie. (Nach KAMPE und KNETSCH.)

Stellen verminderten Widerstandes in Form von Rissen und Kanälen die Erdrinde durchziehen. Es ist klar, daß diese Bruchzonen sich vor allem an den Rändern der Gebirge finden; denn die Gebirge sind ja durch die vulkanischen Kräfte in die Höhe getürmte Bruchschollen der Erdrinde.

Durch die entstehenden Brüche und Risse aber finden Wasser und Gase aus dem Erdinnern nach oben ihren Weg und so sehen wir an den Rändern der Gebirge, wie eine Karte der deutschen Landschaft ohne weiteres erkennen läßt, im Wesergebirge, im Taunus, in Schlesien, die Quellen oft wie Perlen aneinandergereiht. Große flache Tafelländer usw. haben nur wenige und sehr typische Heilquellen. Hier sind, wie die Gestaltung der Landschaft zeigt, die bunten Folgen gestörter Gesteinsschichten durch jüngere, noch flachliegende Formationen verhüllt.

Aber nicht nur von innen, auch von außen wurde die Erdrinde gebildet. Schon die erste Oberfläche (KAMPE) war nicht glatt. Die Absatzbildung in der ersten Erstarrung führte bereits durch ungleiche Wärmezustände, durch das Zäherwerden der Massen und die Verhinderung des Absinkens der schweren Teile zu einer unregelmäßigen Lagerung. In den Mulden und zwischen den Schollen sammelten sich die Wassermassen. Es war die erste Ansammlung des aus der Atmosphäre kondensierten Wassers und damit der Beginn des Kreislaufs des Wassers. Damit aber setzte ein Faktor ein, der wiederum die Oberfläche umgestaltete. Das freiliegende Gestein verwittert und der Abbau durch die Wassermassen beginnt. Die letzteren transportieren die Verwitterungsprodukte talabwärts, Winde, Wärme und Kälte lockern das Gestein und immer neue Massen werden nach unten transportiert. Zu der physikalischen tritt die chemische Verwitterung durch das Eindringen von Wasser in wasserfreie Mineralien, Anhydrit, wird zu Gips usw. Durch die nun folgende Abtragung des Gesteins der Gebirgsmassen kommen immer neue Gesteine zum Vorschein. Der Sauerstoff der Luft dringt in sie ein und oxydiert die Verbindungen, z. B. die Sulfide zu Sulfaten. In den Ozeanen und Seen bilden sich aus den herabtransportierten Massen gewaltige Ablagerungen (Sedimente). Auch hier erfolgt die Ablagerung in Form von Schichten, teils mechanisch, teils durch chemische Fällung, z. B. in den Salzlagern, die als chemische Sedimente in den Salzseen entstanden; die Reihenfolge der Schichten in diesen Salzlagern entspricht ihrer Löslichkeit. Zu alledem kommen dann auf der Oberfläche der Erde bei der Bildung der Ablagerungen die Produkte pflanzlichen und tierischen Lebens und die Einflüsse des Klimas. Alle diese Faktoren wirken durcheinander. Auf die überlagerten Gebilde wirkt von unten der Vulkanismus umlagernd und störend ein. So erklären sich die vielfachen und gewaltigen Umkehrungen und Versetzungen in der Reihenfolge und Aneinanderlagerung der Steine und der Schichten, wie sie uns heute die Erdrinde darbietet (KAMPE).

Die ganze Entwicklung dieses Werdeprozesses erstreckt sich über unvorstellbar lange Zeiträume. Die erdgeschichtliche Zeittabelle unterscheidet eine Erdvorzeit, der das Erdaltertum folgt (Cambrium, Silur, Devon, Carbon, Perm), dann das Erdmittelalter mit Trias, Jura und Kreide und schließlich die Erdneuzeit (Tertiär, Quartär, Diluvium), mit dem noch heute geltenden Alluvium. Die für unsere heutige Beurteilung wichtigsten Umgestaltungen der Erdrinde haben im Tertiär stattgefunden: so das Einschneiden des Rheintals in das ihm entgegengehobene Rheinische Schiefergebirge.

In diese Zeit fällt die Entstehung der Gebirge, die wir heute vor uns sehen (Alpen); in dieser Zeit sind also auch die Randbrüche der Gebirge entstanden, an denen die Mineralquellen zutage treten (Wiener Thermenlinie am Rand der Ostalpen, Bäder am Rand des Taunus von Wiesbaden bis Nauheim, sudetendeutsche Quellenlinie usw.). Im Silur (PFANNKUCH) treten die ersten Fische, im Devon die ersten Farne und Schachtelhalme auf. Vom Carbon bis zum Jura herrschen die Amphibien, bis zur Kreide die Reptilien. Die Säugetiere beginnen erst in der oberen Kreide. Das Erdaltertum läßt man mit etwa 500 Millionen Jahren vor

dem heutigen Zeitpunkt beginnen. Das Alluvium mit den die Erdneuzeit bildenden
Perioden wird mit etwa 50 Millionen Jahren angesetzt.

Herkunft und Gang des Wassers.

„Quellen sind die natürlichen Ausflüsse des unterirdischen Wassers auf die
Oberfläche der Erde" (PRINZ). Das Wasser der Quellen entstammt entweder dem
atmosphärischen Kreislauf (*vadoses Wasser*), oder es ist neugebildetes, aus den
vulkanischen Tiefen der Erde kommendes Wasser (*juveniles Wasser*).

In dem von der Sonne gelenkten atmosphärischen Kreislauf verdunstet das
Wasser an der Oberfläche der Erde, Flüsse, Teiche, Meere, je südlicher, desto
mehr, und zieht als Wasserdampf der Atmosphäre und in den Wolken fort, um
als Niederschlag (Regen, Schnee) zur Erde zurückzukehren. Das niedergefallene
Wasser versickert in der Erde, es füllt schließlich die Hohlräume des Untergrundes.
Als sogenanntes *Grundwasser* durchfließt es in den wasserführenden Schichten die
Porenräume zwischen den Gesteinsteilen, im Erdinneren als Spaltenwässer, in
Karstgebieten auch in unterirdischen Wasserläufen. Es wird dabei vielfach
durch wasserundurchlässige Schichten (massives Gestein, Lehm, Ton) gestaut und
abgelenkt. Das Grundwasser in der festen Erde überwiegt die Masse des offenen
Wassers (KÖHNE). Das Grundwasser kann einen freien Spiegel besitzen oder es
kann zwischen undurchlässigen Schichten eingeschlossen, gespannt sein. Die
Speisung der unterirdischen Gewässer erfolgt jeweils aus einem bestimmten
Einzugsgebiet der fallenden Niederschläge; je höher die Niederschlagsmenge und
je größer das Einzugsgebiet, desto reicher fließen die Quellen.

Aus dem feuerflüssigen, langsam erstarrenden Tiefengestein im Erdinneren
steigt als verdichtetes Entgasungsprodukt das *juvenile Wasser* auf. Es handelt
sich hier um neu entstandenes, noch nicht umweltberührtes Wasser, es spielt in
den Mineralquellen, vor allem in den natürlich warmen (Thermen) eine Rolle.
An der fortschreitenden Abkühlung der Erde (SCHOBER) haben auch die in
der Tiefe liegenden magmatischen feuerflüssigen Massen Anteil. Der Wärmeverlust des Magmas vermindert dessen Aufnahmefähigkeit für Gase, sie entweichen und dringen nach außen der Erdkruste zu. Dieses Entweichen kann
stoßartig erfolgen, wenn die Gase eingesperrt sind und sich durch Gegendruck
befreien (Vulkanausbruch) oder es kann auf ruhigem Wege erfolgen dadurch,
daß die Gase in den Spalten des Gesteins nach oben wandern. Der Natur nach
handelt es sich dabei in erster Linie um Wasserstoff. Dieser oxydiert auf seinem
Wege zu Wasserdampf, der mehr und mehr nach oben steigend sich durch Abkühlung zu Wasser verflüssigt und als Warmwasser die Oberfläche erreicht
(BEAUMONT, SÜSS, SCHOBER). Noch deutlicher wird der Zusammenhang mit
dem Vulkanismus, wenn der Wasserdampf noch als solcher ausgehaucht wird.
Man spricht dann von Fumarolen. Nicht selten ist der Wasserdampf dann noch
von anderen Gasen begleitet. Ist Schwefel dabei, so nennt man das Solfatare.
Die Übergänge sind fließend. Die betreffenden Gase (RITTMANN) sind vor allem
Schwefelwasserstoff, Kohlendioxyd, Kohlenoxyd, Chlor. Das CO_2 hält am läng-
sten aus und ist deshalb die letzte Lebensäußerung erkaltender Magmaherde
(WOLLMANN). Thermen sind rudimentäre Vulkane (SCHOBER).

In vielen Fällen fließt das vadose Wasser aus dem Einzugsgebiet in den
Schichten der Erde abwärts zum Quellenort. Wir haben dann eine *absteigende
Quelle* vor uns. An Talrändern, wo einfallende, wasserführende Schichten (womöglich über wasserundurchlässigen) erscheinen, sind die Verhältnisse für die
Quellbildung besonders günstig. Die Lagerungsverhältnisse der Bodenschichten
sind wichtig. Ähnlich erfolgt bei den sogenannten *Überlaufquellen* teils absteigend,
teils aufsteigend der Ausfluß.

Bei den *aufsteigenden Quellen* (die Mehrzahl der Mineralquellen sind aufsteigende Quellen) kann das Wasser durch Niveaudifferenz zwischen Einzugsgebiet und Quellort hochsteigen. Alle diese Quellen müssen im aufsteigenden Teil einen abgedichteten Weg besitzen. Das Aufsteigen einer Quelle kann aber auch durch Wasserdampf oder periodischen Gasausbruch (Geiser) und durch Vermischung mit Gasen (gasführende Quellen) verursacht sein.

Bei den *gasführenden Quellen*, zu denen viele Mineralquellen gehören, vor allem bei kohlensäurehaltigen Quellen, handelt es sich darum, daß ein Gemisch von Gasblasen und Wasser im Quellenschlot aufsteigt. Das spezifische Gewicht dieses Gemisches ist kleiner als das des Wassers, wodurch sich der statische Druck der Flüssigkeitssäule vermindert; dadurch erfolgt eine Druckabnahme und der Aufstieg des Wassers. Manche Quellen fließen nicht konstant, sondern diskontinuierlich, auch rhythmisch. Die Ursache kann in heberartigen Vorgängen liegen. *Moorquellen* sind Abflüsse von meist größeren Moorlagern (s. S. 68).

Nicht selten treten Quellen nicht einzeln, sondern in Gruppen aus. Nahe beieinanderliegende gehören meist zu demselben Gebiete, so daß sie sich in Qualität und Temperatur kaum voneinander unterscheiden, sogenannte *Quellensysteme* (Aachen). Der Zusammenhang solcher Quellen zeigt sich manchmal darin, daß sie untereinander vikariieren, wenn die eine zunimmt, nimmt die andere ab. Im weiteren Sinne gehören die Quellen einer Quellenlinie am Verwerfungsrand eines Gebirges zu einem System, auch ohne daß sie untereinander ähnlich sind (Wiener Thermenlinie).

Von großer praktischer Bedeutung ist das Verhältnis der Mineralquellen zu dem benachbarten Grundwassergebiet. Die aufsteigenden Quellen durchdringen meist, bevor sie die Oberfläche erreichen, Schotter oder eine andere Formation, die von Grundwasser gespeist wird. Kommunizieren die Systeme, so kann eine Verdünnung des Mineralwassers durch Bodenwasser oder eine Abgabe, also ein Verlust der Quelle an das Grundwasser eintreten. Seitenspalten stellen vielfach die Vermittlung her. Reinliche Scheidung ist oft eine schwierige Aufgabe der Technik. Wenn Mineralquellen nicht öfter, als es der Fall ist, mit Grundwasser zusammenhängen, so kommt das daher, daß die Mineralquellen vielfach durch Ablagerung und Sinterbildung sich selbst gegen die Umgebung abdichten (Kampe).

Mineralquellen sind ein kostbares Naturgut, sie bedürfen daher des *Schutzes*. Veränderungen im Einzugsgebiet können den Wasserzulauf, Bergbau die Gasführung oder Quellader, Grabungen die Qualität der Quelle gefährden. Man hat daher vielenorts *Quellenschutzgesetze* erlassen, die Schürfung, Bergbau, Grabungen, auch größere Bauten im Umkreis des Quellgebietes verbieten oder einschränken. Die geschützten Bezirke sind sehr verschieden groß, je nachdem sie sich auf den Schutz des Einzugsgebietes oder nur auf die unmittelbare Nähe der Quelle (größere Bauten) beziehen.

Mineralstoffe, Entstehung der Mineralquellen.

Die Mineralquellen durchrinnen in ihrem Verlauf die Erdrinde, bis sie an der Oberfläche zutage treten. Auf diesem Wege nehmen sie aus dem sie umgebenden Gestein die Stoffe auf, die sie mitbringen, soweit diese nicht „juvenilen" (s. S. 10) Ursprunges sind. Aus der Beschaffenheit der Quelle können wir also bis zu einem gewissen Grade Schlüsse auf ihre Herkunft und die Art des durchlaufenen Gesteins ziehen. Die Erdrinde wird zu 99,51% von folgenden 12 Elementen gebildet: O, Si, Al, Fe, Ca, Na, K, Mg, H, Ti, Cl, P. Weitere 12 Elemente bilden 0,45% und noch weitere 12 0,04%, so daß insgesamt 99,99% der Erdrinde von 36 Elementen der uns bisher bekannten 90 eingenommen werden, während die restlichen 54 Elemente nur 0,01% der Erdrinde ausmachen (Souci). In der Erdrinde

herrschen die Stoffe mit niedrigem Atomgewicht vor. Verwandte Stoffe sind
vielfach zusammengelagert. Die hauptsächlich die Erdrinde bildenden Elemente
sind die sogenannten einfachen oder plastischen Elemente, die wir demnach auch
als die hauptsächliche Grundlage, sozusagen als das mineralische Gerüst in allen
Heilquellen vorfinden.

Bestimmte Mineralien kommen an manchen Stellen gehäuft vor in sogenannten
Schichtpaketen (WALTER) in Salzlagern, Erzgängen. Mineralquellen, die solche

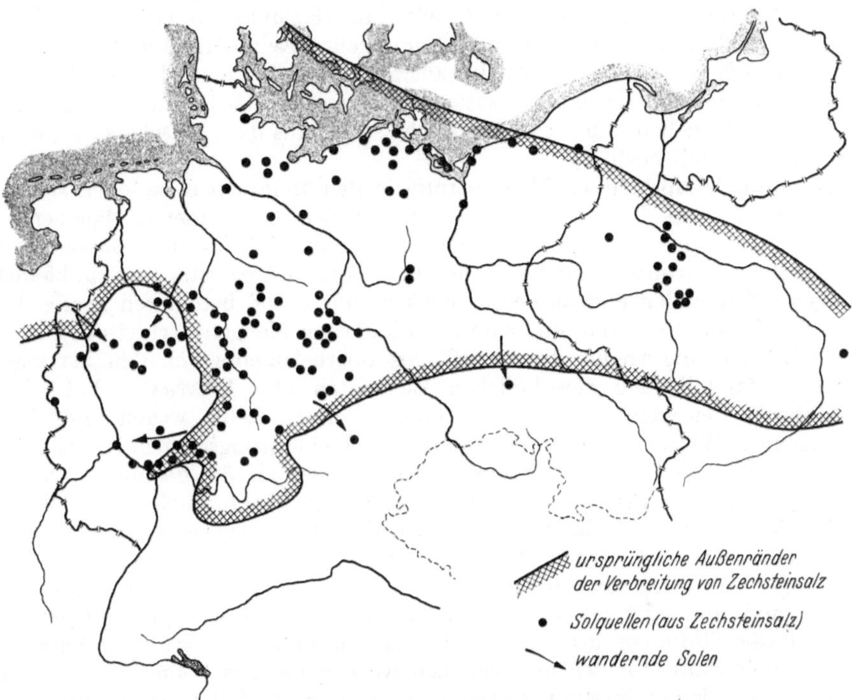

Abb. 3. Die Kochsalz- und Solquellen entspringen über den Salzlagern des Zechsteinmeeres.
(Aus KAMPE und KNETSCH nach LOTZE.)

Gegenden passieren, müssen sich mit diesen Stoffen besonders anreichern, die
dann, besonders wenn die Löslichkeitsverhältnisse günstig sind, als vorwiegende
Stoffe in den Quellen erscheinen (Abb. 3).

Die Quellen haben durch besondere Eigenschaften, ihre höhere Temperatur,
den Gehalt an CO_2 nicht selten ein erhöhtes Lösungsvermögen. Das Gestein
erleidet durch Druck und Temperatur im Erdinnern Veränderungen, die die
Lösungswerte beeinflussen, manchmal erhöhen. Natürlich werden auch Gase bei
diesem Gang der Gewässer aufgenommen. Auch ein Austausch von Bestandteilen
findet zwischen Wasser und Umgebung statt, sogenannte Metasomatose (KAMPE).

Das NaCl (Kochsalz- und Solquellen) entstammt den großen Steinsalzlagern,
die sich in Verbindung mit Kalisalzen, z. B. in Norddeutschland, in Tiefen von
1000 m und mehr vorfinden (KEILHACK). Durch die Bewegung der Erdrinde sind
diese Salzlager stellenweise bedeutend gehoben. Dadurch kommen sie in den
Bereich des Grundwassers und werden ausgelaugt. Salz finden wir aber außerdem in Salzhorsten und Salzsätteln (Rumänien), ferner in Bruchlinien, in die es
durch die unterirdischen Verlagerungen gepreßt ist.

Die zutage tretenden Solquellen Deutschlands sind ein oberflächliches Spiegelbild der darunterliegenden ausgedehnten Salzlager (KEILHACK), s. Abb. 3. Cl, HCl, F und FH können auch juveniler Herkunft sein.

Kalksteine sind massenhaft im Boden ehemaliger Meere ausgeschieden worden. Manche Quellen, welche größere Mengen von Ca enthalten, kann man von dem durchwanderten Kalkstein ableiten (Silurkalk in Baden und Thüringen, Zechsteinkalk in Mitteldeutschland usw.), bei anderen Quellen (Karlsbad) stammt der Kalk aus dem Magma.

Das Mg findet sich weniger in Quellen, da (KAMPE) aus Gesteinen, die Mg und Ca enthalten, das Ca leichter in Lösung geht. Reine Mg-Quellen sind daher selten. Viel Mg enthalten die Quellen aus Serpentin (Marienbad). Das Bittersalz ($MgSO_4$) stammt aus der wechselseitigen Wirkung von Ca-Sulfat und Mg-Carbonat, Bittersalzquellen kommen daher nicht selten aus dem Muschelkalk (der viel Gips und Dolomit enthält).

Die bisher besprochenen Mineralstoffe in den Heilquellen beziehen sich, wie oben erwähnt, auf die sog. einfachen oder plastischen Elemente, daneben sind aber die Mineralquellen in hohem Maße Träger der sog. *Fein- oder Spurenelemente.* Wir verstehen darunter (WOLFF) die in der organischen Substanz nur in kleinsten Mengen auftretenden und an deren Struktur nur wenig beteiligten Stoffe; auch in der anorganischen Welt sind sie nur in kleinsten Mengen verbreitet. Die englische Bezeichnung trennt diese Stoffe als microelements von den die macroelements darstellenden gewöhnlichen Elementen ab. BERTRAND hat sie als katalytische den plastischen Elementen gegenübergestellt; wegen ihrer hohen biologischen Wirkungen hat sie BOAS als Hochleistungselemente bezeichnet. Von den etwa 90 bekannten Elementen sind mehr als 50, darunter zahlreiche Spurenelemente im Pflanzen- und Tierreich nachgewiesen, auch in den Mineralquellen findet sich ungefähr die gleiche Zahl. Dieser Tatsache muß eine hohe Bedeutung zuerkannt werden. Wenn die Spurenstoffe in kleinsten Mengen große Wirkungen entfalten, wenn nicht wenige von ihnen als lebensnotwendig erkannt worden sind, so ist es von hohem Werte, daß wir in den Mineralquellen regelmäßig Träger dieser Stoffe vor uns haben, so daß wir mit diesen Wässern einen Zubringerdienst dieser Stoffe für den menschlichen Körper ausüben können (s. Tab. 1).

Es ist in diesem Zusammenhang von Bedeutung, daß nach NODDACK und VERNADZKI mit dem Gesetz der Allgegenwart der Elemente in der Erdrinde zu rechnen ist; die gewaltige Durchmischung der Stoffe in den Aufbauperioden des Erdkörpers habe eine ubiquitäre Verteilung der Stoffe herbeigeführt, demnach soll beispielsweise jedes Gestein mindestens 0,02% Al und 0,25% Fe enthalten. Dem ist widersprochen worden (HABERLANDT), da Größe und Raumbedarf der Ionen, auch ihre Krystallstruktur usw. einer Verallgemeinerung dieser Hypothese widersprächen. Andererseits weist aber trotz dieser geochemischen Einwände die Geologie auf die Tatsache hin, daß doch manches für eine disperse Verteilung der Feinstoffe in der Erdrinde spricht. Jedenfalls ist es auffallend, daß die Spurenstoffe in den Mineralquellen verschiedenster Zusammensetzung regelmäßig nachweisbar sind und daß manche Quellen, die näher darauf untersucht sind, z. B. Wiesbaden, Vichy eine große Zahl dieser Elemente aufweisen. Auch die Feinstoffe kommen wie die groben Elemente stellenweise angereichert im Erdboden vor, so sind Kohlenlager, Erdöle und organische Mineralbildungen besonders reich an einzelnen Spurenstoffen. Die Spurenelemente, mit denen sich die Balneologie näher zu beschäftigen hat, sind zunächst S, Fe, J und As, sie treten in manchen Wässern in solchen Mengen auf, daß sie den Charakter der Quellen bestimmen; zu hoher Bedeutung sind ferner nach den neueren Forschungen die in zahlreichen Quellen vorkommenden Feinstoffe Mn, Cu, Zn und Co gelangt.

Fe, ein in den Mineralquellen sehr häufiger Bestandteil, entstammt z. T. dem Magma, dann aber den überall verbreiteten eisenhaltigen Silicaten, Carbonaten usw. Es ist weitverbreitet in der Erdrinde, neigt (BERG) zu Verwitterungsprozessen und Wanderungen und kennt keine landschaftliche Bindung. So sehen wir auch eisenhaltige Quellen über alle Gebiete der Länder verstreut.

Mn findet sich meist nur in der äußeren Schicht der Erdrinde (KAMPE). Al tritt trotz seiner großen Verbreitung nur selten und in geringer Menge in den Quellen auf. Das kommt daher, daß es nur in Quellen enthalten ist, die keine HCO_3 und keine HPO_3 enthalten, was selten vorkommt.

Die Schwefelquellen beziehen ihre wichtigen Bestandteile zum Teil aus dem Gips der Salzlagerstätten (süddeutsche und thüringische Schwefelquellen, Slowakei). In anderen Gebieten (Westdeutschland) finden wir Gips und an bituminösen Bestandteilen reiche Lager an Kalk, Schiefer und Mergel. Hier können sich durch Umsetzungen aus Schwefelcalcium und Kohlensäure Schwefelwasserstoffe bilden. Andere Schwefelquellen (Aachen, Schlesien, Budapest) beziehen ihren S aus tiefen magmatischen Bezirken. Im Bereiche des noch tätigen Vulkanismus (Japan) erscheinen Quellen, die freie H_2SO_4 führen.

Bei P, Sr und Ba hat man Anhaltspunkte für die Entstehung aus Gestein, Li, Si, Bo und andere Stoffe sind zum

[1] Tellur ist bisher in Mineralquellen nicht nachgewiesen.

Tabelle 1. *Die aufgeführten Elemente kommen im Pflanzen- und Tierreich sowie in den Mineralquellen vor (nach einer Tabelle von* SOUCI*).*

	Symbol	Ordnungszahl	Atomgewicht
Aluminium . . .	Al	13	26,97
Arsen	As	33	74,91
Barium	Ba	56	137,36
Beryllium	Be	4	9,02
Blei	Pb	82	207,21
Bor	B	5	10,82
Brom	Br	35	79,916
Cadmium	Cd	48	112,41
Caesium	Cs	55	132,91
Calcium	Ca	20	40,08
Cer	Ce	58	140,13
Chlor	Cl	17	35,457
Chrom	Cr	24	52,01
Eisen	Fe	26	55,84
Fluor	F	9	19,00
Gallium	Ga	31	69,72
Germanium . . .	Ge	32	72,60
Gold	Au	79	197,2
Indium	In	49	114,76
Jod	J	53	126,92
Kalium	K	19	39,096
Kobalt	Co	27	58,94
Kohlenstoff . . .	C	6	12,010
Kupfer	Cu	29	63,57
Lanthan	La	57	138,92
Lithium	Li	3	6,940
Magnesium . . .	Mg	12	24,32
Mangan	Mn	25	54,93
Molybdän	Mo	42	95,95
Natrium	Na	11	22,997
Neodym	Nd	60	144,27
Nickel	Ni	28	58,69
Phosphor . . .	P	15	30,98
Praesodym . . .	Pr	59	140,92
Quecksilber . . .	Hg	80	200,61
Radium	Ra	88	226,05
Rubidium	Rb	37	85,48
Sauerstoff	O	8	16,00
Schwefel	S	16	32,06
Selen	Se	34	78,96
Silber	Ag	47	107,88
Silicium	Si	14	28,06
Stickstoff	N	7	14,008
Strontium	Sr	38	87,63
Tantal	Ta	73	180,88
Tellur[1]	Te	52	127,61
Thallium	Tl	81	204,39
Thorium	Th	90	232,12
Titan	Ti	22	47,90
Uran	U	92	238,07
Vanadium	V	23	50,05
Wasserstoff . . .	H	1	1,0081
Wismut	Bi	83	209,00
Wolfram	W	74	183,92
Yttrium	Y	39	88,92
Zink	Zn	30	65,38
Zinn	Sn	50	118,70
Zirkonium . . .	Zr	40	91,22

Teil juveniler Herkunft. J stammt meist aus Gestein mit organischen Bestandteilen. Man kann es als ein Nebenprodukt der Erdölbildung bezeichnen, Jodquellen sind oft Petroleumlagern benachbart (Rumänien). Bei geringer Konzentration hat es weite Verbreitung.

Von den Gasen, die sich in den Mineralquellen finden, haben besondere
Bedeutung CO_2, SH_2 und Radon. Aus den oberen Bodenschichten und der
Atmosphäre können O, SH, N in geringer Menge in die Quellwässer gelangen.
Gase sind gleichfalls zum Teil juvenil.

Die SH_2 kann vulkanischen Ursprungs sein, auch als Tätigkeitsprodukt noch
aktiver Vulkane, kann aber auch durch reduzierende Wirkung organischer Verbindungen auf Gips entstehen. Schwefelbakterien entwickeln z. B. im Schwarzen
Meer, aber auch in einigen Schwefelquellen SH_2.

Das Radium hat eine fast ubiquitäre Verbreitung. Seine Durchdringungsfähigkeit ist bedeutend, seine Zerfallsprodukte findet man in fast allen Gesteinen
und Wässern. Sehr viele unserer Süßwasserbrunnen enthalten einige Macheeinheiten Radon. In den Mineralquellen kommt es entweder als Substanz in
geringer Menge (Heidelberg), außerdem und hauptsächlich in der Form seines
kurzlebigen Zerfallproduktes, der Radiumemanation, vor (Bad Steben, Kreuznach, Bad Gastein usw.). Es entsteht im allgemeinen aus Uranmineralien
(Erzgebirge), aus Porphyr (Kreuznach) oder aus Gneis (Landeck). Da sich Radon
besser in Gasen als im Wasser löst, so enthalten die Begleitgase mancher Quellen
(Nauheim, Pyrmont) gelegentlich nicht unerhebliche Mengen von Emanation,
und zwar mehr als die betreffenden Quellen.

Helium (z. B. im Wiesbadener Kochbrunnen) entsteht bei der Umwandlung
radioaktiver Substanzen.

Wir haben in Deutschland große Gebiete erkaltenden Vulkanismus vor uns
(Eifel, Wesergebirge, Rheinisches Gebirge). Erst werden starke Säuren ausgeschieden (Schwefelsäure, Salzsäure), dann schwächere, Borsäure, SH_2 und zuletzt CO_2. In verschiedenen Stadien kann man diesen Prozeß verfolgen, die
früheren Stadien vor allem in Japan (WOLLMANN), die späteren in Europa an
den noch tätigen Solfataren des Vesuv, den ausgekühlten des Sudetenlandes
bis zu den Exhalationsherden und CO_2-Quellen des westlichen und nordwestlichen
Deutschland. In Japan konnte WOLLMANN an den zahlreichen heißen Quellen
sowie an den Gasaushauchungen, die an den Seitenaustritten der großen Vulkane
zutage treten, den Zusammenhang des Vulkanismus mit den Heilquellen eingehend studieren. In den zahlreichen Fumarolen treten die juvenilen Bestandteile
deutlich zutage: Als juvenil konnten festgestellt werden: H_2O, HCl, H_2S, H_2,
CO, CO_2, Cl_2, F_2, HF_2 und SiF_4. Tritt Luft hinzu, so kann gebildet werden N_2, A,
SO_2, SO_3 und schließlich freier S. Solange die Fumarolen noch sehr heiß sind,
herrschen Chloride und insbesondere die Salzsäure vor. Sinkt aber die Temperatur
unter 650°, so wird die Chlorgruppe immer mehr von den Schwefelverbindungen,
insbesondere Schwefelwasserstoff, verdrängt. Es nehmen deshalb die Sulfate der
Alkalien und des Calciums dann zu. Bei weiterem Absinken der Temperatur
zersetzt die Schwefelsäure das Gestein, so daß nunmehr S, ferner Arsen- und
Eisenschwefelverbindungen entstehen. Das Kohlendioxyd (CO_2) ist beständiger
Begleiter nicht nur in den Solfataren, sondern auch in den Fumarolen in allen
Stadien. In den höheren tritt es wegen des Vorhandenseins der genannten zahlreichen anderen Glieder mehr zurück, hält aber am längsten aus und ist deshalb
die letzte Lebensäußerung erkaltender Magmaherde. So wird die Tatsache verständlich, daß Japan außerordentlich reich an Thermen (s. u.), an Eisen-, Vitriol-,
Alaunquellen mit teilweiser Übersättigung an freier Schwefelsäure und freier
Salzsäure, ebenso reich an eigentlichen Schwefelquellen ist, dagegen arm an

CO_2-Quellen. Der Endzustand der reinen CO_2-Exhalationen, den Japan auf Grund des Zustandes des dortigen Vulkanismus fast noch nirgends erreicht, herrscht in Europa, wo die Erkaltung der Vulkane viel weiter fortgeschritten ist, vor. Der Gehalt an CO_2 gibt unseren Quellen ein großes Lösungsvermögen, sein Fehlen setzt das Lösungsvermögen der Wässer herab. So erklärt es sich, daß die japanischen Quellen auffallend mineralarm, unsere meist kalt, aber mineralreich sind. Nicht nur die Wässer, die durch den Boden rinnen, beladen sich mit CO_2, außerdem steigt diese frei aus Spalten hoch und bildet die Kohlensäuregasquellen (Pyrmont, Kudowa, Meinberg usw.). Die Mengen, die im Boden für diese Bildung von CO_2 aus den erkalteten Magmen zur Verfügung stehen, sind außerordentlich groß.

Die Oberfläche der Erde wird von der Eigenwärme des Erdballes, abgesehen von der Umgebung von Vulkanen und von Austrittsstellen heißer Quellen, nicht beeinflußt. Sonnenwärme und Kälte des Weltenraumes wirken hier (KAMPE). Im Innern trägt die Erde aber einen ungeheuren Wärmeherd. Deshalb nimmt die Temperatur mit dem Fortschreiten von der Oberfläche zur Tiefe gesetzmäßig zu. Man bezeichnet als *geothermische Tiefenstufe* die Abstände, in denen jeweils beim Vordringen nach der Tiefe die Temperatur um 1° zunimmt. Diese Abstände können sehr verschieden sein, zwischen 15 m und 100 m. In Europa hat man die geothermische Tiefe durchschnittlich mit 32,7 m berechnet. In größeren Tiefen nimmt die Stufe ab. Natürlich findet man auch eine Zunahme der Temperatur, wenn man seitlich in horizontaler Richtung in ein Gebirge hineinstößt, z. B. beim Bau eines Tunnels.

Viele Quellen zeigen die *Temperatur* des Klimas und der nahen Oberfläche, zuweilen nicht beständig. Konstante Temperaturen, vor allem erhöhte Temperaturen, zeigen an, daß die Quellen aus konstanten unterirdischen Bedingnissen gespeist werden. Warme Quellen heißen Thermen. In Gebieten mit noch aktivem Vulkanismus sind die Bedingungen für die Entstehung heißer Quellen besonders günstig (Japan, Haiti, Yellowstone-Park in den USA, Süditalien). Japan besitzt außer zahlreichen, noch nicht gefaßten Thermen 584 Bäder mit Quellen über 30°, hiervon 508 mit Quellen über 40° (WOLLMANN). Die höhere Temperatur der Quellen stammt meist aus dem Erdinnern, sie ist also juvenilen Ursprungs, ebenso wie das Wasser vieler der natürlichen warmen Quellen. Der Karlsbader Sprudel kommt aus einer fast senkrechten Verwerfungsspalte aus erheblicher Tiefe mit 72° C. Warme Quellen können aber auch vadoses Wasser führen. So haben die Warmbrunner Quellen ihr Einzugsgebiet auf den Höhen des Riesengebirges. Die Wasser steigen zu bedeutender Tiefe hinab, wo sie sich erwärmen, um dann auf dem kürzeren Schenkel wieder in die Höhe zu steigen (KAMPE). Die geförderten Wärmemengen können außerordentlich groß sein. So bringt (KAMPE) der Wiesbadener Kochbrunnen täglich 36 Millionen Cal., der Karlsbader Sprudel 200 Millionen Cal., die Gasteiner Therme 210 Millionen Cal. an die Erdoberfläche.

Die Schüttung der Quellen (Ergiebigkeit) kann sehr verschieden sein. Von einigen l/min kann sie sich steigern auf übergroße Mengen. Die kohlensäurehaltigen Kochsalzthermen in Cannstatt bringen 22 Millionen Liter, die Schwefelthermen in Baden bei Wien 8 Millionen Liter, die Budapester Quellen 30 Millionen Liter, die Akratotherme in Tschekirge (Türkei) 4,8 Millionen Liter täglich hervor. Dadurch werden auch zum Teil hohe Gehalte an festen Bestandteilen zutage gefördert. Nach KAMPE fördert der Karlsbader Sprudel jährlich 650 t Chlor und 1700 t Sulfation, insgesamt 5880 t Feststoffe (Süss). Hohlräume, die durch die Herausbeförderung dieser enormen Mengen Material entstehen müssen, sind bisher nirgends nachweisbar. Wahrscheinlich stammt das Material aus vulkanischen Tiefen, ist also juvenil. Von der Frage der Ergiebigkeit hängt die Benutzbarkeit der Mineralquellen in Badeorten in hohem Maße ab.

Wie bei der Temperatur ist auch für den Gehalt der Quellen die *Beständigkeit* von großer Bedeutung. Quellen, die aus tieferen Bezirken der Erde kommen, zeigen zuweilen eine fast unbegreifliche Unveränderlichkeit ihres Verhaltens. Genaue Analysen des Wiesbadener Kochbrunnens besitzen wir heute über einen Zeitraum von mehr als 100 Jahren. In dieser Zeit hat sich diese Quelle kaum nennenswert verändert. Als Voraussetzungen für Konstanz der Temperatur, des Wassers und des Stoffgehaltes sind von Wichtigkeit ein großer Wasservorrat, der von irgendwelchen störenden Einflüssen unabhängig sein muß, und ein Ausflußkanal, der nicht irgendwelchen Veränderungen in der Abdichtung ausgesetzt ist (WALTHER). Offenbar finden die Wässer unter dem Boden nach langem Wege eine Ruhestätte, dort gewinnen sie ihre definitive Beschaffenheit, und von dort aus treten sie ihren Weg nach der Oberfläche an. Solange nicht menschliches Werk oder Erschütterungen der Erdrinde (Erdbeben) eingreifen, kann diese Beständigkeit sich offenbar über sehr große Zeiträume erhalten. Es hat sich gezeigt, daß Arbeiten in Bergwerken Quellen zum Versiegen brachten (Altwasser) oder an ihnen schwere, nur mit Mühe reparierbare Veränderungen hervorriefen. Erdbeben können in ihrer Nähe gelegene Quellen stark beeinflussen, meist handelt es sich um vorübergehende Störungen, Abnahme oder Zunahme der Schüttung, Trübung, Gasausbruch, Auftreten neuer Quellen (so an der Wiener Thermenlinie 1875, in Ischia bei Neapel 1880), Erdbeben können aber auch weithin wirken. So hat man an einer Quelle im Sudetenland nach dem Lissaboner Erdbeben vom 1. November 1755 vorübergehende Störungen beobachtet.

II. Die Mineralquellen.

Allgemeiner Teil.

Bestandteile.

Unter Mineralquellen versteht man dünne, wäßrige Lösungen von Mineralien in Wasser, auch die sogenannten Süßwässer enthalten aus dem Boden aufgenommene Stoffe. Chemisch reines Wasser kommt in der Natur, auch in den Niederschlägen nicht vor.

Das *Wasser* der Mineralquellen ist verschiedener Herkunft (vados und juvenil, s. S. 3). Es ist wahrscheinlich, daß das juvenile Wasser gemäß seiner Entstehung eine andere Zustandsform des Wassers an sich ist und dadurch auch besondere Wirkungsmöglichkeiten hat.

VOUK faßt das *Wasser der Thermen* auf als das Ergebnis der im Erdinneren durch Druck und hohe Temperaturen erfolgten sog. Fervorisation; dadurch wird, so nimmt man an, eben eine andere dem juvenilen Wasser eigene molekulare Struktur dieses herbeigeführt; ein ähnlicher Gedanke liegt zugrunde, wenn SCHOBER das juvenile Wasser mit dem Kondenswasser der Dampfmaschine vergleicht.

In Mineralquellen kommt sogenanntes schweres Wasser vor (Wiesbadener Kochbrunnen, FRESENIUS). Unter schwerem Wasser versteht man das Wasser der chemischen Formel D_2O mit dem Atomgewicht 20 im Gegensatz zu gewöhnlichem Wasser H_2O, Atomgewicht 18. Die Elemente haben sogenannte Isotope, d. h. ein Element kommt nicht nur in dem uns aus der Chemie und Physik bekannten Atom vor, sondern in mehreren Formen, sogenannten Isotopen. Das Isotop des Wasserstoffs Atomgewicht 1 ist das Deuterium D, Atomgewicht 2. Das chemische Verhalten der Isotope ist untereinander weitgehend ähnlich.

Die *Mineralstoffe*, welche die Quellen mitbringen, sind entsprechend dem Verhalten wäßriger Lösungen nicht nur als Salzmoleküle, sondern hauptsächlich als Ionen vorhanden. Das elektrisch inaktive Molekül teilt sich in seine elektrisch entgegengesetzt geladenen und dadurch in gegenseitiger Spannung gehaltenen Ionen. Durch dieses Verhalten der Ionen zueinander treten die normalen Eigenschaften freier Ionen nicht hervor; denn sonst würde das Na-Ion das Wasser zersetzen, das Cl dieses färben usw. Die Ionen der positiv geladenen Reihe, die zur Kathode wandern, heißen Kationen, die negativen Anionen.

Die Aufspaltung der Moleküle in ihre Ionen nennen wir *Dissoziation*, sie ist nicht vollständig. Es besteht ein Gleichgewichtszustand zwischen dissoziiertem und nichtdissoziiertem Anteil (Dissoziationskonstante); je größer die Verdünnung einer Lösung, desto weiter geht im allgemeinen die Dissoziation einer Lösung. Den dissoziierten Anteil nennen wir den Dissoziationsgrad. Mineralquellen sind stark dissoziierte, verdünnte Lösungen.

In Lösungen, die mehrere Stoffe enthalten, wie dies für die Mineralwässer ausnahmslos zutrifft, werden die Verhältnisse komplizierter. Im allgemeinen kann man sagen, daß Salze mit gleichnamigen Ionen ihre Löslichkeit und ihre Dissoziation herabmindern, Salze mit ungleichnamigen Ionen sie erhöhen (NERNST). Die Löslichkeit für schwerlösliche Ionenkombinationen kann durch die Anwesenheit anderer erheblich erhöht werden. Hohe Dissoziationsgrade zeigen vor allem die Chloride, Bromide, Jodide, geringere die alkalischen Erden, die Sulfate und die Alkalien.

Während die Salze alle stark dissoziiert sind, weisen Säuren und Basen große Unterschiede auf; denn hier ist eines der entstehenden Ionen das H bzw. das OH, die Dissoziationskonstante bildet hier das Maß für die Stärke der Säuren und Basen, die Acidität bzw. Alkalität einer Mineralquelle wird dadurch bestimmt. Die schwachen Säuren, wie Kieselsäure, Borsäure, bleiben zum großen Teil in molekularer Form in der Lösung.

Neben der Dissoziation kommt auch der entgegengesetzte Vorgang, das Zusammentreten von mehreren Molekülen zu einer neuen Einheit, vor. So bilden sich aus gleichartigen Molekülen *Polymere*. Das kann schon bei den Wassermolekülen allein der Fall sein. Auf diese Weise kommt es zu verschiedenen Formen des Wassers: wir kennen bisher eine höhere komplexe Wasserform, das α-Wasser (vor allem im Eis) und eine im flüssigen Zustand des Wassers überwiegende Form, das β-Wasser. Der Gehalt an α-Wasser beträgt nach REDLICH bei 0° 39%, bei 100° 2,8%. Demnach beeinflußt also die Temperatur den Gehalt des Wassers an den verschiedenen Komplexformen. Es würde sich also ergeben, daß das Wasser der Thermen eine andere Zusammensetzung hat als kaltes Wasser. Weiterhin können aus verschiedenartigen anderen Bindungen z. B. die Hydrate (Salzmoleküle mit Wassermolekülen), ferner Komplexionen entstehen. Diese größeren Aggregate kommen für den kolloidalen Lösungszustand in Betracht, dem BÜRGI für die Mineralquellen eine besondere Bedeutung zugeschrieben hat.

Als *Hauptbestandteile* der Quellen bezeichnet man im allgemeinen diejenigen, die der Menge nach überwiegen: sie werden von den in der Erdrinde überwiegend vorkommenden Elementen (s. S. 6) gebildet. Es sind dies (HINTZ und GRÜNHUT) die Kationen Na, Mg, Ca, K und die Anionen Cl, SO_4, HCO_3 und CO_2 (freie Kohlensäure). Von diesen Stoffen kommen Mengen über 1 g/kg vor; bei den hochkonzentrierten Kochsalzquellen können (Na und Cl) Mengen bis über 200 g/kg vorhanden sein. Das sind aber Ausnahmen. In geringeren Mengen finden sich die Kationen Sr, Ba, NH_4, Li, Mn, Al und die Anionen NO_3, HPO_4, Br, sowie die schwachen Säuren Kieselsäure (H_2SiO_3), Borsäure (H_2Bo_3), Titansäure (H_2TiO_3). Hauptbestandteile können aber natürlich auch solche Stoffe sein, die gemäß ihrer Wirkung den Charakter eines Wassers bestimmen, so die Feinstoffe Fe, As, S, J in den nach diesen Körpern benannten Quellen. Die *Nebenbestandteile* sind nicht selten für die Gesamtwirkung wichtige Begleitstoffe, auch hierbei ist an Feinstoffe zu denken: Cu, Co, Mn, Zn. Über die Konzentration der Spurenstoffe in den Wässern (s. S. 50).

Wir finden in Mineralquellen auch *Gase* gelöst vor (gasführende Quellen); an erster Stelle handelt es sich hierbei um CO_2, ferner um SH_2 und N. Außerdem sind zahlreiche andere Gase in Mineralquellen nachgewiesen, vor allem Wasserstoff, ferner Helium, Argon, Neon, Xenon, Kohlenwasserstoffe verschiedener Art, Radiumemanation, Thoriumemanation.

Die Wasserlöslichkeit der Gase ist sehr verschieden. Sie beträgt für CO_2 etwa 30mal soviel wie für O und 60mal soviel wie für N. Hohe Löslichkeit besitzt auch der Schwefelwasserstoff, doch kommt er nur in kleinen Mengen vor. Die Löslichkeit der Gase hängt aber nicht von ihrer Menge allein ab, sie ist proportional dem Gasdruck, bei Gasgemischen dem Teildruck (Partialdruck) des betreffenden Gases in der Umgebung, vor allem in der Luft.

Die Gase sind nicht wie feste Stoffe zu ihrer Beförderung aus der Erde an den Transport durch das Wasser gebunden. Sie begleiten das Wasser, weil sie naturgemäß vielfach dieselben Spalten in der Erdrinde, die dem Aufsteigen des Wassers dienen, zu ihrem eigenen Wege benutzen. So treten gashaltige Quellen oft begleitet von freien Gasschwaden an die Oberfläche hervor. Außerdem, wie es daraus verständlich ist, gibt es auch reine *Gasquellen*. Auch diese Gasquellen haben zum Teil eine balneologische Bedeutung. Wir kennen Gasquellen, die CO_2, N, O, Kohlenwasserstoffe, SH_2, Edelgase, Radon enthalten. Praktisch sind vor allem die CO_2- und SH_2-Gasquellen von Bedeutung (MOFETTEN).

Nicht alle Stoffe in den Quellen sind gleich fest mit dem Wasser verbunden (*instabile Stoffe*). Die Quelle setzt sich auf ihrem Wege aus dem Erdinnern an die Oberfläche rasch wechselnden Faktoren aus. Im Innern der Erde herrschen andere Druck- und Temperaturverhältnisse als an der Oberfläche. Beim Austritt der Quelle an die freie Erdoberfläche werden diese weniger fest haftenden Stoffe gelockert und zum Teil aus der Quelle befreit (wichtig für die Behandlung der Quellen in der Technik).

Für die *Veränderung der Quellen an der Luft* (Altern der Mineralwässer) kommt in Betracht: Durch das Entweichen der Gase, insbesondere des am meisten vorkommenden Kohlendioxyds (CO_2) ändert sich in erheblichem Maße der Gasgehalt. Maßgeblich ist der Teildruck des Kohlendioxyds in der Luft; dieses macht nur einen kleinen Teil der Luft (0,03 Vol.-%) aus. Bei Gleichgewicht mit der Luft könnte ein kohlensäurehaltiges Mineralwasser nur 5 bis 10 mg CO_2 pro kg enthalten; ein gewaltiger Unterschied, wenn man bedenkt, daß es Wässer gibt, die mehr als 2000 mg/kg mitbringen. Die Entgasung geht jedoch nicht plötzlich, sondern nur sehr allmählich vor sich, so daß eine Übersättigung noch lange Zeit bestehen bleibt, was uns ja auch in den Stand setzt, den Kohlensäuregehalt der Mineralwässer zu Bädern sowie als Genußmittel bei Trink- und Tafelwässern auszunutzen. Das Entweichen der CO_2 genügt indessen, um durch die Abnahme der CO_2 ein anderes Löslichkeitsverhältnis für manche Stoffe herzustellen, vor allem die Erdalkalien.

In den Mineralwässern befindet sich im allgemeinen kein Sauerstoff. Die Stoffe sind daher in den Mineralwässern im allgemeinen in einer niedrigeren Oxydationsstufe enthalten, infolgedessen wird bei Luftzutritt mancher dieser Stoffe, die dafür besonders empfindlich sind, so der Schwefel, oxydiert. H_2S und sein Ion HS gehen in höhere Oxydationsstufen über (Polysulfide, Sulfide, Sulfate), zum Teil wird auch freier Schwefel gebildet, dadurch können wichtige Wirkungsstoffe entfallen. Beide vorgenannten Faktoren, das Entweichen der Kohlensäure und der Zutritt des Luftsauerstoffes, wirken auf den Eisengehalt der Wässer. Die

Abnahme der Kohlensäure führt zum Ausfällen gelöster Eisenverbindungen (Ferroion bzw. Carbonate des Eisens). Das ausgefallene Ferrohydroxyd ist aber besonders stark oxydierbar.

Vor allem unterliegen radioaktive Wässer einer raschen Abnahme ihres Emanationsgehaltes.

Definition und Einteilung.

Eine Mineralquelle liegt dann vor, wenn ein Wasser mehr als *1 g/kg feste Bestandteile* (Mineralien) in sich trägt. Hierbei handelt es sich (s. oben) zumeist um die in der Erdrinde verbreiteten plastischen Elemente. Eine Mineralquelle liegt ferner vor, wenn sie seltene, in den Süßwässern nicht oder nur gelegentlich vorkommende Stoffe, sog. *oligodynamisch wirksame Stoffe* in Mengen enthält, von denen ein biologischer Effekt zu erwarten ist; ferner ist eine Mineralquelle charakterisiert durch den Gehalt von 250 bzw. 1000 mg (s. unten) gelöster freier *Kohlensäure* und schließlich dadurch, daß ihre *Temperatur* ständig über 20° C beträgt. Selbstverständlich kann eine Mineralquelle auch mehrere der genannten Voraussetzungen erfüllen, sie kann beispielsweise mehr als 1 g feste Bestandteile enthalten *und* außerdem eine höhere Temperatur als 20° besitzen.

Betrachten wir zuerst die Quellen, welche durch den Gehalt von mindestens 1,0 g/kg feste Stoffe charakterisiert sind, so handelt es sich, wie schon angedeutet, bei diesen festen Stoffen um die Kationen Na, Ca, Mg und um die Anionen HCO_3, Cl, SO_4. Diese Stoffe stehen zueinander in einem biologischen Antagonismus; die Folge hiervon ist für uns, daß es uns weniger auf die absolute Menge eines bestimmten Bestandteiles ankommt, als darauf, inwieweit er seinen Antagonisten gegenüber in den Vordergrund tritt. Deshalb stellen wir für diese Stoffe auch keine festen Grenzwerte auf, sondern ziehen zur Charakteristik eines Heilwassers die jeweils in den Vordergrund tretenden Bestandteile heran. Daraus ergeben sich Unterteilungen in verschiedene Klassen in der Weise, daß wir, wenn mehrere Stoffe miteinander in einer Quelle in Konkurrenz treten, bei der Kennzeichnung des Wassers jene heranziehen, welche sich mit wenigstens 20% an der Gesamtkonzentration beteiligen.

Natürlich ist eine einzelne Ionenart niemals für sich allein bestimmend. Wo eine Kation auftritt, muß auch ein Anion da sein und umgekehrt. Ein Mineralwasser dieser Hauptgruppe mit mehr als 1 g fester Bestandteile wird also niemals nur durch ein einziges Ion charakterisiert, sondern stets durch mindestens zwei, es können aber auch mehrere sein.

Wir erkennen also, wie sich aus dem Zusammentreten der genannten Stoffe die Grundtypen der Mineralquellen, im ganzen acht, aufbauen (Gruppen A der Tab. 2).

Bei allen diesen Bezeichnungen handelt es sich darum, daß die in den Vordergrund tretenden Bestandteile sozusagen der Quelle den Stempel aufdrücken; aus der so gestalteten chemischen Gruppierung kann man im allgemeinen auch auf gewisse biologische Grundwirkungen schließen.

Der Gesichtspunkt der Wirkungsstärke einzelner Bestandteile der Quellen muß für uns führend werden, wenn die Wässer hochwirksame Stoffe enthalten, die schon in kleinen und kleinsten Mengen große Wirkungen entfalten. So kommen wir zur Aufstellung von Grenzwerten für die einzelnen als wirksam erwiesenen Bestandteile, für deren Höhe der Schwellenwert maßgebend sein muß, von welchem an aufwärts wir mit einer bestimmten therapeutischen Wirkung rechnen können. Demnach ist eine Mineralquelle als solche charakterisiert, wenn sie einen (oder mehrere) *Feinstoffe* in einer Menge enthält, die wir als ausreichend für eine biologische Wirkung kennen. In diesem Zusammenhang hat die Heilquellenwissenschaft folgende Grenzwerte festgesetzt: Fe 10,0 mg/kg, für S, As und J je 1,0 mg/kg (Eisenquellen, Jodquellen usw.). Für andere ohne Zweifel wichtige Feinstoffe (Mn, Cu, Zn, Co) existieren noch keine Grenzwerte, die Kenntnis dieser Dinge ist noch zu jung. Für andere Stoffe (Li, Si, Sr, Ba) sind vorgeschlagene Grenzwerte mangels gesicherter Anhaltspunkte wieder fallen gelassen worden.

Unter der Benennung radioaktive Quellen faßt das System die radonhaltigen Wässer und die Radiumelement führenden Wässer zusammen.

Tabelle 2. Grundtypen der Mineralquellen.
A: Bezeichnung nach dem bisherigen System.
N: Neue Nomenklatur.

Vorwaltende		Anionen		
		HCO$_3$	Cl	SO$_4$
Kationen	Na	A: Alkalische Quellen N: Natrium-Hydrogenkarbonatquellen	A: Muriatische oder Kochsalzquellen N: Natriumchloridquellen	A: Salinische oder Glaubersalzquellen N: Natriumsulfatquellen
	Ca			A: Gipsquellen N: Calciumsulfatquellen
		A: Erdige Quellen[1] N: Calcium-Magnesiumhydrogencarbonatquellen	A: Chlorcalciumquellen N: Calciumchloridquellen	
	Mg			A: Bitterquellen N: Magnesiumsulfatquellen

[1] Hierzu noch die Übergangsgruppe: A: Alkalischerdige Qu. N: Natrium-Calcium-Magnesium-Hydrogencarbonatquellen.

Nach dem älteren System liegt eine Mineralquelle auch dann vor, wenn wir mehr als 250 mg/kg *Kohlensäure* nachweisen können. Wir sprechen dann von einer kohlensäurehaltigen Quelle oder einem Säuerling. Hierbei begegnen wir dem Unterschied zwischen Mineralquelle und Heilquelle. Wir verlangen von einem Säuerling 250 mg/kg CO_2, um ihn als Mineralquelle, 1000 mg/kg CO_2, um ihn als Heilquelle anzuerkennen. Solche Unterschiede existieren auf dem Gebiet der anderen Bestandteile nicht. Es hängt das damit zusammen, daß wir mindestens 1000 mg/kg CO_2 nötig haben, um in der Kreislauftherapie eine Wirksamkeit zu erzielen, während die mit weniger CO_2, aber doch mindestens 250 mg/kg CO_2 versehenen Wässer wertvolle Tafelwässer und zum Teil auch bei Heiltrinkkuren verwendbar sind.

Als weitere Definition für den Begriff der Mineralquellen haben wir eine *konstante Temperatur* von wenigstens 20° C kennengelernt.

Das sind die sog. Thermen. Warme Quellen mit weniger als 1,0 g Mineralien nennen wir Akratothermen (von Kratein mischen mit dem das Negative bezeichnenden a, also ungemischt). Kalte Quellen mit weniger als 1,0 g Mineralien und ohne besondere Wirkstoffe unterscheiden sich in nichts von den gewöhnlichen Süßwässern, man nennt sie auch Akratopegen, sie bleiben hier außer Betracht.

Für die Charakterisierung der Mineralwässer hat man ferner deren Temperaturen herangezogen nach ihrem Verhältnis zur Körpertemperatur des Menschen und sie demnach in *hypothermale, isothermale und hyperthermale* eingeteilt. Eine andere Einteilung geht aus von ihrem Verhalten zum osmotischen Druck, bezogen auf den osmotischen Druck der Körperflüssigkeiten, als deren direktes Maß man die Gefrierpunktserniedrigung benutzen kann. Man spricht demgemäß von *hypotonen, isotonen und hypertonen* Mineralwässern.

Betrachten wir nunmehr eine Aufstellung der Heilquellen nach dem älteren System, so können wir die in Tab. 3 aufgestellten Typen erkennen. Wie es in der Tabelle angegeben ist, liegt eine Kochsalzquelle dann vor, wenn unter den festen Stoffen „vorherrschend" Natrium- und Chlorion bei einer Gesamtmineralisation von mehr als 1 g vorhanden ist. Die verschiedenen Gruppen der Mineralwässer

Tabelle 3. *Älteres System der Mineralquellen (Heilquellen).*

Quellenklasse	Enthalten in 1 kg des Wassers wenigstens
Alkalische Quellen	1 g feste Stoffe, davon vorherrschend Natrium- und Hydrocarbonationen
Erdige Quellen	1 g feste Stoffe, davon vorherrschend Calcium-, Magnesium- und Hydrocarbonationen
Kochsalzquellen	1 g feste Stoffe, davon vorherrschend Natrium- und Chlorionen
Chlorcalciumquellen	1 g feste Stoffe, davon vorherrschend Calcium- und Chlorionen
Glaubersalzquellen	1 g feste Stoffe, davon vorherrschend Natrium- und Sulfationen
(Echte) Bitterwässer	1 g feste Stoffe, davon vorherrschend Magnesium- und Sulfationen
Gipsquellen	1 g feste Stoffe, davon vorherrschend Calcium-, Magnesium- und Sulfationen
Eisenquellen.	10 mg Eisen (Fe)
Arsenquellen	0,7 mg Arsen (As) = 1,0 mg $HAsO_2$ oder 1,3 mg $HAsO_4$
Schwefelquellen	1 mg „titrierbaren Schwefel" (S)
Jodquellen	1 mg Jod (J)
Radioaktive Quellen	80 M.E. (= Mache-Einheiten) Radon oder 10^{-7} mg Radium
Kohlensäurequellen (Säuerlinge) .	1 g freie Kohlensäure (CO_2)
Thermalquellen	20° C

(Kochsalz-, alkalische, erdige, ferner Eisen-, Jodquellen usw.) gehen aus Tab. 3 hervor.

Dieses bisherige System ist neuerdings (bearbeitet vom Ausschuß für Quellenarchiv und Analysenmethoden des Deutschen Bäder-Verbandes) durch eine Einteilung ersetzt worden, die dem heutigen Stand der Chemie entsprechend ausschließlich auf der Ionenanalyse der Mineralquellen beruht. Mit diesen neuen Benennungen sind die Wässer zweifellos einwandfrei chemisch definiert, es kommen aber sehr unhandliche und schwerfällige Bezeichnungen dabei heraus; es wird sich daher nicht umgehen lassen, daß die alten (übrigens zumeist auch international eingebürgerten) Benennungen daneben bestehen bleiben, soweit sie nicht gerade Salzbenennungen sind, wie Kochsalzquellen, Glaubersalzquellen; mit den alten Bezeichnungen muriatische, alkalische, erdige, salinische Quellen, Bitterwässer läßt sich ebensogut die Ionenvorstellung wie früher die Salzdefinition verbinden, da diese Bezeichnungen in dieser Hinsicht nichts präjudizieren. Wenn es nicht möglich sein sollte, die alten Normen, die in mehr als 100 jährigem Bestand den Wandel unserer chemischen Anschauungen immer wieder überdauert haben, mit neuem Geiste zu erfüllen, so müßten wenigstens für den nicht wissenschaftlichen Verkehr (Wirtschaftsgruppe, Versandbrunnen) gängige Kurznormen eingeführt werden (BALLCZO: Z. phys. Ther. I, 40 (1948)].

Im einzelnen ergibt sich aus der Tab. 4 ohne weiteres die Entsprechung der neuen Nomenklatur der Wässer in Gruppe A zu dem alten System. In der Gruppe B ist an die Stelle der Benennung Eisenwässer, Arsenwässer usw. die Bezeichnung eisenhaltige, arsenhaltige Wässer getreten; an den Grenzwerten für die Feinstoffe ist nichts geändert. Bei den radioaktiven Quellen hat man die Wässer, welche Radiumemanation (Radon) führen, abgetrennt von denjenigen, die Radium in Substanz enthalten (radiumhaltige Quellen). Für C, die kohlensäurehaltigen Quellen gilt nur noch der Grenzwert 1,0 g/kg freie Kohlensäure. Bei den Thermen

Tabelle 4. *Einteilung der Mineralquellen auf Grund der neuen Nomenklatur.*

A) Wässer mit mehr als 1 g/kg gelöste feste Bestandteile, wobei der Anteil der einzelnen Ionen mehr als 20 Millivalprozent betragen muß.
  1. Chlorid-Wässer:
     a) Natrium-Chlorid-Wässer,
     b) Calcium- und Magnesium-Chlorid-Wässer.
  2. Hydrogencarbonat-Wässer:
     a) Natrium-Hydrogencarbonat-Wässer,
     b) Calcium- und Magnesium-Hydrogencarbonat-Wässer.
  3. Carbonatwässer.
  4. Sulfat-Wässer.
     a) Natrium-Sulfat-Wässer,
     b) Magnesium-Sulfat-Wässer,
     c) Calcium-Sulfat-Wässer,
        (ev. Eisen-Sulfat- und Aluminium-Sulfat-Wässer, soweit sie mehr als 20 m-val-% dieser Ionen enthalten).

B) Wässer mit in geringer Menge wirksamen Bestandteilen:
  1. eisenhaltige Wässer . . . . 10 mg/kg Fe,
  2. arsenhaltige Wässer . . . . 0,7 mg/kg As,
  3. jodhaltige Wässer . . . . 1,0 mg/kg J,
  4. schwefelhaltige Wässer . . . . 1,0 mg/kg titrierbarer S,
  5. radiumemanationhaltige Wässer . . . 80 Mache-Einheiten M.E. entspr. 29,12 Nano-curie nC/l,
  6. radiumhaltige Wässer . . . . 10^{-7} mg/kg Ra,

C) Säuerlinge . . . . 1,0 g/kg freie Kohlensäure,

D) Thermen . . . . Temperatur über 20° C,

E) Solen . . . . mindestens je 260 Millival Na und Cl.

D ist die auch im Ausland übliche Unterteilung in hypothermale, iso- und hyperthermale Wässer beibehalten worden, wobei man als hypothermale solche mit einer Temperatur von 20° bis 34°, als isothermale solche von 34° bis 38° und als hyperthermale solche über 38° bezeichnet. Die Solen, die ja nichts anderes als höher konzentrierte Natriumchlorid-Wässer sind, hat man besonders aufgeführt; der Grenzwert von je 260 Millival Na und Cl entspricht einem Gehalt von 15 g Kochsalz pro kg Wasser (Gruppe E).

Wir sehen, wenn wir nunmehr die Zusammensetzung des Wiesbadener Kochbrunnens betrachten (Tab. 5, erste Rubrik mg/kg), daß hier eine Mineralquelle vorliegt, deren Gesamtgehalt an festen Bestandteilen 8,5 g pro Liter beträgt, außerdem hat die Quelle eine konstante Temperatur von 65°. Damit sind also zwei der genannten Definitionsgrundlagen gegeben. Die Tabelle zeigt uns aber zugleich, daß das Natriumion und das Chlorion wohl mengenmäßig vorherrschen, daß sie aber keineswegs allein den Inhalt der Quelle ausmachen, sondern daß eine lange Reihe anderer Bestandteile zu dem Gesamtbild dieser Quelle gehören (Haupt- und Nebenbestandteile).

Tabelle 5. *Analyse des Wiesbadener Kochbrunnens*[1].
Temperatur: 65,3°. Kochsalztherme.

	mg/kg	Milli-Mol	Millival	mval-%
Kationen:				
$K^{\cdot}$	95,17	2,434	2,434	1,73
$Na^{\cdot}$	2664	115,9	115,9	82,36
$Li^{\cdot}$	3,504	0,5049	0,5049	0,36
$Rb^{\cdot}$	0,389	0,0046	0,0046	0,00
$Cs^{\cdot}$	0,271	0,0020	0,0020	0,00
$NH_4^{\cdot}$	7,000	0,3880	0,3880	0,28
$Ca^{\cdot\cdot}$	343,9	8,582	17,16	12,19
$Sr^{\cdot\cdot}$	11,98	0,1367	0,2734	0,19
$Ba^{\cdot\cdot}$	0,672	0,0049	0,0098	0,01
$Mg^{\cdot\cdot}$	47,56	1,955	3,911	2,78
$Fe^{\cdot\cdot}$	3,037	0,0544	0,1088	0,08
$Mn^{\cdot\cdot}$	0,707	0,0129	0,0257	0,02
			140,7	100,00
Anionen:				
Cl'	4594	129,6	129,6	92,11
Br'	2,508	0,0314	0,0314	0,02
J'	0,018	0,001	0,001	0,00
SO_4''	62,55	0,6512	1,302	0,93
HPO_4''	0,029	0,0003	0,0006	0,00
$HAsO_4''$	0,156	0,001	0,0022	0,00
HCO_3'	597	9,76	9,78	6,94
	8434	270,0	140,7	100,00
HBO_2	4,235	0,0966		
H_2SiO_3	83,00	1,063		
	8522	271,2		
CO_2	233	5,31		
	8755	276,5		
ferner Be, Cu				

Tabelle 6. *Gruppen der Kochsalzquellen (Natriumchloridquellen)*.

Alte Bezeichnung	Namengebende Bestandteile	Neue Nomenklatur
Einfache Kochsalzquellen	Na-Cl	Natriumchloridquellen
Kochsalzsäuerlinge	$Na\text{-}Cl\text{-}CO_2$	Natriumchloridsäuerlinge
Alkalische Kochsalzquellen	$Na\text{-}Cl, HCO_3$	Natriumchloridhydrogen-carbonatquellen
Erdige Kochsalzquellen	$Na, Ca, Mg\text{-}Cl, HCO_3$	Natriumchlorid-Calciummagne-sium-Hydrogencarbonatquellen
Alkalische Glauberkochsalz-quellen	$Na\text{-}Cl, HCO_3, SO_4$	Natriumchlorid-Hydrogen-carbonat-Sulfatquellen
Bitterkochsalzquellen	$Na, Mg\text{-}Cl, SO_4$	Natriumchlorid-Magnesium-sulfatquellen
Eisenhaltige Kochsalzquellen	Na, Fe-Cl	Eisenhaltige Natriumchlorid-quellen
Jodhaltige Kochsalzquellen	Na-Cl, J	Jodhaltige Natriumchloridquellen
Arsenchlorcalcium-Kochsalz-quellen	$Na, Ca\text{-}Cl\text{-}HAsO_2$	Arsenhaltige Natriumchlorid-calciumquellen
Kochsalzthermen	Na-Cl-Temp. üb. 20°	Naturwarme Natriumchlorid-quellen

---

[1] Analyse von FRESENIUS Wiesbaden 1931, im übrigen sind sämtliche weiteren Analysen entnommen der Schrift: „Großdeutschlands Heilbäder, Seebäder usw.", Berlin, 1939, mit Ausnahme der Analysen der Dürkheimer Maxquelle (W. ZÖRKENDÖRFER), der Quelle in Kusatsu (WOLLMANN) und der Elisabethquelle Bad Gastein (Kurverwaltung Bad Gastein).

2*

Jede Quelle wird charakterisiert durch die vorwiegend in Erscheinung tretenden Hauptbestandteile, außerdem aber durch eine Kombination zahlreicher biologisch wirksamer Teile. Dadurch ergibt sich ein ungemein buntes, bei jeder Quelle anders in Erscheinung tretendes Bild. Halten wir die Analysen auch solcher Quellen, die in die gleiche Begriffsklasse gehören, nebeneinander, so werden wir niemals zwei Analysenbilder finden, die sich decken. Das Ansehen der Quellen wechselt von Individuum zu Individuum wie die menschlichen Gesichter. Darauf gründet sich einer der wichtigsten Begriffe der Balneologie, nämlich der Grundsatz von dem *individuellen Charakter der einzelnen Quellen*.

Die Zusammenstellung in Tab. 6 zeigt uns, in welcher Weise die Bestandteile zusammentreten können zu einem überaus wechselvollen Bild, ohne daß sich deshalb der Grundcharakter der Quellen (Kochsalzquellen bzw. Natriumchlorid-quellen) zu ändern braucht.

Analyse.

Die Mineralwässer werden beurteilt auf Grund der *chemischen Analyse*. Für diese hat sich eine für die Mineralwässer besonders geformte *Analysenform* herausgebildet (HINTZ und GRÜNHUT). Wir stellen die Analysen der Mineralwässer in der Form der *Ionenanalyse* unter Annahme einer hundertprozentigen Dissoziation in Milligramm dar, getrennt in Kationen und Anionen. Den ionisierten Bestandteilen folgt eine Aufzählung der nichtdissoziierbaren in molekularer Form vorhandenen Bestandteile. Es handelt sich dabei um einige schwache Säuren, Metakieselsäure, Metaborsäure usw. In einem dritten Abschnitt werden die gasförmigen Stoffe aufgezählt. Die Summe der ersten beiden Abschnitte, die ionisierten und die nichtionisierten Bestandteile, geben zusammen die für die Beurteilung einer Mineralquelle wichtige Zahl an, wieviel feste Bestandteile in einer Mineralquelle vorhanden sind. Beim Wiesbadener Kochbrunnen (s. Tab. 5) sehen wir, daß die Summe dieser beiden Reihen 8522 mg ausmacht. Zu diesen beiden Reihen kann dann noch der Gasgehalt, im vorliegenden Falle 233 mg CO_2, hinzuaddiert werden. In den Mineralwasseranalysen ist ausschließlich die mg-Angabe üblich, bezogen auf 1 kg Quellwasser (Tab. 5, erste Rubrik mg/kg).

Wir brauchen zur Beurteilung eines Mineralbrunnens nicht nur die Gewichtseinheiten, sondern vor allem auch Anhaltspunkte für das mengenmäßige Verhältnis der einzelnen Bestandteile zueinander. Die Einheit im chemisch-physikalischen Aufbau der Materie ist nicht das Milligramm, sondern das Atom bzw. das Molekül; wir müssen wissen, wie sich die Mengen dieser Einheiten zueinander in einer Mineralquelle verhalten. Diesem Nachweis dient die zweite Rubrik „*Millimol*". Sie soll uns Aufschluß geben über die Zahl der im Wasser vorhandenen Ionen bzw. die nichtdissoziierten Moleküle.

Berechnet wird die Rubrik in folgender Weise: Gewichtsmengen von Stoffen, die sich verhalten wie die Molekulargewichte, enthalten dieselbe Zahl von Molekülen (Ionen), und zwar $6,1 \cdot 10^{20}$. Das Molekulargewicht als Gewichtsmenge in Gramm gedacht ist das Grammolekel oder Mol. Wir nehmen als Einheit soviel Gramm eines Stoffes, als der Zahl dieses Molekulargewichts entspricht. Das Cl z. B. hat das Molekulargewicht 35, Na das Molekulargewicht 23; 58 g NaCl sind ein Mol oder ein Grammolekel NaCl. Der 1000. Teil, womit wir in der Heilwasseranalyse rechnen, ist ein Millimol. Wir berechnen die 2. Rubrik aus der 1., indem wir die gefundene Anzahl von Milligrammen durch das Atom- (oder Molekular-) Gewicht dividieren. Also für das Na ergibt sich 2664:23 = 115,9 Millimol.

Wir haben bis jetzt die absolute Gewichtsmenge der Stoffe und die Menge der Ionen der Stoffe nebeneinander kennengelernt. Jetzt brauchen wir noch Anhaltspunkte für die Beurteilung der *Wertigkeit*. Zweiwertige Ionen binden aber doppelt, dreiwertige dreimal soviel einwertige Ionen wie die einwertigen. Es müssen also, um die Wertigkeiten erkennen zu lassen, die zweiwertigen doppelt, die dreiwertigen dreifach in Anrechnung gebracht werden. Jetzt und nur so erhalten wir auch dieselbe Anzahl in der Summe der Kationen und Anionen, wie das aus der dritten Rubrik „Millival" (mval) zu erkennen ist. Das Äquivalent ist also, nach der Wertigkeit gemessen, die Hälfte bzw. ein Drittel des Molekular- bzw. Ionengewichts. Diese Angabe kann nur für die dissoziierten Stoffe gemacht werden.

Für das Lesen einer Analyse, woraus wir ein Urteil über den Charakter einer Quelle rasch gewinnen wollen, ist es aber notwendig, eine Angabe zu haben, die uns ohne weiteres Aufschluß gibt über den Anteil, den ein Ion an der Gesamtzusammensetzung hat. Diese Orientierung gewinnen wir dadurch, daß wir die Kationen und Anionen der dritten Rubrik mval jeweils nur für sich betrachten und deren Summe = 100 setzen, sogenannte Millival- oder *Äquivalentprozente*, vierte Rubrik. Jetzt sehen wir aus der Tabelle, daß es sich beim Wiesbadener Kochbrunnen um eine Quelle handelt, in der die Ionen Na und Cl weitaus alle anderen überwiegen und daher bestimmend für Charakter und Namengebung sein müssen. Das gilt für die Bestandteile, die in größeren Mengen vorkommen. Die Beurteilung betreffend die Feinstoffe und die Gase muß nach den mg-Angaben (1. Kolonne) erfolgen. Die 1. und 4. Kolonne genügt daher für die geläufigen Bedürfnisse.

Für wissenschaftliche Zwecke bestimmt man gelegentlich noch die Konzentrationsprozente, Gefrierpunkterniedrigung, Wasserstoffionenkonzentration.

Grundsätzlich erforderlich ist noch die Angabe betr. *Radioaktivität* nach Konzentration oder Mengen-Einheit (s. S. 54). Die *Spurenelemente* werden mit ihren Symbolen, einstweilen ohne Mengenangaben, verzeichnet. Von sonstigen Angaben ist noch wichtig die *Temperatur*, die *Schüttung* in Liter pro min und die Angabe des *Datums*, an dem die Analyse ausgeführt ist, sowie des *Analytikers*, der die Analyse gefertigt hat.

Tabelle 7. *Analyse der Helenenquelle in Bad Pyrmont.*
Laboratorium Fresenius, Wiesbaden. 1930.
Temperatur 12,6°.
Sulfatisch-erdiger Eisensäuerling (eisenhaltiger Säuerling von Calcium-Hydrogencarbonat-Sulfat-Charakter).

	mg/kg	mval-%
K· . . .	7,2	0,42
Na· . .	97,83	9,74
Ca·· . .	569,5	65,10
Mg·· . .	118,4	22,28
Fe·· . .	18,52	1,52
Li· . . .	0,08	0,03
NH$_4$ . .	2,61	0,33
Sr·· . .	3,95	0,21
Mn·· . .	2,17	0,18
Al··· . .	0,74	0,19
Cl′ . . .	113,1	7,30
SO$_4$″ . .	1095	52,18
HCO$_3$′ .	1078	40,49
Br′ . .	0,03	0,00
HPO$_4$″ .	0,55	0,03
HAsO$_4$″	0,11	0,00
HBO$_2$.	0,23	
H$_2$SiO$_3$.	42,06	
CO$_2$ . .	2760	
H$_2$TiO$_3$.	0,02	
	5910	

Spuren: J.

Somit haben wir die Unterlagen zum Lesen einer Mineralwasseranalyse gewonnen. Wir kehren nochmals zum Wiesbadener Kochbrunnen zurück und überzeugen uns, daß hier eine Therme (65° C) vorliegt, es handelt sich um eine Kochsalzquelle (Na und Cl in der 4. Kolonne!), die anderen Stoffe sind für die Charakteristik nicht entscheidend, also eine Kochsalztherme oder ein naturwarmes Natrium-Chlorid-Wasser.

Lesen wir eine weitere Analyse: Pyrmonter Helenenquelle (Tab. 7). Aus der ersten Reihe erkennen wir, daß mit 2760 mg CO_2 und mit 18,52 mg Fe eine kohlensaure Eisenquelle vorliegt; die Rubrik mval-% sagt aus: als bedeutende Nebenbestandteile machen sich Ca, Mg, ferner SO_4 und HCO_3 geltend, wir haben also eine erdig-sulfatische kohlensaure Eisenquelle vor uns, nach der neuen Nomenklatur müßte man von einem eisenhaltigen Säuerling sprechen, der nach seiner Zusammensetzung den Calcium-Hydrogencarbonat-Sulfatwässern nahesteht.

Eine Analyse der bezeichneten Art nennen wir „große Analyse". Eine solche ist grundsätzlich von jeder zu Heilzwecken verwendeten Mineralquelle erforderlich. Sie bedarf, wenn auch in größeren Zeitabständen, der Erneuerung. Für die fortlaufende Kontrolle genügen Erprobungen geringeren Umfangs, sogenannte Kontrollanalysen (s. S. 76). Für die erste Orientierung, namentlich hinsichtlich der Frage, ob bei einem Wasser eine Mineralquelle vorliegt, kann man sich auf eine weniger umfangreiche Feststellung, eine sogenannte „kleine Analyse" beschränken.

Wie sich aus dem Vorstehenden ergibt, ist die Charakteristik der Mineral- und Heilquellen bislang allein auf der *chemischen Analyse* aufgebaut. Die neuere *Physik* (Kernphysik), die im Begriffe steht Naturwissenschaft und Medizin von Grund aus zu wandeln, wird auch der Balneologie neue Wege eröffnen, hier steht zunächst eine wesentliche Vertiefung des Einblickes in die Struktur der Mineralwässer zu erwarten; denn mit den neuesten physikalisch-analytischen Methoden ist ein Nachweis kleinster Stoffmengen weit unterhalb der Grenze der chemisch-analytischen Meßbarkeit möglich (HABERLANDT). Die chemische Analyse erlaubt z. B. für Cu einen Wert bis 2×10^{-8} g festzustellen, während mit physikalischen Methoden Spuren nachweisbar sind, die noch bedeutend niedriger liegen. So haben wir wohl in absehbarer Zeit neben der rein chemischen Charakteristik der Quellen mit einer physikalischen und physikalisch-chemischen zu rechnen. Über die naturwissenschaftliche Definition der Materialien hinaus werden auch die Verfahren der radioaktiven Prüfsubstanzen in der Balneologie größte Bedeutung erlangen für den Nachweis der bei Trink- und Badekuren in den menschlichen Organismus aus den Wässern aufgenommenen Stoffe (SCHUBERT, RATZENHOFER).

Flora und Fauna der Quellen. Balneobiologie.

Die Stelle, an welcher eine Mineralquelle den Erdboden verläßt, ist ein Lebensraum von besonderer Struktur. Das Mineralwasser schafft im Umkreis der Quelle Lebensbedingungen, die sich von den sonstigen Bedingnissen des dortigen Raumes unterscheiden durch den Gehalt der zugeführten, aus der Quelle stammenden Stoffe und Kräfte, besonders gegebenenfalls der Wärme. Die Erforschung dieser Lebensräume hat am Quellenort das Vorhandensein fast für jede Quelle charakteristischer, also individueller Lebensgemeinschaften ergeben. Jede Quelle hat ihre eigene Flora und Fauna, die sich bis zu einem gewissen Grade von anderen derartigen Lebensgemeinschaften unterscheidet, sofern sie nicht (s. u.) fehlen.

Quellenaustritte sind also *Biotope*, wo sich eine Lebensgemeinschaft als ganzheitliches Gefüge von Organismen und Umwelt entwickelt hat; hierfür kommen (VOUK) in erster Linie die naturwarmen Wässer (Thermen) in Betracht, da die immer gleichbleibende Wärme dieser Quellen natürlich der Entstehung und Erhaltung solcher Lebensgemeinschaften besonders günstig ist.

Die Organismenwelt, welche die Austritte der Thermen bewohnt, wird in erster Linie dargestellt durch niedere Algen und Bakterien, denen sich einige Arten von Moosen und Farnen, wenige höhere Pflanzen und eine stattliche Reihe niederer Tiere anschließen. An weitaus erster Stelle stehen hierbei die Blaualgen, die zum Teil große Lager an den Quellenaustritten haben. Diese Lager werden wiederum zu Wohnstätten für niedere Tiere verschiedener Art. Außer den Blaualgen werden Grün- und Kieselalgen gefunden. Es finden sich ferner Moose verschiedener Art, auch einige Farne. An Bakterien werden Beggiatoa- und Leptotrixarten gefunden, ferner Schwefelbakterien, diese letzteren sind keine an die Thermen gebundenen Lebewesen, da sie auch in kalten Schwefelquellen vorkommen; einige dieser Arten oxydieren den Schwefelwasserstoff zu Schwefel bzw. Schwefelsäure, andere sind sulfatreduzierend und bilden den Schwefelwasserstoff; wieder andere bilden den als Barégin bezeichneten gallertartigen Überzug am Quellenaustritt, auch in Rohren; der Barégin kann größere Polster bilden, wird auch als Heilmittel verwendet. Schwefelbakterien und aerobe Eisenbakterien haben bei der Bildung der Moore eine wichtige Rolle zu erfüllen (Sturza). Kieselspeichernde Bakterien, auch Eisenbakterien kommen in den Lebensräumen besonderer Quellen vor. In den Mooren können die Bakterien für die Umwandlung der Eiweißstoffe in Betracht kommen. In den Sapropelen (Faulschlamm) ist der vorhandene freie Schwefel ein Produkt der Bakterien.

Aus dem Tierreich (Pax) kommen als Bewohner der Quellenaustritte vor allem niedere Tiere: Protozoen, Rhizopoden, Paramaecien, Ciliaten, ferner einige Würmerarten, Rädertiere, Fadenwürmer, niedere Krebse, Ruder- und Plattfußkrebse, Flußkrebse, ferner Wassermilben in Betracht; zahlreiche Insekten zum Teil im Larven- und Puppenstadium, aber auch als Imagines, schließlich einige Schneckenarten. An Stellen, wo Minéral- und Süßwasser sich mischt oder wo Austrittsteiche am Quellenursprung gebildet werden, haben sich auch Fischarten angesiedelt. Bereits Spallanzani hat 1769 im Quellenteich von Thermen Frösche beschrieben, die hier im aktiven Zustand überwintern. Das letztere Phänomen ist heute noch in dem warmen Schlammteich von Bojnice in der Slowakei vorhanden. Die noch im 18. Jahrhundert beschriebenen Fische in den Budapester Quellenteichen sind nicht mehr vorhanden.

Die meisten Pflanzen- und Tierarten finden sich in den nicht hoch mineralisierten warmen Quellen mit einer Temperatur um 40°, doch sind auch in den lauwarmen und kalten Quellen Lebensgemeinschaften der bezeichneten Arten nachgewiesen. Nur sind sie hier nicht so reich gestaltet. Die Temperatur ist gewiß einer der wichtigsten, wenn auch nicht der alleinbestimmende Faktor bei der Bildung der Biozönosen. Der Spielraum ist hierbei ein sehr weiter, denn Blaualgen sind in Thermen bis 85° (Yellowstone-Park, USA nach Weed), Bakterien noch bei 88° gefunden worden, das sind Temperaturen, bei denen das Plasma des tierischen Körpers sonst koaguliert (Vouk). Prachtvolle Algenpolster und Farne findet man in und um die Quellenteiche der am Ursprung 92° warmen Therme in Montegrotto (Italien). Für die verschiedenen Tierarten liegt das Temperaturmaximum bei 40° bis 50°. Das Vorhandensein von Pflanzen und Tieren an Quellenaustritten setzt voraus, daß die Eigenschaften der Quelle eine Biozönose überhaupt ermöglichen. Sehr hoch mineralisierte Salzquellen, reichlich gasführende Quellen (CO_2) lassen daher eine solche Lebensgemeinschaft vermissen.

Der Nachweis, daß die Quellen an ihren Austritten gelegentlich die Unterlage besonders gearteter Lebensgemeinschaften sein können, hat dahin geführt, die Frage zu überprüfen, inwieweit das Wasser solcher Quellen und der Mineralquellen überhaupt Einfluß auf *biologische Prozesse* hat; man hat das an Versuchen festgestellt, die sich mit dem Einfluß von Mineralwasser auf die Keimung und das Wachstum von Pflanzensamen und jungen Pflanzen beschäftigen (Gehrke, Trauner, Bukatsch, Dybowski). Bei Thermen hat sich ergeben, daß sie ziemlich übereinstimmend die Keimung hemmen, aber das Wachstum fördern. Als Beobachtungsobjekte haben meistens die Samen und jungen Pflanzen von Mais, Sonnenblumen und Kürbisse (die sogenannten botanischen Kaninchen) gedient. Die radonhaltigen Wässer haben eine Hemmung bei Bakterien und Pflanzenkeimen ergeben, ebenso beeinflussen stärker mineralisierte Wässer naturgemäß diese Vorgänge.

In den Bereich der Biologie der Quellen gehören auch die erstmalig von BILLARD 1927 mitgeteilten Beobachtungen über die entgiftende Wirkung verschiedenartiger Quellen nach Sparteinvergiftung der Versuchstiere. Positiven Befunden (v. DUNGERN und PAWELITZKI u. a.) stehen negative und zweifelhafte Ergebnisse gegenüber, eine giftabschwächende Wirkung ist aber wohl sicher; genaue Nachahmungen der erprobten Wässer ließen jede Wirkung vermissen (HEITE, WENSE).

Die Lebensgemeinschaft hat man ferner benutzt, um Schlüsse daraus auf das Alter der Quellen zu ziehen; es sprechen Gründe dafür, daß sich in den Quellen auch Urformen von Lebewesen finden, daß die Bildung der Lebensgemeinschaften eine sehr frühe sei, d. h. eine originäre (Reliktenhypothese). Andere Autoren glauben an eine Einwanderung von Tierformen in späteren, allerdings von uns aus gesehen, noch sehr frühen Erdperioden. Es ist beachtlich, daß sich in schlesischen warmen Quellen Tierformen finden, die heute nur noch im südlichen Afrika vorhanden sind und die aus einer Zeit stammen, in welcher ein tropisches Klima im schlesischen Raum geherrscht hat. Man sieht, daß sich zahlreiche und für das Verständnis der Natur der Heilquellen wertvolle Gesichtspunkte aus dieser Betrachtung ergeben (PAX).

Angesichts der wissenschaftlichen und praktischen Bedeutung der quellenbiologischen Studien ist, da die technische Fassung der Quellen die Biocönose zerstört, mehrfach die berechtigte Forderung erhoben worden (VOUK, STROUHAL), man solle bei Heilquellenneufassungen einen kleinen Quellzweig unter natürlichen Bedingungen bestehen lassen.

Es ist also nach dem Dargestellten nicht zu bezweifeln, daß manchen Quellenarten, die die Eigenschaft haben, zu Grundlagen von Biocönosen zu werden, biologisch wertvolle Qualitäten zukommen. Wir haben diese in der konstanten Temperatur, besonders der mittleren Wärmelagen, in einer günstigen geringen Mineralisation kennengelernt, vielleicht spielen auch lebenswichtige Feinstoffe, die sich in vielen Wässern vorfinden, eine Rolle; vor allem aber scheint der Zustand des Wassers der Thermen, die sog. *Fervorisation* (Produkt der Erhitzung unter Druck, VOUK), wodurch der Aggregatzustand des Wassers sich ändert, eine Rolle zu spielen. Die Quelle ermöglicht auf Grund dieser Eigenschaften den in ihr lebenden Pflanzen und Tieren das Dasein, die Quelle bietet also biologisch aktivierende Qualitäten dar. Das ist aber gerade das, was wir von einem Heil- und Erholungsmittel erwarten. Nachdem erstmalig 1928 STOCKMAYER im Oesterreichischen Bäderbuch den Begriff der Balneobiologie formuliert hatte, ist vor allem durch VOUK dieser Wissenszweig entwickelt worden. Die Idee ist, die biologischen Eigenschaften einer Therme aus ihren biocönotischen Merkmalen zu erschließen und daraus Anhaltspunkte auch für ihre therapeutische Verwendbarkeit zu gewinnen. Es ist kein Zweifel, daß zunächst wissenschaftlich diese Betrachtung eine tiefer gehende Charakteristik der Quellen aufzeigt, das kann möglicherweise uns auch ein Verständnis eröffnen für die Wirkungsweise der Wässer in der praktischen Anwendung. Gerade bei den akratischen Thermen, die (s. S. 26) bisher der Erforschung ihrer Wirkungsfaktoren erhebliche Schwierigkeiten bereitet haben, eröffnet die Balneobiologie aussichtsreiche Wege.

Spezielle Chemie und Pharmakologie der Mineralquellen.

Die bisherige Einteilung der Mineralquellen beruht auf chemischen Gesichtspunkten. Wir haben also nunmehr die einzelnen Klassen der Mineralquellen auf ihre chemischen Eigenschaften und ihre biologischen Wirkungen zu studieren. Zwischen den einzelnen Klassen gibt es fließende Übergänge; einzelne Quellen sind häufig so beschaffen, daß neben den Hauptbestandteilen, nach denen sie sich in eine bestimmte Klasse einordnen würden, Nebenbestandteile auftreten, die Beschaffenheit und Wirkung weitgehend mitbestimmen.

Jede Mineralquelle ist eine Individualität (s. S. 22). Wir haben daher mit einer von Fall zu Fall wechselnden und noch durch die Umweltbedingungen, unter denen die Quelle zutage tritt und am Kurort gebraucht wird, gesteigerten individuellen Wirksamkeit zu rechnen.

Thermen.

Es gibt nicht wenige Quellen, die eine natürliche, von der Lokaltemperatur unabhängige gleichbleibende Wärme haben; sofern diese Temperatur 20° C oder mehr beträgt, nennen wir sie Thermen. Bei einem Teil dieser Wässer stammt das Wasser aus dem atmosphärischen Kreislauf, es dringt im Einzugsgebiet in erhebliche Tiefen, wo es erwärmt wird und steigt von hier aus als Warmquelle hoch. Das Wasser der meisten Thermen ist aber juveniles, noch nicht umweltberührtes Wasser, diese Quellen stammen aus tiefen Bezirken. In Gegenden mit noch jungem, tätigem Vulkanismus pflegt die Zahl der Thermen groß zu sein, so konnte WOLLMANN (1939) in Japan in 631 Heilbädern, wo die Temperatur der Quellen angegeben war, nur in 47 Wässer mit weniger als 30°, dagegen 508 Badeorte mit über 40° heißen Quellen feststellen; aber auch die übrigen der insgesamt 1144 Heilbäder waren fast alle mit warmen und heißen Quellen ausgestattet, weil untertemperierte und kalte, wenn auch gut mineralisierte Wässer dort kaum Beachtung finden. In solchen Thermenbezirken pflegen die Quellen dazu in der Mehrzahl mineralarm (s. u.) zu sein, da die CO_2, die den Wässern ein erhöhtes Lösungsvermögen verleiht, in den Quellen hier kaum vorkommt, denn die CO_2 ist ein Signum des späten, erkalteten Vulkanismus; aus diesem Grunde weist das mittlere und westliche Europa mit seinen vielen CO_2-Wässern reich mineralisierte Heilquellen, aber nur wenig Thermen auf.

Indessen können fast alle Mineralwasserklassen auch als Thermen in Erscheinung treten, so haben wir Natriumchlorid- oder Solthermen in Wiesbaden (65,3°), Baden-Baden (65,5°), Salzuflen, Münster a. St., Soden a. T., in Abano in Italien (84°); Schwefelthermen in Aachen (53,9°), ferner in Wiessee (Jodschwefel), in Füssing (Niederbayern) 52,2°, im Ausland Baden bei Wien, Budapest, Küstendil in Bulgarien (70°), Luchon (Frankreich), Bursa (Türkei, 82°), zahlreiche in Griechenland. Alkalischen Thermen begegnen wir in Aachen, Bertrich, Karlsbad (Glaubersalz, 69,1°); warme Gipswässer (Calciumsulfatwässer) hat die Slowakei in Trentschin-Teplitz, Stuben, die Schweiz in Leukerbad, Frankreich in Contrexéville. CO_2-haltige Thermen sind Nauheim, Krozingen, Ems, Oeynhausen, Cannstatt. Thermen in den USA: Hot Springs (Va., 41,1°), Hot Springs (Arc.), Clenwood Springs (Cd.), Hot Springs National Park (60°).

Man hat (s. o.) die Temperatur auch als Einteilungsprinzip in der Quellensystematik benutzt, dabei ist aber viel zu wenig beachtet worden, daß den Wässern um 40° in der Praxis der Balneotherapie eine Sonderstellung zukommt; diese haben den großen Vorzug, daß sie nicht manipuliert zu werden brauchen, es ist nicht nötig sie zu speichern oder sonstwie altern zu lassen, damit sie abkühlen, ebensowenig bedürfen sie der Aufheizung: das bedeutet den großen Vorteil, daß man den Patienten direkt in das aus dem Boden quellende Wasser bringen kann; vielleicht bleiben hier doch Wirksamkeiten (z. B. die Struktur des fervorisierten Wassers, TRAUNER) erhalten, die andernfalls abgeschwächt werden oder verlorengehen. Jedenfalls haben die Kuren gerade in diesen Thermen oft besonders eindrucksvolle Erfolge aufzuweisen; man konnte besonders bei der Rheumabehandlung in den zahlreichen um 40° warmen Thermen des südöstlichen Europa diesen Eindruck gewinnen (Ungarn, Bulgarien).

Angesichts dieser Zusammenhänge bezeichnet man die Thermen um 40° am besten als badefertige Thermen; eine Klassifizierung der Quellen vom Standpunkte der Temperatur aus könnte daher sinngemäß nur so lauten: hypothermale Wässer bis etwa 38°, badefertige Thermen 38° bis 45°, hyperthermale darüber.

Mineralwässer, welche eine Temperatur über 20° C, dabei aber keine höhere Mineralisation (unter 1,0 g) haben, nennen wir *Akratothermen* (Wildwässer) (s. Tab. 8). Es gibt unter ihnen Quellen von auffallend niedriger Konzentration [Villach in Kärnten 574,7 mg/kg, Johannisbad (Sudetenland) 387,1 mg/kg, Gorna Bania in Bulgarien 160 mg/kg, Boñar (Nordwestspanien) 50 mg/kg]. Auch in Akratothermen kann ein Bestandteil nach Art des Konstruktionsbildes echter Mineralwässer überwiegen, nur daß eben die Systemgrenze nicht erreicht wird, so z. B. S in den Wässern von Schallerbach und Warmbrunn.

Die Akratothermen gehören zu den am ältesten bekannten Quellen, auf der anderen Seite ist es bis heute rätselhaft, auf welcher Eigenschaft ihre immer wieder bewährte Heilkraft beruht. Es ist nachgewiesen (Fritz), daß Süßwasserbäder, die man am Orte, wo Akratothermen entspringen, Kranke nehmen läßt, weder eine Badereaktion noch sonstige Gesundheitswirkungen hervorrufen, wie sie bei den ortsgebundenen Wildwässern beobachtet werden. Ob der Gehalt an juvenilem Wasser oder die besondere Wasserform (schweres Wasser, Kondenswasser) oder der Gehalt an Feinstoffen für die Wirkung ausschlaggebend sind, hat man

Tabelle 8.
Analyse der Thermalquelle in Wildbad.
Dr. Gaisser, Stuttgart, 1928.
Rn 1,3 nC/l. Temperatur 39,2° C.
Akratotherme (mineralarme Therme).

	mg/kg	mval-%
K· . . .	7,6	2,31
Na· . .	141,3	71,44
Ca·· . .	40,9	24,29
Mg·· . .	2	1,96
Cl′ . . .	149,8	50,38
SO₄″ . .	35	8,66
HCO₃′ .	218	41,06
H₂SiO₃ .	58,2	
CO₂ . .	23,29	
N₂ . . .	22,07	
O₂ . . .	3,85	
	702,21	

Spurenstoffe: Rb, Cs, Li, Sr, B.

erwogen, aber nicht bewiesen. Auffallend ist, daß radonhaltige Akratothermen ihre Heilwirkung auch dann entfalten, wenn das Radon ausgetrieben wird.

Wildbäder haben eine auffallende und besonders starke Badereaktion zur Folge. Damit im Zusammenhang werden Veränderungen am Blutdruck, BKS, osmotischem Druck, elektrischer Leitfähigkeit des Blutes beobachtet. Die intensive biologische Wirkung dieser Wässer ist vielfach am Einfluß bei Pflanzenkeimlingen studiert worden, wobei sich eine intensive Anregung der biologischen Wachstumsvorgänge herausstellte (Bukatsch, Dybowski). Hieraus und aus der ärztlichen Erfahrung, daß die Schilddrüse und die Ovarialfunktion durch Wildbäder beeinflußt werden, hat man geschlossen, daß Wildwässer die fermentativen, hormonalen und Wachstumsprozesse anregen (Kühnau, Brüning). Festgestellt ist ferner eine starke Anregung der Diurese und eine Verbesserung der zirkulatorischen Leistung. Die letztere scheint aus einer Veränderung der Dynamik im Mesenchym und nicht aus einer Wirkung auf das Myokard hervorzugehen. Auffallend ist die allgemein beruhigende und schlaffördernde Wirkung der Wildbäder, die sich günstig bei schmerzhaften Leiden (Neuralgien) geltend macht. Wildbäder spielen erfahrungsgemäß eine beachtliche Rolle in der Rheumabehandlung, bei Ischias, Muskelschäden und Verletzungsfolgen. Die tiefe Umstimmung des Allgemeinzustandes macht sich besonders in einem starken Einfluß auf die reversiblen Zustände des Alterns geltend. Akratothermen sind daher zu allen Zeiten als sogenannte Verjüngungsbrunnen gefeiert worden. Einige Akratothermen haben kosmetische Wirkungen auf die Haut (Schlangenbad). Die Anwendung geschieht, da gerade unter diesen Bädern eine ganze Reihe sind, die in badefertigen Temperaturen zutage treten und große Schüttung haben, vielfach nicht durch Wannenbäder, sondern durch langdauernden Aufenthalt in Gemeinschaftsbädern (Wildbad, Warmbrunn, Villach, Budapest, Hissar u. a.). Gerade die auf diese Weise mögliche Dauereinwirkung spricht bestimmt ein wichtiges Wort mit bei den Resultaten. Für die spezielle Anwendung sind namentlich in Frankreich besondere Maßnahmen ersonnen worden (Bäder mit an- und absteigenden Temperaturen, Duschen in verschiedenen Formen). Als Trinkkur verwandt, sind Einflüsse auf den Harnsäurestoffwechsel, Senkung des Harnsäurespiegels, erhöhte Ausschwemmung beobachtet worden (GRUNOW).

Wichtige Akratothermen sind Wildbad im Schwarzwald, Badenweiler, Schlangenbad; dann Warmbrunn (mit S), Villach in Kärnten, Gastein (Radon). In Bulgarien: Hissar (48°), Gorna Banja (41°), Sofia (47°); ferner Ragaz-Pfäffers (Schweiz), Krapina Teplitz (Kroatien), Alzola und Alhama de Aragon (34°) (Spanien), Gerez (Portugal).

Kochsalzquellen.

Bei den Kochsalzquellen (alte Bezeichnung: muriatische Quellen) überwiegt unter den Kationen das Na, unter den Anionen das Cl. Die Konzentration der Quellen schwankt zwischen sehr dünnen Lösungen und den die Grenze der Krystallisation des Kochsalzes erreichenden (etwa 260 g NaCl/l). Man unterscheidet Kochsalz- und Solquellen und bezeichnet als letztere solche, die mehr als 15 g NaCl/l enthalten, entsprechend je 260 Millival Na und Cl (s. Tab. 9).

Tabelle 9. *Analyse der Solquelle Edelquelle in Reichenhall*
Prof. HAERTL, Kissingen 1933
Temp. 10,35°

	mg/kg	mval-%
K· . . .	260,1	0,16
Na· . .	94145,4	97,52
Ca·· . .	1186,0	1,41
Mg·· . .	454,5	0,89
Fe·· . .	2,51	0,00
Al··· . .	2,69	0,01
NH₄· . .	7,08	0,01
Cl′ . . .	145279,82	97,61
SO₄″ . .	4789,46	2,38
HCO₃′ .	10,49	0,00
Br′ . .	27,95	0,01
H₂SiO₃ .	25,0	
	246191,0	

Spurenstoffe: Li, Mn, HPO₄.

Zu Trinkkuren werden die dünneren Kochsalzquellen bis zu 2 g/l, diese und vor allem die konzentrierteren und die Solen zu Bädern verwendet. Kochsalzwässer haben eine ausgesprochene schleimlösende Wirkung, was bei Gurgelungen und Spülungen im Rachen, auch bei der Trinkkur im Magen von Wichtigkeit ist. Im Magen steht die säurelockende, also die sekretionssteigernde Wirkung voran. Natürlich warme und heiße Quellen üben diese Wirkung mild und doch energisch aus [Wiesbaden, Baden-Baden, Montecatini (Italien), Cestona (Spanien)]. Erhöht wird diese Wirkung erheblich durch das Vorhandensein freier Kohlensäure (Kissingen). Auch alkalische Kochsalzquellen und Säuerlinge (Ems) können noch eine sekretionsfördernde Wirkung ausüben, wenn ihr Kochsalzgehalt überwiegt. Das Kochsalz ist in so hohem Maße ein körpereigenes Salz, daß es fast in jeder Konzentration resorbiert wird, hypertonische Lösungen wirken daher im Darm nicht abführend. Viele Sulfatquellen haben einen erheblichen Kochsalzgehalt (Mergentheim), was für den mildernden Ablauf der Sulfatwirkung von Bedeutung zu sein scheint. Auch in manchen antidiabetischen Wässern (Sulfatwässer, alkalische Wässer) wirkt der Kochsalzgehalt mit. Bei der Gicht scheinen Kochsalzwässer eine Erhöhung der Harnsäureausfuhr zu bewirken. Alle Kochsalzwässer, auch die hypotonischen, bewirken eine Hemmung der Wasserausfuhr,

schwächere nur im Sinne einer Verzögerung. Bei Neigung zu Wasserretention
sind sie also kontraindiziert. Die Peroxydasewirkung vieler Kochsalzwässer
beruht auf dem häufigen Gehalt an Cu.

Gemäß der die Magensekretion fördernden Wirkung der Kochsalzquellen ist
deren bevorzugtes Anwendungsgebiet die Subacidität und die Anacidität, doch
erfahren auch Patienten mit Hyperacidität nicht selten nach Kochsalzquellen-
trinkkuren eine wesentliche Besserung (BOEHM); dieser normalisierende Effekt
kann natürlich aus der organspezifischen Reaktion nicht erklärt werden, es handelt
sich um eine amphidextre Wirkung der Kur, die abzielt auf die Wiederherstellung
des normalen Status. Hierbei kann nur ein tiefer angreifender, nicht auf das
Organ beschränkter allgemeiner Wirkungsweg in Betracht kommen. Der Vorgang
ist ein besonders charakteristisches Beispiel der konstitutionstherapeutischen
Wirkung der Balneotherapie.

Für die Behandlung der Atmungsorgane kommen die Kochsalzwässer zu
Mund- und Nasenspülungen und zu Inhalationen in Betracht wegen ihrer schleim-
lösenden, auch entzündungswidrigen Wirkung. Bei manchen kommt noch ein
günstiger Ca-Gehalt hinzu. Die Übergangsformen zu den alkalischen Quellen
(Ems, Gleichenberg) haben eine besondere Rolle als Katarrhwässer erworben,
Das Kochsalz hat auch expektorierende Wirkung. Nicht nur in der Raum-,
sondern auch in der Apparatinhalation und zur Inhalation an Gradierwerken
werden Kochsalzwässer verwendet.

Eine souveräne Bedeutung haben die Kochsalzquellen und vor allem die Solquellen, als Bäder. Das *Solbad* hat keine so ausgesprochen spezifische Wirkung
wie sie anderen Bädern, z. B. den CO_2-haltigen (Kreislauf), den Schwefelbädern
(Gelenke) zukommt. Das Solbad hat eine ausgesprochene Allgemeinwirkung,
vornehmlich beim kindlichen Organismus und in der Rekonvaleszenz. Es gilt
daher als eines der wichtigsten Mittel, wenn es sich um die Hebung des Allgemeinzustandes handelt.

Der starke Einfluß auf das, was wir die reaktive Persönlichkeit nennen,
macht sich auch geltend in der Anwendung des Solbades auf zwei Bereiche beim
Erwachsenen: beim Rheuma und in der Gynäkologie. Heiße Kochsalz- und
Solquellen (Wiesbaden, Baden-Baden, Salzuflen) nehmen einen bedeutenden
Platz in der Rheumabekämpfung ein. Daß eine spezielle Wirkungskomponente
auf die Gelenke in Betracht kommt (starke Badereaktion namentlich in den
Gelenken) ist möglich (KRONE). Die den Organismus allgemein fördernde Wirkung
zeigt sich ferner bei den endogenen Schwächezuständen im Rahmen der Gynäkologie (KOBLANCK). Manche spezielle Zustände in diesem Bereich (gynäkologischer Kreuzschmerz) eignen sich besonders für das Solbad. Sehr stark ist die
allgemeine beruhigende Wirkung sowohl bei Erwachsenen wie bei Kindern. Auch
bei den kohlensäurehaltigen Solquellen und Thermen, die in der Herztherapie eine
Rolle spielen (Nauheim, Oeynhausen), schreibt man dem Kochsalzgehalt eine
kreislaufberuhigende Wirkung zu.

Nord- und Westdeutschland sind die Gebiete mit zahlreichen Kochsalz- und
Solquellen: Wiesbaden 65,3°, Baden-Baden 65,5°, Kissingen, Homburg, Kreuznach. Viele haben auf Kochsalzgrundlage wichtige Wirkstoffe: Salzuflen, Nau-
heim (CO_2), Mergentheim ($NaSO_4$), Dürkheim (As), Hall (Donau) (J), Wiessee
(SJ). Größere Gebiete mit Kochsalzquellen sind ferner Norditalien: Montegrotto
92°, Abano 84°, und Nordspanien: Arnedillo (52,5°) und Latoja (Therme), ferner
Passug in der Schweiz 829 m und Balaruc (Frankreich). Wichtige Solquellen
sind: Lüneburg, Oeynhausen, Pyrmont, Salzdethfurt, Reichenhall, Rothenfelde,
Melle, Soden-Allendorf, Salzschlirf, Salzuflen, Soden (Taunus), Rheinfelden
(Schweiz), Salsomaggiore (Italien). Demgegenüber sind andere weite Gebiete

(Südosteuropa, Japan) arm an Kochsalz- und Solquellen (Analyse Kochsalzquelle Tab. 5, Solquelle Tab. 9). Solbäder in den USA: Sharon Springs (N.Y.), French Lick (Ind.) u. a.

Meerwasser.

Das Meerwasser steht analytisch den Kochsalzquellen nahe. Sein Gehalt an Kochsalz (im freien Ozean 3,5%) schwankt erheblich, besonders in der Nähe reich gegliederter Küsten, wo sich der Einstrom der Süßwasserflüsse geltend macht (Ostsee etwa 0,6%). Das Meerwasser enthält außerdem vor allem Mg-, Ca-, K-Salze, Chloride und Sulfate, insgesamt sind 37 Elemente, darunter sehr viele Feinstoffe nachgewiesen. Das Verhältnis der Stoffe zueinander scheint konstant, die Gesamtkonzentration wechselt. Brom steht mit 65 mg/kg an der Spitze der Spurenstoffe; weiter sind nachgewiesen vor allem J, B, Sr, dann in zweiter Linie Si, Al, Li, Ru. Als Ausgangsmaterial dieser Vorkommen muß man die organischen Ausscheidungen und Zerfallsprodukte der Meerbewohner ansehen (KALLE). Das Meerwasser ist hinsichtlich seiner Reinheit mit den Quellwässern nicht zu vergleichen. PFANNENSTIEL hat vom hygienischen Standpunkte aus Bedenken gegen die namentlich durch die Naturheilkunde in der neueren Zeit wieder üblich gewordene Meerwassertrinkkur geäußert. Dieses Verfahren ist in der Geschichte der Balneologie wiederholt aufgetaucht und wieder verschwunden. Die sogenannte Identität mit dem Blutserum ist eine Phantasie. Man hat dem Meerwasser, als der Urflüssigkeit, aus der alles Leben stammt, besondere biologische Bedeutung zugesprochen. Die Loslösung der landlebenden Tiere vom Meere hat sich aber zu einer Zeit vollzogen, als das Meerwasser eine andere Zusammensetzung hatte als heute, so daß für die heutigen Verhältnisse die beweisenden Zusammenhänge fehlen.

Sehr wichtig ist dagegen, daß im Tierversuch eine echte Transmineralisation erfolgt, und zwar durch eine sehr starke Magnesiumanreicherung und Erhöhung des Quotienten Mg:Ca; eine ähnliche Einwirkung kann beim Menschen angenommen werden (KÜHNAU). Der Mineralstoffwechsel und der Gesamtstoffwechsel des Organismus wird durch aufgenommenes Meerwasser anscheinend wesentlich beeinflußt, so daß sich hieraus Anhaltspunkte für die Therapie ergeben. Auch praktisch liegen Anhaltspunkte für die Anregung und Normalisierung des Stoffwechsels sowie der Sekretion und Motilität in Magen und Darm besonders bei Kindern vor (Appetitsteigerung, Verbesserung des Chemismus des Körpers). Über den Stoffwechsel (Mg) erklären sich vielleicht auch die Wirkungen bei Neuralgien; als Indikationen kann man ferner anerkennen die exsudative Diathese, manche postinfektiösen Zustände und Störungen der ableitenden Harnwege.

Die Anwendung zur Trinkkur macht die Verwendung eines keimfreien Meerwassergetränks notwendig (Gewinnung auf hoher See, Pumpengewinnung aus der Tiefe am Strand). Notwendig sind vielfach Geschmacksänderungen. Diese Eingriffe bringen natürlich die Gefahr der Zustandsänderung des Meerwassers überhaupt mit sich.

Als Bademedium spielt das Meerwasser eine bedeutende Rolle: Warme Wannenbäder, denen ungefähr die Wirkung eines schwachen Solbades zukommt, werden in vielen Seebädern verabreicht. Wichtiger ist die Bedeutung des Bades an der Küste als Freibad. Hier kommen die Wirkungen des kalten Freibades (s. S. 178) vereint mit der klimatischen Wirkung zur vollen Geltung. Freibäder an der See bedeuten daher einen wirksamen Faktor bei Kuren zur Erholung, Abhärtung, Ertüchtigung usw. Für Kinder und ältere Leute sind Einschränkungen erforderlich.

Die größte und durch nichts zu ersetzende Bedeutung hat aber die Küste mit ihrer gesamten Milieugestaltung als große Klimaheilstätte (s. S. 118). Hier ergibt

sich die Möglichkeit, daß das Wasser des Meeres als Bademedium, für Meer-
wassertrinkkuren und als Grundlage des großen Freiluftinhalatoriums am Strande,
namentlich in der Brandung mitwirkt. Eine besondere Kombination kann sich
ergeben, wenn Badeorte mit besonders charakterisierten natürlichen Heilmitteln
an der Küste liegen, so Solbäder (Kolberg), Moorbäder (Cammin, Ahlbeck, Warnemünde), Schlickbäder (Cuxhaven, Wilhelmshaven). Im südlichen Klima erfährt
diese Kombination noch eine Steigerung dadurch, daß die genannten natürlichen
Heilmittel sich dort im Freien mit ausgiebiger Sonnenkur benutzen lassen, so die
Limanschlammbäder an der Schwarzmeerküste und warme Salzbäder in den
Limanbarren (Pomoria in Bulgarien, Amara, Bugaz u. a. in Rumänien), ferner
Sandbäder (Grado, Italien).

Salzseen.

Die großen isolierten Binnenmeere haben vielfach einen Mineralgehalt, der
von dem des offenen Meeres erheblich abweicht: Das Tote Meer enthält hohe
Beträge von Cl, Mg, Br und Ca, nur geringe von Na und SO_4. Im Kaspischen Meer
überwiegen die SO_4-, ferner die Ca- und Mg-Ionen. Die Limanseen an der Küste
des Schwarzen Meeres sind mäßig konzentrierte Solen (5%) mit erheblichen
Beträgen an schwefelsauren Alkalien.

Es gibt außerdem Salzseen (Leopoldshall), die mehr oder weniger konzentrierte reine Solen enthalten, zum Teil stehen sie in Verbindung mit Salzschächten
oder Salzstöcken. Ein Teil dieser Salzseen hat, weil sie warm sind, schon seit langer
Zeit zu Bädern Verwendung gefunden (Salzburg bei Hermannstadt, Sowata, Ocna
in Rumänien). Die Wärme dieser Seen stammt nicht von warmen Zuflüssen, wie
man annahm, sondern ist durch Speicherung der Sonnenwärme entstanden
(ZIEGLER, V. KALECINSKI, STURZA). In den warmen Salzseen von Sowata (STUR-
ZA) stammt der Salzgehalt aus Salzstöcken, die in den Boden des Sees hineinragen.
In den See münden langsam rinnende Süßwasserbäche ohne Gefälle, die sich nur
wenig mit der konzentrierten Sole mischen, diese vielmehr überschichten. Es
ergeben sich folgende Konzentrationen und Temperaturen (Bärensee in Sowata,
Juni): Oberfläche Konzentration 0%, in 1 m Tiefe 10%, in 2 m Tiefe 23%. Sie
nimmt nach der Tiefe noch zu. Die Temperaturen an den entsprechenden Stellen
sind: 25°, 45°, 42°. Die Erwärmung geschieht hier nicht durch Wanderung der erwärmten und abgekühlten Teile je nach dem Gewicht, da die spezifisch schwereren,
konzentrierten Teile in der Tiefe nicht oder nur wenig bewegt werden. Die
Erwärmung erfolgt durch Fortleitung der Wärme. Außerdem stellt die oberfläch-
liche Süßwasserschicht eine Isolierschicht dar und verhindert in der kühlen
Jahreszeit das rasche Abkühlen des Sees. Man hat diese Salzseen *Solarthermen*
genannt (STURZA). Ähnliches findet sich in Norwegen (Ostrawiksee) und in
Sibirien (Salzsee von Kysilhak). Durch die Bewegung des Wassers beim Baden
entsteht eine Durchmischung, wodurch die Verhältnisse sich zeitweilig ändern.
Als Indikationen werden angegeben Rheuma, entzündliche Frauenleiden und
Kinderkrankheiten.

Alkalische, erdige und Sulfatquellen.

(Natrium-Hydrogencarbonat-Wässer, Calcium-Magnesium-Hydrogencarbonat-
Wässer, Sulfat-Wässer).

Unter *alkalischen Quellen* verstehen wir solche, in denen als Anion das Hydro-
gencarbonat HCO_3, als Kation Na vorwaltet. Bei den erdigen Quellen finden wir
ebenfalls HCO_3, hierzu Ca und Mg, es überwiegt im allgemeinen das Ca. Noch
entscheidender wirkt sich der Ca-Bestandteil in den Gipsquellen aus. Hier finden
wir als Anion SO_4. Das gesamte Gebiet der Sulfatquellen wird von den Gips-

quellen, Glaubersalz- und Bittersalzquellen dargestellt. In den beiden letzteren steht als Kation das Na bzw. das Mg dem Sulfat gegenüber. Das SO_4 setzt sich nur in den beiden letzten Gruppen wirkungsmäßig durch. In die Calciumwässer ragt außerdem von einer anderen Seite (Kochsalzwässer) eine wichtige Gruppe hinein, die der Chlorcalciumquellen, wo sich das Ca dem Anion Cl gegenüberstellt. Übergangsformen zwischen allen genannten Gruppen sind vorhanden, wichtig sind vor allem die alkalisch-erdigen Wässer, die alkalischen Sulfatwässer und die kochsalzhaltigen Gipsquellen.

Alkalische Quellen: Wo HCO_3 auftritt (W. Zörkendörfer), steht es immer in gegensätzlicher Beziehung zu Kohlendioxyd, Hydroxyd und Carbonat. Ein Teil dieser Quellen enthält freies CO_2, meist über 1g. Ihre Reaktion ist sauer, es sind die alkalischen Säuerlinge (s. Tab. 10). Diese Benennung ist kein Widerspruch, denn das Alkali bleibt trotz der sauren Reaktion bestehen. Es kommt zwar nicht in dieser, wohl aber in dem sogenannten Säurebindungsvermögen zum Ausdruck, d. h. ein Zusatz von Säure verdrängt das HCO_3, so daß wir aus dessen Verdrängung einen Maßstab für das vorhandene Alkali gewinnen können. Die rein alkalischen Quellen, die neben HCO_3 noch CO_3 und OH-Anionen enthalten, aber keine freie Kohlensäure, sind noch stärker alkalisch. Ihr Gehalt an festen Bestandteilen liegt meist unter 1 g; besonders gering pflegen Cl und SO_4 zu sein (W. Zörkendörfer).

Einen Maßstab für die Alkalität gibt die mval-Rubrik der Analyse betr. HCO_3, denn dieses HCO_3 verleiht ja den Quellen alkalischen Charakter, z. B. Preblau alkalischer Säuerling Alkalität 48 mval HCO_3, Fachingen 42. Auch Quellen anderer Zusammensetzung (S-, Kochsalz-, Bitterquellen, Glaubersalzquellen) können einen erheblichen Grad von Alkalität besitzen, beispielsweise Aachen Kaiserquelle, Schwefeltherme, Alkalität 16,9, Marienbad Kreuzbrunnen, Kochsalz- und Glaubersalzquelle 48,0, Mergentheim Albertquelle, kochsalz- und bittersalzhaltiger Säuerling 48,0, Nauheimer Kurquelle, Solsäuerling 21,9.

Tabelle 10. *Analyse Fachingen, alkalischer Säuerling (Natrium-Hydrogencarbonat-Säuerling).* Preuß. geol. Landesanstalt Berlin, 1930. Temperatur 11,25° C.

	mg/kg	mval-%
K· · · ·	39,63	2,06
Na· · ·	805,8	71,24
Ca·· · ·	138,5	14,06
Mg·· · ·	71,45	11,95
Fe·· · ·	3,31	0,24
Li· · · ·	1,02	0,30
NH₄· · ·	0,52	0,06
Sr·· · ·	0,17	0,01
Ba·· · ·	0,05	0,00
Mn·· · ·	1,1	0,08
Cl′ · · ·	215,4	12,35
SO₄″ · ·	54,19	2,29
HCO₃′ ·	2560,0	85,32
NO₃′ · ·	0,69	0,02
Br′ · · ·	0,17	0,01
J′ · · ·	0,01	0,00
HPO₄ ·	0,08	0,01
HBO₂ ·	1,76	
H₂SiO₃ ·	20,03	
CO₂ · ·	2232,0	
	6145,88	

Obenan steht die Verwendung der alkalischen Quellen zur Säureabstumpfung des Magens, diese Einwirkung ist zu den verschiedenen Phasen der Verdauung verschieden. Gibt man alkalische Wässer in den verdauenden Magen, so tritt bald wieder die Säurebildung hervor, das Alkali kann hier nur kurze Zeit alkalisierend wirken (Kelling). Der alkalische Speisebrei kann aber den Magen rasch wieder verlassen, was auch subjektiv angenehm empfunden wird (Graul). Gibt man es vor der Mahlzeit, so erreicht man eine stärkere Wirkung. Das hängt damit zusammen, daß alkalische Brunnen, abgesehen von einer direkten Säurebekämpfung, sobald sie aus dem Magen in den Darm gelangen, eine hemmende Wirkung auf die Sekretion ausüben. Läßt man daher das Wasser nüchtern und in kleinen Portionen trinken, so kann man in der Tat bei Hyperaciden eine normale Säurekurve erreichen. Andererseits zeigt sich, daß das dauernde Trinken alkalischer Wässer auf gesunde und subacide Personen wegen der Abstumpfung der Verdauungssäfte nicht angebracht ist. Die Wirkung des Mineralwassers geht nicht über die Neutralisation hinaus, da das HCO_3 eine schwache Säure ist.

Alkalische Wässer haben auch (CHWOSTEK) Einfluß auf die Sekretion der Galle. Allerdings treten in dieser Beziehung die alkalischen Wässer hinter die Sulfatwässer zurück. Gerade die wirksamsten Sulfatwässer in der Gallentherapie haben (Bertrich, Nürtingen, Karlsbad) alkalischen Charakter.

Ist es möglich, durch die Aufnahme alkalischer Wässer eine Alkalisierung der Gewebssäfte herbeizuführen ? Im normalen Leben wirken dem und der damit zusammenhängenden p_H-Änderung des Blutes die regulatorischen Einrichtungen des Körpers entgegen: Puffersubstanzen, Ausscheidung eines alkalischen Harns, Atemregulierung (W. ZÖRKENDÖRFER). Beim Diabetes haben wir es mit einer Verringerung der Alkalireserve infolge der Acidosis zu tun. Es braucht sich hier nicht schon um eine klinisch hervortretende Acidosis zu handeln, diese kann noch kompensiert sein, im höheren Falle treten Säurestoffwechselprodukte auf (auch bei der Urämie). Hier nun werden die Regulationsmechanismen durch die Alkalizufuhr unterstützt. Alkalische Wässer bewirken beim Diabetes zunächst eine Regulierung der Acidosis. Zwischen dieser und dem Zuckerstoffwechsel besteht ein ungünstig wirkender Zusammenhang, indem Säuregaben Glykosurie an sich hervorrufen, damit aber gewinnt die Alkalitherapie Einfluß auf den Zuckerstoffwechsel selbst: Senkung des Blut- und Harnzuckers, Erhöhung der Zuckertoleranz, Steigerung der Insulinwirkung, Herabsetzung der Acetonausscheidung. Diese Wirkung tritt nicht ein beim Gesunden und nicht beim schweren Diabetiker, wohl aber beim leichten und mittleren Diabetiker, in sehr ausgesprochenem Maße dann, wenn noch andere Anionen, vor allem S und Gips die Wirkung unterstützen (MAASE und SALECKER, KIENLE). Alkalische Wässer haben auch Einfluß auf den Harnsäurestoffwechsel; nach WIECHOWSKI wirken sie im Sinne einer verminderten Bildung der Purinkörper und einer erhöhten Ausschwemmung derselben.

Alkalische Wässer können die Diurese vermindern, das hängt mit der Wirkung des Na-Ions zusammen (BOEHM), andererseits kann es mit der durch das Alkali begünstigten erhöhten Ausschwemmung der Harnsäure zu einer gesteigerten Diurese kommen: vielleicht handelt es sich auch hier um die bei den Kochsalzwässern erwähnte amphidextre Wirkung (s. S. 29), die in konstitutionsbiologischen Zusammenhängen ihre Erklärung findet.

Alkalische Wässer verschieben ferner die Reaktion des Harns, auch hier geht die Alkalisierung nicht über den Neutralpunkt hinaus. Praktisch ergibt sich Anwendung in der Therapie der Steinbildung des Harnsystems, besonders bei Harnsäuresteinen, vor allem wird deren Neubildung erschwert. Im alkalischen Harn fallen Phosphate und Carbonate aus. Das Harnsäurelösungsvermögen steigt im Harn nach Aufnahme alkalischer Wässer (PIETSCH). Bedeutend ist die schleimlösende Wirkung der alkalischen Wässer, die vor allem bei Trinkkuren im Magendarm- und Harnsystem und ebenso bei der Inhalation (Katarrh der Luftwege) sich geltend macht. Kohlensäurehaltige alkalische Brunnen werden zu Bädern in der Kreislauftherapie verwendet.

Kontraindiziert sind alkalische Wässer bei entzündlichen Prozessen in Nierenbecken und Blase, da besonders das Coliwachstum durch eine Minderung der sauren Harnreaktion gefördert wird.

Alkalische Quellen sind Ems, Bertrich, Neuenahr, Hönningen, Salzig, Salzbrunn, Karlsbad, Gleichenberg; in diese Gruppe gehören auch die als beliebte Tafelwässer bekannten alkalischen Säuerlinge Fachingen, Selters, Gießhübel, Apollinaris. Alkalische Kochsalzwässer sind Ems, Soden (Taunus), alkalische Glaubersalzwässer finden sich in Bertrich, Nürtingen, Karlsbad (Mühlbrunnen),

Elster. — Alkalische Quellen im Ausland sind Tarasp-Schuls-Vulpera (Schweiz) Vichy, Gervais und Royat (Frankreich), Montecatini (Italien), Caldas de Malavella 60° („Vichy Catalan" in Spanien), Vidago (Portugal), Fatra (Tschechoslowakei), Afyonkarahissar (Türkei), Rohitsch (Jugoslawien).

Erdige Quellen: Erdige Quellen sind fast stets Säuerlinge (s. Tab. 11). Mineralisation mehr als 1,0 (HCO_3, Ca, Mg) und mehr als 1,0 CO_2. Viele erdige Säuerlinge haben einen höheren Eisengehalt.

Das Ca kommt in fast allen Mineralwässern vor. Es bildet (CLARKE) etwa 3,5 Gewichts-% der Erdrinde und wird der Masse nach nur von O, Si, Al und Fe übertroffen. Ca-Verbindungen sind in reinem Wasser schwer löslich, doch erhöht für das Calciumcarbonat das Vorhandensein von CO_2 schon in geringer Menge die Lösungsfähigkeit. Gips (SOUCI) hat eine Löslichkeit von 2% in Wasser, es können also schon recht große Mengen in Lösung gehen. Calciumchlorid kann sich in Mineralwässern dadurch bilden, daß eine Quelle aus dem Gestein gleichzeitig Kochsalz und Gips oder Carbonat in sich aufnimmt (SOUCI), trotzdem ist der Gehalt dieser Quellen an ihren charakteristischen Bestandteilen im allgemeinen nicht hoch. Höhere Werte ergibt die Kombination mit Kochsalz (erdige Kochsalzquellen). Zwischen beiden stehen als Übergangsgruppe die *Chlorcalciumquellen.* Das CaCl hat eine hohe Löslichkeit in Wasser, so daß hier hohe Konzentrationen vorkommen.

Im Mineralhaushalt des Körpers spielt das Ca eine wichtige Rolle. Der Ca-Spiegel des Blutes ist von Bedeutung für lebenswichtige Funktionen, Herz, Atmung, Wärmeregulierung, Hormonbildung. Können wir den Ca-Spiegel von außen durch Kalkgaben beeinflussen, insbesondere durch Mineralwässer? Diese Frage ist zu bejahen. Auch hier besteht die Tatsache, daß eine Beeinflussung beim Gesunden kaum gelingt, während eine durch Krankheit bedingte Erniedrigung des Ca-Spiegels zur Norm hin beeinflußt werden kann. Nach Einnahme von Marienbader Rudolphquelle (PENDL) stieg bei einer Versuchsperson der Serumkalk innerhalb 2 Wochen von 8,9 auf 10 mg-%, hiervon das vor allem wichtige ionisierte Calcium von 2,9 auf 4,4.

Das Ca hat wichtige Wirkung auf die Körperkolloide, es wirkt der Quellung entgegen, d. h. verfestigend und gewebsdichtend. So kann es unter Umständen entwässernd wirken und Ödeme zum Schwinden bringen. Man hat es deshalb als fernwirkendes Adstringens bezeichnet (MAYER). Ca hat eine ausgesprochen antionkische, d. h. eine entzündungswidrige Wirkung. Es behindert schließlich auch eine pathologische Durchlässigkeit der Zellwände, bekämpft die Exsudatbildung und kann auch die Fieberbewegung beeinflussen (HEUBNER).

Die gewebsdichtende Eigenschaft des Ca kann bei Darmerkrankungen nützlich sein: direkter Einfluß auf die Schleimhäute, außerdem hemmender Einfluß auf die Darmbewegungen durch das resorbierte Ca; so können Ca-Quellen auf zwei Wegen obstipierend wirken. Sein vegetativer Einfluß ist im allgemeinen der, daß es dem Vagotonus entgegenwirkt (Anwendung bei allergischen Krankheiten).

Tabelle 11.
Analyse der Wiesenschachtquelle in Bad Hermannsborn (Westfalen). Laboratorium Fresenius Wiesbaden 1931. Temperatur nicht angegeben. Erdiger Säuerling (Calcium-Magnesium-Hydrogen-carbonat-Säuerling.)

	mg/kg	mval-%
K· . . .	1,03	0,09
Na· . .	8,33	1,21
Ca·· . .	398.5	66,69
Mg·· . .	116,1	32,01
Cl′ . . .	5,15	0,49
SO_4'' . .	123,8	8,64
HCO_3' .	1654	90,87
H_2SiO_3 .	54,22	
CO_2 . .	1908	
	4269,13	

Auch im Harnsystem kommt der doppelte Wirkungsweg in Betracht: das in der Harnflüssigkeit erscheinende Ca (obschon Ca hauptsächlich durch den Darm ausgeschieden wird) wirkt direkt auf die Schleimhäute der Harnwege. Das resorbierte Ca hat in der Niere eine diuresesteigernde Wirkung.

Erdige Quellen sind: Altheide, Driburg, Einöd, Neuhaus, Wildungen, Lippspringe, Kohlgrub, Imnau. Kochsalzgehalt haben Altheide, Marienbad, Reinerz. Alkalisch-erdige Quellen sind Cannstatt, Gleichenberg, Teinach, ferner Evian (Frankreich), Bormio (Italien).

Den *Chlorcalciumquellen* ist eine besonders starke Förderung der Kalkanreicherung eigen; wenn auch die Säuerung beim Chlorcalcium an sich ungünstig ist, so erlaubt die besonders hohe Löslichkeit des $CaCl_2$ die Zufuhr großer Kalkdosen: so kann auch durch die Verabreichung einer Chlorcalciumquelle eine Steigerung des Blutkalkspiegels erreicht werden (W. ZÖRKENDÖRFER).

Chlorcalciumquellen: Cannstatt Daimlerquelle (s. Tab. 12), Oeynhausen Wittekindquelle, Suderode, ferner Herkulesbad (Rumänien).

Die *Gipsquellen* (sulfatische Quellen) sind meist schwach konzentrierte Wässer, die wenig oder keine Kohlensäure enthalten. Gerade diese Klasse hat viel Übergänge zu den gewöhnlichen Süßwässern (ZÖRKENDÖRFER), unter denen ja die kalkhaltigen häufig sind (s. Tab. 13).

Gips gilt in der Pharmakologie als schwer verdaulich. Dem steht aber (WINCKLER) die Erfahrung gegenüber, daß gerade viele als Nutzwasser verwendete Quellen reichlich Gips enthalten und ohne Schäden in langen Generationen genommen werden.

In Gipswässern muß sich die gewebsdichtende Wirkung des Ca mit den stoffwechselfördernden Wirkungen des Sulfates vereinigen, indessen ist die Resorption des Calciumsulfates verzögert. Nur bei hohen Dosen, die praktisch nicht in Betracht kommen, kann die abführende Sulfatwirkung sich durchsetzen. Dagegen macht sich die letztere in sonstigen Stoffwechselbeeinflussungen geltend. Das gilt vor allem im Bereich der Diabetesbehandlung mit Gipswässern (MAASE und SALECKER, KIENLE). Die Gipswässer haben eine ausgesprochen antidiabetische Wirkung nicht beim schweren, wohl aber beim leichteren und mittleren Diabetes. Harn- und Blutzucker sinken, ebenso die Acidose, die Zuckertoleranz steigt, Insulinwirkung wird erhöht (KIENLE). Damit steht wahrscheinlich im Zusammenhang die von KIENLE festgestellte Tatsache, daß Gipswässer eine den Blutchemismus günstig beeinflussende Wirkung haben bei chronischen und subchronischen Leberschäden. Hier wird die Leberfunktion selbst reguliert (Rückgang des Ikterus). Die antidiabetische Wirkung ist vor allem den S-haltigen Gipswässern eigen, da hier zwei gleichsinnig wirkende Komponenten zusammenkommen. Gipswässer besitzen von alters her einen Ruf in der Therapie der Gicht. Sie sind (WIECHOWSKI) imstande, den Purinumsatz herabzusetzen und haben erhöhte Harnausscheidung zur Folge (KELLER, STEPANS).

Tabelle 12.
Analyse der Gottlieb-Daimler-Quelle in Bad Cannstatt.
Untersuchungsamt der Stadt Stuttgart 1933.
Rn 0,6 nC/l. Temperatur 18,2° C.
Chlorcalciumquelle.

	mg/kg	mval-%
K· . . .	65,0	0,75
Na· . .	2015,0	39,61
Ca·· . .	2162,0	48,77
Mg·· . .	282,0	10,48
Fe·· . .	14,3	0,23
Li· . . .	1,01	0,07
NH_4· . .	2,08	0,05
Sr·· . .	3,53	0,04
Ba·· . .	0,12	0,00
Al··· . .	0,01	0,00
Mn·· . .	0,08	0,00
Cl′ . . .	6580,0	83,77
SO_4″ . .	1352,0	12,71
HCO_3′ .	469,0	3,48
NO_3′ . .	4,88	0,04
Br′ . .	0,84	0,00
J′ . . .	0,01	0,00
HPO_4″ .	0,01	0,00
$HAsO_4$″	0,02	0,00
H_2SiO_3 .	21,2	
CO_2 . .	247,0	
H_2TiO_3 .	0,05	
	13220,14	

Reine Gipsquellen (möglichst kochsalzfreie) haben auch Wirkung auf die Nierenfunktion (KIENLE). Auch hier wird der Blutchemismus beeinflußt, die Ausscheidungsverhältnisse reguliert. Ferner haben Gipsquellen Wirkungen auf chronische Darmkatarrhe (adstringierende Wirkung), bei Harnsteinen von Phosphat- und Carbonatcharakter und entzündlichen Erkrankungen der Harnwege überhaupt. Die verdichtenden Eigenschaften des Calciumions scheinen sich auch bei Hautkrankheiten zu bewähren.

Gipsquellen haben einen starken Einfluß auf das vegetative Gleichgewicht, was besonders von französischen Autoren im Tierexperiment festgestellt wurde (VILLARET, SANTENOISE und Mitarbeiter).

Reine Gipsquellen sind nicht häufig: Tugo-Quelle (in Tiengen, Oberrhein), Meinberg. Sonstige Gipsquellen: Lippspringe, Driburg; S-haltige: Sebastiansweiler, Nenndorf, Eilsen, Baden bei Wien; Fe-haltig Pyrmont. Kochsalzhaltige: Salzschlirf, Cannstatt, Mergentheim. Besonders zahlreich sind die Gipswässer in der Slowakei (Stuben; Trentschin-Teplitz: S-haltig), alles Thermen, Contrexéville und Vittel in Frankreich, Leukerbad (Schweiz), Alceda und Ontaneda (S-haltig, Spanien).

Tabelle 13.
*Analyse des Neubrunnen
in Bad Meinberg.*
Öffentliches Untersuchungsamt
in Paderborn 1934.
Rn nicht angegeben.
Temperatur nicht angegeben.
Reine Gipsquelle
(Calcium-Sulfat-Quelle).

	mg/kg	mval-%
K· . . .	1,5	0,11
Na· . .	6,1	0,75
Ca·· . .	610,4	85,93
Mg·· . .	56,9	13,20
Fe·· . .	0,11	0,01
Cl′ . . .	11,0	0,87
SO_4'' . .	1481,0	86,97
HCO_3' .	256,0	11,84
NO_2' . .	7,0	0,32
H_2SiO_3 .	16,6	
	2446,61	

Glaubersalzwässer (salinische Wässer) und *Bitterwässer:* in beiden Gruppen tritt das SO_4 als Anion bestimmend auf. Es ist schwer löslich und schwer diffundierbar. Ihm gegenüber tritt in den Glaubersalzquellen das leicht lösliche Na,

Tabelle 14. *Abführende Dosen einiger Glauber- und Bitterwässer* (z. T. nach W. ZÖRKENDÖRFER).

Quelle (Name und Charakter)	SO_4 g/kg	abführende Dosis
Budapest Hunyadi-Janos	29,0	120
Franzensbad (Glauber IV)	26,0	150
Saidschitz (Bitterwasser)	14,0	200
Friedrichshall (Bitterwasser)	9,0	300
Mergentheim Albertquelle (Glauber-kochsalzhaltige Bitterquelle, Säuerling)	7,0	400
Nürtingen (Heinrichsquelle)	4,3	700
Elster Salzquelle (Glaubersalzquelle)	4,0	750
Marienbad Kreuzbrunnen (alkalischer Kochsalz-Glaubersalzsäuerling)	3,5	800
Grenzach, Grenzquelle (Glaubersalz-kochsalzhaltige Bitterquelle)	3,0	1000

in den Bittersalzwässern das schwer lösliche Mg. In den letzteren kommen also zwei schwer lösliche und diffundierbare Elemente zusammen, daher die verstärkte Wirkung. Bitterwässer enthalten stets auch Glaubersalz (s. Tab. 16).

Die hauptsächlichste Wirkung dieser Quellen ist eine solche auf den Darm. Die Erschwerung der Diffusion bewirkt, daß die Resorption aus dem Darmlumen verzögert wird. Bei stärkerer Wirkung tritt auch eine umgekehrte Flüssigkeitsrichtung aus der Darmwand in das Darmlumen ein. Bei den meist isotonischen schwächeren Glaubersalzwässern kommt nur die verzögerte Resorption in Betracht. Sie geben ihr Lösungswasser nicht her und erhalten den Darminhalt daher flüssig. Die Wirkung der Bittersalzquellen ist eine reine Salzwirkung, keine Flüssigkeitswirkung. Dieser ganze Vorgang beginnt schon im Magen, wodurch auch hier eine verzögerte Resorption einsetzt. Das wird so lange fortgesetzt, bis Isotonie hergestellt ist. Indessen hat der Speisebrei einen großen Teil des Dünndarms durchlaufen; nun aber tritt keine wesentliche Resorption mehr ein, weil

<table>
<tr><td>

Tabelle 15.
Analyse der Heinrichquelle in Nürtingen.
Institut für angew. Chemie usw., Dr. Hundshagen u. Dr. Sieber, Stuttgart 1948.
Temperatur 16° C. Alkalischer Glaubersalz-Säuerling (Natrium-Hydrogencarbonat-Sulfat-Säuerling).

</td><td>

Tabelle 16.
Analyse der Karlsquelle in Bad Mergentheim.
Dr. Sieber, Stuttgart 1922.
Rn 2,6 nC/l. Temperatur nicht angegeben. Muriatisch-salinische Bitterquelle (Natriumchlorid- und Natrium-sulfathaltige Magnesiumsulfatquelle).

</td></tr>
</table>

	mg/kg	mval-%
$K^{\cdot}$	31,0	0,51
$Na^{\cdot}$	3329,3	93,17
$NH_4^{\cdot}$	7,5	0,27
$Ca^{\cdot\cdot}$	82,4	2,65
$Mg^{\cdot\cdot}$	63,9	3,38
$Fe^{\cdot\cdot}$	0,7	0,02
Cl'	430,8	7,81
SO_4''	4312,5	57,82
HCO_3'	3260,4	34,37
H_2SiO_3	18,2	
CO_2	1006,0	
	12542,7	

	mg/kg	mval-%
$K^{\cdot}$	56,3	0,54
$Na^{\cdot}$	4643,6	75,39
$Ca^{\cdot\cdot}$	663,2	12,42
$Mg^{\cdot\cdot}$	364,8	11,25
$Fe^{\cdot\cdot}$	3,9	0,05
$Li^{\cdot}$	1,4	0,08
$NH_4^{\cdot}$	1,9	0,04
$Sr^{\cdot\cdot}$	25	0,21
$Ba^{\cdot\cdot}$	0,3	0,02
$Mn^{\cdot\cdot}$	0,3	0,00
Cl'	5746	60,78
SO_4''	3960	30,92
HCO_3'	1346,5	8,28
Br'	5,1	0,02
HBO_2	3	
H_2SiO_3	19,5	
CO_2	960	
	17800,8	

der nun folgende Dickdarm auf die Bewältigung von Flüssigkeit nicht eingestellt ist. So werden die genannten Quellen zu bedeutenden Mitteln in der Obstipationsbehandlung. Konzentrierte SO_4-Lösungen werden im Darm so lange

Spurenstoffe: Cs, Rb, J', HPO_4

durch Wasserabgabe verdünnt, bis sie auf 3% eingestellt sind. Das kann einen stärkeren Wasserentzug und Bluteindickung zur Folge haben. So ergibt sich, daß die Glaubersalzwässer für eine Dauerbehandlung (hier keine Bluteindickung), die gröber wirkenden Bittersalzquellen vor allem für eine einmalige oder von Zeit zu Zeit zu verabreichende Dosis geeignet sind (BUCHHEIM, W. ZÖRKENDÖRFER, K. ZÖRKENDÖRFER).

Auch die zeitlichen Abläufe verdienen Beachtung (BOEHM): bei isotonischen Wässern führt die größere Flüssigkeitsmenge und stärkere Füllung des Darmrohres in 1 bis 2 Std. eine Entleerung herbei; in kleineren Dosen wirken die stärkeren Wässer unmittelbar reizend auf die Darmwand, sie erzeugen dadurch eine rasch einsetzende Peristaltik, so daß schon bald nach der Aufnahme des Wassers durch die Fortpflanzung dieser Bewegung ohne die chemische Wirkung eine Stuhlentleerung herbeigeführt werden kann. Andererseits braucht die durch die Hypertonie veranlaßte Verdünnungssekretion längere Zeit, was also den zu stürmischen Ablauf verzögert. Stärkerer Kochsalzgehalt setzt die Wirkung herab. Sehr wohltuend machen sich namentlich warme Glaubersalzwässer wirksam bei der

Blähsucht infolge gärender Zersetzung des Darminhaltes, das Sinken des meist erhöhten Zwerchfellstandes erleichtert Atmung und Herztätigkeit und bringt das gestörte Wohlbefinden zurück. Die meteoristischen Unruhebilder mancher Neuropathen werden im gleichen Sinn durch Glaubersalzwässer günstig beeinflußt.

Die Dosis des entscheidenden SO_4 für die Abführwirkung liegt bei 3,0 g SO_4, bei Bitterwässern etwas niedriger, bei Glaubersalzwässern etwas höher.

Glaubersalz- und Bittersalzwässer haben außerdem eine ausgesprochene Wirkung auf die Gallensekretion und die Entleerung der Galle: in stärkeren Konzentrationen bewirkt das Sulfation eine Kontraktion der Gallenblase, sog. cholagoge Wirkung, es kommt zu einer kräftigen Entleerung der Galle; damit haben wir vor allem bei den reinen Bitterwässern zu rechnen. Die Glaubersalz- und milderen Bitterquellen haben eine Förderung der Gallensekretion aus der Leber (Leberzellen und Gallengänge) zur Folge, das ist die choleretische Wirkung.

Auch diagnostisch macht man sich den starken Reiz, den diese Wässer auf die Sekretionstätigkeit der Leber ausüben, zunutze (HAUG).

Die Folge dieser Prozedur ist eine Entleerung und Drucksenkung in Leber- und Gallenblase, eine Erschlaffung der umgebenden Darmabschnitte, eine Eröffnung des Gallenganges und in der weiteren Folge eine Wirkung gegen die Stauung in der Leber. Außerdem verschafft die SO_4-Komponente dieser Quellengruppe eine Stoffwechselwirkung im Sinne antidiabetischer Wirksamkeit. Vielleicht kommt hier eine Transmineralisation über Leber und Pankreas zustande. Wahrscheinlich ist auch eine (GRAF) den Gesamtstoffwechsel anregende Wirksamkeit, die man bei Entfettungskuren ausnutzen kann.

Dem Magnesium-Ion wird außerdem eine wesentliche sedative bis narkotische Wirkung, die vor allem als spasmolytischer Effekt in Erscheinung tritt, zugeschrieben (STOCKINGER).

Reine Glaubersalzquellen sind Hersfeld Lullusbrunnen, Marienbad Kreuzbrunnen, Franzensbad Glauberquelle 4.

Glaubersalz-Kochsalzbrunnen sind die Mergentheimer Wässer, die Quellen von Melle, Salzschlirf (Tempelquelle), Soden-Salmünster, Neustadt, Orb; alkalische Glaubersalzquellen sind Bertrich (32,5°), der Karlsbader Mühlbrunnen (52°), die Königsquelle in Elster, ferner Chianciano 32° (Italien), Cestona 31,5° (Spanien).

Bitterwässer sind Friedrichshall und die Mergentheimer Karlsquelle und Wilhelmsquelle, beide letztere mit Kochsalz und Glaubersalz, reine Bitterwässer ferner Saidschitz und Sternhof (Tschechoslowakei) und die bekannten Apenta, Hunyadi-Janos und Franz-Josef (Budapest).

Kohlensäurehaltige Quellen.

Damit eine kohlensäurehaltige Quelle als Heilquelle gilt, muß sie einen Gehalt von 1000 mg/l CO_2 aufweisen. Der Gehalt dieser in Deutschland zahlreichen CO_2-Quellen schwankt, von Ausnahmen abgesehen, zwischen 1000 und 4000 mg gleich einem Gasgehalt von $^1/_2$—2 l CO_2 pro Liter Wasser.

Die Kohlensäure ist juvenilen Ursprungs. Sie strebt in den Gesteinsspalten zum Teil selbständig nach oben. Begleiten sie auf diesem Wege aufsteigende Wasserzüge, so kann sie sich physikalisch mit diesen mischen. Sie verleiht dann den betreffenden Wasserzügen einen erhöhten Auftrieb. Die die Wasserader begleitenden Gasschwaden verlassen häufig selbständig durch Klüfte den Erdboden, sie wird in dieser Form technisch und therapeutisch gewonnen und genützt (Kohlensäuregasbäder s. S. 62). Ein Teil der gasförmigen CO_2 geht in Lösung, das ist die *gelöste freie Kohlensäure*. Wir bezeichnen sie so zum Unterschied von

der *chemisch gebundenen*. Diese Bindung kann verschieden sein, entweder liegt
eine volle chemische Bindung vor, die nur durch einen chemischen Eingriff aufgehoben werden kann (in den sekundären Carbonaten), oder die CO_2 ist loser (in den
primären Carbonaten) verankert. In dieser weniger festen Form muß sie im
Gleichgewicht stehen mit der im Wasser gelösten freien Kohlensäure. Durch das
Austreiben der letzteren (durch Kochen usw.) kann auch sie in Freiheit gesetzt
werden, da immer wieder ein Gleichgewichtszustand zwischen beiden Formen
hergestellt wird. Wir sprechen daher in diesem Falle von der *halbgebundenen
Kohlensäure*.

Die kohlensäurehaltigen Quellen sind der Konstitution nach sehr verschieden,
das hängt z. T. damit zusammen, daß die freie Kohlensäure dem Wasser ein
erhöhtes Lösungsvermögen besonders für Calcium, Magnesium und Eisen verleiht;
deshalb sind mineralarme, allein durch die Kohlensäure gekennzeichnete Wässer
selten, immerhin kommen sie vor, es sind das die sog. einfachen mineralarmen
Säuerlinge, deren Mineralisation weniger als 1,0 g beträgt, z. B. die Wernarzer
Quelle in Brückenau: Mineralisation 0,15 g; CO_2 2,2 g. Alkalische und erdige
Quellen (Natrium-Hydrogencarbonat- bzw. Calcium- und Magnesium-Hydrogen-
carbonat-Wässer) können einen 1,0 g übersteigenden Gehalt an CO_2 aufweisen,
man spricht dann von alkalischen oder erdigen Säuerlingen bzw. von Natrium-
hydrogencarbonat-Säuerlingen und von Calcium-magnesiumhydrogencarbonat-
Säuerlingen: alkalische Säuerlinge sind Fachingen und Neuenahr, erdige Säuer-
linge Hermannsborn in Westfalen, Soden-Salmünster, Altheide in Schlesien.
Die Eisensäuerlinge sind Wässer, die bei sehr verschiedener Mineralisation minde-
stens 10 mg Eisen und 1,0 g CO_2 im Liter enthalten: z. B. Schwalbach, Driburg,
Pyrmont, Steben (600 m), Elster, Liebenstein, Kudowa, Marienbad, Karlsbrunn
(900 m); Kohlensäurehaltige Kochsalz- und Solquellen: Salzuflen, Kissingen,
Homburg, Soden-Allendorf, Orb; ebensolche Thermen: Nauheim, Cannstatt,
Oeynhausen, Soden (Taunus). CO_2-Bäder im Ausland: St. Moritz (1600 m),
Balatonfüred (Ungarn), Sliac (Therme, Slowakei), Royat und Vals (Frankreich),
Chianciano (Italien), Marmolejo (Spanien). In USA: Maniton Springs (Col.),
Saratoga Springs (N. Y.).

Die Eisensäuerlinge, alkalische, erdige und Kochsalzsäuerlinge finden reiche
Verwendung zu Trinkkuren, die einfachen und alkalischen Wässer sind beliebte
Tafelgetränke; zu Bädern werden in der Herz- und Kreislauftherapie die CO_2-
Eisenwässer, die entsprechenden Kochsalzwässer und Solen, die Thermen und
die erdigen Quellen genützt (s. Tab. 7, 11 und 17).

Die technische Behandlung der kohlensäurehaltigen Quellen ist ein wichtiges
Problem der technischen Balneologie, denn bei dem niedrigen Partialdruck der
CO_2 in der atmosphärischen Luft hat diese die Tendenz, zu entweichen. Bei Trinkbrunnen für den Versand ist zu beachten, daß der Verlust der CO_2 das Ausfällen
gelöster Bestandteile (s. S. 14) nach sich zieht. Vielen Versandwässern wird
künstliche oder aus der Quelle gewonnene CO_2 für den Flaschenversand zugesetzt,
teils im Interesse der Haltbarkeit, teils um einer nicht besonders glücklichen
Geschmacksrichtung zu genügen. Beim Baden erfordert die Erwärmung der
empfindlichen CO_2-Wässer besondere Vorsicht.

Als Trinkbrunnen haben die CO_2-haltigen Quellen sich durch ihren erfrischenden Geschmack und die vielfach geringe oder auch wohlschmeckende Mineralisation (alkalische Säuerlinge) einen Platz als beliebte Tafelwässer und Erfrischungs-
wässer erobert.

Im Magen regen CO_2-haltige Wässer die Sekretion kräftig an, besonders wenn
das Getränk nüchtern und kalt genossen wird. Die Verweildauer im Magen wird
abgekürzt, die Motilität angeregt, es entsteht eine Hyperämie der Magenschleim-

haut, dadurch kommt eine anregende Tätigkeit auf die Verdauung zustande. Infolge ihrer schwachen Mineralisation wirken viele CO_2-Wässer diuretisch. Bei dieser Wirkung hilft das häufig vorhandene Calcium mit. Die Diurese kann überschießend sein, jedenfalls übertrifft sie die des reinen Wassers. Die kräftige Diurese schwemmt Schlacken und Mineralstoffe aus, wirkt also demineralisierend. Steine in den Harnwegen werden zwar nicht gelöst, aber die erheblich steigende Harnflut (Verdünnung des Harns) wirkt der Steinbildung entgegen. Das Harnsäurelösungsvermögen steigt in derart verdünntem Harn bedeutend an.

Die größte Bedeutung kommt den CO_2-Quellen in der Verwendung zu Bädern bei Herz- und Kreislaufkrankheiten zu. Sobald der menschliche Körper sich in ein CO_2-Bad begibt, setzen an seinem Körper in großer Menge feine CO_2-Gasbläschen an. Abgestreift oder von selbst sich lösend, werden sie während der Badedauer ersetzt. Die Kohlensäure aus dem Wasser wird rasch von der Haut aus absorbiert, aber nicht aus den genannten Bläschen, sondern nur aus der im Wasser gelösten Kohlensäure. Es werden etwa 30 cm³/min resorbiert (KRAMER).

Von der Wasseroberfläche entweicht ständig Kohlensäure, bei natürlichen Bädern vor allem am Anfang, doch bleibt die Übersättigung noch länger erhalten; jedenfalls besteht besonders am Anfang des Badens die Möglichkeit der Einatmung. Eingeatmete CO_2 geht im Körper ganz andere Wege und hat keinen Anteil an der Wirkung des CO_2-Bades. Eine erhebliche Einatmung ist unerwünscht; man verhindert sie einmal durch das sogenannte Abfächeln, das nur am Anfang des Bades zu geschehen braucht, beim künstlichen Bad dagegen, wo dauernd CO_2 entweicht, hilft das Abfächeln am Anfang allein nicht. Wichtig ist die richtige Lagerung des Patienten im Wasser. Die Oberfläche des Wassers soll nicht zu tief unter dem Wannenrand stehen, so daß Mund und Nase des Badenden sich möglichst über dem Wannenrand befinden. Die CO_2 ist schwerer als Luft, die über dem Wasser stehende CO_2 fließt daher über den Wannenrand ab. Höher befindet sich keine CO_2, in dieser Schicht soll der Kranke atmen.

Die charakteristische Wirkung des CO_2-Bades geht aus von der durch die Haut resorbierten CO_2. Diese wirkt vor allem in und an der Haut. Hier entsteht zunächst ein Gefühl der Wärme auch im kühlen CO_2-Bad, so daß in diesem Fall die Wassertemperatur nicht entscheidend ist für das ausgelöste Gefühl. Der Indifferenzpunkt eines CO_2-Bades liegt niedriger (30°) als der eines Süßwasserbades (35°). Mit der Hyperämie ist eine Hautrötung verbunden. Das begleitende Wärmegefühl verhindert im kühlen CO_2-Bad das reflektorische Zittern. Wärmegefühl entsteht auch im CO_2-Gasbad, wodurch deutlich wird, daß es sich um eine reine Wirkung des CO_2-Gases handelt. Die Blutzufuhr zur Haut im CO_2-Bad ist eine sehr erhebliche. Im indifferenten CO_2-Bad zirkuliert in der Haut etwa 50mal

Tabelle 17.
Analyse des Sprudels Nr. XII in Bad Nauheim.
Staatliches Institut für Quellenforschung Bad Nauheim 1930. Rn 0,58 nC/l. Temperatur 32,48° C. Kohlensäurehaltige Thermalsole (eisenhaltig).

	mg/kg	mval-%
K· . . .	376,2	1,72
Na· . .	10640,0	82,68
Ca·· . .	1465,0	13,07
Mg·· . .	123,1	1,81
Fe·· . .	17,8	0,11
Li· . . .	8,7	0,22
NH₄· . .	23,2	0,23
Sr·· . .	31,0	0,13
Mn·· . .	1,4	0,01
Zn·· . .	3,9	0,02
Cl′ . . .	18640,0	93,98
SO₄″ . .	46,4	0,17
HCO₃′ .	1995,3	5,85
Br′ . .	9,0	0,02
HPO₄″ .	0,15	0,00
HAsO₄″	0,47	0,00
H₂SiO₃ .	24,1	
CO₂ . .	7523,3	
Al₂O₃ .	7,0	
	40936,02	

Spurenstoffe: Pb···

so viel Blut als im kalten Süßwasserbad. Diese Wirkung auf die Haut bedeutet schon eine sehr starke Gesamtwirkung auf den Körper. Auch die weiteren Folgen gehen deutlich in dieser Richtung, so vor allem die nun einsetzende erhebliche Umlagerung des Blutes (ähnlich wie im warmen Süßwasserbad): Umlagerung des Blutes aus den inneren Bezirken, Entleerung der „Blutsümpfe" in Leber, Milz und Haut, wodurch 250—1300 cm³ mehr Blut in die Blutbahn gelangen, Verdünnung des Blutes durch Nachströmen von Gewebsflüssigkeit: durch diese Vorgänge Erhöhung der Blutmasse. In der Haut spielen sich an den Capillaren bedeutsame Vorgänge ab, die Capillaren werden erweitert, andere werden erschlossen, neue gebildet, das Blut strömt rascher in den Capillaren der Haut.

Am Herzen (GOLLWITZER-MEIER) sehen wir eine Erhöhung des Minutenvolumens um etwa 30%. Die physikalische Herzarbeit müßte sich nun bei gleichbleibendem Widerstand erhöhen, indessen sinkt der Widerstand in der Strombahn ab, so daß keine Zunahme der Herzleistung gefordert wird. Die Schlagfolge (Puls) sinkt, dadurch werden Sauerstoffverbrauch und Arbeitsaufwand herabgesetzt. Im ganzen resultiert also eine Erhöhung der zentralen zirkulatorischen Arbeitsleistung. Dies geschieht nicht, wie bei der erhöhten Muskelarbeit, durch Steigerung des chemischen Umsatzes, sondern dadurch, daß das Herz unter bessere ökonomische Arbeitsbedingungen gesetzt wird. Die bessere Kreislaufleistung erfordert keine Erhöhung des Kraftaufwandes. Schließlich macht sich am Herzen von der Haut aus die Wirkung der kreislaufwirksamen Vagusstoffe, vor allem des Acetylcholins geltend.

Eine wichtige Folge der zirkulatorischen Wirkungen des CO_2-Bades ist die intensive Diurese, teils eine Folge der allgemeinen Kreislaufwirkung, teils eine Folge des spasmolytischen Einflusses auf die inneren Gefäßbereiche durch die allgemeine zirkulatorische Umstellung (WEBER). Ebenso wichtig ist die Wirkung auf die Atmung, sie stellt sich im CO_2-Bad auf eine Mittellage ein, wird vertieft und beruhigt. Die allgemeine Beruhigung geht aus von dem Einfluß des CO_2-Bades auf die vegetativen und Stoffwechselzentren. Das CO_2-Bad wirkt ermüdend und schlafbringend.

Die geschilderten Zusammenhänge lassen deutlich erkennen, daß die Kreislaufwirkung beim CO_2-Bad nicht zustande kommt durch eine organspezifische Wirkung auf den Herzmuskel, das Kohlensäurebad ist keine Turnstunde für das Herz, wie die ältere Anschauung lautete, und die Bäderbehandlung ist keine Organbehandlung des Herzens, die man etwa mit einer Digitalis- oder Strophanthinkur vergleichen könnte (GRUNDIG), vielmehr liegt das Wesentliche dieser Behandlung in den Umstellungsmechanismen, die an der Peripherie wirksam werden: verbreitete Capillarisierung, Strömungsbeschleunigung, Abnahme des Widerstandes in der Strombahn, dazu Abnahme der Pulszahl. So kommt das Herz unter verbesserte Arbeitsbedingungen und braucht, obschon der Arbeitseffekt steigt, keine Mehrarbeit zu leisten. So erfolgt auch eine zentralberuhigende Wirkung. Die in der Haut gebildeten kreislaufwirksamen Vagusstoffe, vor allem das Acetylcholin, haben weniger eine myokardanregende Wirkung, vielmehr helfen sie mit, die periphere Strombahn zu erweitern.

Die uns zur Verfügung stehenden beiden Arten der CO_2-Bäder in Sole- und Eisenquellen sind in der Kreislauftherapie bislang unterschiedslos angewendet worden, es ist aber (GRUNDIG) anzunehmen, daß hier verschieden gerichtete Wirkungen vorliegen, indem das kohlensaure Solbad mit seiner geringen Capillarerweiterung und seiner Tonuserhöhung bei der hypotonen Kreislaufstörung, das CO_2-Stahlbad (so genannt wegen des eisenhaltigen Wassers) infolge seiner gefäßerweiternden und den arteriellen Druck senkenden Wirkung bei Hypertonie (sofern diese noch nicht fixiert ist) einen Erfolg erwarten läßt. Kühle Bäder in Eisensäuerlingen werden bei Thyreotoxikosen infolge der Temperaturempfindlichkeit des Sinusknotens lindernd empfunden, darüber hinaus kommt diesen Bädern, da ihnen die Stoffwechselanregung der Sole abgeht, eine für Thyreotoxikosen besonders günstige Wirkung zu.

Über die spezielle Wirkung auf den Kreislauf hinaus haben aber die CO_2-Bäder, wie alle Heilbäder, eine den ganzen Körper und das ganze vegetative Leben in Mitleidenschaft ziehende tiefe Allgemeinwirkung, sie scheint hier besonders intensiv zu sein. Man hat in der Praxis angesichts der nicht selten jede Erwartung übersteigenden Erfolge einer gelungenen Kur öfter den Eindruck, daß nicht, weil der Kreislauf sich erholte, der Patient gesundete, sondern daß hier ein Kranker einen gesamten tiefen Gesundungswandel durchgemacht hat, in dessen Verlauf auch Herz und Kreislauf mit in die Höhe gerissen wurden. Jedenfalls genügen die aus der Kreislaufbalneologie bekannten, infolge des Badens eintretenden Funktionsverbesserungen an Herz und Gefäßen nicht, um den neuen Status zu erklären; hier sind neue Kraftlinien aufgetreten. Das CO_2-Bad erweist sich als eine die gesamte Gesundungstendenz mächtig erregende Maßnahme. Natürlich liegen diese Dinge nicht auf dem organspezifischen, sondern auf dem konstitutionstherapeutischen Gebiet; auch hier sind wesentliche Unterschiede zwischen den an Sole und den an Eisenwässer gebundenen CO_2-Bädern zu erwarten; diese wichtigen Dinge harren noch der Erforschung.

Diese an der Konstitution angreifende Allgemeinwirkung ist es auch, was dem CO_2-Bad besonderen Wert als erholungsförderndes Mittel verleiht, namentlich die mit niedrigeren CO_2-Quanten ausgestatteten Wässer sind für Erholungsbadekuren geeignet.

Wenn man Herzkranken Bäder verordnet, so muß man sich daran halten, daß das Einbringen des menschlichen Körpers in ein Vollbad an sich schon eine erhebliche Wirkung auf Blutumlauf und Herz ausübt. Zu diesen mechanischen und thermischen Wirkungen kommen bei dem kohlensäurehaltigen Bad noch die spezifischen Wirkungen des Badeinhalts hinzu. Damit charakterisiert sich das Kohlensäurevollbad als ein immerhin beachtlicher Angriff auf den Körper, der eine Umstellung des Kreislaufs erfordert. Die Behandlung mit CO_2-haltigen Bädern verlangt daher eine gewisse Technik nach Maßgabe des klinischen Befundes: die CO_2-Bäderbehandlung wird im einzelnen bei den Herz- und Kreislaufkrankheiten besprochen (s. S. 204).

Die *künstlich hergestellten* gashaltigen Bäder haben nicht dieselbe Wirkung wie die natürlichen; den sog. Perlbädern (Luft, Sauerstoff) fehlt die typische Wirkung der CO_2-Bäder überhaupt. Aber auch künstliche CO_2-Wasserbäder sind kein vollwertiger Ersatz. Hier entweicht nicht nur am Anfang, sondern dauernd CO_2, es kommt zu stoßartigen Wirkungen. Die gesamte Wirkung bleibt hinter den natürlichen CO_2-Bädern zurück (PEYER, GOLLWITZER-MEIER).

Schwefelquellen.

Der Schwefel steht an der Grenze der Spurenstoffe (im menschlichen Körper 0,21 Gewichts-%). Als S-Quellen bezeichnet man Wässer, die mindestens 1,0 mg/kg titrierbaren Gesamt-S aufweisen. Diese Definition ist gewählt, weil S in sehr verschiedenen Formen in den Quellen vorkommt. Am wichtigsten ist der 2wertige S (in der Hauptsache als H_2S) Er kann indessen auch halbgebunden in Form des primären Iones SH in den Quellen vorkommen Es wiederholen sich hier die Zusammenhänge, denen wir bei den CO_2-haltigen Quellen begegnet sind (s. S. 37). Auch H_2S und SH müssen wie CO_2 und HCO_3 im Gleichgewichtszustand stehen. Enthält eine Quelle den S nur in der Form des freien H_2S, so liegt eine reine

Schwefelwasserstoffquelle vor. 2 wertiger Schwefel erscheint außerdem in den Polysulfiden und im Thiosulfat. Alle S-Verbindungen sind sehr sauerstoffempfindlich, so daß an der Luft zunächst eine höhere Oxydationsstufe und schließlich reiner S entstehen kann. Dieser kann kolloidal gelöst oder sonst in Lösung gehalten sein, kann sich aber auch ausscheiden Eine höhere lösliche Oxydationsstufe ist das Thiosulfat, das in Quellen vorkommt, was für die Polysulfide primär nicht erwiesen ist. In den Heilquellen kommt neben der 2 wertigen auch die 4- und 6 wertige Form des S in den Sulfaten vor, in diesen ist der S infolge seiner chemischen Bindung als solcher unwirksam. Sulfathaltige Quellen sind daher in diesem Sinne keine Schwefelquellen.

Der Schwefel ermöglicht infolge seiner vielgestaltigen und unbeständigen Form, in welcher er in den Quellen auftritt, vielfältige Beziehungen zu den inneren Verhältnissen des Organismus, zumal er durch Trink-, Bade- und Inhalationskuren leicht resorbierbar ist (Kühnau). Der balneologisch zugeführte Schwefel bietet hierfür (Heubner) eine besonders günstige Form. H_2S wird aus Schwefelwasserbädern von der Haut gut resorbiert (Maliwa, Bürgi).

Schwefelwässer haben früher (erhöhte Harnstoffausscheidung) als Gichtwässer eine besondere Rolle gespielt. Bedeutungsvoll ist die antidiabetische Wirkung, meist Trinkkuren, aber auch Einatmung (Grotte von Luchon). Bei leichten und mittleren Diabetikern haben Schwefelwässer eine Herabsetzung von Blut- und Harnzucker sowie der Acetonausscheidung und eine Erhöhung der Kohlenhydrattoleranz zur Folge. Besonders günstig liegen alkalische Schwefelquellen, da das Alkali auch an sich antidiabetisch wirkt. Der Grund dieser Wirkungen liegt in der Tatsache einer insulinartigen Wirkung der Schwefelwässer und der Erschwerung des Schwefelhaushaltes beim Diabetiker.

Schwefelwässer haben eine spezifische antirheumatische Wirkung. Die Gelenke gehören zu den S-reichsten Teilen des Organismus. Beim Rheuma besteht ein S-Defizit (vermehrte S-Ausscheidung). Durch S wird das Indol im Harn zum Verschwinden gebracht, weil durch genügende S-Zufuhr das ungiftige Indican erzeugt werden kann. S-Zufuhr erhöht außerdem die Kalkanlagerung in den Gelenken.

Bedeutend ist die Rolle der Schwefelbäder in der Dermatologie (vor allem juckende Hauterkrankungen, Psoriasis). Der balneologisch eingeführte S entgiftet Quecksilber und Wismut (bei Syphilisbehandlung).

Schwefelwasserstoffquellen wirken auf die Haut nach Art der kohlensäurehaltigen Quellen als echte gasführende Quellen im Sinne einer erhöhten Capillarisierung der Haut, Umschaltung der gesamten Zirkulation und darauf folgender Verbesserung der Kreislaufverhältnisse. Das hat insbesondere Bedeutung bei den herz- und kreislaufgeschädigten Rheumatikern (Evers).

S-Quellen sind häufig kochsalzhaltig (Aachen). Besonders häufig aber erscheinen S-Quellen auf Gipsgrundlage (Baden bei Wien, Nenndorf (s. Tab. 18), Trentschin-Teplitz in der Slowakei). Neben den reinen Schwefelwasserstoffquellen (Deutsch-Altenburg) kommen auch solche vor, die, wenn auch geringe Mengen CO_2 enthalten. Alkalische Quellen sind unter den S-Quellen nicht selten (Aachen, Rosen- und Sebastianquelle; Gögging). Thermen sind u. a. Baden bei Wien, Aachen, Füssing (Niederbayern); sonstige S-Quellen: Boll, Eilsen, Sebastiansweiler, Wemding, Wiessee (mit J) u. a. Schwefelquellen zahlreich in der Slowakei (Smrdaky, Kochsalzquelle mit 242 mg H_2S), ferner in Griechenland (Thermopylä 41° und zahlreiche in Epirus). Thermen ferner in Budapest (3 mg), Küstendil 13,7 mg, 70° (Bulgarien), Luchon 32 mg, (Frankreich) Bursa 82° (Türkei). In den USA: Withe Sulfar Springs (Va.), Sharon Springs (N. Y.).

In diesem Zusammenhang müssen die *Säure-Vitriol-Alaun-Quellen* in Japan (WOLLMANN) erwähnt werden (Tab. 19). Es handelt sich um einen auf der Erde sonst nicht bekannt gewordenen Quellentyp, der im Bereich des noch tätigen Vulkanismus in Japan entspringt. Die bedeutendste Quelle dieser Art ist die Quelle in Kusatsu, die neben 5,5 mg/kg H_2S über 2000 mg/kg freie Schwefelsäure aufweist. Außerdem enthalten diese Quellen große Mengen an schwefel-

Tabelle 18.
Analyse der Gewölbequelle in Bad Nenndorf.
Preuß. Geolog. Landesanstalt Berlin. 1931.
Rn 0. Temperatur 10,8° C. Sulfatische Schwefelquelle.

	mg/kg	mval-%
K· . . .	6,26	0,39
Na· . .	160,6	17,02
Ca·· . .	493	60,01
Mg·· . .	107,6	21,58
Fe·· . .	0,23	0,02
Li· . . .	0,13	0,05
NH_4· . .	1,46	0,20
Sr··· . .	13,17	0,73
Mn· . .	0,04	0,00
Cl′ . .	132,6	9,12
SO_4″ . .	1383	70,20
HCO_3′ .	473,2	18,92
Br′. . .	0,55	0,02
J′ . . .	0,02	0,00
S_2O_3″. .	0,46	0,02
HPO_4″ .	0,12	0,01
$HAsO_4$″	0,1	0,00
HS′ . .	23,16	1,71
HBO_2 .	3,43	
H_2SiO_3 .	17,47	
H_2S . .	35,75	
CO_2 . .	153,4	
N . . .	23,45	
NH_4 .	0,86	
	3030	

Tabelle 19.
Analyse der Quelle Yubatake-no-yu in Kusatsu (Japan).
Temperatur: 58° C. Säure-Vitriol-Alaun-Quelle (nach WOLLMANN).

	mg/kg
H·	30,8
K·	17,0
Na·	36,7
NH_4·	1,1
Ca··	99,7
Mg··	32,7
Fe··	114,4
Al···	170,2
Cl′	645,7
HSO_4′	2145,1
SO_4″	1092,8
H_2SiO_3	249,8
HBO_2	15,2
H_2S	5,5
	4656,7
ferner freie HCl . .	308,5
„ H_2SO_4 .	2167,4
$FeSO_4$ . . .	310,7
$Al_2(SO_4)_3$ . .	1065,1

sauren Salzen, vor allem des Eisens und des Aluminiums. In Japan kommen verschiedene Typen dieser Art vor, so daß im ganzen dort 9 Untergruppen gebildet werden. Die Wirkung dieser Quellen ist eine außerordentlich starke Reizwirkung, vor allem auf die Haut, so daß es insbesondere bei der sehr brutalen Anwendungsform rasch zur Ausbildung ausgedehnter Hautausschläge kommt. Der therapeutische Effekt der Bäder in diesen als hochtemperierte Thermen erscheinenden Wässern ist bei rheumatischen Erkrankungen hervorragend.

Eisenquellen.

Wenn eine Quelle nach ihrer gesamten Beschaffenheit den Charakter einer Süßwasserquelle hat, so kann sie nur dann als Eisenquelle gelten, wenn sie mindestens 20 mg/kg Eisen enthält. Ist sie schon an sich eine Mineralquelle, so verleihen 10 mg/kg Eisen ihr den Charakter einer *Eisenquelle*. Diese Unterscheidung ist notwendig, weil unter den Grundwässern sich solche befinden, die mehr als 10 mg Eisen haben, ohne daß sie den Wert einer Mineralquelle beanspruchen können. Viele Eisenquellen sind Säuerlinge, besonders erdige Säuerlinge. Der Gehalt an Eisen ist in den Säuerlingen beschränkt, höher dagegen in den sog. Vitriolquellen. Hier überwiegt unter den Anionen das Sulfat, unter den Kationen bei Zurücktreten von Na, Ca, Mg das Fe. Wir haben folgende Formen von Eisenquellen: Schwach mineralisierte Eisensäuerlinge mit ausgesprochenem Eisengehalt: Flinsberg (Schlesien), Steben, Wildungen, Schwalbach, Sliač (Slowakei); höher mineralisierte, auch erdige und alkalische Eisensäuerlinge (s. Tab. 7): Driburg, Elster, Franzensbad, Kudowa (auch Eisen-Arsenquelle), Pyrmont, Reinerz; sulfatische, leicht abführende Eisenwässer: Cannstatt, Hersfeld. Eisenreiche Kochsalzquellen: Homburg, Kreuznach, Kissingen, Bocklet, Salzschlirf; Vitriolquellen: Alexisbad, Lausick, Saalfeld. Eisenwässer verbreitet im Ausland, wichtig z. B. St. Moritz (Schweiz) in 1800 m Höhe wegen der gleichzeitigen Heilwasser- *und* Klimawirkung. Die Empfindlichkeit der Eisenwässer gegen Luft und Versand macht die Trinkkur an der Quelle empfehlenswert.

Entsprechend den verschiedenen Funktionen des Eisens im Organismus hat das medikamentös oder in Form einer Trinkkur zugeführte Eisen entsprechende resorptive Wirkungen. Wir finden das Eisen im Körper in drei Fraktionen: als Hämoglobineisen, als Zellhämineisen und als Depoteisen in verschiedenen Organen; das Blut ist das weitaus eisenreichste Organ und zwar nicht nur in den roten Blutkörperchen, sondern auch im Serum (HEILMEYER u. PLÖTNER). Zugeführtes Eisen wirkt bei Eisenmangel zunächst als Material, die Eisenwirkung ist insofern bei den Eisenmangelanämien eindeutig; über die Materialwirkung hinaus kommt aber dem Eisen allgemein eine pharmakodynamische Wirkung zu.

Im Knochenmark wirkt das Eisen als Reizstoff (Zellneubildung und Blutbildung). Ähnliche Zusammenhänge sind bei der Beeinflussung des Wachstums wirksam, hier handelt es sich um dynamische Einflüsse und um solche auf den Gesamtstoffwechsel (KOCHMANN u. SIEHL). Die Liebensteiner Quelle hat sich hierin den künstlichen Präparaten gegenüber überlegen gezeigt. Damit hängt die allgemeine *roborierende* und überhaupt die *erholungsfördernde Wirkung der Eisenwässer* zusammen. Auch eine Verstärkung des N-Umsatzes konnte nachgewiesen werden. Setzt man den Körper ins Stoffwechselgleichgewicht und gibt Süßwasser zu trinken, so wird das Gleichgewicht, sobald man Süßwasser durch eine Eisenquelle ersetzt, gestört. Die Nahrung wird jetzt insuffizient, der Körper reichert an infolge der dynamischen Wirkung der Quelle.

Auch aus Eisenbädern wird Fe resorbiert (günstige Wirkung bei Skorbut), lokal wirkt das Eisen adstringierend auf Haut und Schleimhaut.

Eisenkuren haben auch Bedeutung für die *gesamte Zustandslage des Organismus.* Kommt Fe bei der Blutbildung als Baustoff in Betracht, so ist es darüber hinaus ein fermentartig wirkender Stoff. Die Sauerstoffübertragung im Blut und Gewebe wie in den feinsten Substraten des körperlichen Aufbaues auch innerhalb der Zelle und selbst im molekularen Geschehen ist eine Funktion des Eisens (Fe als Katalysator). Eisenhaltige Mineralwässer zeigen auch schon bei geringem Eisengehalt starke Peroxydase- und Katalasereaktion (HEUBNER, GLÉNARD). Auch im Atmungsferment spielt das Eisen eine Rolle. Ferner bewirkt das Eisen eine unspezifische Schutzwirkung bei allen Infektionen und Intoxikationen.

Nun bieten, um allen diesen Eventualitäten gerecht zu werden, die natürlichen Eisenwässer besonders günstige Bedingungen dar. Das Eisen kommt mit Sicherheit nur als Ferroion zur Resorption (HEILMEYER). Gerade in dieser Form wird es aber in den Eisenwässern angeboten, diese sind daher eine besonders rationelle Form der Eisenbehandlung (HEUBNER, STARKENSTEIN). Auch ein so bewährtes Medikament wie das Ferrum reductum wird erst dadurch im Organismus wirksam, daß es im Körper in Ferroeisen übergeführt wird; aber auch von in Arzneiform gegebenen reinen Ferroeisen kommen (REIMANN) nicht mehr als 50% zur Resorption. Das gilt bestimmt nicht von dem in Eisentrinkkuren gegebenen Eisen, in der Tat wird dieses (LEDERER) besser ausgenutzt als das in Arzneiform dargereichte. Man hat es daher nicht nötig, bei Trinkkuren die in der Arzneiverordnung heute üblichen hohen Eisendosen anzuwenden, eine mehr als hundertjährige Erfahrung liefert den sicheren Beweis, daß mit den natürlichen Eisenwässern eine wirksame Eisentherapie getrieben werden kann.

Wie die Tab. 20 zeigt, geben wir bei einer Trinkkur (1—1$^1/_2$ l Heilquelle pro Tag, gut über den ganzen Tag verteilt), 30—60 mg Ferroeisen bei einer Kur an einer unserer bekannten Eisenheilquellen. Wesentlich höheren Eisengehalt haben die meisten Vitriolquellen, teilweise ist das Eisen hier in Ferriform vorhanden, so enthält die Saalfelder Quelle 1275 mg/kg Fe, Lausick 1539, Levico (Italien) 1886, auch arsenhaltig. Diese Wässer können aber, da sie schwer verträglich sind,

Tabelle 20. *Eisengehalt einiger Quellen.*

Imnau, Caspar-Quelle No. 2 .	18,4 mg/kg Fe	Bocklet, Stahlquelle	28,2 mg/kg Fe
Steben, Tempelquelle	21,8	Elster, Königsquelle	29,4
Tatzmannsdorf, Franzenquelle	22,8	Kohlgrub, Schmelzhausquelle	30,0
Alexisbad, Ernaquelle . . .	25,8	Homburg, Stahlquelle . . .	34,4
Driburg, Hauptquelle	26,0	Orb, Ludwigsquelle	46,9
Pyrmont, Hauptquelle . . .	26,9	Liebenstein, Heilquelle . . .	48,9
Schwalbach, Stahlquelle. . .	27,4	Niedernau, Stahlquelle . . .	49,6

nur in kleinen Portionen gegeben werden. Der bei Eisenmangel ohnedies zuweilen geschädigte Magen verträgt die einfachen obigen Eisenquellen aber meist gut.

Bei der Wirkung des Eisens im Organismus helfen, wie es scheint, einige Spurenstoffe, die gerade in Eisenquellen zuweilen vorkommen, mit. Nach älteren, neuerdings freilich in Zweifel gezogenen Anschauungen, ist das Cu wichtig für die Umwandlung des im Darm resorbierten Eisens in Blutfarbstoff; die sog. Milchanämie ist, wie es scheint, nicht durch Eisen allein, sondern nur durch Fe und Cu zu beheben. Eine antianämische eisenverstärkende Wirkung kommt dem Kobalt zu (WEISSBECKER). Außerdem wirkt bei Trinkkuren in Badeorten und der Art, wie diese getätigt werden, auch ein lichtbiologischer Einfluß mit.

Angesichts des ausgesprochen dynamischen Wirkungscharakters der Eisenquellen und ihrer tiefgreifenden Gesundungswirkung muß dringend gefordert werden, daß auch Patienten, die wegen anderer Belange in einen mit einer Eisenquelle ausgestatteten Kurort kommen, jedesmal eine Eisentrinkkur verordnet wird; dies gilt besonders von den Frauenbädern, in denen Moor- oder Solekuren gebraucht werden, hier sind meist auch Eisenquellen vorhanden. Da auch die normale und gesunde Frau einen viel größeren Eisenbedarf hat als der Mann, da bei zu erwartenden Schwangerschaften an ihren Eisenhaushalt besondere Anforderungen gestellt werden, so ist es ein ärztlicher Fehler, wenn die Gelegenheit zu dieser gesundheitlichen Förderung versäumt wird. Das kann um so leichter geschehen, als eine Überdosierung mit Eisen nicht möglich ist; das Eisen ist ein harmloses Medikament (HEILMEYER).

Arsenquellen.

Das Arsen ist ein in den Mineralquellen häufig vorkommender *Feinstoff*, meist findet es sich nur in sehr geringen Mengen, erst wenn 1,0 mg/kg arsenige Säure vorhanden ist, spricht man von einer arsenhaltigen Heilquelle oder Arsenquelle. Das As kommt in den Wässern als fünfwertiges und als dreiwertiges Ion vor; das dreiwertige Vorkommen hat besondere Bedeutung, denn nur dreiwertiges As ist biologisch aktiv; in der fünfwertigen Form fehlt zwar die Wirkung nicht, doch ist sie geringer und vor allem langsamer, da erst eine Umwandlung im Organismus erfolgen muß. Gerade in der dreiwertigen Form weisen einige wenige Wässer erhebliche Beträge auf, so daß diese Quellen (Dürkheim, Levico) nur dosiert gebraucht werden können; 370 g Dürkheimer Maxquelle enthalten bereits die zulässige Maximaldosis für eine einmalige Arsengabe (s. Tab. 21). Als Grenzwerte gelten 0,7 mg As = 1,0 mg $HAsO_2$ (freie metaarsenige Säure, dreiwertiges As) = 1,3 mg $HAsO_4$ (Hydroarsenat-Ion, fünfwertiges As). Nur der As-Gehalt ist den Arsenquellen gemeinsam, ihr sonstiger Bau ist sehr verschieden: man findet Säuerlinge (Val Sinestra), Kochsalzquellen (Dürkheim, la Bourboule), Eisencarbonatquellen (Kudowa), Vitriolquellen (Levico) als Träger wirksamer As-Mengen.

Tabelle 21.
Analyse der Dürkheimer Maxquelle
(aus ZÖRKENDÖRFER nach FRESENIUS).
Muriatische Arsenquelle (arsenhaltige Natriumchloridquelle).

	mg/kg	mval-%
K· . . .	505,5	4,73
Na· . .	4593	73,15
Li· . . .	22,29	1,17
Rb· . .	1,16	0,005
Cs· . . .	0,75	0,002
H_4· . . .	14,07	0,285
Ca·· . .	976,3	17,84
Sr·· . .	51,80	0,428
Mg·· . .	77,34	2,33
Fe·· . .	2,67	0,005
Cl′ . . .	9410	97,16
Br′ . .	19,04	0,087
J′ . . .	0,23	0,001
SO_4″ . .	62,04	0,472
HPO_4″	0,05	0,00
HCO_3′ .	379,9	2,28
HCO_2 . .	25,19	
$HAsO_2$.	19,56	
	= 13,58 mg As	
H_2SiO_3 .	15,76	
CO_2 . .	165,8	
	16350	

As wird mit der Nahrung, die immer As enthält, aufgenommen, es findet sich daher stets im Körper in Mengen, die der Feinstoffcharakteristik entsprechen ($8—20\ \gamma$-%); es ist aber nicht wahrscheinlich, daß es lebensnotwendig ist, da Arsen-Mangelerscheinungen nirgends bekannt geworden sind (WEISSBECKER). Seine pharmakodynamische Wirkung, auch in kleinsten Mengen steht aber außer Zweifel. As hat eine besonders lebhafte Affinität zu organischen Schwefelverbindungen und wird daher vor allem in solchen Organen nachgewiesen, die derartige Schwefelverbindungen bevorzugt enthalten (Leber, Haut); auf dieser Affinität zum organischen S (Sulfhydrilgruppen) beruht auch seine feinstoffliche Wirkung im Körper (WEISSBECKER). Diese Wirkung ist eine Beeinflussung des Stoffwechsels im Sinne einer Oxydationshemmung, der Gesamtumsatz wird herabgesetzt, wahrscheinlich durch Blockade der Wasserstoffübertragung, was auch zu einer Inaktivierung des Vitamin C führt. Diese ganze der Schilddrüsenwirkung entgegengesetzte Wirkung wird noch dadurch verstärkt, daß das As einen ausgesprochenen Antagonismus gegen die Schilddrüse entfaltet, indem es das Thyreotoxin entgiftet; das alles wird in der Zunahme von Körperansatz und Gewicht sichtbar, es bilden sich auch größere Organreserven, wie Glykogenspeicherung in Leber und Muskulatur.

Das As hat eine ausgesprochene Wirkung auf die Blutbildung, im Endeffekt ähnlich der des Eisens, doch kommt das Resultat auf anderem Wege zustande; As wirkt nicht wie Fe als Baustoff, sondern als Reizmittel, das die Knochenmarktätigkeit anregt. Das gilt nur für die Korrektur des normalen Blutbildes, nicht für das krankhaft veränderte. Der Effekt zeigt sich in einem deutlichen Anstieg des Hämoglobins und der Erythrocyten. Doch wird dieses Ergebnis nicht durch oligodynamische Wirkung (Feinstoff-Dosierung) erzielt, sondern nur durch Hergabe stärkerer Dosen. Die Wirkung des Fe wird durch As angeregt und erhöht, eine Kombination mit Eisen in den Quellen (Eugenquelle Kudowa) ist bei der Blutbehandlung daher von Vorteil. Bei der Inhalation wirken As-haltige Wässer stark hyperämisierend auf die Schleimhäute.

Das Arsen hat eigenartige *Resorptions- und Ausscheidungsverhältnisse*, es wird nur teilweise vom Darm aufgenommen. Von dem nicht im Darm ausgeschiedenen Anteil wird zunächst ein Teil im Körper zurückgehalten und erst viel später durch die Nieren abgegeben. Die verlangsamte Ausscheidung hat dazu geführt, daß man bei Arsenkurven mit kleinen Dosen beginnt, dann steigt und später wieder abfällt. Das hat nur bei stärkeren Arsenwässern einen Sinn (Dürkheim, Levico stark), nicht bei schwächeren. As in der Form, wie es in den Mineralwässern vorkommt, ist gut verträglich, besser als in den pharmazeutischen Präparaten. Bei arsenempfindlichen Patienten kann man daher besonders durch die Möglichkeit feinster Dosierung durch As-haltige Wässer eine Verträglichkeit erreichen, um dann später von der Mineralwasserbehandlung zu höheren Dosen der Arzneipräparate überzugehen (Dermatologie). Man dosiert As mit 5—10 mg As_2O_3 = 4—7 mg As. Die Dürkheimer Maxquelle enthält 14 mg As, erlaubt also eine sehr wirksame Therapie (s. Tab. 21). Bei den Vitriolquellen kann man wegen des hohen Eisengehaltes nur kleine Dosen (löffelweise) nehmen lassen (Saalfeld, Levico)

Arsenquellen: Dürkheimer Maxquelle 14 mg/kg As; Ausland: Val Sinestra 2,8; Vetriolo; Levico Stark 4,5; Roncegno 39,9.

Jodquellen.

Jod kommt in Mineralquellen nicht selten in kleinsten Mengen vor, kann sich jedoch so anreichern, daß es den Charakter der Quelle bestimmt. Wir sprechen von Jodquellen bei einem Jodgehalt von 1 mg/kg. Das J findet sich meist in Jodidform vor, die Quellen haben häufig Kochsalzgrundlage, auch alkalische Form, namentlich in Erdölgebieten sind Jodquellen häufig. Jod findet sich auch im Meer. Je weiter man im Gebirge in die Höhe geht, desto seltener treten Jodquellen auf. Die Schüttung der Jodquellen pflegt gering zu sein. Die Konzentration ist außerordentlich verschieden, Wiessee 34,78 mg/kg, Heilbrunn 23,21, (s. Tab. 22) Salzbrunn 13,1, ferner Salsomaggiore 60 mg (Italien), Saxon les bains 90 mg (Frankreich), Polhora 100 mg (Slowakei), Gowora 204 mg (Rumänien).

J ist außerordentlich flüchtig und teilt sich der Umgebung bereitwillig mit. In Kurorten mit Jodquellen entwickelt sich daher ein ausgesprochenes Jodmilieu (Hall an der Donau). Nicht nur in der Nähe der Quellen wird dauernd J eingeatmet (CAUER, v. FELLENBERG), J teilt sich auch den fließenden Gewässern, der Umgebung, dem Boden und der Luft mit. Die Gradierluft (Kreuznach) sowie die Brandungsluft an der Küste können daher größere Mengen enthalten. In Badeorten kann es durch die Verbreitung im Boden in die Gewächse und in die Milch der Kühe übergehen. Aus den Verschwelungen des Tangs an den westeuropäischen Küsten findet das J der Luft und in den Wolken eine das Klima weiter Bezirke beeinflussende Verbreitung.

Jod geht beim Baden, Trinken und Inhalieren leicht in den Körper über und wird besonders von der Schilddrüse, aber auch von der Hypophyse, Ovar und Nebennieren gespeichert und kumuliert. Es besteht daher auch bei balneologischen Kuren die Möglichkeit einer Jodintoxikation (Jodbasedow).

Für die Basedowbehandlung ist die Jodierung mit kleinsten Mengen J in der Heilquellenbehandlung möglich und erfolgreich. Der Jodquotient (Verhältnis des organischen zum anorganischen J) beträgt normal 0,2—0,5, beim Basedow bis 3,9 (GUTZEIT und PARADE). Dosierte Zuführung von J in einer Quellentrinkkur vermag den Quotienten zu normalisieren und dadurch die Schilddrüse zu beruhigen, andererseits sind für die Basedowbehandlung die jodarmen, strahlenreichen, trockenen Klimazonen von besonderer Bedeutung.

J vermittelt eine bedeutende Aktivierung der Abwehrkraft namentlich im Gelenkapparat (Rheuma) und am lymphatischen System (Drüsenschwellung). J sensibilisiert für andere Arzneimittel. Besonders wirksam scheinen seine Beziehungen zur Hypophyse und zu den Ovarien zu sein (Erfolg bei Menstruationsstörungen, Klimax, Frühgeburten). Die resorptionsfördernden Eigenschaften des J liegen der Wirkung auf die Alterserscheinungen, namentlich an den Blutgefäßen, bei Hypertonie und Gefäßsklerose zugrunde. J ist ferner die Domäne der tertiären Lues; in der Augenpraxis haben sich Jodwässer zur Aufsaugung schwerer Glaskörperblutungen bewährt (SCHUBERT).

Jod ist dem Chlor nahe verwandt und erscheint daher in den Mineralquellen, wenn es in nennenswerter Menge auftritt, fast immer als Begleiter des Chlorids; darauf beruht es ja, daß, wie schon erwähnt, die Jodquellen meist Kochsalzcharakter haben. Das gilt auch von den beiden anderen Halogenen Brom und Fluor, denen aber im Bereich der Heilquellen die gleiche Bedeutung wie dem Cl und dem J nicht zukommt, immerhin sind sie ein häufiger Nebenbefund in den Quellen.

Brom erscheint gerne in Gesellschaft des Jod, meist in kleinen Mengen, doch weist die Heilbrunner Adelheidquelle 36,76 mg/kg, die Darkauer Royerquelle 102,7 mg/kg auf (s. Tab. 22). Resorption ist nachgewiesen, so daß das Br an den katalytischen und sedativen Wirkungen mancher Heilquellen beteiligt sein kann.

Fluor ist in kleinsten Mengen weit verbreitet und kommt in diesem Ausmaße fast in allen gewöhnlichen (vadosen) Quellwässern vor, höhere Werte sieht man als beweisend für den juvenilen Charakter des betreffenden Wassers an (BALLCZO); der Karlsbader Sprudel weist 2 mg/kg, die Gasteiner Franzensquelle 5,06 mg/kg auf. Bemerkenswert ist das Vorhandensein in größeren Mengen in den Quellen des nördlichen Portugals und nordwestlichen Spaniens (Gerez in Portugal 11,5/kg F). Trotz der weiten Verbreitung des F ist seine Lebenswichtigkeit unsicher (SOUCI).

Tabelle 22.
Analyse der Heilbrunner Adelheidquelle.
Laboratorium Fresenius, Wiesbaden 1937.
Rn 0. Temperatur 10,2° C.
Muriatische Jodquelle
(jodhaltige Natriumchloridquelle).

	mg/kg	mval-%
K·	9,85	0,24
Na·	2326	96,92
Ca··	28,21	1,34
Mg··	13,41	1,06
Fe··	0,35	0,01
NH₄·	6,37	0,34
Sr··	3,68	0,08
Al···	0,13	0,01
Cl′	2951	79,74
SO₄″	2,99	0,06
HCO₃′	1104	17,33
Br′	36,76	0,44
J′	23,21	0,17
F′	1,55	0,08
HPO₄″	0,04	0,00
CO₃″	66,7	2,13
OH′	0,83	0,05
HBO₂	0,36	
H₂SiO₃	16,28	
	6591,72	

Mineralquellen mit wichtigen Spurenstoffen.

Die große Bedeutung, die das Vorkommen der Spurenelemente in den Heilquellen für die praktische Balneotherapie hat, wird deutlich, wenn man sich die Rolle vergegenwärtigt, die die Feinstoffe im Haushalt des menschlichen Organismus spielen.

Mit mehr als 10 Gewichtsprozent sind am Aufbau des menschlichen Körpers beteiligt H, C, O, mit mehr als 1% Ca und N, mit 0,8% P, mit 0,27% K, mit 0,02% Fe, annähernd noch Na, Cl, Mg. Diese Stoffe machen zusammen 99,75 Gewichtsprozente aus, so daß ¼ Gewichtsprozent von den Spurenstoffen eingenommen wird (VERNADZKI, BERG). Regelmäßig nachgewiesen im menschlichen Körper sind Ag, Al, As, B, Br, Co, Cu, F, Fe, J, Li, Mn, Ni, Pb, Ru, Si, Sn, Sr, Zn; häufig aber nicht regelmäßig hat man gefunden Au, Ba, Cr, Hg,

Mo, Ti, Tl, U und V: die Konzentrationen sind gering (1×10^{-6} g-% $= 1\,\gamma$-%).
Die Stoffe scheinen einen zirkulierenden und einen fixierten Anteil aufzuweisen (WOLFF); der erstere findet sich im Blut bzw. im Serum in Mengen von
20—400 γ-% je Stoff, nachgewiesen sind im Blut Al, As, B, Br, Cu, J, Fe, Mn,
Pb, Zn. Für den fixierten Anteil gilt die Tatsache, daß sich einzelne Spurenstoffe an
bestimmten Stellen im Körper angereichert finden, man spricht in diesem Sinne
von Prädilektionsstellen, solche sind (WOLFF) für J die Schilddrüse, für Zn die
sekretorischen Drüsen, besonders Hoden, Ovar, Pankreas, Hypophyse, für Mn,
Fe, Co, Ni die Leber, für Fe und Co die Milz und das Knochenmark, für Mn die
Thymus und die Nebennieren, für Cu und Fe das reticulo-endotheliale System,
für Br der Hypophysen-Vorderlappen. Übrigens kennen wir solche kaum erklärbare Verteilungsprinzipien auch für die groben Elemente: so ist z. B. das Verhältnis von Magnesium zu Calcium mengenmäßig in der Schilddrüse 0,5 : 1, im
quergestreiften Muskel 5 : 1.

Weiß man auch über die Bedeutung der meisten Spurenelemente im Haushalt
des gesunden und kranken menschlichen Körpers einstweilen wenig, so weisen doch
die erwähnten Prädilektionsstellen auf das Vorhandensein funktioneller Beziehungen irgendwelcher Art hin; das Vorkommen der genannten Stoffe dürfte
hier wohl als Anreicmerung, als Depotbildung und für den Verbrauch zu werten
sein, bei dem Vorkommen an anderen Orten kann man solche Beziehungen kaum
vermuten, so wenn wir Pb in Leber, Nieren, Knochen und Zahnfleisch, Hg in
Leber, Darm und Niere, Tl und As in Nägeln und Haaren, Bi im Zahnfleisch
(WOLFF) nachweisen: hierbei kann es sich wohl nur um Ablagerungen inaktiven
Charakters handeln. Die enge Beziehung mancher Spurenstoffe zu Protein-
molekülen, Vitaminen und Fermenten erklärt ihre ausgedehnte Wirksamkeit
(BAUDISCH). Wesentlich ist, daß eine ganze Reihe von Spurenelementen als
lebensnotwendig anzusehen sind, es sind dies Fe, J, Mn, Cu, Co und Zn. Ihr
Ausfall erzeugt jeweils schwere bis schwerste Störungen. Die Lebensnotwendig-
keit ist nicht sicher, aber möglich für Al, As, Ni, vielleicht auch für Br, Si, F;
manche dieser Stoffe sind auch am Aufbau von Geweben beteiligt, so Fe und Si,
was ihnen eine besonders wichtige Rolle zuweisen würde.

Sieht man sich die bei Spurenstoffmangel auftretenden Ausfallserscheinungen
näher an, so gewinnt man den Eindruck, daß hierbei nicht Erkrankungen oder
Funktionsausfälle einzelner Organe im Vordergrund stehen, sondern daß diese
Ausfallserscheinungen fast regelmäßig das Fehlen allgemein lebenswichtiger vegetativer Leistungen bedeuten, so werden bei Ausfall von Cu Abmagerung, Wachs-
tumshemmungen, schwere Anämie, bei Fe Abwehrschwäche, Sterilität, bei Mn
Kachexie, Blutdrüsenatrophie, bei Zn allgemeine schwere Stoffwechselstörungen
beobachtet. Das Zubringen der mangelnden Stoffe, wodurch diese Ausfallserscheinungen zu korrigieren sind, reguliert also vor allem den vegetativen Haushalt mit seinen lebenswichtigen Funktionen; daraus wird es begreiflich, daß die
Einverleibung von Mineralwässern, die Feinstoffe enthalten, in der konstitutionellen Therapie von großer Bedeutung ist. Das Vorkommen zahlreicher Feinstoffe in einem Wasser ermöglicht dann, daß das vegetative System nicht nur
an einem, sondern an zahlreichen Punkten angegangen wird. Immer handelt es
sich um Kleinstmengen mit großen Wirkungen.

So erweisen sich die Heilquellen als wichtige Träger und Vermitoler für die
Heranbringung der Spurenstoffe und zwar in verschiedener Hinsicht, zunächst
für die Stillung des Bedarfes, soweit dieser nicht durch die Nahrung, speziell
durch die pflanzliche Nahrung geschieht; dann aber im Mangelfall durch die
Heranbringung der Ersatzstoffe, schließlich als Arzneimittel im Sinne einer
echten Transmineralisation, die für einzelne Stoffe (Cu) nachgewiesen ist.

Die pharmakodynamische Wirkung tritt manchmal bei den höheren Dosen hervor, während dieselben Körper in der Feinstoffdosierung die beschriebenen vegetativen und konstitutionellen Wirkungen entfalten, so wirken Fe und As bei der Blutneubildung in höheren Dosen als echte Arzneimittel, in Feinstdosierung dagegen oligodynamisch (s. S. 196). S tritt bald mehr als plastisches Element (in den Sulfatquellen), bald mehr als Feinstoff (in den echten Schwefelquellen) in Erscheinung; von den echten Spurenelementen sind nach unseren jetzigen Kenntnissen die sog. 4 anorganischen Vitamine Mn, Cu, Zn, Co (KÜHNAU) die wichtigsten; sie finden sich bei sehr vielen Mineralquellen in Mengen, von denen sichere Wirkungen zu erwarten sind. Was die Konzentration dieser Stoffe in den Mineralwässern anbelangt, so kommen Eisenquellen mit 10—20 mg Fe pro Kilogramm häufig vor, für J, S, As kommen Werte um 1,0 mg/kg in Betracht. Die echten Feinstoffe sind meist in weit größerer Verdünnung vorhanden. Beim Radium und seinen Abkömmlingen hat man mit Quantitäten in der Größe 10^{-8} mg/kg zu rechnen, so daß man sagen kann: Feinstoffe kommen in Mineralwässern vor in der Größenordnung 10^{-8}—1,0 mg/kg. Bei diesen minimen Spuren handelt es sich meist nur um einen qualitativen Nachweis, obwohl die neueren physikalischen Meßverfahren auch in diesen Bereichen quantitative Feststellungen ermöglichen.

Da S, Fe, As und J in nicht wenigen Quellen in solchen Mengen sich finden, daß sie deren Charakter und Wirkung bestimmen, so müssen wir diesem Vorkommen in der Darstellung der Schwefel-, Eisen-, Arsen- und Jod-Quellen gerecht werden (siehe die betreffenden Kapitel). Nicht weniger Beachtung beanspruchen die sog. anorganischen Vitamine: Mn, Cu, Zn und Co.

Mangan ist lebensnotwendig, der Tagesbedarf 6—8 mg. Seine Anreicherung scheint vor allem in den Geschlechtsorganen stattzufinden. Wenn es fehlt, treten Mangelerscheinungen an der Nachkommenschaft auf. Man hat günstige Einwirkungen von Manganwässern bei Frauen- und Kinderkrankheiten beobachtet. Die Manganmangelkrankheiten des Tierreichs spielen sich am Knochensystem ab. Man hat daher dem Mn Beziehungen zum Rheumaproblem zugeschrieben. Die Quellen von Schwalbach, Wiessee, Lamscheid enthalten über 5 mg/kg, weitere deutsche Quellen enthalten mehr als 3 mg/kg.

Das *Kupfer* findet sich in allen pflanzlichen und tierischen Zellen (SOUCI) bevorzugt beim Menschen in Leber, Blut und Frauenmilch. Es bewirkt die Umwandlung des im Darm aufgenommenen Eisens in Blutfarbstoff. Seine Anwesenheit in Eisenquellen ist nach älteren Anschauungen wichtig (s. oben), doch erscheinen neuerdings diese Zusammenhänge nicht hinreichend geklärt (WEISSBECKER). Dagegen werden die katalytischen Eigenschaften des Cu, seine Beziehungen zum endokrinen Apparat als bedeutungsvoll angesehen. Cu entgiftet Thyroxin, auch Bakteriengifte. Man kennt auch eine insulinsparende Wirkung. Tagesbedarf 2—4 mg. Die Quellen von Saalfeld, Rippoldsau, Alexisbad, Brückenau, Melle enthalten mehr als 2 mg/kg Cu.

Besonders hoch scheint der Tagesbedarf von *Zink* zu sein. Die menschliche Leber enthält neben 5 mg Cu und 2 mg Mn 39 mg Zn. Beziehungen sind bekannt zu den Geschlechtsorganen (Wirkungen bei ovarialen Störungen) und zur Hypophyse (Wirkungen auf Fettsucht), ferner eine Art Insulinwirkung durch Hemmung des Adrenalins, es hat also einen anderen Angriffspunkt auf den Diabeteshaushalt als die anderen Feinstoffe. Serumzink und Erythrocytenzink im Blute und deren gegenseitiges Verhältnis sind wichtig (H. WOLFF). Besonders reich an Zn ist das Meerwasser und die Körper vieler Meerestiere.

Kobalt ist in geringsten Mengen (etwa $^1/_{100}$ des Bedarfs des Kupfers) lebensnotwendig; es gibt echte Kobaltmangelkrankheiten im Tierreich, die allgemeine marastische Erscheinungen und Störungen am Bewegungsapparat aufweisen. Neuerdings ist es als Bestandteil eines Vitamins (B_{12}) nachgewiesen, es hat offenbar starke Beziehung zur Blutbildung (AMMON), seine antianämische, eisenverstärkende Wirkung ist sehr bedeutend, sie wirkt sich sogar in der Ausheilung von Restanämien nach Perniciosa aus (WEISSBECKER). Kobalt ist u. a. in den Quellen von Homburg und Pyrmont nachgewiesen.

Fluor hat in kleinsten Mengen (1,0 mg/kg Trinkwasser) Bedeutung für die Erhöhung der Cariesresistenz (AMMON); Dosierungen jedoch, die nur um wenig höher liegen, rufen schon Schädigungen an Knochen und Zähnen hervor (SOUCI).

Auch anderen Stoffen, die in kleinen Mengen in den Heilwässern vorkommen, hat man von seiten der Balneologen zeitweise besonders Beachtung geschenkt: Si, Li, Sr, Ba; doch scheint hiervon nur dem Si biologische Bedeutung zuzukommen, es hat Beziehungen zum Bindegewebe, zur Narbenbildung, zur Abkapselung tuberkulöser Herde; es wird gelegentlich in kleinen Mengen in Quellen gefunden, so in denen von Kreuznach, Kronthal, Salzschlirf, Glashagen. Als lithiumreiche Wässer hat man ehedem solche mit mehr als 3 mg/kg angesehen (Kissingen, Münster a. St., Elster u. a.), doch ist die biologische Bedeutung nicht geklärt; ähnlich liegen die Verhältnisse für Sr und Ba.

Radioaktive Quellen.

Die radioaktiven Wässer nehmen unter den Heilquellen in mancherlei Hinsicht eine Sonderstellung ein: sie bringen nicht wie die Heilwässer Grundstoffe in den Körper, die diesem vertraut und als Baustoffe oder Katalysatoren in ihm vorhanden sind, sondern es wird ein fremder Stoff an und in den Körper gebracht, der nicht wie die sonst in Heilquellen vorkommenden Stoffe durch chemische Umsetzungen im Körper wirksam wird, sondern physikalisch durch die Aussendung von Strahlen; durch diese Strahlenwirkung wird die lebendige Zelle zu gesteigerter oder selbst gegenüber der Norm zu andersartiger Funktion gebracht.

Die *radioaktiven Stoffe*, um die es sich in den Quellwässern handelt, sind das Radiumelement und (weit wichtiger) sein Zerfallsprodukt, die Radiumemanation. Überall in der Natur (RAJEWSKI) kommt Radium und Radiumemanation vor, in der Erdrinde, in den Gewässern, in der Atmosphäre; die Emanation kann sich, weil gasförmig, der Bodenluft beimischen und (Kreuznach) mit ihr zutage treten oder sie kann (Gastein) mit den Dämpfen der Thermen aufsteigen. Meist wird sie, da sie wasserlöslich ist, vom durchfließenden Gewässer aufgenommen und erscheint so in den Heilquellen. Die Mineralisation der radioaktiven Wässer ist sehr verschiedenartig, meist ist sie gering. Das Radiumelement selbst geht nur in minimen Mengen gelegentlich in eine Quelle als lösliches Salz über (Heidelberg).

Die in den Mineralquellen vorhandenen radioaktiven Elemente entstammen in der Hauptsache der Uran-Radium-Reihe. Ursache der Aktivität ist der Atomzerfall der radioaktiven Elemente. Die Atome der Elemente mit hohen Atomgewichtszahlen sind nicht konstant, sie gehen durch dauernden Zerfall in Elemente mit niedrigerer Zahl und verminderter Aktivität über, wir können durch kein technisches Mittel (Hitze, Druck) diesen spontanen Zerfall aufhalten oder ablenken (KOMANT). Die Zerfallsreihe der radioaktiven Elemente beginnt mit dem Uran, Atomgewicht 238 und geht über das Radium, Atomgewicht 226 zum nächsten Zerfallsprodukt, der Radiumemanation, Atomgewicht 222, in der Medizin auch Radon, in der Chemie Niton genannt.

Die *Radiumemanation* ist der einzige gasförmige Körper der Zerfallsreihe, alle anderen Produkte sind feste Körper, sie ist ein sogenanntes Edelgas, d. h. ein Gas, das keine chemischen Verbindungen eingeht und chemisch nicht nachweisbar ist; sie ist schwerer als Luft, löst sich leicht in Wasser, noch besser in Luft und darüber hinaus noch besser in Ölen und Fetten. Die Radiumemanation zerfällt selbst weiter in eine Reihe radiumartiger Körper, Radium A, B, C, D, E, F, G, die alle feste Körper sind und geht schließlich über das Polonium in das stabile, nicht mehr radiumhaltige, dem Blei isotope Element über.

Beim radioaktiven Kernzerfall entstehen Strahlungen, die darin bestehen, daß Teilchen der Masse, Energie und Ladung des zerfallenden Atomkerns mit hoher Energie fortgeschleudert werden, wobei drei Formen der Strahlung: α-Strahlung, β-Strahlung und γ-Strahlung zu unterscheiden sind; die Geschwindigkeit der Teilchen beginnt bei der α-Strahlung mit etwa 20000 km/sec und erreicht bei den γ-Teilchen ungefähr die Geschwindigkeit des Lichtes. Die α-Strahlen sind positiv geladene Heliumkerne, die β-Strahlen sind negativ geladene Elektronen, das sind elektromagnetische Elementarteile; allein die γ-Strahlen sind echte Strahlen, elektromagnetische Wellen wie das Licht und die Röntgenstrahlung, von denen sie sich nur durch die viel kürzere Wellenlänge (größere Härte im Sinne der Röntgenkunde) unterscheiden.

Wie die Radiumemanation ist auch die Emanation der Thorium- und Aktinium-reihe gasförmig. Das Thoron (die Thoremanation) ist äußerst instabil, bildet aber zusammen mit den anderen Elementen der Thoriumfamilie Thorium selbst, Radiothor, Thorium X, die alle in Mineralquellen (z. B. Kreuznach) vorkommen, einen höchst aktiven, aber einstweilen nur unzureichend geklärten Bestandteil dieser Wässer (KÜHNAU); dasselbe gilt vom Aktinon und dem Aktinium X. Aus der Uran-Radium-Reihe kommt auch Uran in Heilquellen vor (SCHEMINZKY und GRABHERR).

Die Radiumemanation ist instabil und vergänglich; für ihre Wirksamkeit wie für die auch der anderen Glieder der Radiumreihe spielt ihre Lebensdauer eine entscheidende Rolle. Man orientiert sich in dieser Beziehung nach der sog. *Halbwertszeit:* da der Zeitpunkt, zu dem ein Körper der Radiumreihe völlig zer-fallen, also der Nullpunkt erreicht ist, meist nicht festgestellt werden kann, so hat man jeweils den Termin errechnet, an dem gerade noch die Hälfte der ur-sprünglichen Aktivität vorhanden ist (s. Tab. 23); die Halbwertszeit ist für jeden Radiumkörper charakteristisch, sie beträgt bei manchen Körpern Minuten oder Sekunden, bei anderen Tausende von Jahren, für die Radiumemanation 3,825 Tage, d. h. also, daß nach knapp 4 Tagen von einer bestimmten Menge Emanation nur noch die Hälfte, nach 2 Halbwertszeiten, das sind 7,65 Tage noch ein Viertel, nach 3 Halbwertszeiten, das sind 11,5 Tage noch ein Achtel vorhanden ist usw. Dabei nimmt die Strahlung zunächst zu, weil die aus der Emanation hervor-gehenden Zerfallsprodukte Radium A, B und C (genauer Radium C + C' + C'') zwar kurzlebige Produkte sind, ihre Halbwertszeit rechnet nur nach Minuten (s. Tab. 23), aber sie sind höchst aktive, intensivstrahlende feste Körper, sie bilden den sog. aktiven Niederschlag, dessen Anwesenheit in der Hauptsache die ver-mehrte, in den ersten 3 bis 4 Std. bis auf das Doppelte ansteigende Strahlung hervorbringt; dann sinkt die Strahlung rasch ab, weil jetzt die langlebigen Zer-fallsprodukte Radium D, E, F, G erscheinen, die nur minimal strahlen und schließlich inaktiv werden. Ganz anders beim Radium selbst, das bei einer Halb-wertszeit von 1580 Jahren trotz ständigen Zerfalls praktisch nicht abnimmt.

Die Radiumemanation ist der Energieträger für die sog. *Radiumschwach-therapie;* sie ist ein reiner α-Strahler, auch das Radiumelement sendet in der Hauptsache α-Strahlen aus; zwar ist deren Reichweite gering, sie dringen nur in die äußersten Schichten der Körperoberfläche ein, sie haben aber ein viel größeres Ionisationsvermögen als die β- und γ-Strahlen. Dieser ionisierende Effekt (KO-MANT) beruht auf ihrer großen kinetischen Energie und äußert sich am lebenden

Gewebe durch Beeinflussung der Zellfunktionen, ihre biologische Wirkung ist daher eine intensive; die Gewebswirkung der β- und γ-Strahlen, die weniger als 10% der Gesamtstrahlungsenergie ausmachen, tritt praktisch dahinter ganz zurück. Selbst kleinste Mengen α-Strahlung abgebender Materie sind, genügend lange verabfolgt, biologisch wirksam (RAJEWSKY). Für die Praxis der Balneologie ist die Dosierung der Radiumemanation von entscheidender Wichtigkeit.

Die *Stärke der Aktivität einer radioaktiven Substanz* hängt ab von der Art und Menge der darin enthaltenen radioaktiven Stoffe; diese Mengen werden gemessen und beziffert nach der Stärke ihrer Aktivität. Die dafür benutzte *Maßeinheit* ist das Curie (C), definiert als diejenige Menge eines radioaktiven Stoffes, in der je Sekunde $3,7 \times 10^{10}$ Atomkernumwandlungen stattfinden. Diese heute allgemein übliche Definition hat Geltung für sämtliche radioaktiven Stoffe unter Einschluß der radioaktiven Isotope; sie ist durch Beschluß der Joint Commission on Standards, Units and Constants of Radioactivity des Internat. Council of Scientific Unions 1950 anerkannt und von der (ICRU) Internat. Commission on Radiological Units übernommen worden.

Nach einer älteren (nur für die Körper der Radiumzerfallsreihe gültigen) Definition, die vor allem in der Radiumschwachtherapie und in der Radiumbalneologie Eingang gefunden hat, ist 1 Curie (im Sinne eines speziellen Mengenmaßes für das Radon) diejenige Radonmenge, die sich im abgeschlossenen Raum mit 1 g RaEL (Radiumelement) im radioaktiven Gleichgewicht befindet, d. h. diejenige Radonmenge, in der in der Zeiteinheit ebensoviele Radonatome zerfallen, wie in der gleichen Zeit von 1 g RaEL neugebildet werden. Da nun in 1 g RaEL je Sekunde $3,7 \times 10^{10}$ Zerfallsakte stattfinden, so entspricht 1 g RaEL nach der heutigen Definition gerade 1 C Ra (HAPPEL, MEYER-SCHÜTZMEISTER).

1 C Radon ist gewichts- und volumenmäßig nur eine sehr kleine Menge, sie beträgt nur $6,5 \times 10^{-3}$ mg; der dieser Menge von 1 C zukommende Strahlungswert ist aber viel größer als die Strahlungswerte, mit denen wir es in der Emanationstherapie zu tun haben. Man bedient sich daher in der medizinischen Radiologie der folgenden kleineren Teilmaße:

1×10^{-3} C = 1 mC = 1 Millicurie = 1 tausendstel Curie,

1×10^{-6} C = 1 μC = 1 Mikrocurie = 1 millionstel Curie,

1×10^{-9} C = 1 nC = 1 Nanocurie (deutsche Bezeichnung) = 1 mμC =
1 Millimikrocurie (ausländische Bezeichnung) = 1 milliardstel Curie.

Diese letztgenannte Größe Nanocurie, bzw. Millimikrocurie ist die Mengeneinheit, mit der in der Radiumbalneologie (und allgemein in der Radiumschwachtherapie) gemessen und gerechnet wird; beide Größen, nC und mμC, sind wertgleich. Die Bezeichnung Nanocurie hat sich im Ausland bislang nicht eingebürgert, doch muß sie im deutschen Bereich bestehen bleiben, nachdem hier eine vereinheitlichte wissenschaftliche Bezeichnung vorliegt. Durch Beschluß des AEF (Ausschuß für Einheiten und Formelgrößen, Normblatt DIN 1301) ist u. a. festgelegt worden, daß das 10^{-9}fache einer Einheit durch den Vorsatz „n = Nano", das 10^{-12}fache durch „p = Piko" zu bezeichnen ist; in der gesamten Technik und Physik ist diese Bezeichnung inzwischen üblich geworden und sie gilt also auch für unser Gebiet (HAPPEL).

Mittels des Aktivitätsmaßes Curie und der zugehörigen Teilmaße kann man nur die Aktivität abgeschlossener Substanzmengen beziffern, bei nicht abschließbaren Mengen, wie bei fließenden Quellwässern, gibt man anstatt der Gesamtaktivität die Aktivitätskonzentration an, indem man die Aktivitätsangabe auf eine bestimmte Teilmenge, bei Quellen auf 1 Liter bezieht; man schreibt z. B. 1 nC/l, d. h. die betreffende Quelle besitzt je Liter eine Aktivität von 1 nC.

Löst man 0,1 nC ($= 0,1$ mμC) $= 10^{-10}$ C in 1 l Wasser oder Luft, so erhält man die Konzentrationseinheit von 1 Eman; hier ergibt sich ein dekadisches System, da 1 Eman $= 10^{-10}$ C/l $= 0,1$ nC/l $= 0,1$ mμC/l ist.

In der älteren, vornehmlich deutschen Literatur findet man die Aktivitäts-Maßeinheit „Stat": leitet man Radiumemanation in die Luft eines geschlossenen Raumes, so werden Gasmoleküle ionisiert, die dadurch gebildete freie elektrische Ladungsmenge kann man messen. 1 Stat (1 St) ist nun diejenige Radonmenge, die allein ohne ihre Zerfallsprodukte bei voller Ausnutzung ihrer Alphastrahlung (bei 760 mm Hg Druck und 15° C Temp.) in 1 sec die Ladungsmenge von 1 elektro-statischen Einheit freisetzt: 1 St ist also gleichbedeutend mit der auch als Aktivitätseinheit benutzten elektrostatischen Einheit (e. s. E, auch ESE). Das Stat ist als Aktivitätsmaß zu groß, man arbeitete daher mit dem tausendsten Teil des Stat, Millistat (mSt).

Löst man eine Radonmenge von 1 mSt in 1 l Wasser oder Luft, so erhält man die Konzentrationseinheit von 1 Mache-Einheit, geschrieben 1 M.E., nicht 1 ME, da die Einheitsbezeichnung ME in der Physik bereits vergeben ist für den Begriff „Masseneinheit" oder „Massenwerteinheit" ($=$ dem 16. Teil der Masse des neutralen Sauerstoffisotops mit der Massenzahl 16).

Es ist peinlich darauf zu achten, daß die Begriffe und Maße der Aktivität (*Mengeneinheiten*) und der Aktivitätskonzentration (*Konzentrationseinheiten*) klar unterschieden und auseinander gehalten werden; durch Nichtbeachtung dieser Forderung sind immer wieder grobe Mißverständnisse entstanden.

Merkwürdigerweise hat sich die Gepflogenheit ausgebildet, daß die Radio-aktivität von Heilwässern in fast allen Ländern angegeben wird entweder in der international gebräuchlichen Mengeneinheit Millimikrocurie mμC/l oder im deutschen Konzentrationsmaß Macheeinheit M.E. Bei vergleichenden Betrachtungen und Maßumrechnungen beachte man die Beziehungen der Maße untereinander:

Aktivitätsmaße:

$$1 \text{ Curie} = 1 \text{ C} = 1 \times 10^9 \text{ nC} = 2,75 \times 10^9 \text{ mSt}$$

$$\left.\begin{array}{l}1 \text{ Nanocurie} = 1 \text{ nC} \\ 1 \text{ Millimikrocurie} = 1 \text{ m}\mu\text{C}\end{array}\right\} = 1 \times 10^{-9} \text{ C} = 2,75 \text{ mSt}$$

$$1 \text{ Stat} = 1 \text{ St} = 1 \times 10^3 \text{ mSt} = 0,364 \times 10^{-6} \text{ C} = 364 \text{ nC } (= 364 \text{ m}\mu\text{C})$$

$$1 \text{ Millistat} = 1 \text{ mSt} = 1 \times 10^{-3} \text{ St} = 0,364 \times 10^{-9} \text{ C} = 0,364 \text{ nC } (= 0,364 \text{ m}\mu\text{C})$$

Maße der Aktivitätskonzentrationen:

$$\left.\begin{array}{l}1 \text{ Nanocurie/Liter} = 1 \text{ nC/l} \\ 1 \text{ Millimikrocurie/Liter} = 1 \text{ m}\mu\text{C/l}\end{array}\right\} = 1 \times 10^{-9} \text{ C/l} = 2,75 \text{ M.E.} = 10 \text{ Eman}$$

$$1 \text{ Macheeinheit} = 1 \text{ M.E.} = 3,64 \text{ Eman} = 0,364 \text{ nC/l } (= 0,364 \text{ m}\mu\text{C/l})$$

$$1 \text{ Eman} = 1 \text{ Eman} = 0,275 \text{ M.E.} = 1 \times 10^{-10} \text{ C/l} = 0,1 \text{ nC/l } (= 0,1 \text{ m}\mu\text{C/l}).$$

Die zahlenmäßige Beziehung und Umrechnung dieser praktisch in einem engen Verhältnis zueinander stehenden Größen ist reichlich umständlich und kompliziert, nur das Verhältnis Eman (Konzentration) zu Curie/l (Menge) stellt sich (s. o.) in einem dekadischen System dar, das Eman ist der zehnte Teil der Konzentration nC/l ($=$ mμC/l):1 Eman $= 0,1$ nC/l. Will man überhaupt ein besonderes Konzentrationsmaß verwenden, so sollte man (HAPPEL) das Eman gebrauchen. HAPPEL empfiehlt jedoch auch darauf zu verzichten und die Aktivitätskonzentration in der unmittelbar verständlichen abgeleiteten Einheit Curie/Volumeinheit anzugeben. Die Einheiten Stat, Millistat und Mache-Einheit sind nach überein-stimmender Meinung mit HAPPEL als überholt anzusehen und nicht mehr zu verwenden; nur für den Anschluß an die Literatur und an manche Zahlenangaben des Auslandes solle man zunächst noch die Maße in M.E. beifügen (Prof. HAPPEL, briefl. Mitteil.). Damit würde dann das deutsche System mit dem im Ausland üblichen vollinhaltlich übereinstimmen, nur die Verschiedenheit der Benennung für 10^{-9} C (Deutschland nC/l, Ausland mμC/l) wäre vorhanden.

Wir haben es mit zwei Gruppen radioaktiver Quellen zu tun: 1. die *Radium-emanation (Radon) führenden Quellen* und 2. die Quellen, die Radium in Substanz (Radiumsalze) enthalten; nur diese letzteren Wässer können als *Radiumquellen* bezeichnet werden.

Die Emanation kommt in geringen Spuren in zahlreichen Quellen, auch Süßwässern, vor; um als Heilmittel wirksam zu werden, müssen natürlich gewisse Quantitäten vorhanden sein, die man (s. u.) in Grenzwerten zu normieren versucht hat. Daß die Radiumemanation schon in sehr kleinen Mengen beträchtliche biologische Reaktionen auslöst (HAPPEL), daran ist heute nicht mehr zu zweifeln, wenn auch der Mechanismus dieser Wirkung bislang nicht geklärt ist. In der üblichen Form der balneotherapeutischen Technik als Bade-, Trink- und Inhalationskur verabfolgt, hat die Anwendung der Radonwässer Badereaktionen, nicht selten von größter Heftigkeit, im Gefolge. Zellstimulierende Einflüsse sind für verschiedene Organe und Organsysteme beschrieben worden, der Blutdruck, das weiße Blutbild, der Stoffwechsel, besonders der Harnsäurestoffwechsel, der nervöse Status werden betroffen, für einen Wandel der reaktiven Persönlichkeit spricht die wesentliche Besserung der Altersbeschwerden: so ist es kein Zweifel, daß wir in den Radonwässern ein wertvollstes Heilmittel der Balneotherapie haben, was HAPPEL veranlaßt hat, gegen die Bezeichnung Radium-*Schwach*therapie (für die natürlichen, wie für die künstlichen Verfahren) Einspruch zu erheben; es dürfte angesichts des Wirkungseffektes auch kleinster Strahlendosen nicht die Auffassung bestehen, daß es sich um ein therapeutisches Verfahren mit schwachen Mitteln handle. Die Gegenüberstellung der sog. Starktherapie sei irreführend, da beide Methoden mit verschiedenen Strahlenarten (Schwachtherapie α-Strahlen, Starktherapie hauptsächlich γ-Strahlen) arbeiten und auch die Applikationsform (Schwachtherapie diffus, Starktherapie fokal) verschieden sei. Die in der Balneotherapie verwendeten Radonwässer enthalten keinerlei Gefahrenmoment; der Summierungseffekt der α-Strahlen (KÜHNAU) bedarf besonderer Beachtung, weil durch ihn selbst kleinste Mengen bei öfter wiederholter Anwendung Wirksamkeit erlangen, andererseits höher konzentrierte Wässer bei länger dauernden Kuren Kontrolle und Vorsicht erfordern.

Anders verhält es sich mit den Radiumquellen: während die Emanation, auf welchem Wege auch immer sie in den Körper gelangt sei, diesen binnen kurzer Zeit verläßt und während ihre langlebigen Zerfallsprodukte wegen ihrer geringen Strahlung wirkungsmäßig kaum in Betracht kommen, ist die Einverleibung von Radiumsubstanz grundsätzlich bedenklich. Nach RAJEWSKY muß man damit rechnen, daß bis 5% der verabfolgten Dosis im Körper dauernd verankert werden, ein Mikrogramm kann schon eine Schädigung, 6 Mikrogramme können den Tod bedeuten; das einmal in den Körper gelangte Radium können wir nicht unschädlich machen. Nun hat man es bei den an sich seltenen Quellen, die lösliche Radiumsalze enthalten, nur mit kleinsten Mengen zu tun: bei der Heidelberger Thermal-Radium-Sole handelt es sich um einen Gehalt von $12{,}2 \times 10^{-7}$ mg Ra/l; weitere Zahlen betr. den Gehalt echter Radiumwässer s. S. 59; gegen die therapeutische Verwendung dieser Wässer bestehen bei kurgemäßem Gebrauch keine Bedenken (HAPPEL) (s. umstehende Tabelle).

Bei der *Radium-Emanationstherapie* handelt es sich um die Wirkung ionisierender Strahlen auf die biologische Materie im Sinne eines einheitlichen diskontinuierlichen mikrophysikalischen Elementarereignisses (DESSAUER, RAJEWSKY). Dabei wird die strahlende Energie in diffuser Form auf den Gesamtorganismus wirksam, jedenfalls gilt dies (HAPPEL) in vollem Umfang für die

Anwendung der Emanationstherapie durch Bäder, Trink- und Inhalationskuren. Bei dieser diffusen Verteilung besteht aber doch deutlich eine Affinität der Emanation zu einzelnen Geweben.

Das Radon wird mit Vorliebe im Knochenmark gespeichert. Gemäß seiner Affinität zu Fetten reichert es sich außerdem im subcutanen Fettgewebe, Leber, Milz und in den Markscheiden der Nerven an. Auf letzterer Bindung beruht die schmerzlindernde Wirkung des Radons. Die vorteilhaften Lösungsverhältnisse des Radons in Fett benutzt man therapeutisch zur Herstellung wirksamer Radonsalben.

Die Alphastrahlung greift am Zellkern an. Zellreiche Gewebe (Knochenmark) sind deshalb auch ein bevorzugter Ort für das Einsetzen der Wirkung. Die antianaphylaktischen Wirkungen der Radonwässer und ihre desensibilisierenden Eigenschaften hat man damit in Zusammenhang gebracht. Doch kann die Radonwirkung auf den Zellkern auch schädigend sein (Hemmung von Wachstum und

Tabelle 23. *Zerfallsreihe des Radiums.*

	Konsistenz	Halbwertszeit	Strahlen
Radiumelement	fester Körper	1580 J.	$\alpha\ \gamma$
Radiumemanation	Edelgas	3,85 T.	α
Radium A	fester Körper	3 min.	$\alpha\ \beta$
Radium B	fester Körper	26,8 min.	$\beta\ \gamma$
Radium C	fester Körper	19,5 min.	$\alpha\ \beta\ \gamma$
Radium D	fester Körper	16 J.	$\beta\ \gamma$

Zellvermehrung bei Tieren, Pflanzen, Bakterien). Entwicklung und Wachstum werden dabei nicht gleichsinnig beeinflußt. Im Blut werden der Kolloidalzustand und die Viscosität verändert. Die gesamte Beeinflussung des kolloidalen Zellmilieus, der Zellmembranen und Zellpermeabilität, die Produktion von Eiweißspaltprodukten hat man als die Grundlage der sehr intensiven allgemeinen Umstimmung durch Radonkuren angesehen. Außer der typischen Badereaktion kommt es meist zu einer zweiten Spätreaktion. Atmung, Oxydation, Assimilation werden außerdem betroffen, die Fermente scheinen unberührt zu bleiben.

Eine typische Wirkung der Radonkuren ist ihre verjüngende Wirkung. Auch hier handelt es sich um allgemeine, zellumstimmende und aktivierende Einflüsse, außerdem aber um spezifische Wirkungen auf das endokrine System. Gerade die hochaktiven Zellen des endokrinen Systems sind im bevorzugten Maße der Angriffspunkt, so vor allem die Schilddrüse (Hemmung der Schilddrüsentätigkeit und Kropfbildung in Gegenden mit stärkerer Bodenradiumemanation). Die bekannten Erfolge bei gynäkologischen und rheumatischen Leiden kann man teilweise mit Einwirkungen auf die Keimdrüsen und die Hypophyse in Zusammenhang bringen. Eine spezifische Wirkung der Radiumemanation liegt in der Beeinflussung des Purinstoffwechsels vor. Die Radiumquellen haben von alters her eine Rolle als Gichtwässer gespielt, sie vermehren die Harnsäureausschwemmung. Die ursächlichen Zusammenhänge sind nicht geklärt. Die Wirkung bei Neuralgien ist in der oben erwähnten Affinität zu den Markscheiden zu suchen, der Effekt bei Fettsucht in endokrinen Zusammenhängen. Auch der Mineralstoffwechsel wird beeinflußt, vor allem der Kalkhaushalt (EICHHOLTZ). Calcium wird aus den Knochen ausgeschwemmt (Alphastrahlen). Ferner ist eine Verstärkung des D-Vitamins sowie eine deutliche diuretische Wirkung nachgewiesen. Ausgesprochene Wirkungen liegen bei Hautkrankheiten vor (Ekzem, Prurigo, Sklerodermie, Ulcus cruris). Der Kreislauf wird durch die gefäßerweiternde Wirkung der Hautgefäße, eventuell auch der Kranzadern, in Anspruch genommen.

Der *Grenzwert für die Aktivität natürlicher radioaktiver Heilwässer* schreibt eine Mindestaktivität vor, die vorhanden sein muß, wenn für eine Heilquelle die Bezeichnung radioaktiv in Anspruch genommen wird; dieser Festsetzung kommt angesichts der weiten Verbreitung der Emanation und wegen ihres Vorkommens in vielen Süß- und Mineralwässern oft in kleinsten Quantitäten praktisch große Bedeutung zu. Im Jahre 1932 wurde von der deutschen balneologischen Gesellschaft dieser Grenzwert für Badewässer mit 80 M.E. (für Trinkwässer mit 800 M.E., für Inhalationen in Luft und Wasser mit 8 M.E.) festgesetzt. Dieser Wert, besonders der uns zumeist interessierende von 80 M.E. für Badewässer hat auch heute noch Gültigkeit in Deutschland, obschon er in Anbetracht der inzwischen gewonnenen wissenschaftlichen Erkenntnisse zu hoch ist und der Revision bedarf. 1932 entsprach diese Festsetzung durchaus den damaligen Vorstellungen von der biologischen Wirksamkeit der angewandten Emanationsdosen, inzwischen aber haben wir erfahren, daß die therapeutischen wie die Gefahrenwerte viel niedriger liegen als damals angenommen wurde.

Schon 1934 stellte JANITZKY fest, daß Bäder mit einem Emanationsgehalt von 30 M.E. therapeutisch wirksam sind, 1941 zeigte KREBS, daß der Luft beigemengte Luft kleinste Mengen radioaktiver Substanzen, die sog. „radioaktiven Spurenelemente der Freiluft" als bioklimatische Faktoren anzusprechen sind. Die bergbaulichen Vorschriften verlangten damals zum Schutze der Grubenarbeiter, daß durch künstliche Bewetterung der Emanationsgehalt der Grubenluft (in Schneeberg usw.) auf 5 M.E. herabzudrücken sei. Durch diese und zahlreiche andere Erfahrungen kamen die Fachradiologen und die medizinischen Praktiker des Gebietes zu der Überzeugung, daß auch geringste Strahlendosen bereits beträchtliche biologische Wirkungen entfalten können. BUKATSCH gibt an, daß diese biologischen Effekte in kurzfristigen Versuchen schon bei Reizstärken von 3 M.E. entsprechend 1,09 nC/l (= 1,09 mμC/l) nachzuweisen sind.

Die balneologisch interessierten Länder haben ihre Grenzwerte dieser Situation angepaßt: es gelten als Grenzwerte in Frankreich 10 mμC/l, in der Schweiz 5 M.E., in Italien 3,5 M.E., in Argentinien und Ecuador 3 M.E.; der von Prof. SCHEMINZKY ausgearbeitete Entwurf für das neue österreichische Heilquellengesetz sieht vor für radioaktive Wässer 5 mμC/l, für hochradioaktive 20 mμC/l. Dieser Regelung ist von autoritärer Seite zugestimmt worden, weiland Prof. ST. MAYER-Wien, Frau Prof. KARLIK-Wien, Prof. HESS-New York (SCHEMINZKY). Schon 1913 haben ST. MEYER und v. SCHWEIDLER Quellen mit einer Aktivität von mehr als 13,7 M.E. (das entspricht 5 mμC/l) als hochradioaktiv anerkannt. Die neuesten Vorschläge des internationalen Bäderverbandes fordern (KOLB) gleichfalls für radioaktive Heilquellen 5 mμ/l, für hochradioaktive 20 mμC/l. Prof. HAPPEL hält eine Herabsetzung der deutschen Grenzwerte für empfehlenswert und berechtigt.

Die künstliche Emanationstherapie arbeitet mit viel höheren Zahlenwerten als sie im allgemeinen in der Balneotherapie zur Verfügung stehen; es wäre aber durchaus verfehlt, diesen Umstand als Maßstab für die Heilquellenbewertung heranzuziehen: die auch auf diesem Gebiet vorhandene Artung der Balneotherapie bliebe dabei unbeachtet. Das immer von neuem, fast täglich wiederholte Angebot kleinster Strahlendosen führt bei den balneotherapeutisch ausschlaggebenden α-Strahlen zu einer Summierung, wodurch eben auch schwache Radonwässer therapeutisch wertvoll werden. Das wird durch die guten Heilerfolge der Radiumbalneologie vollauf bestätigt.

Schließlich ist es auch vom rechtlichen Standpunkt aus eine Frage, ob man dem Besitzer einer radioaktiven Quelle verbieten kann, diese Eigenschaft seines

Wassers namhaft zu machen, wenn die Radioaktivität Werte erreicht, für die biologische Reaktionen sicher festgestellt sind; und das trifft nach unseren heutigen Kenntnissen eben schon für sehr niedrige Dosierungen zu.

Der Gehalt an Radiumemanation ist in den einzelnen Quellen in weitestem Abstand verschieden groß, wirklich hohe Gehalte sind selten; dazu sind viele Vorkommen bislang nicht exakt geprüft, so daß wir in Zukunft noch mit einer wesentlichen Bereicherung unserer Kenntnisse rechnen können. Die weitaus stärksten der bis heute bekannt gewordenen natürlichen radioaktiven Quellen hatte bis 1945 Deutschland: eine Quelle in Oberschlema (Erzgebirge) mit 6600 nC/l, eine Quelle in Brambach mit 826 nC/l; unmittelbar benachbart Joachimstal (Tschechoslowakei) bis etwa 2000 M.E., entsprechend 725 nC/l. Nach dem amtlichen Verzeichnis der Heilquellen, Bäder, Kurorte usw. der sowjetisch besetzten Ostzone Deutschlands (Ob.-Med.-Rat Kukowka, Greiz) ist in Oberschlema und Brambach seit 1946 der Kurbetrieb eingestellt, ähnliches dürfte für Joachimstal zutreffen, so daß mit diesen Quellen zunächst nicht zu rechnen ist. In Deutschland sind vorhanden der Eisensäuerling Tempelquelle in Steben mit 155 M.E. entsprechend 56,4 nC/l, die Solquellen in Kreuznach mit Aktivitäten von 20 bis 170 M.E., die Quelle Haus I Theodorshalle hat 170 M.E. entsprechend 61,8 nC/l; in Münster a. St., das mit Kreuznach zu demselben Quellengebiet gehört, weist die Rheingrafenquelle (Kochsalztherme 30,2° C) 25,8 M.E. entsprechend 9,3 nC/l, eine neuere Solquelle 57,5 M.E. entsprechend 21,04 nC/l auf. In Schlesien finden wir den Eisensäuerling in Flinsberg mit 115 nC/l und die Schwefeltherme in Landeck mit 54 nC/l. Österreich hat (Scheminzky) ein radioaktives Quellgebiet in den Akratothermen in Bad Gastein (s. Tab. 24) mit Aktivitäten bis 97 mμC/l = 97 nC/l (Reissacherquelle). In Italien ergaben Messungen in Ischia bei Neapel (ausgeführt durch Herrn Doz. Dr. Gübeli in Zürich und freundlichst zur Verfügung gestellt, Angaben in M.E.) für die Therme Radium-St. Restituta, großes Quellbecken in Lacco Ameno 1940 M.E. (690,77 nC/l) und vier weitere Thermen mit 10,1 bis 55,9 M.E.; in Montecatini ist das dortige Heilwasser künstlich hergestellt (8000 mμC/l) nach dem Verfahren von Prof. Mund (Palumbo), als Ausgangsmaterial wird die dortige aktivste Quelle Testuccio (72,85 M.E.) oder einfach Süßwasser benutzt. Seit 1945 sind im Meraner Gebiet etwa 50 Quellen erschlossen worden (Trener, Messini) mit Aktivitäten von 50 bis 340 M.E. In der Schweiz ergaben neuere Messungen an den Quellen von Disentis (Gübeli, Kolb) für die obere Quelle 51,8 M.E., für die untere Quelle 47,2 M.E.; radioaktive Wässer sind außerdem im Orselina vorhanden (neuere Messungen stehen noch aus). Frankreich hat in Guergour (Algerien) eine Quelle mit 335 M.E. Aktivität, in Bagnères de Luchon Schwefelthermen mit einer Konzentration bis 114 M.E., dort werden wie in Gastein radioaktive Quelldämpfe, die in Grotten aufsteigen, zur Inhalation genutzt. Bezüglich Spanien erscheint in der Literatur immer wieder Valdemorillo nahe Madrid (600 M.E.), doch führt der offizielle *spanische Bäderführer* (letzte Ausgabe 1948/49) den Ort unter den radioaktiven Quellen nicht auf, wohl aber unter den z. Z. nicht in Betrieb befindlichen Orten; genannt werden im übrigen 14 Orte mit aktiven Quellen. Portugal: Luso (92 M.E.) und Felgueira (75 M.E.). Bulgarien: die Akratothermen von Suludervent (65,4°) weisen 160 M.E. (58 nC/l), die Wässer in Naretschen 107 M.E. (39 nC/l) und die in Soleno-Iswortsche 310 M.E. (113 nC/l) auf. Griechenland hat auf der Insel Nikaria (Kleinasien) Kochsalzthermen mit 320 bis 406 M.E. (116 bis 147 nC/l, (Salomon-Calvi). Wollmann berichtete 1939 über zahlreiche genau gemessene radioaktive Wässer in Japan, darunter Masutomi (eisenhaltige alkalisch-muriatische Therme) mit 390 nC/l, Ikoda und Misasa (alkalische Kochsalzquellen) mit 102 bzw. 68 M.E. und Arima (einfache Therme) mit 61 nC/l. Als

Umrechnungskurs für die genannten Aktivitäten sind hier (s. o.) die Vergleichswerte 1 M.E. = 3,64 nC/l (= 3,64 mμC/l) zugrunde gelegt.

Grenzwerte für echte Radiumwässer sind in Deutschland: 10^{-7} mg Ra/l, in Österreich: 10^{-8} mg/l (radioaktive Klasse) und 10^{-7} mg/l (hochradioaktive Klasse). Quellen, die Radiumsalze in Lösung enthalten, sind selten; in allen sulfathaltigen Wässern wird das Radium als unlösliches Radiumsulfat ausgefällt. Manche Länder (z. B. Frankreich) anerkennen diese Gruppe als besondere Heilquellenart überhaupt nicht. Die Heidelberger Thermal-Radium-Sole weist 12,2 × 10^{-7} mg Ra/l auf, die Kreuznacher Quelle Haus III, Theodorshalle 11 × 10^{-7} mg Ra/l; die Quelle Nr. II (Rudolfsquelle) in Bad Gastein, linker Austritt 1,5 × 10^{-7} mg Ra/l, die Quelle IX (Elisabethquelle, Nordaustritt) ebenda 1,4 × 10^{-7} mg Ra/l.

Die Anwendung der Radiumemanationstherapie geschieht in den Badeorten in Form von *Bade- und Inhalationskuren;* die Trinkkur tritt in der Balneotherapie an Bedeutung zurück. Natürlich kann auch im Kurort zur Verstärkung der natürlichen Verfahren die besonders von HAPPEL ausgebaute Salben- und Kompressen-Therapie herangezogen werden, die wegen der günstigen Löslichkeit der Emanation in Fetten und wegen der guten Resorptionsbedingungen sehr wertvoll ist; doch gehört ihre Erörterung nicht in den Rahmen dieses Buches.

Im Bade befindet sich der Patient im Austausch mit der seinem Körper direkt anliegenden Wasserschicht, aus entfernteren Teilen des Bades erreichen keine Wirksamkeiten den Körper, da keine der in Betracht kommenden Strahlenarten größere Wasserschichten durchdringt. Der genannte Austausch hängt ab von der Konzentrationsgröße der Emanation in der körpernahen Wasserschicht, nicht von der Gesamtmenge der Emanation im Wasser; es hat daher keinen Sinn, aus der Konzentrationszahl in M. E. den Gesamtinhalt einer Badewanne an Emanation in Nano C (oder MilliSt) zu berechnen, wie das im Hinblick auf die werbende Kraft großer Zahlen gelegentlich geschehen ist. Die Bäder sollen eine Temperatur von 36 bis 37° haben, da bei höherer Temperatur der Emanationsverlust durch Abstrahlung ansteigt. Man gibt 3 bis 4 Bäder pro Woche, STRASSBURGER empfiehlt Stärken von 80 bis 800 M.E., HAPPEL benützt gelegentlich noch höhere Konzentrationen. Die Bäder sollen möglichst nicht weniger als 20 bis 30 min. dauern, um die Chancen der Resorption möglichst günstig zu gestalten, aus ähnlichen Gründen soll der Kranke still im Bade liegen und sich möglichst wenig bewegen. Ebenso wird empfohlen, daß der Patient nach dem Bade eine bis zwei Stunden ruhen soll, nur flüchtig oder gar nicht abgetrocknet, damit der aus der Emanation gebildete aktive Niederschlag ausgenutzt werden kann. Die

Tabelle 24.
Analyse der Quelle Nr. 8,
Elisabeth-Quelle in Bad Gastein.
Forschungsinstitut Gastein
1939 (Hauptanalyse),
1940 (Kontrollanalyse),
1949 (Radioaktivitätsmessung).
Radioaktivität:
Radiumemanation: 67,6 mμC/l.
Radium: $62{,}10^{-12}$ g/l.
Uran: $0.18{.}10^{-6}$ g/l.
Temperatur: 46,8° C.
Radioaktive Therme.

	mg/kg	mval-%
K· . . .	3,4	1,89
Na· . .	77,6	72,9
Li· . . .	0,22	0,68
NH_4· . .	0	0
Ca·· . .	21,5	23,07
Sr·· . .	0,47	0,23
Ba·· . .	0,014	0,004
Mg·· . .	0,39	0,69
Fe·· . .	0,42	0,32
Mn·· . .	0,1	0,086
Al··· . .	0,2	0,33
NO_3' . .	0	0
NO_2' . .	0,1	0,05
Cl′ . . .	25,7	15,63
F′ . . .	4,95	5,61
SO_4'' . .	130,1	58,43
S_2O_3'' . .	0,55	0,21
HPO_4'' .	0,195	0,04
HCO_3' .	56,68	20,03
H_2SiO_3 .	75,4	
HBO_2 .	4,97	
CO_2 . .	5,4	
	408,36	

Spurenstoffe: As, Cs, Rb, Ti.

Aufnahme der Emanation in den Körper erfolgt auf dem Wege durch die Haut (JANITZKY, MARKL), der energetische Wirkungsgrad der emanationshaltigen Bäder ist aber doch gering, da (HAPPEL, MARKL) etwa nur 3% der vorhandenen Emanationsmenge zur Resorption gelangen; trotzdem werden wirksame Minimaldosen erreicht und überschritten, woraus sich die Heilwirkung der Radonbäder erklärt (KOMANT). Aus CO_2-haltigen Wässern ist der Resorptionseffekt erhöht, ebenso wenn man die Haut des Patienten vorher einfettet oder bürstet.

Weit besser ist die Ausnutzung der Emanation bei der Inhalation, die sowohl das Bade- wie das Trinkverfahren an Wirksamkeit erheblich übertrifft; die Inhalation ist nach HAPPEL die ideale Methode, nicht nur hinsichtlich der Technik, sondern auch in bezug auf Menge, Verteilung und Verweildauer der Emanation im Körper. Die Inhalation geschieht in Form der Rauminhalation oder mittels Apparaturen, trocken oder feucht; auch die radonhaltige Bodenexhalation wird verwandt. Man verlangte früher von der Raumluft eines Inhalatoriums eine Radioaktivität von 8 M.E.; in größeren Kurorten bieten die Rauminhalatorien meist 20 bis 30 M.E. (HAPPEL). Man war mancherorts bestrebt den Emanationsgehalt natürlicher Dunsthöhlen für die Inhalationstherapie auszunutzen: so hat man die emanationshaltige Luft eines Bergstollens in ein Emanatorium geleitet (Kreuznach) oder man hat die natürlichen oder künstlichen Dunsthöhlen direkt zu Therapie-Stationen ausgebaut (Gastein, Luchon). Über die radiumhaltige Freiluftinhalation auf der Achbrücke in Gastein s. S. 79. Außerdem bildet sich in einem Kurort mit radioaktiven Quellen namentlich in und um die Kurmittelhäuser ein emanationshaltiges Badeklima (s. S. 64), unter dessen Einwirkung der Kurpatient ständig lebt, auch der Emanationsgehalt der Bodenluft sollte nicht übersehen werden. Auch in anders gearteten Heilbädern haben sich bei näherer Prüfung z. T. beachtliche Werte (Nauheim, Pyrmont) ergeben. Die Luft der Emanatorien bedarf ständiger Kontrolle und Pflege: Entfernung der überschüssigen Kohlensäure, sowie der durch die Ausdünstung der Menschen entstehenden Gerüche. Vor dem letzten Kriege begann man mit einem Inhalationsverfahren mittels gewichtlos aufgehängter Nickelmasken; die aussichtsreiche Methode ist infolge der allgemeinen Situation leider nicht zur vollen Auswirkung gekommen. Außer der radioaktiven Luft werden auch feinzerstäubte aktive Quellwässer in Emanatorien verwendet. Auch die Inhalation rechnet nur mit Konzentrationswerten.

Der im Bade sitzende Patient atmet auch einen, freilich nur sehr kleinen Teil der aus dem Badewasser entweichenden Emanation ein; weitaus der größte Teil der abgestrahlten Emanation geht verloren; das von BEST ersonnene, von HAPPEL nachgeprüfte Verfahren beruht auf einer sinnreichen Verbindung von Bad und Inhalation und vermeidet die Energieverluste dadurch, daß die in dem Badewasser vorhandene Emanation auf dem Wege der Einatmung für den Badenden nutzbar gemacht wird. Auf dem Boden einer mit radioaktivem Wasser gefüllten Wanne (Abb. 4) ist eine Luftperlvorrichtung V angebracht, in welche durch die Schlauchheizung Sch Druckluft eingeblasen wird; die aufsteigende Luft reißt die Emanation mit, die sich nun an der Oberfläche des Bademediums unter der dort angebrachten Metallhaube H ansammelt; Luftmenge und Druck müssen reguliert werden. Die genannte Haube besitzt nun an der Kopfseite des Bades eine in ein Rohrstück auslaufende Öffnung, von dessen Ende ein mit Einatmungsvorrichtung versehener Gummischlauch zum Munde des Badenden führt. Diese Methode ergibt eine sehr hohe Ausnutzung der vorhandenen Wirkungsmöglichkeiten: Die Aktivität der Ausatmungsluft erreicht im gewöhnlichen Bad bei einer Badkonzentration von 3600 M.E. nur etwa 30 M.E., während im Bestverfahren bei einer Badkonzentration von 700 M.E. die Aktivität der Ausnutzungsluft 500 M.E.

beträgt. HAPPEL hat die Wirkungsmöglichkeit des Bestbades als etwa 36 mal so groß wie beim gewöhnlichen radioaktiven Bad errechnet. Mittels des BESTschen Verfahrens kann auch die in schwach radioaktiven Wässern zur Verfügung stehende Emanation mit einfachen Mitteln therapeutisch weitgehend ausgenutzt werden; insbesondere kann die bei schwächeren Wässern mit besonderen technischen Schwierigkeiten verbundene Einrichtung von Rauminhalationen vermieden werden, da in dem kombinierten Bade-Inhalationsverfahren wirksame Dosierungen (in der Einzelinhalation) zur Anwendung kommen. Im Interesse der volksgesundheitlichen Ausnutzung der wertvollen balneologischen Emanationsbehandlungsverfahren kann es nur angelegentlich empfohlen werden, daß der von HAPPEL neuerdings wiederholte Rat insbesondere in Kurorten, wo schwächer radioaktive Wässer vorhanden sind, befolgt werde: die Ausnutzung des BESTschen Verfahrens.

Bei der Trinkkur kommt es nicht auf die Konzentrationsgröße der Emanation im Wasser, sondern auf die Mengeneinheiten an, die mit dem jedesmaligen Trunk in den Körper gebracht werden: aus diesem Grunde kann die an sich wertvolle Trinkkur in Kurorten nicht so wirksam durchgeführt werden wie mit künstlichen Präparaten, da die erforderlichen hohen Dosen von den natürlichen Wässern im allgemeinen nicht erreicht werden. Nach STRASSBURGER und HAPPEL soll eine wirksame Trinkkur mit einigen 1000 mSt beginnen und im Laufe der 6 Wochen

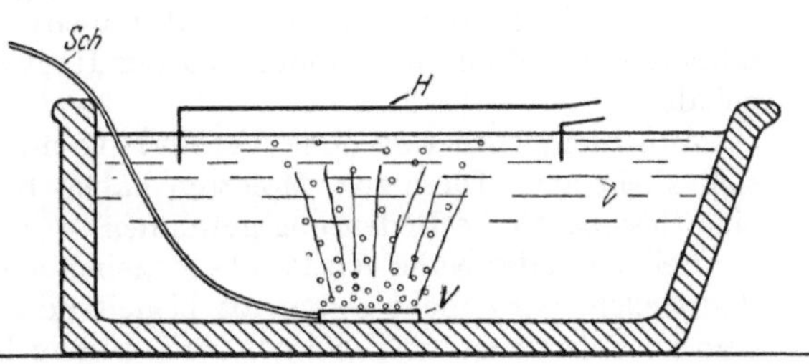

Abb. 4. Bad und Inhalation. Kombinationsverfahren von Best (nach Happel und Heller).

oder mehr betragenden Behandlung auf etwa 3 mal 100000 mSt ansteigen, zuletzt wieder abfallen. Der Gichtiker verträgt solch hohe Dosen nicht, hier sollen Mengen um 3000 pro Tag nicht überschritten werden; in den stärkeren radioaktiven Quellenorten kann man also in diesem Fall milde Kuren ausführen. Der Gichtiker wird nicht geheilt, aber beschwerdefrei.

Im allgemeinen läßt man bei vollem Magen und in kleinen Schlucken trinken, weil die Ausscheidung dadurch verzögert wird, doch wird das durch die Trinkkur aufgenommene Radon verhältnismäßig schnell wieder ausgeatmet. Immerhin erreicht man auf dem genannten Wege einen schlagartigen Effekt im Bereich des Magendarm- und des Pfortadersystems. Die Ausscheidung geht auch über Haut und Niere.

Als Indikationen für die Anwendung der balneologischen Emanationstherapie ergeben sich: Chronische und subchronische rheumatische Erkrankungen, vorzüglich der Gelenke, chronische Muskelerkrankungen, Neuralgien, Gicht und Alterserkrankungen. Gegenanzeigen sind Neigung zu Blutungen, allgemeine Nervosität, bei den Gelenkprozessen noch besonders tuberkulöse Erkrankungsformen (HAPPEL).

Drei Wirkungsbereiche treten immer wieder hervor: die Besserung und Heilung chronischer Entzündungen, die rasche und isolierte, sozusagen primäre (HAPPEL) Beseitigung der Schmerzhaftigkeit und die allgemeine Verjüngungswirkung. Bei rheumatischen Erkrankungen gehen Kapselschwellungen, Gelenkergüsse und andere reversible, noch nicht den Vernarbungsprozessen zuzurechnende Veränderungen zurück, so daß die Beweglichkeit oft erstaunliche Wandlungen zeigt. Ausgesprochen organotrop ist die Beeinflussung der Schmerzen, sie beruht auf der erhöhten Affinität der Emanation zu Fetten und Lipoiden, was zu einer Verankerung der Emanation in den Markscheiden der Nerven und in diesen selbst führt. Auch entzündliche Prozesse heilen besser, wenn die Schmerzen beseitigt sind. Schließlich werden die Altersveränderungen durch die zellenstimulierende Wirkung der Emanation im Sinne eines strahlenbiologischen Verjügungseffektes beeinflußt.

Erfahrungen mit gewerblichen Radiumvergiftungen (H. Roth) lassen erkennen, daß individuell recht große, konstitutionsbedingte Unterschiede in der Empfindlichkeit gegenüber Radiumvergiftungen bestehen; das wird künftighin auch im Rahmen der Radiumtherapie beachtet werden müssen.

Quellengase und Gasquellen. Gas-Trockenbäder.

Als wichtige Gasbestandteile von Quellen sind CO_2, SH_2, Radon und Methan zu nennen. Die sonstigen gelegentlich vorkommenden selteneren Gase spielen therapeutisch einstweilen keine Rolle. Wichtig erscheint der nicht geringe Gehalt an Helium (z. B. Wiesbadener Kochbrunnen). Bei denjenigen Quellen, die CO_2 oder Radon enthalten, gründet sich der Heilwert hauptsächlich auf diesen Gasgehalt.

Außerdem tritt Gas ohne Verbindung mit Wasseradern in deren Nähe für sich allein aus. Diese sog. Mofetten haben besonders bei den CO_2-Gasen auch eine therapeutische Bedeutung gewonnen.

Bei den in der Nähe von Petroleumgebieten entspringenden Quellen, vor allem Jodquellen, wird nicht selten als begleitendes Gas das Methan gewonnen. In dem zu Salsomaggiore gehörigen Salsominore liefern die dort befindlichen sechs Bohrungen (jodhaltige Kochsalzthermen) täglich etwa $20\,000\ m^3$, das Methan wird dort industriell genutzt. Bedeutende Methanvorkommen finden sich auch in den rumänischen Quellengebieten. Dort werden auch Schlammvorkommen durch Methan gehoben (s. S. 67). Die radiumhaltige Bodenemanation ist in Bad Nauheim, Bad Pyrmont und Meran Gegenstand eingehender Untersuchungen gewesen, es haben sich nicht unbedeutende Werte ergeben.

Da die CO_2 schwerer ist als Luft, kann man den Körper ohne Gefahr in ein CO_2-Gasbad setzen. Man verwendet nach oben abgedeckte Wannen, so daß der Patient bis Brust oder Hals in der Gasatmosphäre sitzt. Hier ist eine Entkleidung nicht erforderlich; es werden auch allseitig geschlossene Behälter angewandt, in die der nackte Patient einsteigt, nur der Kopf, durch eine Gummikrawatte abgedichtet, bleibt frei. Der Innenraum der Boxe wird durch Glühbirnen oder durch Dampf erwärmt.

Wenn das Kohlensäuregasbad aus einer Quelle abgeleitet ist, so muß es praktisch für die betreffende Temperatur mit Wasserdampf gesättigt sein; das gilt auch für den Fall, daß das Badegas aus einer Therme stammt, hier entsteht dann ein badewarmes Kohlensäuregasbad, das sich mehr dem Kohlensäure-Dampfbad als dem Kohlensäuretrockenbad annähert (Zörkendörfer). Von Natur aus gibt es ein trockenes Kohlensäuregasbad überhaupt nicht, die Wirkung der CO_2 wird indessen durch das Vorhandensein von Wasserdampf (im physikalischen Sinne) wahrscheinlich nicht beeinflußt.

Meist wird man das natürlich gewonnene CO_2-Gas-Bad aufwärmen müssen. Erwärmt man nur soweit, daß der Patient nicht friert, so wird man schon im kühlen Kohlensäuregasbad, das man bei kreislaufschwachen Patienten bevorzugt, mit der wärmegefühlerzeugenden Wirkung der CO_2 rechnen können. Allgemein sind die Resorptionsbedingungen für die CO_2 im feuchten Bad besser als im trockenen.

Technisch gesehen enthält Dampf auch immer einen Wassernebel, der sich mit Kohlensäure (es kommen nur sehr kleine Mengen in Betracht) sättigt; dieser Nebel könnte sich bei über die Hauttemperatur ansteigender Temperatur des Gasbades an der Haut kondensieren, dieses Kondenswasser würde dann als Überträger der CO_2 an die Haut wirksam werden (ZÖRKENDÖRFER).

Bei höheren Temperaturen werden im CO_2-Dampfbad, wie im CO_2-Trocken-Gasbad die Wärmewirkungen mehr und mehr in den Vordergrund treten, Schwitzen und Wärmestauung beherrschen namentlich im Dampfbad das Feld und werden die Wirkung der Kohlensäure allmählich völlig überdecken. Ob hier überhaupt noch eine nennenswerte Gaswirkung zustandekommt, muß bezweifelt werden; das gilt auch von den in der Schweiz entwickelten Ozon-Dampfbädern, (A. KELLER, briefliche Mitteilung). Subjektiv hat der Patient bei diesen hochtemperierten Prozeduren ausschließlich das Gefühl des Dampf- oder Heißluftbades.

Die Kreislaufwirkung des CO_2-Gasbades ist nicht so exakt und nicht so deutlich wie beim CO_2-Wasserbad, doch entstehen (s. o.) auch im Gasbad von vornherein die charakteristischen Reaktionen, Hyperämie und Wärmegefühl. Da der hydrostatische Druck vermieden wird, so vertragen (REICHEL) Hypertoniker und Herzkranke mit Stauungen im kleinen Kreislauf diese Badeform noch, wenn die Kohlensäurewasserbäder nicht mehr anwendbar sind. Von Bedeutung ist ferner, die blutdrucksenkende Wirkung des CO_2-Gasbades (WIESNER). Periphere Durchblutungsstörungen werden in lokaler Anwendungsform (intermittierendes Hinken, RAYNAUDsche Gangrän) günstig beeinflußt; man bedient sich hier auch kleinerer Apparaturen. Ferner ist das CO_2-Gasbad ein ausgezeichnetes Mittel zur Behandlung schlecht heilender, namentlich größerer Wunden, auch des chronischen Unterschenkelgeschwürs, man kann hierbei geschlossene Kapseln lokal anwenden. Die CO_2 bewirkt nicht nur eine sehr kräftige Capillarisation, sondern auch eine Aktivierung der Wuchsstoffe und eine Behinderung des Bakterienwachstums. Salbenbehandlung gleichzeitig ist zu vermeiden (COBET, PARADE, WIESNER). Im Ganzen gesehen sind die Erfahrungen mit den CO_2-Gasbädern, namentlich was die Behandlung Herz- und Kreislaufkranker anbelangt, noch gering, auch die Grundlagenforschung dieser Verfahren ist noch nicht abgeschlossen.

Die H_2S führenden Wässer (EVERS) werden nicht nur zu Bädern und Trinkkuren, sondern auch zu Gasbädern verwendet; diese letzteren werden in der Weise bereitet, daß (NENNDORF) in einer kleinen Kabine von etwa 2 m² Bodenfläche und 3 m Höhe ein Schwefelwasserspringbrunnen in der Ecke eingebaut ist; der entkleidete Patient sitzt 30—45 min in dem Raume, das freie Gas wirkt direkt auf die Haut, es wird natürlich auch eingeatmet. Der Gehalt der Luft in der Zelle beträgt etwa 0,025% H_2S; die Temperatur wird reguliert. Bei dem hohen Feuchtigkeitsgehalt in der Gasbadezelle findet dauernd eine Rückresorption von H_2S in die Wasserflächen statt, es kommt zu keiner Anreicherung von H_2S, toxische Dosen werden durchaus vermieden bei den zur Verwendung gelangenden Wässern (NENNDORF 37,06 mg/kg); Vergiftungserscheinungen auch leichter Art (z. B. Conjunctiva-Reizungen des Auges) sind in der mehr als 50 Jahre geübten Technik niemals beobachtet worden. Aus der Luft ist die Resorption des gasförmigen H_2S von seiten der Haut nachgewiesen (EDGEWOOD); wie nach dem Schwefelwasserbad zeigt die Haut nach dem Gasbad eine deutliche Hyperämie, die man nach Analogie mit der CO_2-Wirkung als Ausdruck einer Capillarisation werten darf. H_2S-Gasbäder sind daher eine Domäne für die Behandlung kreislaufgeschädigter Rheumatiker, sehr bewährt sind sie ferner bei manchen Dermatosen (s. S. 244).

CO_2-Gasbäder sind in Nauheim, Meinberg, Soden (Taunus), Pyrmont, Kudowa, H_2S-Gasbäder in Nenndorf vorhanden.

Salze und Gase aus Mineralquellen, Gradierwerken, Quellverwerfungsspalten, die Salze aus der Brandung des Meeres, die Gase aus Watten und Schlick gelangen als Schwebestoffe in die Luft und beeinflussen die Umgebung ihres Ursprungs. Naturgemäß wird davon am meisten die Luft in der Nähe des Quellenaustritts, des Gradierwerks usw. betroffen, doch können sich diese Stoffe auch über einen größeren Raum verbreiten und das Ortsklima merklich beeinflussen. So kann vor allem das Jod am Ursprung jodreicher Quellen (Bad Hall, Goisern usw.) sowie in der Nähe tang- und planktonreicher Küstenstriche einen wesentlichen Inhalt der dortigen Luft bilden, so daß hier dem Menschen eine weit über die täglich notwendige Norm (50 millionstel Gramm) hinausgehende Jodmenge durch die Atemluft zugeführt wird.

Für Bäder und Kurorte ist es wichtig, daß nicht nur das Ortsmilieu eine chemische charakteristische klimatische Gestaltung auf diese Weise finden kann, sondern daß vor allem in der Nähe der Quellen, in den Badehäusern und speziell in den Badekabinen auf diese Weise ein besonderse *Badeklima* entsteht (KOS-MATH). Aus dem Badewasser können dabei für die Einatmung unerwünschte Bestandteile der Luft zugeführt werden. So enthält die Freiluft im allgemeinen nicht mehr als 0,03 Vol.-% CO_2, über dem Wasserspiegel kohlensaurer Bäder (Nauheim, Altheide) sind 0,4—4 Vol.-%, in der Höhe des Mundes des Badenden noch 0,3—0,7 Vol.-% CO_2 gemessen worden. Man kann diese sich immerhin nur auf kleinen Raum erstreckenden Beimischungen durch geeignete Manipulationen beseitigen (s. S. 39). Dagegen können andere Bestandteile einen Dunstkreis um die Quelle, um das Bad bilden, der selbst wieder auf dem Wege der Atmung wichtig für die Gesamtwirkung der Kur ist. Das gilt z. B. von dem H_2S in Schwefelbädern, vom Radon. In den Kabinen über den Badewässern in Goisern (Jodschwefelbad) wurde ein Jodgehalt festgestellt, der bis 6mal größer als derjenige der Freiluft war (CAUER, WAGNER).

III. Moor- und Schlammbäder.

Zunächst muß eine sprachliche Verwirrung geklärt werden. Nach der wissenschaftlichen Definition der Geologen, Chemiker und Torffachleute, an die wir uns zu halten haben, heißt die Lagerstätte in der Natur Moor, der Inhalt der Lagerstätte, also das zu Bädern, als Brennstoff usw. verwendete Material Torf. Torf ist ein kohlenstoffreiches Gemenge mehr oder weniger zersetzter Pflanzenteile, das erdgeschichtlich jüngste Glied der Verwandlungsreihe der Kohle, die über Torf und Braunkohle zu Steinkohle und Anthrazit führt. Auch im folgenden ist als Torf (Badetorf) das Material, als Moor die Lagerstätte bezeichnet. Der Ausdruck Moorbad bleibt bestehen.

Art und Herkunft der Materialien.

Die gesamten in der Medizin zu Moorbädern, Schlammbädern, Packungen verwendeten Materialien sind sehr verschiedener Herkunft. Man bezeichnet sie insgesamt als *Peloide* und versteht hierunter Substanzen, die durch geologische Vorgänge entstanden sind und die in feinem aufgeteiltem Zustand mit Wasser gemischt medizinische Verwendung finden. Nach der Klassifikation von BENADE teilt man die Peloide ein (Tab. 25) in Heilsedimente und Heilerden, je nachdem es sich um Unterwasserablagerungs- bzw. um Verwitterungsprodukte handelt. Unter künstlichen Peloiden versteht man diejenigen Materialien, die zu ihrem Gebrauch einen chemischen Zusatz oder eine intensive mechanische Bearbeitung erfordern.

Torf entsteht (BENADE) durch die Zersetzung von Pflanzensubstanz unter Luftabschluß (Vertorfung); dieser Luftabschluß kommt dadurch zustande, daß die Bildung meist unter Wasser vor sich geht. Der Torf besteht daher aus den verschiedenen bei dieser Zersetzung entstehenden Produkten (Bitumen, Huminsäuren und deren Salzen), sowie aus nicht aufgelösten Pflanzenteilen (Blättern und Wurzeln). Außerdem sind im Moor anorganische Materialien, Kalke, Quarze, Silicate enthalten. Das typische Kennzeichen ist die schwarze bis braune Farbe (Huminsäure). Badetorf ist plastisch und enthält einen nicht geringen Prozentsatz von Wasser.

Tabelle 25. *Klassifikation der Peloide.* (Nach BENADE.)

I. Heilsedimente-Unterwasserablagerungen.

a) Biolithe: aus organischem Material oder unter Mitwirkung von Organismen entstanden.

vorwiegend organisch:	vorwiegend mineralisch:
1. Torfe	3. Schlicke
2. Organische Schlamme (Faulschlamm)	4. Quellenschlamme
	5. Kreiden und Kalke
	6. Erze (Ocker u. a.)
	7. Guren (Kieselgur).

b) Abiolithe: durch Ablagerung von reiner Mineralsubstanz entstanden.

1. Sedimentton	2. Sand

II. Heilerden-Verwitterungsprodukte von Mineralien.

Verwitterungstone (Lehm, Löß u. a.).

Um sich einen Begriff von der *Moorbildung* zu machen, stellt man sich (BENADE) den Idealfall vor, die Entstehung eines Verlandungsmoores aus einem flachen Wasser (See oder Teich): in diesem Wasser sterben dauernd Pflanzen oder Kleintiere ab, deren Leiber mit den durch den Wind zugetragenen Staubteilen, mit der Erde, die sich vom Rande des Sees loslöst, zu Boden sinken. Allmählich füllt sich das Becken, der See beginnt vom Rande her zu verlanden. Langsam wird die Masse fester, Pflanzen siedeln sich an (Schilf, Seggen). Die sumpfige Oberfläche nimmt an Dichte zu, schwimmt aber noch auf dem leichten Untergrund (Schwingwiesen). Allmählich wird der verlandete See ganz durch Vegetation durchzogen (Flachmoor). Jetzt beginnen auch große Pflanzen, Wacholder, Weide, Faulbaum, dann Birken und Eichen sich in lockeren Verbänden anzusiedeln (Bruch-, Waldmoor), doch gedeihen diese Pflanzen auf dem mageren Boden nicht. Über die absterbenden Bäume und Sträucher dehnen sich Torfmoose und Sphagmen aus. Der Wald lichtet sich, Heidekraut und Wollkraut wachsen. Die mittleren, besonders lichten Teile wachsen stärker, so daß es eine hügelige Form (Hochmoor) annimmt. Hochmoor ist also nicht etwa ein im Gebirge hochgelegenes Moor, sondern ein Moor von gewölbtem Wachstum. In der Natur sind 10—15000 Jahre erforderlich, um diesen Vorgang der Moorbildung ablaufen zu lassen. Pro Jahr wächst der Moorboden um etwa 1 mm, so daß 2000 Jahre erforderlich sind, um ein Moor von 2 m Mächtigkeit zu bilden. An Stelle der Verlandung kann auch die Versumpfung eintreten oder bestimmte Teile der Erdrinde können durch Einsinken dauernd unter Wasser gelangen. Moor setzt das Vorhandensein genügender Feuchtigkeit und ein mittleres Klima voraus. In den arktischen Zonen finden sich keine Moore, weil die für den Fäulnisprozeß erforderliche Wärme fehlt, ebenso nicht in den Tropen, weil hier die

Zersetzung zu schnell vor sich geht. Ihre Heimat ist die gemäßigte Zone, vor allem deren regen- und wasserreiche Gegenden. Die gesamte Erdoberfläche weist nach Bülow 0,67% ihrer Fläche an Mooren, etwa 1 Million km² auf. In Deutschland machen die Moore 4—5% der Gesamtoberfläche aus. Am stärksten sind sie in Norddeutschland sowie an den regenreichen Hängen unserer Gebirge vertreten (Pyrmont, Steben, Meinberg, Schwalbach, Kohlgrub, Landeck, Aibling, Bocklet, Kissingen, Elster u. a.).

Quellmoore bilden sich am Austritt der Quellen, wo das Terrain dauernd feucht bzw. unter Wasser gehalten wird. Hier gehen Bestandteile der Mineralquellen in das Moor über, das durch seine stark reduzierenden Fähigkeiten manche Bestandteile der Quelle in unlösliche Form überführt und im Moor zurückhält. So bilden sich die sog. *Mineralmoore* (K. Zörkendörfer), in denen die aus den Quellen kommenden Salze oft schichtweise abgesetzt sind. Man kennt Eisenmoore (Elster, Pyrmont) bzw. Eisensulfatmoore (Vitriolmoore, Franzensbad, Marienbad), salinische Moore (schwefelsaure Alkalien und Erden) und Schwefelmoore (Pistyan), die freien Schwefel und Schwefelwasserstoff enthalten.

Die erste Gruppe der Peloide (Tab. 25) zeigt *Torfe und organische Schlamme*. Es handelt sich bei letzteren um die Ablagerung in Binnenseen (Schollener Pelose, Heilschlamme in Eilsen, Bentheim). Der Schollener See (Benade) ist ein Wasser mit besonders üppigem Pflanzenwachstum; die biologischen Prozesse vermögen die Überproduktion an organischen Substanzen nicht zu bewältigen, der Sauerstoff reicht für die Verarbeitung der absterbenden Substanzen nicht aus. So entsteht der Faulschlamm (Sapropel) nicht durch Humifikation, sondern durch Gärungs- und Fäulnisvorgänge, daher die alkalische Reaktion, während die Moor- und Torfsubstanzen sauer reagieren. Das Produkt ist flockig, stark gequollen, läßt stellenweise noch die grüne Pflanzenfarbe erkennen, enthält keine Huminsäure. Damit nahe verwandt ist die Gyttja (das Wort stammt aus Schweden, wo das Material häufiger vorkommt), eine Art Halbfaulschlamm (Gyttjebäder Loka und Norrtälje/Schweden); Gehalt an organischen Substanzen bis zu 40% ist dem organischen Schlamm eigen.

Schlicke (Cuxhaven, Wilhelmshaven, ferner Strömstad u. a. in Schweden) sind aus der Flußtrübung entstandene Ablagerungen. Die fließenden Gewässer führen aus dem Geröll der Berge losgelöste Steine und daraus frei gewordene feinste Partikelchen mit sich, die sich mit dem absterbenden Plankton im Wasser schwebend erhalten und an den Flußmündungen ins Meer gelangen. Der Rhein befördert jährlich etwa 7 Millionen m³ Schlammteile zur Küste. Durch Ebbe und Flut wird dieses schwebende Material hin und her geworfen, bis es schließlich in strömungsarmen Buchten zur Sedimentation gelangt. Hier können größere Anschichtungen im Laufe verhältnismäßig kurzer Zeit entstehen. Der abgesetzte Schlick ist ein toniges, plastisches, blauschwarzes Material, das wenig organische Substanzen, reichliche Mineralien enthält und alkalisch reagiert. Von den absterbenden organischen Substanzen stammt der Schwefel, aus dem Meerwasser das Salz.

Zu den Schlicken gehören auch die *Limane* des Schwarzen Meeres (Pomorie in Bulgarien, Tekirghiol mit 1270 ha großem Limanteich und Balta Alba in Rumänien). Die Limane sind ertrunkene Flußmündungen, die von der Verbindung mit dem Meer durch Barrenbildung abgeschlossen sind (Kampe, H. Vogt und Daissky). Durch die Verdunstung (Sommertemperatur des Limanwassers bis 30° C) entsteht eine Salzlauge, die über den Schlammschichten lagert und große Mengen schwefelsaurer Alkalien bildet (Sturza). Reich ist die Schwefelbakterienflora. Sehr ähnlich ist dieser Materie der schwarze Schlamm der Salzseen der rumänischen Tiefebene (Lacul sarat, L. amara u. a.).

Hierher gehört auch der sog. Posido-Heilschlamm, der in Württemberg aus den stark bituminösen Ablagerungsmaterialien des Jurameeres im Tagebau gewonnen wird.

Quellenschlamme sind Verwitterungsprodukte vulkanischer Gesteine; diese werden von Quellen abgebaut, durchgespült und schließlich von ihnen auch zutage gefördert. (Heiße Quellenschlamme Pistyan, Budapest Lukasbad, Héviz, Abano.) In großen Mengen finden sich Quellenschlamme im siebenbürgischen Becken. Es handelt sich um Sand- und Tonmergel marinen Ursprungs. Das Material wird durch salzhaltige Quellen vielfach auch unter starken gleichzeitigen Gasemanationen hochgehoben und ist stark brom- und jodhaltig. Durch den Auswurf großer Mengen von Material entstehen schließlich kraterförmige Öffnungen, sog. Schlammvulkane (Toria in Rumänien) von 6—7 m Durchmesser, die echte Kraterränder bilden. Das austreibende Gas ist Erdgas, kann aber auch Kohlensäure sein. Im letzteren Falle fehlt dann nicht selten das Wasser, so daß echte Schlammofetten entstehen (Cowasna in Rumänien). Kalter Quellenschlamm findet sich in Kolop (Ungarn); in Eilsen und Nenndorf wird schwefelhaltiger Sedimentschlamm aus Schlammseen, in Trentschin-Teplitz Sedimentschlamm aus einem Bachlauf mit der Heilquelle verarbeitet.

Kreiden und Kalke: Die Kreiden sind Ablagerungen des Kreidemeeres (Saßnitz auf Rügen), sie bestehen aus ungeheuren Mengen der kalkhaltigen Foraminiferenschalen. Der Meeresspiegel stand ehemals in der Ostsee 1000—1500 m über dem heutigen Niveau, so daß die Kreideablagerungen als Kreidefelsen beim Rückgang der See zur Erscheinung kamen. Es handelt sich um ein feinkörniges, stark wasserbindendes Material von alkalischer Reaktion.

Unter den *Erzen* spielt der Ocker, ein mit Hilfe von Mikroorganismen aus wäßriger Lösung ausgefälltes Eisenhydroxyd, eine Rolle (Val Sinestra), ferner der Pyrit, ein Eisendisulfid-Sand (FeS_2, Blankenburg im Harz). Das letztere Material reagiert sauer (Gehalt an freier Schwefelsäure). Die *Guren* sind Ablagerungen stagnierender Gewässer mit einem reichen Gehalt an Kieselskeleten abgestorbener Diatomeen. Ihr spezifisches Gewicht ist niedrig, die Wärmehaltung hoch. Sie enthalten 20—30% organische Substanzen. Die feinen Kieselnadeln können einen Hautreiz ausüben (Baradt bei Kronstadt).

Die *minerogenen Schlamme (Abiolithe)* sind durch Ablagerung rein mineralischer Materialien entstanden. Bei den Heilerden handelt es sich um solche Materialien, die nicht durch Unterwasserablagerung, sondern durch Verwitterung entstanden sind: Lehm, Mergel, Ton (Homburg). Physikalische und chemische Einwirkungen verursachen eine Zersetzung, von der besonders die Feldspatmineralien betroffen werden. Der Homburger Ton ist ein Zersetzungsprodukt des Basalts, der Eifelfango ein Zersetzungsprodukt vulkanischer Gesteine. Die Heilerden Luvos und Diez (Felke-Bad) sind sandige feinkörnige Löße (Kalte Lehmbäder). Sandbäder in Köstritz.

Hier ist auch noch der Salzbergschlamm oder Laist zu nennen; dies ist der Schlamm, der sich in den Salzbergwerken am Boden der Sinkwerke absetzt; er besteht größtenteils aus Ton und findet besonders in österreichischen Bädern (Ischl, Hall, Goisern) teils zu Packungen, aber auch zu dünnen Schlammbädern mit Sole gemischt Verwendung.

Manche Moore haben einen natürlichen Ausfluß in Form eines Baches, zuweilen in Verbindung mit einem Restsee (z. B. bei Verlandungshochmooren), das finden wir an verschiedenen Orten des Salzburger Gebietes oder das Moor wird von einem Gewässer durchronnen, wie in Bramstedt, wo ein Kochsalzwasser aus dem Zechstein mit einem Flachmoor in Verbindung steht. Diese Wässer können auch künstlich durch Anlage von Stichgräben und Teichen im Moor gewonnen werden. Diese sog. Schwarzwässer (BENADE) haben einen sehr niedrigen Gehalt an anorganischen Stoffen, bis herunter zu 10 mg/kg, wobei Calcium, in anderen Eisen oder Ammonium vorwiegen, der organische Gehalt (Huminsäuren, Fulvosäuren, Humusstoffe) verleiht den Wässern die gelbe bis dunkelbraune Farbe; das spez. Gewicht ist äußerst niedrig, die Wässer sind bakterienfrei und haben (was bei Zahncaries erprobt ist) desinfizierende Eigenschaften, Als natürlicher Moorextrakt werden die Schwarzwässer seit langem zu Bädern verwendet, so in einigen Orten des Salzburger Gebietes, in Kitzbühel, Neidharting, in Gögging (Bayern) usw.; als stark hypotonische Wässer stehen sie in der Wirkung dem Meteor- oder Kondenswasser nahe, sie laugen die Haut stark aus, ferner macht sich eine adstringierende Tendenz geltend (BENADE).

Schließlich wird der Torf in der Wundbehandlung (BENADE u. TEICHMANN) angewandt; er wird zu dieser Verwendung als naturfeuchter Breitorf oder als Torfpaste besonders verarbeitet und hat sich durch Wundreinigung, Hyperämisierung und Anregung zur Granulationsbildung besonders bei der Behandlung therapieresistenter Wunden bewährt.

Zu Einpackungen verwandt wird auch der trockene *Sand* (Köstritz). Es handelt sich hierbei um etwas anderes als beim Moor, Schlick usw., weil keine Feuchtigkeit zur Anwendung kommt. Es ist eine Behandlung mit trockener Wärme. Es werden verhältnismäßig hohe Temperaturen gut ertragen.

Es sind außerdem auch noch andere Materialien (Holzschliff, Hefe) zu Bädern angewandt worden. Hierbei handelt es sich um feuchte Wärmeanwendung. Das gleichfalls verwandte Paraffin und Moorparaffin (Mischungen mit gemahlenem Torf) hat eine besonders hohe Wärmehaltung. Ersatzpräparate für Moorbäder sind unbrauchbar, wenn sie, wie das vorkommt, aus einem Badepulver bestehen (50—100 g), das im Wasser gelöst niemals ein Moorbad ergibt.

Physikalische Eigenschaften des Moorbades und deren biologische Wirkungen.

Der Torf und die analogen Materialien werden zu Moorbädern und Packungen verarbeitet. Hierbei handelt es sich darum, daß eine im Wasser nichtlösliche, sondern nur mit ihr mischbare Materie durch Zugabe von Wasser in eine breiartige Konsistenz gebracht und damit badefertig gemacht wird. Die Wasserzugabe muß sich in bestimmten Grenzen halten, um die genannte Konsistenz zu gewährleisten. Dabei spielt der Vertorfungsgrad eine entscheidende Rolle: Junge Moore mit noch erhaltener Pflanzenstruktur, vielleicht noch mit holzigen und harten Teilen sind nicht geeignet, erst wenn die Struktur durch weitgehende Vertorfung zerstört und der Torf eine homogene Masse geworden ist, die bei Druck in der Faust als pastenartiger Brei zwischen den Fingern hindurchquillt, ohne daß sich Wasser von der Grundsubstanz abpressen läßt, liegt ein guter Badetorf vor (ZÖRKENDÖRFER). Bei den Mineralschlammen hängt die Brauchbarkeit in erster Linie ab von der Korngröße; je mehr die feinen tonigen Teile in einer Größenordnung unter $20\,\mu$, der sog. Schluff, überwiegen, desto besser; der Prozentsatz hieran soll bei bestem Material über $50\,^0/_0$ ausmachen, während sandige Bestandteile von über 0,2 mm Korngröße möglichst fehlen sollen.

Das *Wasser* ist im Moor vorhanden: 1. als chemisch gebundenes Wasser (Hydrat- oder Konsistenzwasser nach OSTWALD), nur kleiner Anteil; den Hauptteil macht 2. das Porenwasser (OSTWALD, BENADE u. STOCKFISCH) aus, das in den kleinen oder größeren Hohlräumen der Moormasse vorhanden ist. Dazu kommt 3. kolloidal gebundenes sog. Quellungswasser, das an die im Moor vorhandenen quellbaren Substanzen gebunden ist; schließlich finden wir noch

4. intracellular vorhandenes Wasser. Im fertigen Moorbad werden die wesentlichen physikalischen Eigenschaften von der richtigen Wassermischung bedingt. Den als dickbreiig zu bezeichnenden Zustand eines richtigen Moorbades erreicht man, wenn dem Moorbrei eine Wassermenge beigegeben wird, die mit dem vorhandenen Wasser ungefähr 100% der Wasserkapazität ausmacht, d. h. also eben die Sättigung des Moorbreies mit Wasser beträgt. Man hat damit eine wissenschaftlich bestimmbare Größe. Praktisch sieht die Sache so aus, daß man auf Grund der Erfahrung einen dicken Brei herstellt. In manchen Bädern werden *dünne, normale und dicke Moorbäder* verabreicht. Die breiartige Konsistenz bleibt nur etwa bis zu 200% der Wasserkapazität bestehen, bei noch mehr Wasser kommt nur noch eine Aufschwemmung zustande, in der die festen Teile zu Boden sinken. Setzt man weniger Wasser, unter 100% Kapazität, zu, so entsteht eine feste, mehr plastische Masse, wie wir sie zu den *Packungen* brauchen. Die Grenze, innerhalb der ein brauchbares Packungsmaterial, das eben fließbar und plastisch sein muß, hergestellt werden kann, ist schmal, denn die Breie gehen nach unten rasch über die Fließgrenze in den dünnen Badebrei, nach oben ebenso rasch in eine mörtelartige zerbröckelnde Materie über, mit der kranke Körperteile nicht mehr gepackt werden können.

Ein Brei hat für den darin badenden Körper andere Eigenschaften als das Wasserbad. Der Brei hat eine verhältnismäßig große innere Reibung. Läßt man in Breien verschiedener Konsistenz, wie sie etwa dem dicken, mittleren und dünnen Moorbad entsprechen, eine bleigefüllte Glaskugel fallen, so braucht sie in einem dünnen Brei $3^1/_2$-, einem mittleren 71- und einem dicken 356mal so lange wie in Wasser, um den Boden des Gefäßes zu erreichen (STARK). Eine Korkscheibe kann, auf den Boden des Badegefäßes gebracht, im mittleren und dicken Moorbrei nicht aufsteigen, nur in dünnem Brei überwiegt der Auftrieb über die innere Reibung. Diese Erscheinung bezeichnet man als die Zähigkeit (Viscosität) der Bademasse. Das spezifische Gewicht der Bademedien ist nach BENADE folgendes: Moor in badefertigem Zustand 1,05—1,35, Sapropel 1,2—1,5, Schlick 1,4—1,75, Kreiden und Heilerden 1,6—2,0.

Die für die Moorbehandlung wichtigen physikalischen Eigenschaften beruhen auf seinen *thermo-physikalischen Qualitäten*. Die in Betracht kommenden Größen der Wärmeleitung, Wärmekonvektion und Wärmestrahlung hat W. ZÖRKENDÖRFER als *Wärmeausgleichsvermögen* zusammengefaßt, weil es praktisch auf jene Größe ankommt, die aus dem Zusammenwirken dieser Faktoren zustande kommt.

Die Wärmeleitung ist der echte Wärmestrom in der Materie. Sie ist beim Moor gering.

Wärmekonvektion ist der Wärmetransport durch die Strömung der Masse selbst. Sie ist eine Frage des Aggregatzustandes. Die strömenden Fähigkeiten der Masse fehlen dem Moor, dadurch wird ein höherer Grad von thermischem Gleichgewicht erzeugt, der für den badenden Körper Gleichgewicht der Temperatur während des Badens gewährleistet.

Das Wärmehaltevermögen (die Abkühlungsgröße) ist eine Gesamtwirkung von Leitung, Konvektion und Strahlung. Moore kühlen langsamer ab als Schlamme und vor allem als mineralische Erden. Eine bestimmte Menge Wasser braucht nach LENDEL zu ihrer Abkühlung von 47 auf 42° 20 min. Hierzu brauchen unter gleichen Bedingungen Pyrmonter Moor 70, Schlick 35, Schollener Pelose 60, weißer Sand 30 min.

Durch die Zubereitung der Moorbäder mit verschiedenen Mineralwässern, wie sie in den Badeorten üblich ist, kann die Wärmehaltung beeinflußt werden. Der

5 a

Zusatz von CO_2-reichen Wässern erhöht die .Wärmehaltung, der Zusatz von alkalischen Wässern setzt sie herab (BENADE).

Die Reibungswiderstände erfordern eine nicht unerhebliche Arbeitsleistung bei Bewegungen im Moorbad, besonders wenn diese Bewegungen nach oben oder seitwärts erfolgen. Daraus ergeben sich auch Einflüsse auf die Atmung. Beim Einsteigen in das Bad ist außerdem noch die Wirkung des Auftriebes zu überwinden. Nehmen wir das Gewicht eines Menschen zu 70 kg, sein spezifisches Gewicht zu 1,01, so entspricht dem ein Volumen von etwa 70 l. Die gleiche Masse Moor wiegt bei 1,3 spezifischem Gewicht 91 kg, der Auftrieb macht also 21 kg aus. Es wäre also kaum möglich, daß der Körper im Moor bliebe, wenn nicht die große innere Reibung, nachdem man mit einer gewissen Gewalt eingetaucht ist, dem Auftrieb entgegenstünde. Man hat mancherorts an der inneren und unteren Seite der Badewanne Halter angebracht, damit sich der Badende dort festhalten und den Auftrieb überwinden kann. Der hydrostatische Druck übersteigt den des Wassers erheblich, so daß die Exspirationsstellung des Brustkorbes im Moorbad gegenüber dem Wasserbad erhöht ist. Auch bei Packungen kann die Schwere des Materials sich geltend machen.

Das Moorbad ist ein ideales Mittel zum Festhalten von Wärme und damit zur *Wärmebehandlung*. Es ermöglicht die *Anwendung hoher Wärmegrade*, denn der Indifferenzpunkt des Moores liegt auf Grund der angegebenen thermo-physikalischen Eigenschaften (s. o.) sehr hoch (38°), also höher als bei Wasser (35°). Im Moorbrei kann eine Verschiebung der einzelnen Teile nicht oder kaum stattfinden. Die dem Körper anliegende Schicht muß sich mit diesem in Ausgleich setzen. Der Wärmenachschub erfolgt durch die an sich geringe Wärmeleitung nur langsam (BENADE). Diese *Übertragung ist sehr schonend*. Dadurch wird die Erträglichkeitsgrenze besonders bei den schlecht leitenden organischen Materialien nach oben verschoben. Die Haut steht also vom ersten Augenblick an dauernd mit der hochtemperierten Bademasse in Berührung. Es bildet sich rasch eine Art Isolierschicht (SCHADE, KIONKA). Die Haut wird unter Umständen stark, aber allmählich erhitzt, besonders bei den organischen Materialien, so daß die Haut Zeit hat, sich mit den tieferen Körperschichten in Ausgleich zu setzen und dorthin die *Wärme nach der Tiefe* abzuleiten (W. ZÖRKENDÖRFER).

Der Wärmemoorbrei im Bad stellt eine durch besonders begünstigte Wärmeübertragung ausgezeichnete, dem Körper eng anliegende Hülle dar. So ist es naheliegend, daß ein *Einfluß auf die Gesamttemperatur des Körpers* zustande kommt. Auch diese Übertragung erfolgt allmählich. Maximal läßt sich beim Badenden in einem Moorbad von 45° eine Erhöhung der Körpertemperatur um 2,2° erreichen (GUTHMANN), beim 42gradigen Moorbad um 0,9°.

Die Haut nimmt am intensivsten an diesen Wirkungen teil. Die Hyperämisierung kommt nicht nur durch die Wärme des Moorbades zustande, auch mechanische Reize können mitwirken (Sand, Pflanzenteile, die Kieselpanzer der Diatomeen, die Kieselnadeln der Equisetumarten). So kann eine lokale Hitzetherapie ausgeübt werden, die besonders in Form heißer Packungen eine rasch einsetzende lokale Hyperämie und eine anschließende Tiefenwirkung der Wärme hervorbringt. Dabei bleibt dieses Verfahren immer schonend auch für den lokalen Effekt, obschon die Moormasse die Anwendung recht hoher Temperaturen gestattet. Bei Moorpackungen kann man bis 56° C (bei mineralischen Materialien nicht so hoch) gehen, ohne die Haut zu schädigen. Gemäß den Zusammenhängen zwischen Körperinnerem und Haut auf nervösem und zirkulatorischem Gebiet sind hier indirekte Einwirkungen auf die inneren Organe denkbar (HEADsche Zonen, H. VOGT).

Von der lokalen sowohl wie von der allgemeinen Hyperämie aus hat man intensive Effekte auf in den Körperhöhlen befindliche entzündliche Prozesse (Veränderung der Adnexorgane) festgestellt als *entzündungshemmende und aufsaugende Wirkung* (auch im Tierexperiment nachgewiesen).

Chemische Eigenschaften des Moorbades und deren biologische Wirkungen.

Wenn auch die Wirkung des Torfes und der anderen Substanzen zum großen Teil auf deren für die Wärmetherapie günstigem physikalischen Verhalten beruht, so spielt doch die Chemie der Moor- und Schlammbäder bei der Therapie eine nicht geringe Rolle. Torf, Schlick usw. haben wichtige Substanzen an den Körper abzugeben und befinden sich in einem Austausch mit vom Körper ausgeschiedenen Stoffen.

Die chemischen Bestandteile des Moorbades (K. ZÖRKENDÖRFER) stammen aus dem Torfbildungsvorgang, ferner aus den Heilquellen oder dem Meerwasser in allen denjenigen Fällen, wo ein solches Wasser mit der Bildung der Moore zu tun hat. Gerade in diesem Falle sind Anreicherungen im Moor, z. B. aus den Mineralien der Quellen, von Bedeutung. Anreicherungen im Moor finden aber auch aus der Luft statt, wie CAUER für die Oberfläche schlesischer Moore nachgewiesen hat (Jodgehalt). Praktisch kann im Moorbad die chemische Wirkung noch durch die vielfach übliche Zubereitung mit den zur Verfügung stehenden Heilquellen (vor allem Kochsalzquellen, Eisenquellen, Meerwasser) eine Rolle spielen.

Unter den anorganischen Stoffen spielen die wasserlöslichen eine bedeutsame Rolle: Sulfate des Al, Ca, K, Mg, Fe, Chloride verschiedener Art, auch Schwefelwasserstoff. Bei den Meeresschlicken kommen erhebliche Beträge von Kochsalz (und KCl) hinzu, auch Spuren von J und Br. Unlösliche Stoffe (BENADE, ZÖRKENDÖRFER) spielen vor allem bei den Schwefel- und Eisenverbindungen eine Rolle. Da nur die löslichen Stoffe für die Therapie in Betracht kommen, so wendet man die Haldenlagerung bei denjenigen Torfen an, bei denen man durch die Luftoxydation solche Stoffe aus unlöslichen gewinnen kann (Eisenvitrioltorfe von Franzensbad, Pretsch, Schmiedeberg). Kalke, Silicate, Erden usw. sind ferner in Mooren aus den Bestandteilen des Erdbodens, hineingewehtem Sand usw. vorhanden.

Von organischen löslichen Bestandteilen (SOUCI, BENADE) sind zu nennen die Pektine (nach SOUCI die Muttersubstanz des Lignins), Zuckerarten, lösliche Eiweißverbindungen, Humussäure, Stärke, Abkömmlinge der Gerbsäure, gelegentlich Fette, Wachse u. a.

Die Huminsäuren entstehen bei der Vertorfung; aus dem Überwiegen der Humussäuren über die Cellulose kann man sozusagen den Zersetzungsgrad, der ja möglichst hoch sein soll, ablesen: von gutem Material werden mehr als 30% Humussäurewerte bei einer Gesamtcellulose von höchstens 20% verlangt. Die Huminsäuren sind keine einheitlichen Körper, sondern Gemische, an denen neben den eigentlichen Humussäuren auch sog. Humusbegleitstoffe (SOUCI) und chemische Verwandte der genannten Säuren (Fulvosäuren) beteiligt sind. Es kommen dazu Eiweißstoffe, durch die Tätigkeit von Mikroorganismen gebildet, celluloseartige und hemicellulose Stoffe.

Die Frage der verschiedenen organischen Stoffe, namentlich hinsichtlich der chemischen Aufspaltung, berührt das Problem des Zersetzungsgrades der Torfe. Die chemische Zersetzung geht mit der physikalischen Hand in Hand. Stärker zersetzter Torf ist feinkörniger (HEIDUSCHKA u. MÖLLERING) und hat dadurch eine erhöhte Wirkung auf die Haut, zugleich hat er mehr wasserlösliche Bestandteile. Behandlung mit Moor hat also niemals nur den Effekt, den ein reines

Wärmemittel (Warmwasserbäder, Heißpackungen mit Leinsamen usw.) ausübt. Torf und die analogen Materialien enthalten hautpermeable Stoffe, durch
deren Aufnahme in den Körper es zu lokalen Wirkungen, darüber hinaus aber zu
Umladewirkungen (analog den Mineralbädern) kommen kann. Nach BENADE
ist von den selektiven Ionen der Durchgang durch die Haut nachgewiesen für
J, As, K und Ba, außerdem für Radon, wahrscheinlich auch für Fe und Mn. Auch
an die Aufnahme von Hormonen durch die Haut ist zu denken.

Bei der direkten Hautwirkung besteht, wie schon gesagt, ein wesentlicher
Unterschied zwischen den sauren und alkalischen Medien. Der p_H der Moore liegt
bei 4,0—7,0. Für die normale Haut beträgt er 3,7. Alle diese stark sauren Stoffe
wirken adstringierend. Die Wirkung geht vor allem von den Gerbsäuren, den
Humusstoffen, ferner vom Fe und Al aus. Essigsaure Tonerde wirkt noch in der
Verdünnung von 1 : 200000 adstringierend. Die *adstringierende Wirkung* bedeutet eine Verfestigung der Haut, die besonders bei Epithelverlusten, Erosionen,
Hautausschlägen sich geltend machen kann. Auch die erreichbaren Schleimhäute
werden betroffen. Demgegenüber üben die alkalischen Materialien Schlick, Pelose, Kreiden eine quellende, auflockernde, erweichende und damit *kosmetische Wirkung auf die Haut* aus. Ein reicher Gehalt von kohlensaurem Kalk
erhöht diese kosmetische Wirkung, da er der Haut eine besondere Glätte verleiht.

Zu dem tritt noch eine deutliche *antibakterielle Wirkung* der Moorsubstanzen.
Der Zusatz von Moorlauge zu Gelatinenährböden hemmt das Bakterienwachstum.
Nach den Untersuchungen von PFANNENSTIEL und seinen Schülern nimmt in
den Moorfeldern der Bakteriengehalt von der Oberfläche nach der Tiefe ab.
Gerade diese tieferen Schichten werden aber wegen ihres höheren Zersetzungs-
grades balneologisch bevorzugt. Heilschlamme und Moore, auch die Schollener
Pelose zeigen einen auffallend niedrigen Gehalt an Keimen, Bekannt ist ferner
die günstige Erfahrung, die man in der Chirurgie mit Torfmullverbänden bei
stark sezernierenden, schlecht heilenden Wunden sowie in der Decubitusbehand-
lung mit Torfunterlagen gemacht hat. Eine Aufnahme von Keimen aus dem
Moorbad in die Haut ist an sich möglich. Die Wiederverwendung gebrauchten
Moores ist daher erst nach genügender Ablagerung statthaft.

Unter den organischen Stoffen spielen neuerdings die Hormone eine Rolle.
Träger der Hormone sind die Bitumenstoffe. Sie finden sich also nur in den Torfen
und organischen Schlammen, nicht in den minerogenen Materien. Die Hormone
(ASCHHEIM, BUTENANDT u. a.) stammen aus den Fruchtständen der im Moor
untergegangenen Pflanzen. Sie sind identisch mit den weiblichen Sexualhormonen
(Follikelhormone). Mit Moorextrakt kann man bei Ratten eine vorzeitige Ge-
schlechtsreife herbeiführen. Moorbäder ändern den Hormonstandard der Frau
(WEHEFRITZ u. GIERHAKE). Solche östrogene (brunsterregende) Stoffe sind im
Erdöl, im Asphalt, Steinkohle usw. nachgewiesen (HOHLWEG). Nach BENADE
beträgt der Wirkungsfaktor des aus Torf gewonnenen Extraktes 500 Mäuse-
einheiten je Kilogramm Torf, die entsprechenden Zahlen beim Erdöl sind 2000,
bei Asphalt 10000. Aus den verhältnismäßig kleinen Zahlen hat man Bedenken
abgeleitet, zumal ein Übergang von Stoffen aus dem Moorbad ja nur aus der dem
Körper unmittelbar anliegenden Schicht gedacht werden kann, denn eine Um-
schichtung der Materie findet in dem schwer beweglichen Material kaum statt.
Die günstigen Erfolge der Moorbäder bei der Behandlung der Sterilität stehen
aber außerhalb jeden Zweifels. Das entscheidende Moment liegt wohl auch hier
auf dem konstitutionstherapeutischen Gebiet, das Moorbad versetzt den Körper
der Frau in einen besseren, eben in den konzeptionsfähigen Zustand.

Die *tiefgreifende Allgemeinwirkung* des Moorbades wird schon durch die intensive *Badereaktion* bewiesen.

Die Blutkörperchensenkungsreaktion ist ein empfindlicher Indicator auf das Moorbad und läßt sich prognostisch besonders bei Rheumakranken sowie für die Dosierung der Moorbäder benutzen.

Im Blutbild läßt sich das Ansteigen der roten Blutkörperchen vielleicht auf den starken Hautreiz beziehen (Analogon zu den Wirkungen der Strahlen). Die vitalgranulierten Elemente zeigen (NEUMEIER und ECHTLE) eine starke Erhöhung. Im weißen Blutbild fand GUTHMANN eine Erhöhung im Bad. Im ganzen kann man von einer Reizung der Gesamtblutbildner sprechen.

Der Blutzuckerspiegel sinkt (FRONIUS), ebenso Ca und Kochsalz; daraus würde man auf Umstellungen im vegetativen System des Organismus schließen können. Damit können auch weitere Erscheinungen zusammenhängen (Herabsetzung der Magenacidität). Einwirkungen auf Menorrhagien hat man durch Packungen der Mammae (Ausschüttung des follikelhemmenden Mammins) erzielt. Bei den Einwirkungen auf den Kreislauf spielen Wärme, Druckverhältnisse der Moormasse, aber auch chemische Einwirkungen (Calciumabnahme im Blut) eine Rolle. Im ganzen resultiert neben Pulsbeschleunigung im heißen Moorbad ein Sinken des Blutdrucks. Das Kymogramm zeigt (KNÖLLE) rasch eine Zunahme des Herzschattens, der auf eine Verlagerung des Herzens zu beziehen ist.

Im Anschluß an ein Moorbad erhält der Kurpatient zur Reinigung und zum Wirkungsausgleich ein Nachbad, zu dem im allgemeinen Süßwasser verwendet wird, doch sind in Kurorten mit reichlich fließenden Mineralquellen hiefür seit langem auch Sol- oder Kohlensäurebäder in Gebrauch. Erfahrene Badeärzte haben aus empirischen Gründen hierbei die CO_2-Bäder abgelehnt, Solbäder empfohlen; das hat neuerdings wissenschaftlich volle Bestätigung erfahren: die im Moorbad erhöhte Körpertemperatur fällt (REICHEL) im CO_2-Bad sofort ab, während sie im Sol- und Süßwasser-Bad länger erhalten bleibt. Nur die letzteren Nachbäder tragen also dazu bei, die z. B. für den Rheumatiker so wichtige Dauer-Hyperthermisierung nach Moorbädern (MARTICKE) zu erhalten.

Moor- und Schlamm-Bäder sind u. a.: in West-Deutschland Aibling, Kohlgrub, Steben, Driburg, Fiestel, Gögging, Bocklet, König-Otto-Bad, Schwalbach, Meinberg, Pyrmont, Neustadt (Saale), Bramstedt; Ostzone: Altheide, Pretzsch, Freienwalde, Kolberg, Liebenwerda, Elster, Landeck usw.; Ausland: Marienbad und Konstantinbad (Tschechoslowakei), Neidharting (Österreich).

Schlicke: Cuxhaven, Wilhelmshaven, Warnemünde; Schlammbäder: Eilsen, Nenndorf, Bentheim, Abbach (alle S-haltig), Blankenburg (Harz); Kreide: Saßnitz (Rügen); Ton: Homburg; Sandbäder: Köstritz, ferner Grado (Italien); Heilerde-Lehm (Felkebad); Salzbergschlamm: Ischl u. a. (Österreich).

Versandmaterialien: Rotes Moor (Rhön), Eifelfango, Schollener Pelose, Posido (Boll).

IV. Technische Behandlung des natürlichen Heilgutes (Quellen und Torfe).

Wie die Einrichtungen unserer hochentwickelten Bäder erkennen lassen, erfordert die Nutzung des natürlichen Heilgutes zu Bädern, Trinkkuren, Inhalationen umfangreiche technische Einrichtungen. Die Wissenschaft von der technischen Behandlung der Quellen und Moore (KAMPE, WOLLMANN, WEVELMEYER) ist ein in der Neuzeit entwickeltes Gebiet, nachdem man sich lange Zeit mit einfachen Methoden, angelehnt an die Behandlung des Süßwassers, bei der technischen Nutzung der Heilschätze begnügt hatte. Gemäß der hohen Entwicklung dieses Spezialgebietes können Anlagen nur durch Spezialingenieure ausgeführt werden. Das Gebiet berührt aber aufs engste nicht nur den Arbeitsbereich der Badeverwaltungen, sondern auch die Tätigkeit der Ärzte; bei diesen Stellen muß dauernd das größte Interesse für die Technik und eine Fühlung mit deren Fragen vorhanden sein, denn von der richtigen technischen Behandlung hängt eine erfolgreiche Verwendung des Heilgutes ab.

Aufgabe der Bädertechnik ist es, das Mineralwasser in möglichst reinem Zustand ohne Verlust seiner wertvollen Wirkstoffe gebrauchsfähig zu Bädern, Trinkkuren, Inhalationen, Spülungen an den kranken Menschen heranzubringen. Viele Wässer enthalten labile Bestandteile, sie sind überaus empfindlich gegen jeglichen Eingriff von außen. Die Bohrung, die Leitung der Wässer oft auf langen Wegen, Speicherung, Erwärmung, Abkühlung setzen die Wässer mannigfachen Einwirkungen aus.

Besonders vorteilhaft liegt die Situation dann, wenn eine ungefähr badefähige Temperatur (etwa 40°), reichliche Schüttung und nächste Nähe der Verwendungsstelle (Badehäuser) vorliegen (Schallerbach, Wildbad, Baden bei Wien). Eine Manipulation der Wässer bleibt dann auf ein Mindestmaß beschränkt. Die moderne Technik hat es aber fertiggebracht, auch dann, da meistens so ideale Verhältnisse nicht vorliegen, eine Heranbringung des Heilgutes an den Menschen in kaum veränderter Qualität zu gewährleisten.

Die Technik beginnt mit *Suchen, Finden und Fassen der Quellen*. Viele genützte Quellen sind an dem Orte gefaßt, wo sie zutage treten. Andere sind zufällig gefunden, etwa bei Bohrungen nach Petroleum, andere aus naturwissenschaftlichen Überlegungen gesucht und erschlossen. Das Suchen nach Mineralquellen setzt die Mitarbeit sachkundiger Geologen und Physiker voraus. Neuerdings werden auch Wünschelrutengänger herangezogen. Daß es Menschen gibt, die allgemein nicht vorhandene Sensibilitäten besitzen und für Erdströme usw empfindlich sind, kann nicht bestritten werden. Eine Wasserfindung durch Wünschelrutengänger ist nicht auszuschließen. Der Unsicherheitsfaktor ist sehr groß. Jedenfalls kann der Wünschelrutengänger nur das Vorhandensein einer Wasserader, aber keine darüber hinausgehenden Angaben über Qualität, Temperatur machen. Alle derartigen Angelegenheiten gehören in das Reich der Fabel.

Faßt man eine Quelle auf freigelegter Basis im Boden, so spricht man von Schürffassung, geht man mittels eines Schachtes in die Tiefe, von einer Schachttäufe. Die Bohrung hat die Aufgabe, das Quellwasser in der mineralwasserführenden Bodenschicht zu erschließen.

Die Aufgabe aller dieser Verfahren ist es, möglichst die maximale Menge des Quellgutes zu erschließen, so daß dieses ohne Verlust von Wasser und Gas zur Verwendung kommen kann; auch soll natürlich jede Änderung des Quellgutes unterbleiben (KAMPE).

Ältere Anlagen zeigen zuweilen noch die einfache Brunnenanlage, wobei der Brunnenschacht zugleich Steigrohr und Wasserbehälter ist; das ist etwas anderes als die Schachtfassung, bei der der Schacht nur der Erschließung des Quellgutes dient. Brunnenfassungen sind überaltert, sie ermöglichen keine genügende Abtrennung vom Grundwasser und haben sich für die Nutzung des Quellgutes, namentlich bei gasführenden Wässern, als unzureichend erwiesen.

Mineralquellen sind fast stets aufsteigende Quellen. Alle Arbeiten, die der Erschließung der Quellen dienen, müssen mit Überraschungen rechnen, denn jede Quelle ist auch in dieser Beziehung ein Wesen von spezieller Eigenart. Die Ergebnisse des Bodenaufschlusses im Laufe der Arbeit ändern nicht selten den Gang des Verfahrens; es ist daher nicht möglich, sich an ein von vornherein bis ins kleinste ausgearbeitetes Projekt zu halten; solchen Vorschlägen gegenüber ist Zurückhaltung und Zweifel am Platze (KAMPE).

Bei den *Steigrohrfassungen* legt man die Quelle bis auf den Austritt aus dem festen Gestein bloß, stülpt mit guter Abdichtung einen Trichter aus Metall oder Stein darüber und leitet das Wasser von da mittels Steigrohr nach oben. Allen Fassungen überlegen ist die *Bohrung*, besonders wenn die Anlage eines recht weiten Bohrloches ausführbar ist. Aber gerade die Bohrmethode ist mit einem starken Unsicherheitsfaktor verbunden, zumal bei den erheblichen Tiefen (1000 m und mehr), die zuweilen erforderlich werden: sicher kann man einigermaßen sein, daß man fündig wird, wenn man es mit einer mineralwasserführenden, geologisch gut bekannten Schicht zu tun hat; auch eine Verwerferspalte wird man in bestimmter Tiefe mit Sicherheit treffen können, ob man aber auf der Spalte gerade den Punkt der Quellader trifft, ist eine Sache des „Bohrglücks" (KAMPE). Man muß immer mit der Eventualität mehrerer Bohrlöcher rechnen; auch bei den Schürf- und Schachtfassungen lassen sich die Kosten des Projektes nur einigermaßen genau voraussagen, so daß in allen Fällen eine gewisse Beweglichkeit der finanziellen Vorbereitungen erforderlich bleibt. Die Verrohrung bietet dem aufsteigenden Wasser im Vergleich zum natürlichen Quellenschlot eine große Widerstandsverringerung, so daß Menge, Wärme und Schnelligkeit des Ausflusses zu steigen pflegen. Am besten befördert man das Mineralwasser nicht durch freien Auslauf aus dem Steig- oder Bohrrohr nach oben, sondern (WOLLMANN) durch eine in 50—100 m Tiefe im Bohrloch angebrachte Tiefbrunnenpumpe, Eigenschaften, die beim Austritt des Wassers an die Luft verlorengehen, bleiben dem so geförderten Wasser erhalten. Das hat größte Bedeutung für gasführende Quellen, die besonders gegen technische Eingriffe empfindlich sind.

Jede Quelle hat eine maximale Steighöhe, ihr piezometrisches Niveau; es wird dargestellt bei frei überlaufenden Quellen durch das Überlaufniveau, bei gedrosselten Quellen durch die Steighöhe des Wassers in dem unterhalb der Drosselung abzweigenden Steigrohr (KAMPE). Die Menge der Schüttung ist um so größer, je tiefer unterhalb dieses Niveaus die Quelle angezapft ist. Die Ergiebigkeit wächst also mit der Senkung des Quellspiegels. Dabei ist aber zu beachten, daß die Quelle den ungestörten Beharrungszustand des immer gleichmäßigen Fließens nicht verlieren darf. Dieser ganze Fragenkomplex hat für die Nutzung der Quellen größte Bedeutung und bedarf jeweils der Prüfung durch sachverständige Quelleningenieure, zumal die Senkung der Spannungshöhe mit der Frage des Grundwasserkontaktes, also mit der Gefahr des Zusitzens von Süßwasser eng zusammenhängt.

Die gesamte Anlage der Leitungen, die Lichtweite der Rohre, die Krümmungen des Weges, Verengerungen und Erweiterungen, Art der Formstücke und Armaturen müssen Gegenstand besonderer Überlegungen sein, um eine Erhöhung der Reibung, Wirbelbildung, Änderung der Geschwindigkeit, Stauungen und sonstige Gefahrstellen zu vermeiden. Die Art der Werkstoffe, das Rohrmaterial, Dichtungen Schutzanstriche bedürfen aus gleichen Gründen sachkundiger Überlegung. Ein weiteres schwieriges Kapitel der technischen Behandlung der Mineralwässer ist dadurch gegeben, daß einerseits die Quellwässer durch Ablagerung Sinter bilden, daß das Rohrlumen unter Umständen in kurzer Zeit eingeengt oder verlegt werden kann. Andererseits greifen die meisten Wässer das Rohrmaterial an, zerstören es unter Umständen in erstaunlich kurzer Zeit, wenn nicht besonders widerstandsfähiges Material (Holz, Kupfer, einige neue Werkstoffe) gewählt wird (Abb. 5).

Ein besonders schwieriges Gebiet ist die technische Behandlung *gashaltiger Wässer*, denn hierbei ist nicht nur das Wasser, sondern auch der Gasgehalt zu betreuen und vor Verlust zu schützen. Schon im Erdboden beeinträchtigt ein Verlust an Gas die bewegende Kraft der Quelle und damit Fließgeschwindigkeit und Schüttung, vor allem bedeutet er aber eine Veränderung des Wertes und des Charakters der Quelle. Senkung des Grundwasserspiegels kann bedeutenden Gasverlust zur Folge haben, weil schon kleinste Klüfte großen Gasmengen den Durchtritt gestatten. Hier und im weiteren Gang des Wassers ist es von Wichtigkeit, die Bildung größerer Gasblasen zu verhindern, ferner diese, wenn sie doch auftreten, zu entfernen. Von der Annahme, daß es darauf ankomme, die Fließgeschwindigkeit in den Rohrleitungen bei gasführenden Wässern möglichst niedrig zu halten, ist man abgekommen; viel wichtiger ist (WEVELMEYER) eine ausgeglichene Druckverteilung im Rohrnetz. Wichtig ist ferner die Einlaufgeschwindigkeit des Wassers in die Badewanne, die maximal 1,3 m/sec betragen soll (WEVELMEYER).

Da sehr viele gashaltige Wässer kalt aus dem Erdboden kommen, so müssen sie erwärmt werden, was der Technik weitere Aufgaben stellt. Eine 10° warme Kohlensäurequelle ist mit CO_2 gesättigt bei 2318 mg/kg CO_2, für 20° bei 1688 mg/kg. Die bei der Erwärmung unvermeidliche Entgasung geht aber langsamer vor sich, so daß die Quelle stets übersättigt bleibt, namentlich wenn sie mechanisch wenig bewegt wird. Gasverluste fallen daher bei den CO_2-Wässern um so geringer aus, je ruhiger das Wasser in die Wanne kommt und je näher an der Wanne es erwärmt wird. Am größten sind daher die Verluste bei der zentralen Boilererwärmung, sie betragen (nach WOLLMANN) bei den anderen Systemen: Durchlauferhitzer vor der Wanne 25%, bei der Erwärmung in der Wanne durch Klappregister oder Dampfschlange 20%, bei der sog. Dampfkanalwanne 17%.

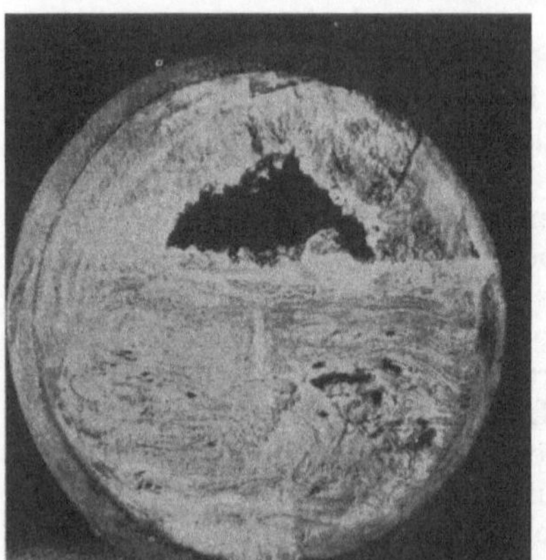

Abb. 5. Sinterbildung einer Mineralquelle (Kalk) verlegt die Rohrleitung.

Die Heranbringung der radonhaltigen Wässer zu Bädern, zu Trink- und Inhalationskuren erfordert technische Spezialverfahren. Über ein kombiniertes Bade-Inhalationsverfahren mit radioaktiven Wässern nach BEST s. S. 61.

In den Bereich der Technik gehört schließlich auch die *Quellenbeobachtung*. Die Quellen sind im allgemeinen so konstant, daß die vorkommenden Schwankungen den therapeutischen Wert nicht beeinträchtigen. Sie bedürfen jedoch der fortlaufenden Kontrolle, die sich erstrecken muß auf die Ergiebigkeit, Temperatur, den Gehalt an den wichtigen Bestandteilen (Mineralstoffen, Gasen, Radioaktivität). Ferner ist eine fortlaufende hygienische Kontrolle erforderlich. Vadose Quellen zeigen gelegentlich Zusammenhänge mit Niederschlägen wenigstens in bezug auf ihre Schüttung. Auch die Einflüsse der Veränderungen des Luftdruckes können wenigstens in begrenztem Maße sich bei Quellen geltend machen. Beachtet muß auch das sog. Sintern der Quellen werden, da dieses (s. Abb. 5) die Zuleitung beeinträchtigen kann. Für die fortlaufende Kontrolle sind keine umfangreichen großen Analysen erforderlich, es genügen hier Proben, die sich auf die hauptsächlichsten Wertbestandteile beziehen, sog. Kontrollanalysen.

Für die *Trinkkur* ist erforderlich, daß das Mineralwasser in reinstem Zustand bequem und jederzeit frisch an den Kurgast herangebracht werden kann. Bei Quellen, die über Tag austreten, ist die Abnahme des Trinkbrunnens aus Wasserhähnen oder bei genügendem Wasser aus dauernd laufenden Leitungen üblich.

Liegt der Spiegel der Quelle tief, so muß das Wasser aus seiner Versenkung heraufgeholt werden (Handreichung oder mechanische Vorrichtung). Auch hier ist die trinkfähige natürliche Temperatur (Bertrich 32°, Neuenahr 35°) besonders vorteilhaft. Die Erwärmung muß vorsichtig, möglichst unmittelbar vor dem Trinken geschehen. Man trinkt aus Gläsern mit 200—250 g Inhalt vielfach mit Röhrchen (Schutz der Zähne vor Eisen). Die Kohlensäure kann man entfernen durch Umgießen, Umrühren oder Durchblasen von Luft mittels der genannten Röhrchen.

Die Trinkkur wird in der Form des Umhergehens, beim Sitzen im Freien oder in einer Wandelhalle genommen. Sie ist ein Stück im Tagesprogramm des Kurgastes. Früher, wo sie noch stärker üblich war, war sie eine gesellschaftliche Angelegenheit. Um die Trinkbrunnen haben sich daher von alters her Promenaden, Wandelgänge, gedeckte Hallen entwickelt. Die Anordnung hat zu eindrucksvollen architektonischen Lösungen geführt (s. Abb. 6). Praktisch ist wichtig, daß die Gläserausgabe in einiger Entfernung von der Wasserabgabe, nicht neben dieser stattfindet, damit die Kurgäste zum Hin- und Hergehen gezwungen werden.

Die erwähnten Darreichungsverfahren (Schöpfen aus dem Quellschacht, Entnahme aus laufenden Leitungen mit oder ohne Hähne) geben indessen nur bei chemisch stabilen Wässern die Sicherheit, daß das Quellgut unverändert an den Patienten herangebracht wird; bei Wässern mit flüchtigen Bestandteilen verursachen diese Methoden der Gläserfüllung und des Trinkgebrauches Verluste an den flüchtigen Teilen (CO_2, H_2S, Rn), die bei CO_2 und H_2S bis 30% betragen (KOMMA). Damit aber wird das ursprüngliche chemische Gleichgewicht des Heilwassers gestört und auch durch weitere aus dem Gasverlust sich ergebende Folgen, mit denen zu rechnen ist (Veränderung der Löslichkeitsverhältnisse usw.) die Heilkraft des Wassers verändert. KOSMATH hat ein von ihm selbst und KOMMA praktisch erprobtes Verfahren angegeben, bei dem durch besonders konstruierte Hähne, Einfüllung des Heilwassers in die Trinkgefäße vom Boden aus, Luftabschluß des Trinkwassers durch ein Ceresinplättchen diese Mängel vermieden werden. ENDERS hat für die Trinkkur mit radonhaltigen Wässern ein besonderes Trinkgefäß empfohlen.

Die Technik der Inhalation hat die Aufgabe das mit dem Einatmungsluftstrom durch Mund und Nase in den Körper gelangende Heilgut so zuzuführen, daß es die erkrankten Teile, wo es wirken soll, erreicht. Der normale Bau der Atemwege schreibt dem Luftstrom sehr gewundene Wege vor, krankhafte Veränderungen können hier noch erhebliche Erschwerungen und Behinderungen zur Folge haben. Die Einatmung (WAGNER, EVERS, WEVELMEYER) des in den Bädern dargebotenen natürlichen Heilgutes geschieht in der Form der Zerstäubung und Vernebelung von Flüssigkeiten oder als Gasinhalation; in Betracht kommen praktisch Kochsalzwässer, Solen, schwefelhaltige und radioaktive Quellen.

Während die Gaseinatmung gegenüber der Luftatmung kaum technische Schwierigkeiten in sich schließt, ist dies bei der Flüssigkeitszerstäubung anders: hier kommt es, soll die obige Aufgabe gelöst werden, vor allem auf die Beachtung der Tröpfchengröße der zerstäubten Flüssigkeit an. Die größeren Tröpfchen aus einem Nebel werden schon in Mund und Nase niedergeschlagen, feinere gelangen tiefer in die Bronchien und Alveolen, man kann also den Niederschlagsort regulieren, dabei hat man (KÜHNAU) mit folgenden Tröpfchengrößen zu rechnen: 1,0 bis 0,1 mm für den Niederschlag in Mund und Nase, 100 bis 10 μ für Kehlkopf und grobe Bronchien, 10 bis 2 μ für die Alveolen; eine weitere Verfeinerung ist unzweckmäßig, da Tröpfchen von der Größe 1 μ und weniger wieder ausgeatmet werden.

Die Flüssigkeitszerstäubung (WEVELMEYER) erfolgt nach dem Prinzip der BERGSONschen Düse entweder als Raumzerstäubung oder am Einzelapparat. Bei älteren Systemen prallt der Flüssigkeitsstrom feststehender Düsen auf eine Glasplatte auf, später ging man zu drehenden Düsensystemen über oder man zerstäubt aus festen Düsen innerhalb einer Glasschale: der Nebel kommt hierbei in rasche Rotation, die groben Tropfen fließen nach unten ab: hier ist eine besonders gute Regulation von Zerstäubungsgrad und Tropfengröße möglich. Als Rauminhalatorium benutzt man einen Raum, der etwa 30 Personen faßt (Sitzgelegenheiten), gut lüftbar, mit abwaschbaren Wänden und fugenlosen, nach der Mitte zu entwässerndem Fußboden ausgestattet ist. Pro Patient sind 5 m³ Raum vorzusehen. Spucknäpfe mit fließendem Wasser müssen vorhanden sein. Die Patienten betreten den Raum mit einem undurchlässigen Mantel bekleidet. Im Einzelapparat wird mit Preßluft von 1,6 atü zerstäubt, der Inhalationsstrom wird also mit einer gewissen Gewalt in die Atemwege hineingeblasen, das ist vor allem für die Zuführung kleiner Tropfen wertvoll; doch erfordert die Benutzung der Einzelapparate eine gewisse Mitarbeit und Schulung der Patienten. Man stellt die Einzelapparate in halboffenen Kabinen auf. Für alle Systeme sind Nebelmenge, Tröpfchengröße, Inhalt regulierbar, auch die elektrische Aufladung des Solenebels wird an einigen Orten ausgenutzt. Will man Medikamente der zu inhalierenden Flüssigkeit beimischen, so ist es sehr wichtig, zu beachten, daß sich die beizufügenden Arzneien in der Inhalationsflüssigkeit tadellos auflösen, da sonst beachtliche Störungen eintreten können, wenn das abgesonderte Medikament konzentriert zur Einatmung gelangt. Man kann aber dem Solenebel die Medikamente auch in Nebelform beimischen.

Die Gasinhalation wird als Sauerstoffinhalation (meist mit Luft gemischt) viel angewandt, im balneologischen Bereich spielen die Inhalation von Schwefelgasen und die Inhalation radioaktiver Luft eine wichtige Rolle. Schwefelgase werden nur als Rauminhalation verwendet, man läßt das Schwefelwasser als Springbrunnen in eine Schale fallen, wobei das Gas frei wird; diese Methode wurde erstmalig von WAITZ 1810 in Nenndorf zur Anwendung gebracht (EVERS). Es wäre falsch, hier die Preßluft- oder Dampfzerstäubung anzuwenden, weil der H₂S dann zu Schwefel oxydieren und seinen Heilwert verlieren würde (KÜHNAU, WEVELMEYER). Radioaktive Luft kann man, falls das Radon in ausreichender Menge den Quellen entströmt, direkt zuleiten oder man kann sie durch Zerstäubung radioaktiven Wassers gewinnen (Trennung des Gases vom Wasser); man kann hierbei mit konstanteren Verhältnissen rechnen als bei der Verwendung der von Feuchtigkeit, Barometerstand usw. stark abhängigen Quellenausatmung. WOLLMANN hat s. Z. in Oberschlema durch gewichtlos aufgehängte Masken eine sehr brauchbare Inhalationstechnik für Radon ersonnen.

In der sog. pneumatischen Therapie wird der veränderte Luftdruck zu Heilzwecken verwendet, entweder mit einseitig verändertem Druck auf die Innenfläche der Atmungsorgane in den pneumatischen Einzelapparaten oder in der pneumatischen Kammer bei allseitigem Druck.

Das Problem der Vernebelung von Penicillinpräparaten und die sog. Aerolisierung (Herstellung feinster Medikamentennebel), sowie eine brauchbare Maßtechnik sind die noch nicht abgeschlossenen Fragen des Gebietes (WEVELMEYER).

Freiluftinhalatorien sind Einrichtungen, die den Vorgang der Rauminhalation in das Freie verlegen. An geschützten Stellen im Freien, hinter hohen Hecken können Raumzerstäuber aufgestellt werden, die bei mildem Wetter und Windstille eine Freiluftinhalation ermöglichen. Vor allem ist in der Nähe von *Gradier-*

werken eine wirksame Freiluftinhalation möglich. Ursprünglich dienten die Gradierwerke nur der Salzgewinnung. Kochsalzreiche Sole wird in die oberste Etage gepumpt und rieselt von dort über dichtes Schwarzdorngestrüpp nach unten. Auf dem Wege zerstäubt und verdampft ein großer Teil der Flüssigkeit, unten kommt konzentrierte Sole an. Die Zerstäubung teilt sich der umliegenden Luft mit. Bis auf einige 100 m Entfernung enthält die sog. Gradierhausluft wirksame Bestandteile des zerstäubten Mineralwassers (CAUER). Promenaden, Kinderspielplätze, in der Nähe der Gradierwerke angelegt, vermitteln auch hier eine wirksame Inhalation. Ein Freiluftinhalatorium großen Stiles ist an der Meeresbrandung vorhanden (Salztröpfchen, Jod). In Jodbädern teilt sich bei der Flüchtigkeit des Jodes dieses vielfach namentlich im Bereich der Trinkkureinrichtungen der umgebenden Luft mit. Teile des Kurortes können so eine wirksame Inhalation vermitteln. In manchen Orten bewirkt die radiumhaltige Bodenemanation über Gesteinsspalten ein Ausströmen des Radons, wodurch wiederum Einatmungsmöglichkeiten bestehen. Auf der Achbrücke in Badgastein bewirkt die dortige starke Zerstäubung des radiumhaltigen Thermalwassers eine sehr hochgradige Luftionisation, die sich durch Einatmung den auf der nahen Promenade weilenden Gästen vermittelt.

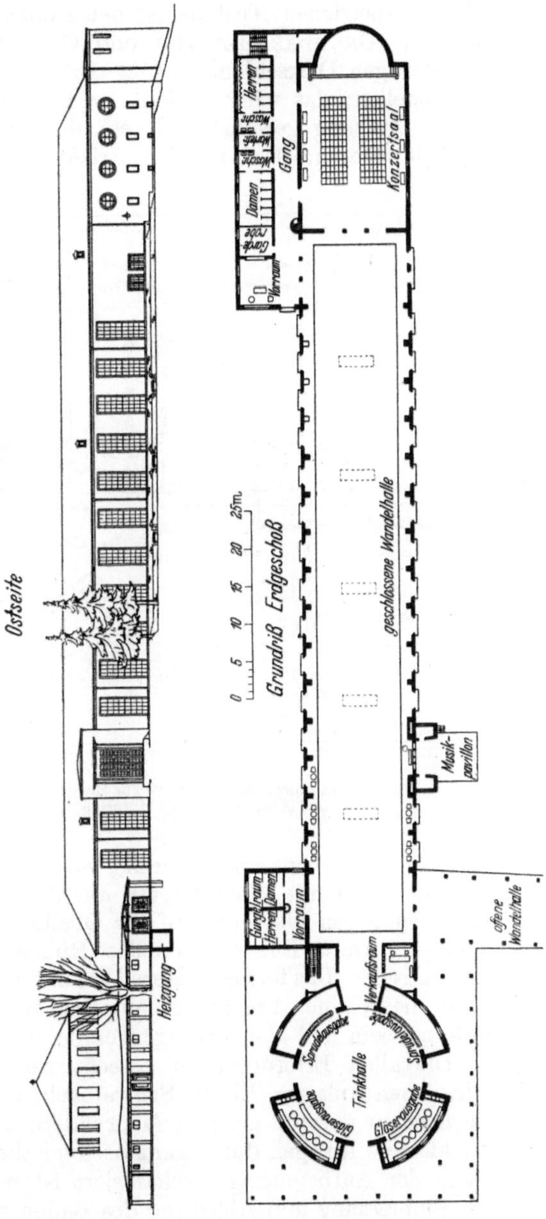

Bei der Verwendung der Materialien zu *Moor- und Schlammbädern* ist eine umfangreiche technische Zubereitung erforderlich. Um Badetorf zu gewinnen, wird evtl. nach Senkung des Grundwasserspiegels der Torf „gestochen" oder ausgegraben, oder auch, wenn er unter Wasser gewonnen wird, vom Kahn aus geschöpft. Man lagert dann das Material luftig. Für manchen Torf hat sich die Haldenlagerung eingebürgert, d. h. um

Abb. 6. Brunnen- und Wandelhalle zur Trinkkur: Trinkhalle, Wandelhalle, Gläser- und Wasserabgabe, Saal. (Eigentum der Krankenheiler Jodquellen A. G., Tölz.)

denlagerung eingebürgert, d. h. um bestimmte, für die Therapie als wichtig erachtete Veränderungen am Material durch Luftoxydation herbeizuführen, läßt man im Herbst und Winter gewonnenen Torf längere Zeit im Freien lagern. Zu Badezwecken muß der

Torf aufbereitet, d. h. er muß zerkleinert, von Beimischungen, Gestein, Wurzeln befreit und gemahlen werden. Das Zerkleinern, Schneiden, Mahlen geschieht maschinell oder mit der Hand. Die bisher auf der Basis einer ziemlich rohen Empirie betriebene Technik ist neuerdings gründlich wissenschaftlich unterbaut worden (GRÜNDER, BENADE und ORDJANIAN). Es kommt darauf an, einen badefertigen Dickschlamm unter Erhaltung eines Maximums an Heilwirkung herzustellen; das wird erreicht, wenn die Zubereitung eine Auflockerung und keine Pressung gewährleistet, es sind dafür besondere Spezialmaschinen entwickelt worden. Der nächste Arbeitsgang ist der des Mischens mit heißem

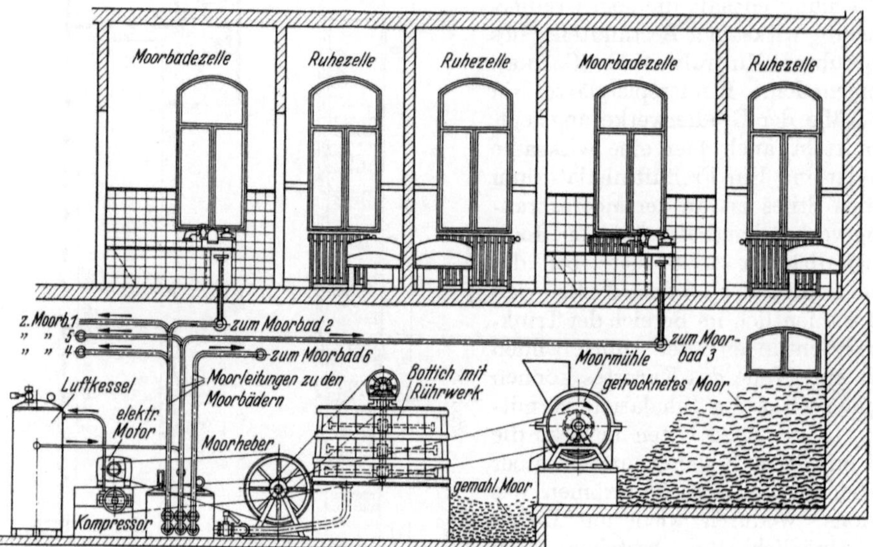

Abb. 7. Ganzmechanische Anlage zur Herrichtung von Moorbädern (Förderung, Aufbereitung und Abtransport des Materials) in Bad Liebenwerda (nach FRIEDRICH).

Wasser, Erwärmens und Rührens, was in großen Holzbottichen geschieht. Hier wird der Torf mit Wasser (evtl. aus den vorhandenen Heilquellen) oder unter Einblasung von Wasserdampf zur Quellung, Lösung und Vermischung gebracht, auch erwärmt. Ein maschinelles Rührwerk besorgt die Durchmischung der Bestandteile. Das fertige Material gelangt dann in einen Sammelbehälter und von da in die Wanne. Das fertige Moorbad muß dick- oder dünnbreiig je nach Verordnung sein und gleichmäßige Temperatur haben (s. Abb. 7).

Die allen Erfordernissen gerecht werdende manuelle Bedienung der verschiedenen Anlagen (Elster, Schwalbach, Pyrmont), mit fahrbaren Wannen, wie sie noch in unseren größten Moorbädern üblich ist, wird neuerdings besonders für kleinere Anlagen durch ganzmechanische Betriebe ersetzt, wobei der gesamte Gang der Aufbereitung mechanisiert ist mit Druck- und Saugvorrichtung für die Einpressung und Ableitung des Badematerials in die feststehenden Wannen. Eine Moorbadezelle muß neben der Moorbadewanne eine Wanne für die nachherige Reinigung besitzen. Ausreichende Ruheräume sind erforderlich. Der gebrauchte Inhalt der Moorbäder wird nachher in das Gelände abgeführt und in größere Gruben oder Teiche ausgeschüttet. Nach etwa 10 jähriger Regenerierung steht seiner Wiederverwendung zu Bädern nichts im Wege.

Medizinische Klimatologie.
Einleitung.

Unter Bioklimatologie versteht man nach LINKE die Lehre von den Einflüssen der Naturkräfte auf das organische Leben. Bioklimatologie ist also die Wissenschaft, die sich mit den Wirkungen des Klimas und Wetters auf den Menschen und darüber hinaus auf Pflanzen und Tiere befaßt. Die schon von ALEXANDER VON HUMBOLDT stammende Definition des Klimabegriffs, daß das Klima „alle Veränderungen in der Atmosphäre umfasse, die unsere Organe merklich affizieren", ist hauptsächlich biologisch gedacht und spricht vor allem den Arzt an. Zum Studium der Einwirkungen dieser atmosphärischen Veränderungen auf den lebenden Organismus ist aber eine genaue Kenntnis eben dieser Abläufe in der Natur erforderlich, die uns Meteorologie und Geophysik vermitteln. Die *medizinische Klimatologie* ist also ein *Grenzgebiet zwischen Meteorologie und Medizin*, das nur in Gemeinschaftsarbeit erforscht werden kann. Wenn auch den Arzt zunächst nur die *gesundheitlichen* Wirkungen der atmosphärischen Umwelt zu interessieren scheinen, so ist doch nicht zu verkennen, daß nur eine Betrachtungsweise exakte Unterlagen verschaffen kann, die die geophysikalisch-meteorologischen Grundlagen und Elemente berücksichtigt. Diesem Gedanken, daß die medizinischen Belange, auch die therapeutischen, am besten gewahrt werden, wenn eine saubere naturwissenschaftlich fundierte Grundlagenforschung getrieben wird, scheint eine von H. BERG jüngst gegebene Klimadefinition am ehesten gerecht zu werden: „Klima ist der mittlere Zustand der Atmosphäre eines Ortes sowohl hinsichtlich der Mittelwerte der einzelnen Elemente als auch hinsichtlich des Vorkommens bestimmter Schwellenwerte derselben; Klima ist auch der mittlere Ablauf des Wetters als komplexe Erscheinung". In dieser umfassenden Beschreibung schließt der Begriff Klima auch das Wetter im eigentlichen Sinne des Wortes ein. Praktisch umschreibt das *Wetter* den *augenblicklichen* Zustand in der Atmosphäre eines bestimmten Gebietes, die *Witterung großräumig* das Wetter mehrerer Tage und das *Klima* die Gesamtheit der Witterung im Verlauf der Jahre für eine Gegend oder einen gegebenen Ort. Für die anthropobiologische Beurteilung eines Klimas sind weniger Mittel- und Extremwerte entscheidend, als die Größe der Schwankungen, die Streuung der einzelnen Wetterelemente. Das Klima ist bedingt durch Faktoren stabilen Charakters (geographische Breite, Meereshöhe, allgemeine Gesetzmäßigkeiten, wie z. B. das Phänomen des See- und Landwindes), jahreszeitliche Einflüsse und die eigentlichen Wettereinflüsse, die wandelbar, „launisch" erscheinen und in vielen Gegenden einem fast beständigen Wechsel unterworfen sind. Zum Studium des Einflusses eines bestimmten Klimas auf den lebenden Organismus ist also auch die Kenntnis der örtlichen, geographisch und orographisch[1] bedingten Abwandlungen des Großraumklimas, des Landschaftscharakters und der jeweiligen Wetterlage erforderlich. Das Wetter wird bestimmt durch die Beschaffenheit der einzelnen meteorologischen Elemente, die als singuläre Faktoren oder auch als komplexe Größen definiert werden können, jedenfalls aber im Akkord der einzelnen Größen wirken. (Strahlung, Lufttemperatur, Luftfeuchtigkeit, Wolken und Bewölkung, Niederschlag, Luftbewegung und Wind, Luftdichte, chemische Beschaffenheit der Luft und das Luftkolloid, Luftelektrizität usw.)

Die Erforschung der Zusammenhänge zwischen Wetter, Klima und dem menschlichen Organismus ist deshalb so erschwert, weil ein sehr kompliziertes System meteorologischer Größen auf einen ebenso komplizierten biologischen

---

[1] Orographie, Beschreibung der Reliefformen der Erdoberfläche.

Organismus, den menschlichen Körper einwirkt. Die Mannigfaltigkeit der einwirkenden singulären Größen, die Vielheit der durch sie im menschlichen Organismus bewirkten Regulationen und Gegenregulationen erschweren vielfach heute
noch die genaue Erklärung der einzelnen Abläufe. Wenn auch in einigen Fällen bestimmte klimatische Größen unter gegebenen Bedingungen eine genau umschriebene Reaktion im Organismus auslösen können (Entstehung des Sonnenbrandes,
des Lichterythems, durch kurzwellige Ultraviolettstrahlung; Zunahme der roten
Blutkörperchen durch verringerten O_2-Partialdruck), so sind doch meistens die
klimatisch bedingten Reaktionen des Menschen Folgen komplexer geophysikalischer Vorgänge.

Die *medizinische Klimatologie* umfaßt ein weites *Grenzgebiet zwischen Medizin*
und zahlreichen Disziplinen der *Naturwissenschaften*. Ihre Aufgabe ist nicht nur die
Erforschung der heilenden Einflüsse der geophysikalischen Umwelt auf den kranken
Menschen (Klimaheilkunde), sondern auch die der pathogenen Einwirkungen
bestimmter Klima- und Wetterlagen (Meteoropathologie — DE RUDDER). Wetter
und Klima bestimmen weitgehend Land- und Forstwirtschaft (Agrar- und Forstmeteorologie). Unkenntnis und Mißachtung der klimatologischen Gesetze können
hier indirekt den Menschen schwerstens gefährden (z. B. Versteppung der
Landschaft durch Raubbau im Walde und falsche Wasserbewirtschaftung). Das
Klima ist ein Gestalter des menschlichen Lebens, nicht nur im physiologischen
Bereich, sondern auch hinsichtlich seines Einflusses auf den Ausbruch und den
Verlauf von Krankheiten, auf Bestand und Gang großer Volksseuchen.

Die Bioklimatologie ist eine Wissenschaft der neueren Zeit. Nach bescheidenen,
grundsätzlich aber bedeutungsvollen Anfängen im Altertum ist sie vor allem mit
dem Aufkommen der modernen Naturwissenschaften entwickelt worden. Zu der
hohen Bedeutung, die sie heute besitzt, ist sie erst durch die Arbeiten der letzten
Jahrzehnte, besonders solche deutscher, französischer und Schweizer Forscher
(BACMEISTER, BAUR, CONRAD, DORNO, GEIGER, HANN, HILL, KNOCH, KÖPPEN,
LINKE, LOSSNITZER, LÖWY, MÖRIKOFER, VON NEERGAARD, PIÉRY, VAN OORDT,
PFLEIDERER, BÜTTNER, DE RUDDER, WEICKMANN u. a.) gelangt. Die atmosphärischen Einflüsse wirken durch die verschiedensten Wirkungskomplexe auf den
Organismus. Die wichtigsten sind die photochemischen, die thermischen und die
luftchemischen, dazu kommen besonders noch der Luftdruck (die barometrische
Höhenlage) und die (in ihrer Bedeutung umstrittene) Luftelektrizität.

I. Klimatologie.

Die Lufthülle und ihre Zusammensetzung.

Die die Erde umgebende Hülle (Atmosphäre) ist nicht einheitlich; sie ist in
übereinanderliegende Schichten, die erdnahe *Troposphäre* und die darüber liegende
Stratosphäre, gegliedert, an die sich die *Ionosphäre* anschließt. Die bisweilen breite
Grenzschicht zwischen Tropo- und Stratosphäre heißt *Tropopause*. Die Erde
kann ihre atmosphärische Hülle festhalten durch ihre Anziehungskraft (kritische
Molekulargeschwindigkeit). Jeder Himmelskörper hat eine sog. kritische Molekulargeschwindigkeit, jenseits derer die Partikel sich in den Weltenraum zerstreuen. Vielleicht entweichen wegen der besonderen Verhältnisse in den höchsten
Schichten der Atmosphäre (Temperaturverhältnisse usw.) dort Teile des Wasserstoffes. Der Mond kann wegen seiner geringen Masse keine Lufthülle festhalten.

Da Luftdruck und Luftdichte stetig nach oben abnehmen, wird die Atmosphäre nach oben hin dünner. Der Übergang in den innerplanetarischen Raum
verläuft ohne scharfe Grenze. Aus der Feststellung bestimmter physikalischer

Phänomene lassen sich Hinweise auf die höchste Höhe von Luftmolekülen gewinnen: Polarlichter haben Höhen von 80—400 km, vereinzelt von 1000 km; diese Leuchterscheinungen verraten noch das Dasein einer Atmosphäre (BERG).

Die untere Schicht, in der der Mensch lebt, die *Troposphäre*, erstreckt sich über Europa bis in eine Höhe von etwa 10 km; sie macht rund 80% der Masse der gesamten Lufthülle aus (GEIGER). Durch die in ihr herrschende ständige Bewegung der Luft werden starke Mischungsvorgänge der sie zusammensetzenden Teile bewirkt. Die Troposphäre umfaßt zunächst die bis etwa 1500 m sich erstreckende *Grundschicht* (SCHNEIDER-CARIUS), in der der Reibungseinfluß der Erdoberfläche und der tägliche Gang aller meteorologischen Meßgrößen im Vordergrund stehen; hier spielt sich praktisch das ganze organische Leben ab (FLOHN). In der darüber-

Tabelle 26. *Stockwerke der Atmosphäre.*
(Nach FLOHN und PENNDORF, 1942 bzw. 1949).
Zahlenangaben nur gültig für mittlere Breiten.

Sphäre	Schicht	Höhenlage (km)	Temperatur-änderung mit der Höhe	Temperatur-grenzwerte (° C)
Exosphäre	Dissipationsschicht	über 800	?	?
Ionosphäre	Atomschicht	400—800	?	?
	F-Schicht	200—400	Zunahme	+ 60 bis + 600
	E-Schicht	80—200	Zunahme	— 80 „ + 100
Stratosphäre	Obere Durchmischungs-schicht	50—80	Abnahme	+ 50 bis — 80
	Warme Schicht	35—50	Zunahme	— 45 „ + 50
	Isotherme Schicht	12—35	gering	— 65 „ — 45
Troposphäre	Tropopausenschicht	8—12	wechselnd	— 35 bis — 75
	Advektionsschicht	1,5—8	Abnahme	+ 40 „ — 45
	Grundschicht	0—1,5	wechselnd	+ 40 „ — 40

liegenden Schicht herrschen die den Wetterablauf regulierenden Vorgänge, hier findet der horizontale Transport der verschiedensten Luftmassen statt, deshalb heißt sie auch Advektionsschicht. Die Troposphäre ist reich an Wasserdampf. Die *Stratosphäre*, seit 1902 bekannt, ist von fast konstanter Temperatur, wasserdampflos, trocken und daher auch fast ohne Wolken. Zwischen 10 und 30 km Höhe beträgt die Stratosphärentemperatur —55°. Vergleicht man die Flächenausdehnung der Atmosphäre mit der Höhenerstreckung, so scheint die Lufthülle die Erde nur wie ein dünnes Häutchen zu überziehen; schon in Montblanc-Höhe hat man die halbe Masse unter sich (GEIGER).

Die Zusammensetzung der Troposphäre nach oben hin ändert sich wegen der ständigen Durchmischung ihrer Teile in vertikaler Richtung nicht. Nach oben hin erscheinen aus dem gleichen Grunde nicht etwa die leichteren Gase für sich getrennt. Gehen wir von der Erdoberfläche nach oben, so stellen wir eine ständige Abnahme der Temperatur fest. Dieser Vorgang erstreckt sich bis in eine Höhe die bei uns etwa 10, in den Tropen etwa 17 km ausmacht. Der Erdboden wird von der Sonne geheizt, und er heizt seinerseits durch die Konvektion die unteren Luftschichten. Warme Luft steigt nach oben, weil sie leichter ist. Danach müßte es nach oben hin also wärmer werden. Es ist aber das Gegenteil der Fall: mit zunehmender Höhe wird der Luftdruck geringer, damit dehnt sich die Luft aus, ihre Dichte nimmt ab. Damit aber ist nach physikalischen Gesetzen eine Abkühlung verbunden. Diese sog. adiabatische Abkühlung würde pro 100 m Steigung genau 1° betragen, doch gilt dies nur für ganz trockene Luft. Daß die Abkühlung pro

100 m Steigung im allgemeinen nur 0,6—0,7° beträgt, kommt daher, daß feuchte Luft sich weniger ausdehnt, also auch weniger abkühlt. Damit aber haben wir in der Troposphäre zu rechnen.

Die Vorgänge in der Stratosphäre, wenn sie auch der uns umgebenden Luftschicht sehr fern liegt, sind von entscheidender Bedeutung für das Leben auf der Erde. Die Stratosphäre ist nach neuesten Forschungen sehr wichtig für die Steuerung der Wettervorgänge. Ferner enthält die Stratosphäre in wechselnder Stärke Ozon (O_3). Durch das Ozon wird die kurzwelligste UV-Strahlung absorbiert und dadurch das organische Leben auf der Erde vor der Vernichtung durch diese Strahlen bewahrt.

Die hohe Atmosphäre oberhalb 80 km enthält stark ionisierte Schichten, auf die aus der Ausbreitung elektromagnetischer Kurzwellen geschlossen werden kann; sie wird deshalb auch Ionosphäre genannt. Eine Schicht in 100 km Höhe (E-Schicht oder Kenelly-Heaviside-Schicht) und eine in 250—400 km Höhe auftretende (F_1- und F_2-Schicht oder Appleton-Schicht) ermöglichen durch die Reflexion kurzer Wellen den Rundfunkverkehr, während die D-Schicht in 80 km Höhe die Kurzwellen dämpft und also den drahtlosen Verkehr hindert (BERG). Die D-Schicht wird verursacht durch starke Ultraviolettausbrüche auf der Sonne. Da sie nachts verschwindet, wird in der Nacht der Rundfunkempfang besser. In jüngster Zeit sind die größeren Höhen durch Untersuchungen mit V 2-Raketen erforscht worden.

Die atmosphärische Luft ist ein Gemisch verschiedener Gase: 78,09 Vol-% Stickstoff, 20,95% Sauerstoff, 0,93% Argon, 0,03% CO_2; hierzu kommen in kleineren Mengen die Gase Wasserstoff, Ozon, Radon, Neon, Helium, Krypton und Xenon. Die letzteren vier Gase sind, soweit bekannt, gesundheitlich wohl bedeutungslos (B. SCHMIDT). Die bioklimatische Bedeutung von Radon und Ozon wird noch zu besprechen sein. Die Kohlensäure ist für das Leben der Pflanzen von entscheidender Bedeutung. Der CO_2-Gehalt der Luft im Außenklima unterliegt nur geringen Schwankungen, er ist in der Stadt etwas höher als im Freien und besonders hoch in Wohnräumen (deren Höchstgehalt nicht mehr als 0,1% CO_2 betragen soll). Spuren von N-Verbindungen, die gelegentlich in der Luft vorkommen, wie Ammoniak und salpetrige Säure, sind wahrscheinlich biologisch beachtenswert. Die atmosphärische Luft enthält außerdem Wasserdampf in wechselnder Menge bis 3,5%, im Mittel etwa 1%. Das Vorhandensein von Wasserdampf ist eine charakteristische Eigenschaft der Troposphäre. Der Wassergehalt der Luft kann, abhängig von den vorkommenden Temperaturen, flüssige oder feste Form annehmen. Das Wasser kommt in allen 3 Aggregatzuständen, einschließlich des kolloidalen Zustandes in 4 Formen, in unserer Umgebung vor. Bekanntlich unterliegt der Wasserdampf dem atmosphärischen Kreislauf. An der Erdoberfläche verdunstet durch die Sonnenwärme ständig ein Teil des Wassers, es entsteht Wasserdampf, der aufwärts und in horizontaler Richtung fortbewegt wird. Als Wasserdampf oder in den Wolken wird das Wasser weithin verfrachtet, fällt als Regen, Schnee oder Eiskristalle wieder zur Erde.

Die Luft vermag für verschiedene Temperaturen sehr verschiedene Mengen von Wasserdampf in sich festzuhalten. Wird der Sättigungsgrad der Luft an Wasser überschritten, z. B. wenn Luft sich abkühlt, so muß sie den überschüssigen Wasserdampf abgeben (Wolkenbildung, Regen). Am kalten Boden kondensiert der Wasserdampf aus der wärmeren Luft als Tau, oder er sublimiert als Reif, auch an kalten Wänden.

Die Lufthülle enthält sie trübende Bestandteile, die sämtlich, von den Luftmolekülen bis zu den gröbsten mechanischen Partikeln, wie Ruß einschließlich Wassertropfen, als „Luftplankton" bezeichnet werden (L. WEBER).

Strahlung (Allgemeines).

Spender aller Energie auf der Erde ist die Sonne, von ihr kommt alles an Licht und Wärme, was für unser Leben bedeutsam ist, von ihr kommt die Richtung und Regelung des atmosphärischen Wasserkreislaufs. Vom Mond erhalten wir nur zeitweise geringe von der Sonne stammende Lichtmengen, deren seelische Wirkungen nicht zu unterschätzen, die aber für den physiologischen Bereich unseres Daseins ohne Bedeutung sind. Das Mondlicht macht etwa den 100000. Teil des Sonnenlichtes aus, das der Sterne und der kosmischen Strahlungen noch viel weniger. Die Erdwärme, nur in vulkanischen Gegenden und am Austritt heißer Quellen beachtlich, gibt uns ebenfalls nur geringe Beträge, verglichen mit der Sonne.

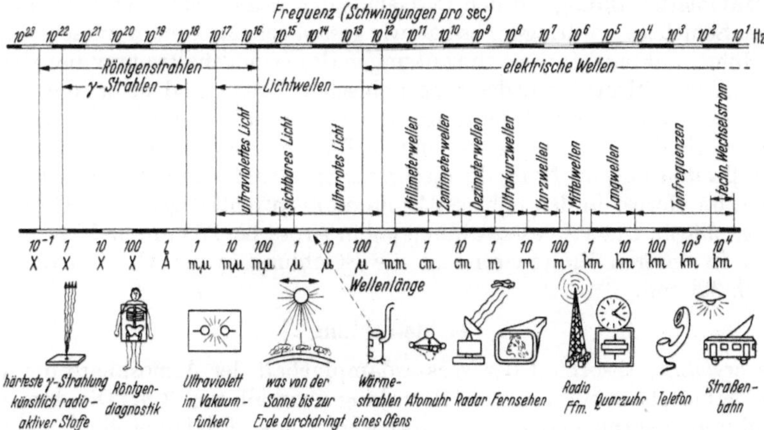

Abb. 8. Die auf der Erde wirksamen Strahlenarten (nach Umschau).

Durch die Erdumdrehung und Stellung der Erdachse zur Sonne bedingt unterliegt die Sonnenwirkung einem Rhythmus, der sich in Tag und Nacht und im Wechsel der Jahreszeiten kundgibt. Ein anderer Wechsel der Sonnenwirkung ist dadurch veranlaßt, daß Änderungen des Wetters, Wolkenbildungen, stärkere Lufttrübungen oder Hindernisse für das Licht (Horizontüberhöhung durch Berge) das direkte Licht der Sonne zeitweilig nicht zu uns gelangen lassen. Dadurch unterliegt die Einwirkung der Sonne erheblichen Schwankungen.

Von dem bis jetzt bekannten Spektrum der elektrischen Wellen, das von den kilometerlangen Wellen der Telegraphie und des Rundfunks bis zu den kurz- welligsten des Radiums und der durchdringenden Höhenstrahlung reicht, wird als Licht derjenige Teil bezeichnet, den unsere Netzhaut erfaßt. Als Maß der Wellenlängen gilt das Millimeter und seine Unterteilungen:

$$10^6 \text{ mm} = 1 \text{ km} \qquad 1\,\mu = {}^1/_{1000} \text{ mm} = 10^{-3} \text{ mm}$$
$$10^3 \text{ mm} = 1 \text{ m} \qquad 1\,\mathrm{m}\mu = {}^1/_{1000}\,\mu = 10^{-3}\,\mu$$
$$1 \text{ mm} = 1000\,\mu \qquad 1 \text{ Å (Ångström)} = {}^1/_{10}\,\mathrm{m}\mu = 10^{-4}\,\mu$$

Die von der Sonne ausgehende Strahlung und die Temperaturstrahlung eines irdischen Körpers sind in ihrer Intensität stark verschieden und deshalb streng voneinander zu trennen. Während die Sonne eine Strahlung wie ein schwarzer Körper von 6000° aussendet, strahlt der Mensch eine solche von nur 36° ab. Das Maximum der Intensität der Sonnenstrahlung liegt im Blau, das der menschlichen Haut im Ultrarot.

Welche Teile des Sonnenspektrums gelangen in die erdnahen Schichten der Atmosphäre und sind damit biologisch von Bedeutung? Nicht das ganze

Strahlungsgemisch, das die in Weißglut strahlende Sonne verläßt, gelangt zu uns; durch Absorption und Zerstreuung wird es erheblich geschwächt und in seiner spektralen Zusammensetzung abgeändert. Die Gesamtstrahlung der Sonne, die am Rand der Atmosphäre ankommt, ist noch annähernd konstant (*Solarkonstante* = 1,9 gcal pro Quadratzentimeter und Minute). Durch den Gehalt der Atmosphäre an Wasserdampf werden die langwelligeren Teile des Spektrums geschwächt (im Ultrarot). Das kurzwellige Ultraviolett, etwa unterhalb 300 mμ, wird durch den Ozongehalt der Stratosphäre absorbiert, nachdem die Wellenlängen unterhalb 175 mμ schon über 80 km Höhe durch den Sauerstoff absorbiert waren. Das Maximum des Ozongehaltes liegt in einer Höhe von etwa 25 km. Das Ozon bildet sich durch Einwirkungen einer von der Sonne ausgehenden Ultraviolettstrahlung auf den O_2-Gehalt der Atmosphäre. O_3 kann bis in die erdnahen Schichten vordringen, es hat wie gesagt sein Maximum zwischen 25 und 50 km Höhe. Jahreszeitliche Schwankungen des Ozongehaltes und die Abhängigkeit des „Ozonschirms" von der geographischen Breite sind bemerkenswert und bioklimatisch von größter Bedeutung. Der Ozongehalt und seine Schwankungen im Jahresverlauf sind am geringsten in den Tropen. Da das Ozonmaximum in den höheren Breiten und im Frühjahr zunimmt, ist also die Luft in den Tropen und allgemein im Herbst in den höheren Breiten am durchlässigsten für Ultraviolett. Die kurzwelligste Ultraviolettstrahlung lag in Arosa bei 286 mμ und in Assuan bei 298 mμ. In unseren Breiten erreicht die Strahlung in der Ebene kaum Werte unterhalb 320 mμ.

Lichtstrahlung[1].

Wie erwähnt, absorbiert der Wasserdampfgehalt der Atmosphäre die auf die erdnahe Atmosphäre eindringende Strahlung oberhalb von 3 μ. Die Atmosphäre wird dadurch erwärmt und strahlt selbst wieder aus. Die langwellige, nicht mehr sichtbare Ultrarotstrahlung, die noch die Erde erreicht, ist neuestens mehr beachtet worden. Wärmestrahlung wird sowohl im unsichtbaren, wie im sichtbaren Teil des Spektrums vermittelt; sie bricht nach der kurzwelligen Seite bei etwa 450 mμ ab. Der Begriff „Wärmestrahlung" soll möglichst vermieden werden (BERG), da auch das langwellige Ultrarot bis an die Wellenlängen der kürzesten elektromagnetischen Wellen wärmende Wirkung hat. Die sichtbare Strahlung geht von rot über gelb und grün bis blau, erstreckt sich von 780 mμ bis etwa 400 mμ und geht in das Ultraviolett über, dessen langwelligere Bereiche von manchen Menschen als lavendelgrau noch gesehen werden. Das Gebiet des sichtbaren Lichtes umfaßt etwa die Hälfte der Sonnenenergie. Die absolute Energie der

Tabelle 27. *Energieverteilung der Sonnenstrahlung* (nach H. BERG).

	Wellenlängenbereich		
	U V unter 0,4 μ	sichtbar 0,4—0,8 μ	Ultrarot 0,8—3 μ
Bei Eintritt in die Atmosphäre	8	56	36
Am Erdboden bei senkrechtem Einfall	4	56	40
Am Erdboden bei 30° Sonnenhöhe	2	55	43

Prozentuale Energieverteilung der Sonnenstrahlung auf das UV, das sichtbare Gebiet und das Ultrarot.

---

[1] Zum Verständnis der Strahlungsklimatologie müssen einige Grundbegriffe erläutert werden: *Gesamtstrahlung* ist der Ausdruck für die über alle Wellenlängenbereiche hinweg summierte Strahlung (GEIGER); *Totalstrahlung* umfaßt die Summe von direkter Sonnenstrahlung und Himmelsstrahlung; *Globalstrahlung* ist die auf die Horizontale bezogene Summe von direkter Sonnenstrahlung und Himmelsstrahlung.

Sonnen- und Himmelsstrahlung ist im UV verhältnismäßig gering. Dem Ultraviolett (UV) kommen aber wichtige biologische Wirkungen zu; man unterscheidet: 1. UV A 400—320 mμ, 2. UV B 320—280 mμ, sog. Dornostrahlung, 3. UV C kurzwelliger als 280 mμ, nur in den künstlichen Strahlern vorkommend.

Neben der Lichtwirkung, der langwelligen „Gegenstrahlung", und der noch zu besprechenden Himmelsstrahlung, entstanden aus dem gestreuten Sonnenlicht, ist auch die Reflexion des Bodens für die Lichtwirkung auf den Menschen bedeutsam. Die Zurückwerfung der Strahlen an der Oberfläche (Reflexion) hängt von den Oberflächeneigenschaften ab. Die Reflexzahl (Albedo) ist am größten bei Schnee, besonders Frischschnee (80—90%), niedriger bei Sand (37% Gesamtstrahlung, 17% UV; Büttner) und der Oberfläche der Wälder (5—18%; Geiger). Die Reflexion des Bodens ist für die praktische Bioklimatologie

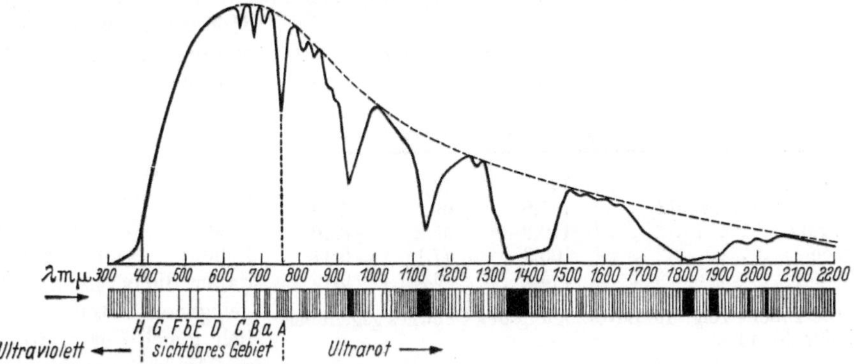

Abb. 9. Energieverteilung (Langley) im normalen Sonnenspektrum. (Nach Schultze aus Grober.)

wichtig, weil durch die Unterlage u. a. die Erythembildung (Unterschenkel!) begünstigt werden kann.

Unter *Helligkeit* versteht man die in den verschiedenen Tagesstunden bei wechselndem Wetter vorhandenen allgemeinen Lichtmengen. Sie ist für manche technische Verfahren (Photographie) von großer Bedeutung, weshalb auch hier genauere Meßverfahren erdacht worden sind (Photometrie). Das Auge kann sich sehr großen Verschiedenheiten der Helligkeit anpassen. — Die *Ortshelligkeit* ist von der Sonnenhöhe abhängig (Dorno), außerdem aber von der Art des Milieus: unbelaubter Wald hat 80%, Fichtenwald im Inneren 10—20% der Helligkeit einer freien Fläche.

Die Sonnenscheindauer gibt neben der spektralen Zusammensetzung der Einstrahlung und der Intensität der Strahlung einen Hinweis auf die verfügbare Sonnenenergie. Die Sonne scheint am Äquator theoretisch gleichmäßig über das ganze Jahr 12 Std. täglich, während sich um so mehr zunehmende Tages- und Nachtschwankungen ergeben, je mehr wir uns den Polen nähern. Aus der Neigung der Erdachse zur Sonne ergibt sich auf der Nordhalbkugel im Hochsommer vom Nordpol aus bis zu 66° nördlicher Breite eine 24stündige Tageshelle, während gleichzeitig auf dem entsprechenden Gebiet der Südhalbkugel dauernde Polarnacht herrscht. Um diese Zeit haben unsere Breiten einen Sommertag von etwa 17 Std. Länge, der entsprechende Bereich der südlichen Erdhälfte hat einen Tag von etwa 7 Std.

Wenn die Sonne untergeht, und bevor sie aufgeht, herrscht nicht völliges Dunkel. Der Übergang zur Finsternis und umgekehrt ist ein allmählicher, die Zeitspanne der *Dämmerung*. Man spricht von *bürgerlicher Dämmerung* und meint damit jenen Abschnitt, in welchem man im Freien bei klarem Himmel gerade noch lesen kann; sie dauert am Äquator etwa 23, bei uns etwa 40 min (WEICKMANN). An die bürgerliche Dämmerung schließt sich die *astronomische Dämmerung* bis zum Sichtbarwerden schwacher Sterne (Eintritt der Dunkelheit) an.

Aus Jahreszeit und geographischer Breite ergibt sich die astronomisch mögliche Sonnenscheindauer. Sie wird an den meisten Orten der Erdoberfläche nicht erreicht. Aus der Lage vieler Orte in der Nähe von Bergen ergibt sich eine Abkürzung der Sonnenscheindauer; für bestimmte Tageszeiten, besonders für Sonnenauf- und -untergang, wechselnd in den verschiedenen Abschnitten des Jahres ergeben sich hier oft bedeutende Abkürzungen der astronomisch möglichen Sonnenscheindauer. Hier ist also nicht die letztere maßgebend, sondern von der Zahl der Sonnenscheinstunden, die sich nach der astronomisch möglichen Sonnenscheindauer ergeben, müssen die Stunden abgezogen werden, welche durch die Horizontalabschirmung verloren gehen *(effektiv mögliche Sonnenscheindauer)*.

Tabelle 28. *Jahressummen der direkten Sonnenstrahlung* $\frac{\mathrm{kcal}}{\mathrm{cm^2}}$ [auf die Horizontale bezogen] nach BERG.

	ohne Wolken	mit Wolken	Verhältnis
Davos	142,0	78,1	0,55
Feldberg (Schwarzwald) . .	141,6	69,1	0,49
Karlsruhe	110,9	55,2	0,50
Aachen	108,3	47,1	0,44
Potsdam	115,7	53,2	0,46

Die Tabelle zeigt die Bevorzugung des Gebirges gegenüber dem Flachland.

Es gehen zahlreiche Sonnenstunden durch die Bewölkung verloren. Von der effektiv möglichen Sonnenscheindauer, die bei ganz flach gelegenen Orten natürlich gleich der astronomisch möglichen ist, gehen weiter die durch Bewölkung verlorenen Stunden ab, es kommen also schließlich praktisch nur die nach Abrechnung der Bewölkung übrigbleibenden *Prozente der effektiv möglichen Sonnenscheindauer* in Betracht. Die Unterschiede im Jahresmittel für große Bezirke sind im allgemeinen nicht erheblich. So betragen die Prozente der effektiv möglichen Sonnenscheindauer in Deutschland ungefähr ziemlich gleichmäßig im Sommer 45%, im Winter 15%, im Jahresmittel 36%.

Himmelsstrahlung.

Die direkt einfallende Sonnenstrahlung wird an den kleinsten Teilchen der Atmosphäre, an den Luftmolekülen und an den Schwebeteilchen zerstreut (d. h. gebeugt und diffus reflektiert), und zwar werden die Lichtwellen um so stärker zerstreut, je kleiner die Wellenlänge ist (RAYLEIGHsches Gesetz). Der Vorgang der Lichtablenkung durch Brechung, diffuse Zerstreuung und Beugung ist von der früher geschilderten Absorption zu trennen. Der zerstreute Teil der Sonnenstrahlung wird sozusagen auf die Fläche des Himmels verlegt, und man spricht von *Himmelsstrahlung*. So entsteht das „Tageslicht". Da ein Teil des diffus zerstreuten Lichts in den Weltenraum zurückstrahlt, tritt, auf die Gesamtstrahlung berechnet, ein wirklicher Strahlungsverlust ein. Die diffuse Spiegelung an der Wolkenoberseite entzieht der Erdoberfläche erhebliche Strahlungsmengen, die bei geschlossener Wolkendecke 60% der Einstrahlung betragen kann; im Jahresmittel gehen in Deutschland so 40% der Sonnenstrahlung verloren (PFLEIDERER und BÜTTNER), Die ultravioletten Strahlen werden etwa 100 mal mehr zerstreut als die ultraroten. Das Licht des Himmels, das durch die zerstreute Strahlung entsteht, die hauptsächlich kurzwellige blaue und violette Strahlen enthält, ist deshalb „blau". Je reiner die Luft ist, um so blauer ist der Himmel, eine Beobachtung, die beweist, daß es sich um eine Lichtablenkung durch reine Beugung handelt (PFLEIDERER und BÜTTNER). Die untergehende Sonne erscheint rot, weil das direkte Sonnenlicht durch den längeren Weg durch die Atmosphäre bei niederer Sonnenhöhe und vor allem auch bei Trübung der Luft im wesentlichen nach Verlust der kurzwelligen Strahlen nur die roten behält (Verlagerung des optischen Schwerpunktes). Die feinsten Wassertröpfchen, die den Dunst auszeichnen, bedingen die schwachblaue bis weißliche Farbe des Himmels, wie wir sie besonders im Tiefland finden.

Die bioklimatische, auch heilklimatische Bedeutung des Himmelslichtes kann nicht wichtig genug eingeschätzt werden, und durch das Himmelslicht, das, wie ausgeführt, besonders reich an ultravioletter Strahlung ist, ist auch das Schattenlicht biologisch bedeutsam (,,*Bioklimatik des Schattens*", HELLPACH, AMELUNG). *Sonnenschatten ist noch kein Lichtschatten;* auch im Schatten kann es zu einem Sonnenbrand kommen. Über den Anteil der Himmelsstrahlung in der Totalstrahlung liegen jetzt zahlreiche Messungen vor, gewonnen unter den verschiedensten Bedingungen.

Selbst im direkten Sonnenlicht, ,,unter Sonne", kann 50% der einfallenden Strahlung Himmelslicht sein, und bei sinkender Sonne nimmt der Gehalt an Himmelslicht weiter zu. Im Bereich des UV können 90% der Totalstrahlung dann Himmelslicht sein. Das Himmelslicht ist, wie gesagt, besonders reich an ultravioletter Strahlung. Durch Bewölkung wird das UV-Klima mannigfach

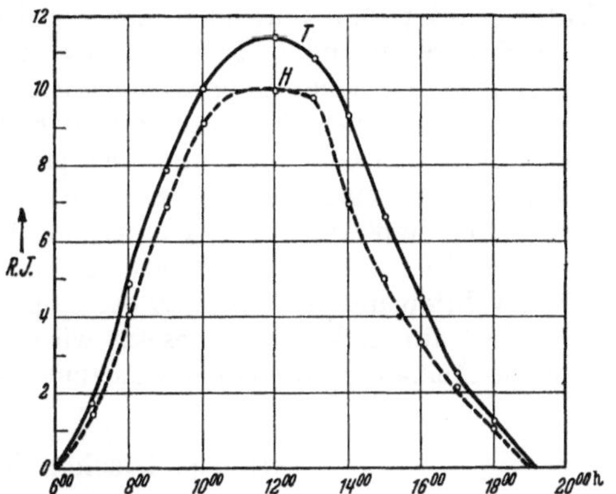

Abb. 10. Relative Intensität der UV-Strahlung an einem heiteren Apriltag im Mittelgebirge. T = Totalstrahlung. H = Himmelsstrahlung. (Nach AMELUNG und KUHNKE.)

beeinflußt. Cirren bedingen bei strahlender Sonne eine Zunahme der UV-Strahlung gegenüber wolkenlosem Himmel. Auch bei stärkerer Bewölkung ist die UV-Strahlung weniger geschwächt als die anderen Teile des Spektrums. Selbst unter Nebel ist noch UV-Einstrahlung möglich (Erythembildung im Hochgebirgsnebel). Trübe Tage können, je nach Wolkendichte und Bedeckung der Sonne, 10—50% der UV-Strahlung des gleichwertigen Strahlungstages haben. Bei sinkender Sonne verschiebt sich das UV-Spektrum der Himmelsstrahlen mehr nach der langwelligen Seite (HESS). Das UV zeigt einen steileren Tagesgang im Vergleich zu der Gesamtstrahlung, deshalb ist selbst *im Hochsommer ab 16 Uhr praktisch kein Sonnenbrand mehr möglich.* Mit zunehmender Meereshöhe sinkt der Prozentsatz des Himmelslichts unter Zunahme der direkten Sonnenstrahlung. Deshalb nimmt der Gehalt von Sonne und Himmel an UV-Strahlung bei sonst gleichwertigen Bedingungen mit zunehmender Meereshöhe nur unwesentlich zu (15—25% je 1000 m Höhe). Der größere Strahlungsgenuß im Gebirge ist bedingt durch das Vorherrschen anderer Luftkörper, die größere Nebelfreiheit und Reinheit der Luft und die länger anhaltende Schneedecke mit ihrer verstärkten Reflexion. Im allgemeinen gilt die Regel: Gleiche Sonnenhöhe hat annähernd gleiche UV-Einstrahlung. Das Himmelslicht liefert auch Wärme und ist für den Wärmehaushalt des Bodens und der Pflanzen wertvoll (GEIGER); die Vegetation der Nordhänge gedeiht mit durch das Himmelslicht. In nach Norden gelegene Wohnräume gelangt bei geöffnetem Fenster noch reichlich UV-Strahlung (AMELUNG und KUHNKE). Durch den verschieden starken Gehalt der Stratosphäre an Ozon, das das UV schwächt,

ergeben sich auch Schwankungen des spektralen Anteils des UV. Das relative
Maximum der UV-Strahlung findet sich in nördlichen Breiten im Herbst; trotzdem ist der Mensch bei gleicher Sonnenhöhe im Frühjahr durch die winterliche
Lichtentwöhnung seiner Haut UV-empfindlicher (ELLINGER). Hohe UV-Werte
zeigen insbesondere subtropische Meeresgegenden.

Strahlungsmeßgeräte.

Zur Messung der direkten Sonnenstrahlung werden Absolutinstrumente
(Pyrheliometer) und solche Instrumente benutzt, die nur relative Werte angeben
(Relativinstrumente, Aktinometer). Zur Messung der Energie bestimmter Spek-
tralbezirke der einfallenden Strahlung werden in den soeben erwähnten Apparaten
Filter benutzt. Zur laufenden Messung der Totalstrahlung dient, für bioklimati-
sche Zwecke besonders geeignet, der Aktinograph von ROBITZSCH. Die UV-
Strahlung wird gemessen entweder mit Cadmium-Zellen oder dem (z. Z. nicht im
Handel befindlichen) UV-Dosimeter der früheren I.G. Farben, das sich auch für
den praktischen Gebrauch, auch des praktischen Arztes, sehr bewährt hat. Das
UV-Dosimeter enthält farbloses Fuchsinleukosulfit, das sich unter UV-Licht
rötet. Aus dem Grad der Färbung, der Belichtungszeit und der gleichzeitig ge-
messenen Instrumententemperatur gewinnen wir mittels einer Tabelle eine relative UV-Intensität (R.I.), die zu der empirisch gewonnenen Erythemempfindlichkeit der Haut in Vergleich gesetzt wird. Die Sonnenscheindauer wird mit dem
Sonnenscheinautographen nach CAMPBELL-STOKES registriert.

Atmosphärischer Wärmehaushalt.

Die Sonne vermittelt Licht und Wärme. Wie schon erwähnt, beträgt die sog.
Solarkonstante 1,9 cal/cm²min. Die Solarkonstante ist aber nicht wirklich
„konstant“, sondern kleinen zeitlichen Schwankungen unterworfen (F. BAUR).
Die aus den langwelligen Teilen des Spektrums stammenden (zwischen etwa
700—3000 mμ) wärmenden Strahlen unterliegen bei ihrem Durchdringen der
Atmosphäre wie das Licht ebenfalls der Beugung, Zerstreuung und Absorption,
wenn auch hier andere Gesetze als im kurzwelligen Teil des Spektrums gelten.
Die Himmelsstrahlung enthält auch wärmende Strahlen, selbst bei bedecktem
Himmel. Die Totalstrahlung, also die Summe von direkter Sonnen- und Himmelsstrahlung, beträgt im Winter, bezogen auf die Horizontalebene, um die Mittagszeit
durchschnittlich 0,1 bis 0,2 cal/cm²min, im Sommer 0,6, bei besonders strahlungsreichen Tagen 1,5, im Hochgebirge sogar 1,7 (nach GEIGER). Diese Zahl von
1,0 g/cal cm² min kann man sich anschaulich machen (PFLEIDERER): Die genannte
Wärmemenge ist imstande, eine ebene Wasserschicht von 1 cm Höhe um 1° in der
Minute zu erwärmen oder eine gleiche Eisschicht in 80 min zu verschmelzen. Sie ist
ferner so groß pro Flächeneinheit wie die Wärmeabgabe des Menschen im Grundumsatz 7mal auf die gleiche Fläche umgerechnet. — Die Erde strahlt die von der Sonne
durch die Totalstrahlung erhaltene Energie kräftig aus, soweit sie diese nicht verschluckt oder zu ihrer eigenen Erwärmung verbraucht. Die unteren Luftschichten
werden erwärmt, steigen nach oben und dafür sickern kältere nach unten. Die
von der Erde ausgehende Strahlung, die sog. Ausstrahlung, ist langwelliger als
die einfallende Sonnenstrahlung. Nach den Gesetzen der Physik strahlt ein
Körper mit hoher Temperatur, wie z. B. die Sonne, eine kurzwelligere Strahlung aus, ein niedriger temperierter, der Erdboden z. B., eine langwelligere. Das
spektrale Maximum der Ausstrahlung des Erdbodens liegt bei 10 μ. Die Intensität
der Ausstrahlung ist gering, in Mitteleuropa 0,1—0,3 cal/cm² min. Die von der

Ausstrahlung ausgehenden Wärmemengen gehen nicht verloren, sie werden mehr oder minder von der Atmosphäre verschluckt und wieder nach der Erdoberfläche gesandt. Diese „atmosphärische Gegenstrahlung" verhindert eine zu starke Ausstrahlung („Glashauswirkung der Atmosphäre"); auch diese Gegenstrahlung ist langwellig und liegt jenseits von 10 μ im Ultraroten. Die Ausstrahlung ist für das Gedeihen der Pflanzen von größter Bedeutung (GEIGER). Durch sie wird es hauptsächlich nachts kalt. Je feuchter die Luft ist, um so mehr wird die Ausstrahlung

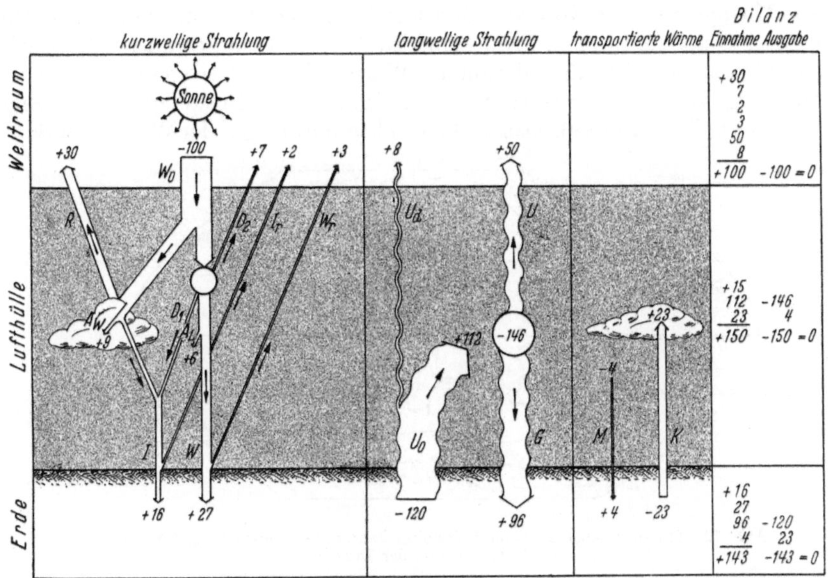

Abb. 11. Wärmehaushalt der Lufthülle im Jahresmittel. (Nach F. BAUR aus Umschau.) Die Intensität aller auftretenden Strahlungsströme ist in Prozenten der Wärmezufuhr von der Sonne an der äußersten Grenze der Lufthülle angegeben. (Die Dicke der Strahlungsströme in der Zeichnung entspricht ihrer Intensität.) $W_0 = 100 =$ die von der Sonne dem oberen Rand der Lufthülle zugestrahlte Wärmemenge. $R =$ an der Oberfläche der Wolken in den Weltraum zurückgeworfene Strahlung. $D_1 =$ diffus nach unten zerstreute Strahlung $D_2 =$ diffus nach oben zerstreute Strahlung. $A_L =$ von der Luft absorbierte Sonnen- strahlung, $A_W =$ von den Wolken absorbierte Sonnenstrahlung. $J =$ indirekte oder Himmels-Strahlung. W = direkte Sonnenstrahlung. $J_r =$ von der Erdoberfläche in den Weltraum zurückgeworfene indirekte Strahlung. $W_r =$ von der Erdoberfläche in den Weltraum zurückgeworfene direkte Strahlung. $U_0 =$ Ausstrahlung der Erdoberfläche, davon wird U_d von der Lufthülle durchgelassen, der Rest verschluckt. $G =$ Gegenstrahlung der Lufthülle. $U =$ Ausstrahlung der Lufthülle in den Weltraum. $M =$ durch den Luftaustausch höherer und niederer Luftschichten transportierte Wärme. $K =$ durch Kondensation des Wasserdampfes in der Luft freiwerdende Wärme (wird dem Erdboden bei der Verdunstung entzogen).

behindert; trockene Luft begünstigt die Kälte der Nacht (Gefahr der Frostbildung in den kalten Frühjahrsnächten, die durch sinnvolle, die Abstrahlung abschwächende Anpflanzungen eingeschränkt werden kann).

Die Gesamtbetrachtung aller wärmenden und wärmeentziehenden Abläufe gestattet die Aufstellung einer „*Strahlungsbilanz*", die nur im Mittel für längere Zeiten ausgeglichen sein kann.

Zusammengefaßt ergibt sich die Strahlungsbilanz aus folgenden Wärmezufuhren: Sonnenstrahlung, Himmelsstrahlung, atmosphärische Gegenstrahlung und aus folgenden Wärmeabgaben: Verlust durch Abstrahlung, Verdunstung des Wassers an der Erdoberfläche und konvektive Heizung der Luft. Der Wärmehaushalt der Erdoberfläche hängt, abgesehen von Jahreszeit und geographischer Breite, sehr stark von der Bodengestaltung ab, denn Wasserflächen verhalten sich in den Fragen der Wärmebilanz völlig anders als die festen Teile der Erdoberfläche; wiederum verhalten sich ebene Flächen anders als Berge, Steppen anders als Wald und Wiese, Höhenlagen anders als die Niederung.

So erwächst eine große Vielgestaltigkeit der Verhältnisse über den einzelnen Erdgebieten. Das Wasser speichert erhebliche Wärmemengen. Es hat einen starken Wärmeumsatz durch die Verdunstung, während das feste Land weniger ausgeglichen ist und rascher wechselnde Extreme zeigt; dadurch besitzen z. B. Nord- und Ostsee einen verspäteten und teilweise abgeschwächten Winter. Temperaturunterschiede zwischen Festland und Meer bedingen wichtige Luftströmungen (Mittagsbrise der Nordsee, Monsun der Tropen), damit hängen weithinreichende Einflüsse zusammen. Tropen und Subtropen versorgen unsere Breiten im Zuge der atmosphärischen Zirkulation mit Wärme, der Golfstrom mit einer Warmwasserheizung, so daß unsere Heimat ein um 5 bis 10 Breitengrade südlicheres Klima gewinnt (PFLEIDERER). Das sind indirekte Wirkungen der Wärme der Sonne.

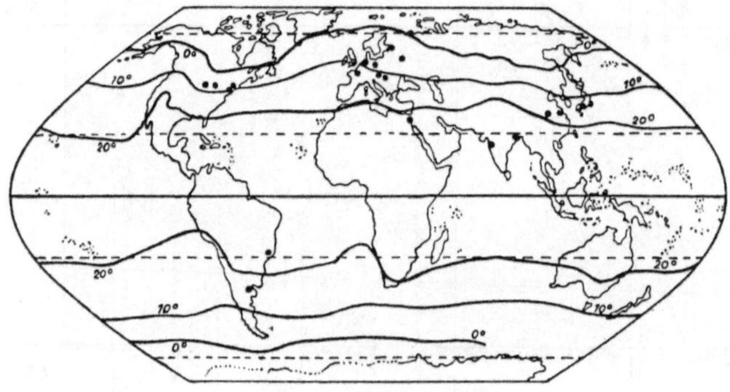

Abb. 12. Linien gleicher mittlerer Wärme im Jahresdurchschnitt nach GRUNOW.
● Millionenstädte der Erde.

Linien gleicher Lufttemperatur, die kartenmäßig eingetragen sind, nennt man *Isothermen*. Sie werden aus den Mittelwerten der Temperatur berechnet. Allerdings muß man, um die in diesem Zusammenhange wichtigen extremen Werte zu erkennen, nicht nur die Mittelwerte, die aus hohen und niederen Temperaturen berechnet sind, betrachten, sondern die Häufigkeitsskala einzelner extremer Temperaturen. Das ist auch für die Betrachtung des Klimas für Kur- und Badeorte wichtig. So ergibt sich als Anzahl der *Sommertage*[1] pro Jahr für Ostpreußen 25, für Schlesien 36, für das Rheinland 28, für Bayern 30, bei einzelnen Stationen: Sylt 4, Glatz 39, Geisenheim am Rhein 49.

Maßgebend für die Lufttemperatur ist die Messung im Schatten, nicht in der Sonne. Von Bedeutung sind die Maximal- und Minimaltemperaturen, also die Extreme zwischen zwei aufeinanderfolgenden 21-Uhr-Terminen, die schon genannten Häufigkeitsreihen und schließlich auch die Mittelwerte, meist für eine bestimmte Zeit, etwa einen Monat, berechnet.

Die Bodengestaltung beeinflußt die Wärmeverhältnisse erheblich. In den mittleren Breiten sind Südhanglagen bevorzugt, weil hier zeitweise die Sonnenstrahlen senkrecht auftreffen. Wie beim Licht treten am Boden Reflexvorgänge auch hinsichtlich der Wärmestrahlen ein. Die nichtreflektierte Wärme kommt dem Boden zugute. Es kann zu erheblicher Erwärmung des Bodens selbst kommen, da dieser, wenn er trocken und locker ist, stark wärmeisolierend wirkt. So kann

---

[1] *Sommertag:* Das Tagesmaximum der Lufttemperatur erreicht oder überschreitet 25° C. *Frosttag:* Gefrierpunkt wird erreicht oder unterschritten. *Eistag:* Gefrierpunkt wird nicht erreicht, Lufttemperatur bleibt immer unter dem Gefrierpunkt.

man auf Dünensand mit bloßen Füßen in der Sonne zeitweilig kaum gehen. Daß Meer oder Kontinent die Temperaturverhältnisse eines Ortes in extremer Weise beeinflussen können, veranschaulicht folgendes Beispiel (v. Ficker): Die beiden Orte Thorshavn auf den Färöerinseln und Jakutsk in Sibirien liegen auf dem gleichen Breitengrade, 62° nördl. Br., die mittleren Temperaturen betragen im Januar in Thorshavn +3,2°, in Jakutsk —42,9°, die mittleren Junitemperaturen +10,8 und 18,8°; der Winter ist also in Thorshavn nur um 7,2°, in Jakutsk um 62° kälter als der Sommer. Die ausgleichende Wirkung des Golfstromes setzt auf den Färöer im Winter die Abkühlung herab, während in Jakutsk das kontinentale Land im Sommer sich intensiv erwärmt, im Winter herrscht extreme Kälte.

Ganz allgemein wird so die mittlere Jahrestemperatur einer Gegend durch die geographische Breite, aber auch durch die Lage auf dem Kontinent oder an der Küste, durch benachbarte Gebirge usw. bestimmt.

Luftdruck.

Der Druck der Luft ist eine Folge des Gewichts der über dem Beobachtungsort liegenden Luftmassen. Der Luftdruck ist also eine Druckkraft pro Flächeneinheit. Man mißt ihn durch die Höhe der Quecksilbersäule, die diesem Druck das Gleichgewicht hält; er beträgt in unseren Breiten in Meereshöhe 760 mm Quecksilber (Barometerstand). Das heute übliche Maß ist das Millibar, 1000 mb = 750 mm Quecksilber.

Nach oben hin wird die Luftsäule immer leichter. Die Luft wird weniger dicht, nimmt an Gewicht ab. 1 m³ trockene Luft wiegt bei 0° und 760 mm 1,92 kg, in 40 km Höhe nur noch 4 g. Die Dichte der Luft sinkt in $6^1/_2$ km Höhe auf die Hälfte, in 17 km auf $^1/_{10}$. Der Barometerstand beträgt in 15 km Höhe 90 mm, in 40 km 1,8 mm.

Bei sinkendem Barometerstand nimmt die Dichte ab, bei abnehmender Temperatur steigt sie. Beide Faktoren wirken mit zunehmender Höhenlage, gleichen sich also bis zu einem gewissen Grade aus. Würde die Temperatur je 100 m Steigung um 3,4° abnehmen (tatsächlich 0,6°), so würden die beiden genannten Wirkungen sich völlig aufheben, und wir hätten dann auch bei steigender Höhe eine unveränderte Luftdichte, sog. homogene Atmosphäre. Normalerweise muß man aber bei zunehmender Höhe mit Abnahme von Druck, Dichtigkeit und Gewicht der Luft rechnen.

Im Wettergeschehen sind die Schwankungen des Luftdrucks von großer Bedeutung. Wetteränderungen sind vielfach mit Luftdruckänderungen verbunden. *Wärmeunterschiede* erzeugen Luftdruckgegensätze, die ihrerseits Ursache von Windbildungen sind. Der Barometerstand ist jedoch kein vollständiges Kriterium für die Wetterprognose. Bei den Luftdruckschwankungen übertreffen in unseren Breiten die unperiodischen, die durch die wechselnden Wettervorgänge hervorgerufen werden, die periodischen, die im täglichen Gang des Luftdrucks nachweisbar sind. Diese letzteren zeigen bei stabilem Hochdruckwetter eine regelmäßige Doppelwelle (2 Maxima bei 10 und 22, Minima bei 4 und 16 Uhr). Ihre Kenntnis schützt vor falschen Wetterbeurteilungen.

Aus dem Barometerstand kann man angesichts der großen Gesetzmäßigkeit des Vorganges die Höhenlage eines Standortes ablesen, wie dies in unbekannten Gegenden und auch beim Flug in der Tat geschieht. Bei uns beträgt der Unterschied pro 10 m Erhebung etwa 1 mm; gesunde Personen spüren diese Differenz z. B. im Fahrstuhl nur kaum. Werden verschiedene Stationen hinsichtlich ihrer Luftdruckverhältnisse verglichen, so müssen die Werte auf einheitliches Niveau (Meereshöhe) reduziert werden. Unter *Isobaren* versteht man die auf den Wetterkarten eingetragenen Linien des gleichen reduzierten Luftdrucks.

Wasser, Luftfeuchtigkeit, Wolken, Nebel und Niederschläge.

Die Luft enthält einen stark wechselnden Anteil an Wasser in Dampfform, die sog. Luftfeuchtigkeit, die durch verschiedene Größen definiert werden kann. Die Luft kann nur in beschränktem Umfang, abhängig von der Lufttemperatur, Wasserdampf aufnehmen.

Tabelle 29. *Druck des gesättigten Dampfes in mm Quecksilber* (nach WEICKMANN).

Temperatur	+50°	+40°	+30°	+20°	+10°	±0°	—10°	—20°
Dampfdruck	92,5	55,3	31,8	17,5	9,2	4,6	2,1	0,9

Die Feuchtigkeit wird gemessen durch den Dampfdruck (Partialdruck des Wasserdampfes), die absolute Feuchtigkeit (g·Wasser/m³ Luft) oder die relative Feuchte (Verhältnis des tatsächlich vorhandenen Dampfdruckes zu dem bei der Temperatur möglichen maximalen Dampfdruck). Aus der Tab. 29 ergibt sich, daß bei abnehmender Lufttemperatur die relative Feuchtigkeit ansteigt und so dabei Wasserdampf abgegeben, d. h. verflüssigt wird. Bei zunehmender Abkühlung wird das bisher dampfförmige Wasser in Tropfen ausgeschieden, ein Vorgang, der sich bei der Nebel- und Wolkenbildung vollzieht. Atmen wir bei kalter Winterluft ins Freie aus, so wird die mit Wasserdampf angereicherte Ausatmungsluft in der kalten Umgebung sofort abgekühlt und feinste Tröpfchenbildung wird als Nebel vor unseren Atmungswegen sichtbar; auf demselben Vorgang beruht das Beschlagen der Fensterscheiben bei kalter Außenluft und geheizten Zimmern, ebenso die Tau- und Reifbildung am Boden, wenn letzterer während der Nacht durch Ausstrahlung sich tief abkühlt. Aber auch in größerem Umfange beruht die Bildung der Bodennebel, die nässende Dunstbildung und das Auftreten von Nebeln über dem Meere bei Kaltlufteinbrüchen aus dem Norden auf diesem Vorgang. Hierbei handelt es sich um horizontal verlaufende Vorgänge.

Von der physikalischen Regel, daß fast alle Flüssigkeiten um so dichter werden, je niedriger ihre Temperatur ist, macht das Wasser eine biologisch sehr bemerkenswerte Ausnahme (R. GEIGER). Da die größte Dichte des Wassers bei +4° C liegt, vielleicht bedingt durch das Vorhandensein von „schwerem Wasser", sinkt in einem See bei der Abkühlung im Herbst das Wasser nur so lange, bis das ganze Wasser auf +4° abgekühlt ist; eine weitere Abkühlung kann jetzt nur noch sehr langsam durch Wärmeleitung von oben erfolgen. Deshalb können die Fische auch im strengen Winter unter der Eisdecke in einem Wasser von +4° existieren.

Auch bei der Gewitterbildung spielt der Übergang des Wasserdampfes in Tröpfchenform eine Rolle. Die Entwicklung eines sog. Wärmegewitters ist folgende: Durch die Sonnenstrahlung übermäßig geheizte Luft steigt vom Erdboden aus über einem beschränkten Gebiet auf, sie reißt durch Ansaugen aus der Nachbarschaft weitere Luftmassen mit sich nach oben. Hat die Luft (es folgt ein Beispiel von v. FICKER) an der Erde 30° und eine relative Feuchtigkeit von 50%, so sind in 1 m³ 15 g Wasserdampf enthalten. Beim Aufsteigen nach oben dehnt sich die Luft aus, sie kühlt dabei ab. In 1400 m Höhe ist die Abkühlung so weit fortgeschritten, daß nunmehr Wolkenbildung eintritt. Wir nehmen an, daß das Aufsteigen in unserem Fall bis etwa 4800 m geht. Dort erreicht die Luft eine Temperatur von 0°. 1 m³ hat sich inzwischen auf 1,8 m³ ausgedehnt. Bei 0° kann 1 m³ noch 4,9 g Wasserdampf festhalten, 1,8 m³ also 8,8 g. Von den 15 g müssen also 6,2 g aus der ursprünglich betrachteten Luftmasse in Wasserform ausgeschieden worden sein (15,0—8,8 = 6,2). Das ergibt eine gewaltige Wassermenge, die nun noch einige Zeit freischwebend gehalten wird, denn die aufsteigende Bewegung reißt eine Zeitlang die ausgeschiedenen Wassertropfen und Eisteilchen mit sich. Einmal aber kommt die Bewegung zum Stillstand, und nun fällt Regen oder Hagel in großen Mengen plötzlich herab (Platzregen, Gewitterregen, Hagelschauer). Es gibt Wettervorgänge, bei denen große Luftmassen in beträchtliche Höhe gehoben werden, die aufsteigende Luft kann, wie beim betrachteten Vorgang, große Geschwindigkeiten erreichen, so daß 300 m in $^1/_2$—1 min erreicht werden. Die großen Wolkenmassen eines Gewitters türmen sich zu Höhen bis 6000 m und mehr auf.

Der betrachtete Vorgang lehrt uns, daß Luftbewegungen in vertikaler Richtung eine bedeutsame Ursache für Wolkenbildung, Regen und Niederschläge sein können. Auch der umgekehrte Vorgang, absteigende Luftmassen und Auflösung der Wolken mit Austrocknung und Erwärmung kommt in Betracht.

Die Wolkenbildung zeigt bestimmte mit einer gewissen Gesetzmäßigkeit wiederkehrende Formen. Man unterscheidet die Haufenwolken (cumulus Cu), die vor allem beim Aufsteigen warmer Luft entstehen. Wir sehen sie daher vor allem bei Schönwetter und im Sommer, ferner die Schichtwolke (stratus St) und vor allem die häufige Form des Stratocumulus, eine gemischte, gleichmäßige, durch wenig Haufenbildung ausgezeichnete Form. Der reinste Stratus setzt vor allem die weithin ausgedehnte, ziemlich formlose Wolkenmasse zusammen von großer horizontaler und geringer vertikaler Ausdehnung, die gleichförmig den Himmel bedeckt. Der Stratus bewegt sich meist in der unteren Troposphäre, während eine weitere Form, die Federwolken (Cirrus Ci) viel höher liegen. Auch hier beobachtet man Mischbildungen, wie den Cirrostratus. Schließlich haben wir den Nimbus Ni, die formlose niedrige Regenwolke. (Vergl. auch Abb. 17.)

Der Grad der Himmelsbedeckung oder Bewölkung wird nach Zehnteln des Himmels berechnet. Man spricht von einem *heiteren Tag*, wenn im Durchschnitt der Beobachtungen die Bewölkung unter $^2/_{10}$ liegt, von *trübem* bei mehr als $^8/_{10}$.

Der jeweilige Anteil der Luft an Feuchtigkeit ist nicht nur für das eigentliche Wettergeschehen bedeutungsvoll, sondern auch für das jeweilige örtliche Klima. Die *Luftfeuchte* ist von der Jahreszeit, der Höhenlage, der orographischen und geographischen Lage (Küste oder Kontinent) weitgehend abhängig. Im Sommer ist nach dem in Tab. 29 dargestellten Gesetz, auch wenn die relative Feuchtigkeit geringer ist, absolut genommen mehr Wasserdampf in der Luft als im Winter. Dasselbe gilt für die Tropen im Vergleich zu den Polargebieten. Die Luftfeuchte in den einzelnen heilklimatischen Lagen wird noch zu besprechen sein. Es sollen hier nur beispielhaft die Verhältnisse an der See besprochen werden. Nach PFLEIDERER ist die Behauptung von der feuchten Seeluft ungenau, denn der Dampfdruck ist an den deutschen Küsten zwar im Winter im Vergleich zum Binnenland etwas größer, im Sommer jedoch etwas niedriger. Aber die relative Feuchte ist durch Zusammenwirken von Temperatur und Dampfdruck besonders an der Nordsee um 5—10% höher. Man sieht, wie die Unterscheidung von absoluter und relativer Luftfeuchte, was vielfach nicht geschieht, für die Beurteilung des Feuchtigkeitsgehaltes eines Klimas bedeutungsvoll ist.

Für die Einschätzung des Heilwertes oder der Schädlichkeit eines Klimas ist die *Nebelhäufigkeit* ein wesentlicher Faktor. Nebel tritt durch plötzliche Abkühlung feuchtwarmer Luft als Kondensationsvorgang auf. Nebel ist eine, für den Beschauer in der Luft scheinbar schwebende, Kondensationsform der Luftfeuchtigkeit, eine dem Erdboden aufliegende Wolke. Über feuchten Bodenlagen, Seen, Flüssen, Küsten ist er häufig; mit aufsteigenden Luftströmen bildet er sich auch um Bergspitzen. Nebelbildung ist im allgemeinen bioklimatisch als ungünstig angesehen, jedoch kommt es dabei auf die qualitative und quantitative Beimengung chemischer Stoffe usw. an; das Luftkolloid des Nebels kann bioklimatisch das Entscheidende sein. Den Aciditätsverhältnissen des Nebels kommt

vielleicht eine nicht unwesentliche Bedeutung zu (CAUER). Im Gebirge und an der
Meeresküste, wo Nitrosegase die Nebelkerne sind, liegt der p_H-Gehalt des Nebels
unter 5,5; es besteht also ein saures, bactericides Luftmilieu, selbst im Schlecht-
wetternebel dieser Gegenden. Der Nebelgehalt der stagnierenden Luftschichten
der Ebene, insbesondere der Städte und damit auch in Inversionsschichten, hat
infolge des Gehaltes an neutralen bzw. schwach alkalischen Kernen die Schleimhäute reizende Wirkungen.

Regen ist nach der meteorologischen Definition ein Niederschlag von Wassertropfen, bei welchem die meisten Tröpfchen einen Durchmesser von mehr als
0,5 mm haben. Die anderen Formen des Niederschlages, die sich in der Luft
bilden, wie Dunst, Nieseln, Hagel, Graupeln, ebenso wie Reif, Rauhreif, Rauhfrost,
Tau, und welche z. B. für den Landwirt und Forstmann von besonderer Wichtigkeit sein können, sind für den Arzt von geringer Bedeutung. Der Regen ist nicht
nur für die Bodenkultur wichtig, sondern er reinigt auch die Luft von schwebenden
Staub- usw. -partikelchen. Für den Erholungsuchenden ist er im Freiluftgenuß
sehr störend. „Daß man von Regen naß wird, ist zweifellos sein Hauptnachteil“
(PFLEIDERER). Der Jahresgang der Niederschlagsverhältnisse der einzelnen Länder
und Gegenden ist wohlbekannt. Bei dem launischen Verhalten sagen diese Werte
aber bioklimatisch, besonders heilklimatisch nicht viel. Orte, die nur geringen Abstand voneinander haben, können ganz verschiedene Regenverhältnisse aufweisen
(Luv- und Leelagen im Gebirge). In Deutschland sind die Nordhänge der Alpen
am regenreichsten (BERG, SYDOW). Die bioklimatische Bedeutung der *Schneedecke*, die zwar die Bodenatmung behindert, liegt vor allem darin, daß sie durch
Reflexion die UV-Strahlung erheblich verstärkt und den Staub bindet, an wolkenlosen Tagen aber durch die verstärkte Ausstrahlung den Frost verschärft.

Wind.

Wind ist bewegte Luft. Er entsteht überall da, wo Unterschiede des Luftdrucks
benachbarter Gebiete dem nach physikalischen Gesetzen gegebenen Ausgleich zu-
streben. Einen anschaulichen Maßstab ergeben die offiziellen Wetterkarten, in
welchen die Linien gleichen Luftdrucks eingetragen sind *(Isobaren)*. Zwischen den
Gebieten verschiedenen Luftdrucks herrscht als Ausgleichsvorgang der sog.
Gradientwind, den man als den großräumigen Vorgang unterscheidet von dem
örtlichen, durch den Wärmeausgleich benachbarter, engerer Räume entstehenden
Wind, etwa dem Berg- und Talwind in Gebirgstälern usw. Liegen die Isobaren
weit auseinander, so sind die Luftdruckunterschiede über größere Räume verteilt.
Es steht verhältnismäßig viel Raum für den Ausgleich zur Verfügung. Dieser
Ausgleich kann dann ein allmählicher sein. Die entstehenden Winde sind dann
schwach. Liegen die Isobaren aber nahe beieinander, so sagt das, daß in relativ
engem Raum ein steiles Gefälle vorhanden ist. Der Wind ist dann stark, seine
Geschwindigkeit groß. Die mittlere Windrichtung wird bestimmt durch die Richtung, aus der der Wind weht (Ostwind aus Osten usw,; für die Bezeichnung Ost
wird in der Meteorologie meist die Abkürzung E = East [englisch] gebraucht).

Die Windgeschwindigkeit wird meist angegeben in m/sec. Ihre fortlaufende
Registrierung erfolgt gewöhnlich in einer Höhe von 20 m über dem Erdboden
durch sog. Schalenkreuzanemometer. Halbkugelschalen, deren offene Seite dem
Wind zugekehrt sind, drehen eine Achse, deren Bewegung registriert wird. Sehr
geringe Windgeschwindigkeiten, deren Messung anthropoklimatisch sehr wertvoll
sein kann, können durch die Abkühlung eines erwärmten, in einem elektrischen
Stromkreis geschalteten Widerstands gemessen werden. Die Windstärke läßt sich
durch die dreizehnteilige Beaufortskala gut abschätzen.

Für die Windgeschwindigkeit haben wir ein ziemlich sicheres Gefühl durch den Druck, den der Wind auf den Körper ausübt. Er ist im Luv stärker als im Lee, wo z. B. hinter Berg- und Hauswänden Saugwirkung herrschen kann. Der Wind kann gleichmäßig aus einer bestimmten Richtung wehen oder dauernd wechseln. Oft verbindet sich dieser rasche Wechsel in der Richtung auch mit stoßweise auftretenden Veränderungen der Geschwindigkeit. Dann wird der Wind böig. Diese Erscheinung wird namentlich durch Unebenheiten der Bodengestaltung hervorgerufen. Wind in Bodennähe und Höhe pflegt verschieden zu sein. Mit der Höhe nimmt die Stärke des Windes zu, weil hier Behinderungen durch Unebenheiten des Geländes, Wald und Gebäude fehlen. Über großen Ebenen, über dem Meere ist daher die Windgeschwindigkeit größer als über unebenem Gelände. In Städten und im Walde ist die Windgeschwindigkeit geringer als im freien Lande. In den bodennahen Schichten pflegt die Windgeschwindigkeit einen periodischen Wechsel zu zeigen. Sie ist tags stärker als bei Nacht, wo oft Windstille herrscht. An der Zunahme bei Tag ist die vertikale Luftbewegung durch die Bodenerwärmung beteiligt. Dieser vertikale Austausch führt am Boden vielfach zu Turbulenzerscheinungen, die bei der Lüftung der bodennahen Schichten eine Rolle spielen. Schon der Kopf des Menschen befindet sich auch in dieser Beziehung in einem anderen Klima als die Füße. Mit zunehmender Höhe unterliegt auch die Windrichtung ändernden Einflüssen (Rechtsdrehung, s. unten). Die vertikalen Winde sind durch die Segelfliegerei zur besonderen Beachtung gelangt.

Der über weite Regionen der Erde wehende Wind zeigt große gesetzmäßig erscheinende Strombahnen. Wir haben auf der Erdoberfläche Zonen verschiedenster Temperatur vom Äquator bis zu den Polen. Die notwendigerweise vorhandenen Ausgleichsbestrebungen führen zu Luftbewegungen. Aus den kälteren Gebieten, die sich (wir betrachten die Verhältnisse für die Nordhalbkugel) an den Äquator anschließen, strömt kalte Luft vom Norden zum Äquator. Hier strömt die warme Luft nach oben ab, so daß in der Höhe eine Gegenströmung vom Äquator nach Norden zustande kommt. Einen solchen Luftkreislauf haben wir als gesetzmäßige Erscheinung bis zu 35° nördl. Br. Nun geht aber die Luftbewegung nach dem Äquator hin nicht einfach senkrecht zu diesem von Norden, sondern der regelmäßig zu beobachtende *Passatwind* ist nicht ein Nord-, sondern ein Nordostwind (auf der südlichen Halbkugel ein Südostwind). Dies wird bedingt durch die ablenkende Kraft der Erdrotation. Jedes Teilchen am Äquator bewegt sich durch die Erdumdrehung rascher als ein Teilchen in höheren Breiten. Letzteres muß also bei seiner Versetzung dem Ausgangsmeridian vorauseilen, wenn es sich nach Süden zu bewegt. Auf die Bewegung der Luft wirken also zwei Kräfte ein: eine von Norden nach Süden und eine von Osten nach Westen; alle Winde auf der Nordhalbkugel werden daher durch die Erdumdrehung nach rechts, auf der Südhalbkugel nach links aus ihrer Bahn abgelenkt, sofern die Bewegung großräumig genug ist.

Ein anderer großräumiger Strömungsvorgang der Luft tritt uns in den sog. *Monsunen* entgegen, die vor allem in Süd- und Südostasien eine wichtige Rolle spielen. Es handelt sich um Großraumdifferenzen der Temperatur, hervorgerufen durch die Bestrahlung von Land und Wasser. Die Erwärmung und Ausstrahlung über Wasser und über Land ist grundverschieden. In das Wasser dringen bei der großen Wärmeleitung und Konvektion große Wärmemengen ein, in festen Boden nur ein geringer Teil. Boden erwärmt sich stark bei Tag, kühlt nachts stark ab, bei Wasser ist der Ausgleich allmählicher. So kommen im Süden des asiatischen Festlandes die Monsune zustande, im Sommer fließt kühle Meeresluft nach dem Festlande, im Winter kalte Festlandluft dem Meere zu. Auch das europäische Festland zeigt jahreszeitlich bedingte Windströmungen von monsunartigem

Charakter. Man kann auch von einem mitteleuropäischen Monsun sprechen. Ist er ausgeprägt, so ist der Sommer kühl und verregnet; der Umschwung, die Umstellung auf die Ostwindlagen wird im Herbst eingeleitet durch die Hochdrucklage des „Altweibersommers".

Betrachtet man ein Schema der atmosphärischen Zirkulation der Nordhemisphäre, so sieht man, daß großräumig drei Zonen hinsichtlich der vorherrschenden Windgestaltung sich unterscheiden lassen: Vom Äquator bis zu 35° nördl. Br. (Rossbreite) herrschen die schon besprochenen Passatwinde von ziemlich stabilem Charakter. Um den Pol sehen wir abermals eine ziemlich stabile Zone, die von Norden bis etwa 60° nördl. Br. reicht. Die dort vorhandenen Luftströmungen werden durch das Vorherrschen absteigender Luftmassen, abgelenkt durch die Erdrotation, hervorgerufen. Zwischen diesen beiden verhältnismäßig stabilen Zonen liegt von 35 bis etwa 60° nördl. Br. eine Zone, charakterisiert durch vorherrschende Westwinde und durch große zeitliche und örtliche Veränderlichkeit; auch hier geht der Austausch zwischen Gebieten hohen und niedrigen Luftdrucks vor sich. Aber diese Gebiete sind nicht, wie es für die Passat- und Monsunwinde gilt, durch stabile oder jahreszeitlich regelmäßig wiederkehrende Einflüsse bestimmt, sondern es handelt sich hier um Hoch- und Tiefdruckgebiete, die in ständiger Umwandlung begriffen sind und daher ständig neue Luftströmungen hervorbringen; das Gebiet unterliegt bald polaren (arktischen), bald äquatorialen (tropischen) Auswirkungen, wodurch ständig wechselnde Systeme entstehen. Tief- und Hochdruckgebiete lagern sich nebeneinander.

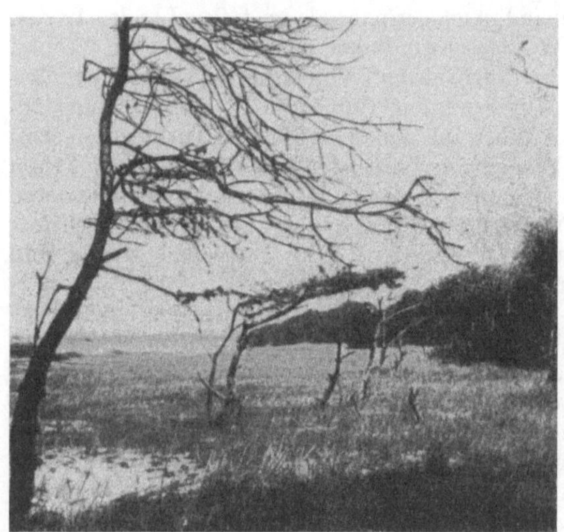

Abb. 13. Baumwachstum an der Küste, Deformation durch häufige, starke einseitige Winde (nach WEICKMANN).

Wir sehen (v. FICKER), daß zwischen beiden Gebieten naturgemäß ein Luftaustausch stattfindet. Die Winde gehen aber niemals in der Gradientrichtung, sondern sind stets aus den besprochenen Ursachen abgelenkt. Das geschieht besonders um den Kern des Tiefs und des Hochs selbst (im Hoch in der Uhrzeigerrichtung, im Tief umgekehrt). Die Luft fließt vom Hoch nach dem Tief. In das Tief fließt von allen Seiten Luft hinein, aus dem Hoch heraus. „Das Hoch ist ein Quellgebiet, das Tief ein Zuflußgebiet von Luftströmungen" (v. FICKER). Das hat zur Folge, daß in der Höhe die unten einströmende Luft aus den Tiefgebieten herausbefördert werden muß, in den Hochgebieten umgekehrt. Damit ist ein Austausch zwischen oben und unten in den einzelnen Hoch- und Tiefdruckgebieten verbunden. Es kommt also neben der horizontalen zu einer vertikalen Luftverschiebung, die für die Wetterbildung von Bedeutung ist.

Die großen Kreisläufe des Windes werden nicht selten durch örtliche Windbildungen erheblich beeinflußt. Durch die erwähnte verschiedene Erwärmung von Wasser und Land entsteht an Küstenabschnitten tagsüber ein Seewind, der das lokale Klima entscheidend formen kann, während der nächtliche Landwind weniger wichtig ist. An der deutschen Ostseeküste kann der Seewind bis 20 km landeinwärts wehen. Die an der Meeresküste nicht seltene charakteristische Deformation von Bäumen ist weniger durch örtliche Winde bedingt, als die Folge der vorherrschenden zyklonalen Seewinde (vgl. Abb. 13).

In Gebirgstälern unserer Breiten finden wir häufig tagsüber Tal- und abendliche Bergwinde. Die letzteren treten vor allem bei sommerlichen Schönwetterlagen regelmäßig auf (Höllentalwind im Schwarzwald, Wispertalwind und Reichenbachtalwind im Taunus) und sind von entscheidender Bedeutung für das Klima, die Vegetation einer Gegend (abendliche Abkühlung, Abtransport stagnierender Luft). An der Leeseite der Gebirge entstehen bisweilen Wirbelbildungen, die heilklimatisch unerwünscht sein können. Durch lebende Hecken und Windschutzstreifen kann eine schädliche Dauerwirkung bestimmter Winde gemildert werden (GEIGER).

Föhnwinde.

Föhne sind Fallwinde, die in die Talniederungen warm und auffallend trocken hinabwehen und durch ihre starke Beeinflussung des örtlichen Klimas und ihre oft ungünstige Einwirkung auf das menschliche Befinden das besondere Interesse der Fachleute und Laien erweckt haben. (Nach neuester Annahme laufen beim echten Föhn in den höheren Schichten auch Aufgleitvorgänge ab, die hier aber nicht erörtert werden sollen; MÜGGE.) Am bekanntesten und wichtigsten ist der in vielen Tälern der Nordalpen auftretende Südföhn der Alpen. Es herrscht dann ein charakteristisches Wetterbild am Nordrand der Alpen, das sich bis in die vorgelagerten Ebenen verfolgen läßt (v. FICKER). Die sog. „Föhnmauer" über dem Zentralkamm der Alpen zeigt eine Zone an, in der ständig Wolkenbildung und Wolkenauflösung vor sich geht. Es herrscht abnorm gute Sicht bei klarem Himmel, die Luft ist trocken und warm, vom Gebirge weht ein Fallwind von großer Böigkeit, und es kommt bei winterlichen Föhnen zu rapidem Schmelzen des Schnees. Während es beim Föhn selbst kaum regnet, folgt ihm schlechtes Wetter. Die alte Annahme, daß der Föhn als warme und trockene Wüstenluft aus südlicher Richtung über die Alpen käme, hat sich nicht bestätigt. Man weiß heute, daß auch in anderen Gebirgen echte Föhne entstehen. Die moderne Meteorologie bezeichnet den Föhn als eine Luftströmung, die durch Absteigen warm und trocken wird (PROHASKA). Im Gegensatz zu dem Antizyklonal- oder Freien Föhn (H. FLOHN), bei dem es sich um meist *langsames* Herabsinken von Luftmassen in Hochdruckgebieten handelt mit Sonnenschein, Wärme und Lufttrockenheit in höheren Gebirgsgegenden, während in den Tälern Nebel und Kälte herrschen, ist der Zyklonalföhn als der „echte" Föhn zu bezeichnen. So entsteht z. B. der Südföhn der Alpen, wenn ein zyklonales Tiefdruckgebiet nördlich des Gebirges vorüberzieht. In das Zentrum dieser Depression werden dann von Süden her Luftmassen über den Alpenwall hineingezogen. Die warme und feuchte Mittelmeerluft findet am Alpenkamm einen mächtigen Stau, der südliche Alpenrand zeigt Nebel und Regen. Die Wolkenmasse wird durch die Fortsetzung der Bewegung nach oben gedrückt bis an den Kamm der Berge, gibt hier unter Abkühlung ihre Feuchtigkeit ab und sinkt schließlich über den Kamm hinüber an der Nordseite ab, nunmehr stark trocken und sich beim Herabfallen erwärmend. Die Fallgeschwindigkeit hat eine Größenordnung von Metern pro Sekunde (BERG).

Die auffallende Beobachtung, daß die hohe Temperatur des Föhns nicht die ursprüngliche Eigenschaft der Luftströmung ist, sondern erst auf der Leeseite beim Absinken entsteht, läßt sich nach der Föhntheorie von J. v. HANN erklären.

An Hand der Abb. 14, einem von Weickmann gebrachten Beispiel, soll gezeigt werden, warum es auf der Südseite regnet. Die aufsteigende, nicht gesättigte Luft kühlt sich durch Leistung von Expansionsarbeit ab, und die relative Feuchtigkeit nimmt zu. Sobald der Taupunkt erreicht ist, wird der Wasserdampf verflüssigt, und bei zunehmender Höhe fällt der größte Teil des Niederschlages als Regen aus. Beim Abstieg auf der Nordseite verdampfen zunächst die nicht als Regen ausgefallenen Tropfen, und die Luft wird immer trockener, je mehr sie absinkt, wobei sie sich um 1°/100 m beim Absinken erwärmt. Die Luft ist nach dem Überqueren der Alpen wärmer und trockener geworden. Es ist noch zu erklären, warum die Luft beim Föhn in die Täler absinkt. In den Tälern lagert noch Kaltluft von einer gealterten Hochdrucklage. Nähert sich jetzt dem Nordrand der Alpen ein Tiefdruckwirbel (beim Föhn kommt es zu einem Barometersturz), so wird die Kaltluft von diesem abgesaugt, weil in ein Tief von allen Seiten Luft

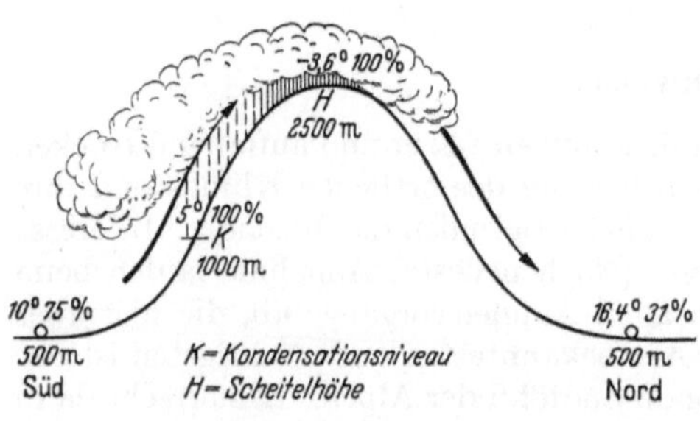

Abb. 14. Föhn. (Nach Weickmann aus Woltereck.)

einfließen muß, und es muß jetzt, weil wegen der Berge der Luftabfluß nicht horizontal ersetzt werden kann, Luft aus der Höhe zufließen (v. Ficker). Die Geschwindigkeit, mit der die solche Kaltluft absaugenden Zyklonen vorbeiziehen, und die Geländegestaltung bestimmen die örtliche Stärke und Dauer des Föhns. Man rechnet in den Föhngebieten der Nordalpen mit 30—50 Föhntagen im Jahr; Föhnzeiten sind März und April, Oktober und November. Täler, die quer zum Kamm verlaufen und aus denen Kaltluft gut abziehen kann, oder die dem Föhn besondere Einbruchsmöglichkeiten geben, wie z. B. Innsbruck, sind besonders dem Föhn ausgesetzt. Durch den Föhn werden im Nordalpengebiet „klimatische Oasen" erzeugt (verfrühte Schneeschmelze, Hinausschieben der Winterkälte; Herbstföhn reift Trauben und Mais), und auf der ganzen Alpennordseite ist die Bewölkung verringert.

Der Nordföhn der Südalpen ist wahrscheinlich meteoropathologisch belanglos, aber klimatisch wichtig; der große Sonnenreichtum des Tessins und Südtirols wird vor allem auf ihn zurückgeführt (Prohaska). — Der Föhneffekt des Chinook im Osten der Rocky Mountains mit plötzlichen Temperatursteigerungen von 30—45° ist von größter Bedeutung für die amerikanische Landwirtschaft.

Der Alpenföhn erreicht mit Ausnahme des südlichen Teils des Schwarzwaldes die deutschen Mittelgebirge nicht. Auch in den deutschen Mittelgebirgen treten bisweilen Föhnwinde auf, die vor allem in dem Riesengebirge (Tichy), Harz (L. Schulz) und Taunus (Linke, Landsberg, Amelung) studiert sind. Bei Westwetterlage, bei Schauerwetter tritt im Lee des Mittelgebirges die wolkenauflösende Wirkung eines Föhneffektes in Erscheinung. Die Aufklärungszone am Südrande des Taunus, durch die die Taunusbäder bevorzugt sind, ist eine solche föhnbedingte Klimaeigentümlichkeit (Linke).

Es gibt auch Fallwinde, die sich zwar auch beim Absinken erwärmen, aber durch die wärmere Umgebung als kalt empfunden werden. Solche Fallwinde sind die Bora, ein Einbruch von Kaltluftmassen zur Adria, und der Mistral der Provence, lebhafte Winde, die große Verheerungen anrichten können. Der Scirocco, in den afrikanischen Wüsten entspringend, ist ein zunächst trockener Wind, der sich über dem Mittelmeer mit Wasserdampf ansättigt und als feuchtwarmer Wind über Italien weht, bisweilen an der Leeseite von Gebirgen von föhnartigem Charakter.

Luftkörper.

Die Luft der klimatischen Großräume, etwa ln der äquatorialen Zone oder an den Polen, ist nicht nur durch die Temperatur unterschieden. Die Luft dieser verschiedenen Zonen bietet auch Unterschiede in ihrem ganzen Aufbau. So ist die polare (arktische) Luft ursprünglich ausgezeichnet durch niedrige Temperatur, große Reinheit, Fehlen der Trübungselemente, wenige Großionen, dagegen zahlreiche Kleinionen. Sie ist trocken und gestattet weite Sicht. Die tropische Luft dagegen ist warm, feucht, trübe, wolkenreich, reich an Kernen und dadurch reich an Großionen, arm an Kleinionen. Die Luft über den Kontinenten (Kontinentalluft) ist im Winter kalt, im Sommer warm, trocken, staubreich, reich an Kernen und Großionen, arm an Kleinionen; die Luft dagegen, die von den Meeren kommt,

Tabelle 30. *Einteilung der Luftkörper.* (Nach LINKE und SCHINZE aus PFLEIDERER u. BÜTTNER[1].)

Hauptluftmassen		Die für Mitteleuropa wichtigen Luftmassen				
allgemein	bei großzügiger Boden-beeinflussung m = maritim c = kontinental	unterteilt nach Ursprung A tief gestellt = arktischen Ursprungs T tief gestellt = tropischen Ursprungs	unterschieden nach Strömungsrichtung von Norden kommend als Kaltluft = K wirkend	von Süden als Warmluft = W	hauptsächliche Ursprungsgebiete	Hauptzeit des Auftretens
Arktische Luftmasse A	mA	$mA\ (PM)$	$mA\ K$		Grönland, Spitzbergen	ganzjährig
	cA	$cA\ (P,\ \underline{PC})$	cAK		Nowaja-Semlja, Barentsmeer, <u>Nordrußland</u> (Kältepol)	ganzjährig
Luftmasse gemäßigter Breiten G	mG	$mG_A\ (M)$	$mG_A\ K$	$mG_A\ W$	Nördlicher Atlantik bzw. Kanada	ganzjährig
		$mG_T\ (M)$	$mG_T\ K$	$mG_T\ W$	Nördlicher Atlantik um 50° nördl. Breite	besonders kältere Jahreszeit
	cG	$cG_A\ (C)$	$cG_A\ K$	$cG_A\ W$	Innerrußland, Fennoskandien	besonders kältere Jahreszeit
		$cG_T\ (C)$	$cG_T\ K$	$cG_T\ W$	Südrußland-Balkan	· besonders wärmere Jahreszeit
Subtropische Luftmasse T	mT	$mT\ (T,\ \underline{TM})$		$mT\ W$	Subtrop. Meere, <u>Azoren</u>, Mittelmeer	ganzjährig
	cT	$cT\ (T,\ \underline{TC})$		$cT\ W$	Subtropische Landmassen, Nordafrika, <u>südl. Balkan</u>	ganzjährig
Äquatoriale Luftmasse $E\ (T)$	mE	Die äquatorialen Luftmassen gelangen in der Regel nur in der warmen Jahreszeit als Antipassat (in der Höhe über antizyklonalen Gebieten) nach Mitteleuropa.				
	cE					

(Für die Arktische Luftmasse: selten Juli-Aug.)

[1] Die eingeklammerten Zeichen entsprechen den Angaben von LINKE, die unterstrichenen Zeichen gehören zusammen, P bedeutet polar = arktisch.

die maritime Luft, ist im Sommer kühl, im Winter mild, feucht, wolkenreich,
enthält wenig Kerne und Großionen, viel Kleinionen. Nehmen wir diese 4 Luft-
arten, also die arktische und tropische, die maritime und kontinentale, so haben
wir zugleich, nach Himmelsrichtungen geordnet, die 4 Hauptgebiete, die Europa
umgeben und aus denen bei der Veränderlichkeit unserer Wind- und Wetterverhältnisse vor allem Mitteleuropa seine Luftzufuhr bezieht. Über Mitteleuropa
herrscht ein Klima von uneinheitlichem Charakter, das sich durch die genannten
immer wechselnden Windströmungen aus den heterogensten Elementen zusammen-
setzt. Wir können bei Nordwind durch die Zufuhr polarer Luftmassen das Klima
des nördlichen Norwegen und bei Zufuhr aus Süden ein unter subtropischen Einflüssen stehendes Klima haben, ja, diese Einflüsse können sich in raschem Wechsel
ablösen und folgen. Es handelt sich also darum, daß bei West- und Ostwind nicht
nur Wind aus entgegengesetzter Richtung weht, sondern darum, daß hierbei Luftkörper (LINKE) oder Luftmassen (SCHINZE) aus weitentfernten klimatisch ganz
verschieden gestalteten Gebieten zugeführt werden. Dieser Wechsel der Einflüsse
ist naturgemäß vor allem mit den Wettervorgängen verbunden. Jedenfalls wird
das gesamte Klima unserer Breiten durch den Einfluß dieser Luftkörper und ihren
ständigen Wechsel weitgehend bestimmt. In die einzelnen Teile von Deutschland ragen Luftkörper verschiedener Herkunft bevorzugt hinein. So steht naturgemäß das westliche Deutschland stark unter maritimen, das östliche unter
kontinentalen Einflüssen, so daß die klimatischen Unterschiede der einzelnen
Teile Deutschlands mit der Wirksamkeit der Luftmassen zusammenhängen.
Die Einteilung der Luftkörper nach Bezeichnung, Herkunft und Einzelheiten
kann man mehr vom klimatischen Gesichtspunkt aus (LINKE) oder mehr vom
dynamischen (SCHINZE) betrachten. Im wesentlichen meinen beide Systeme dasselbe. Eine Zusammenstellung, die beide Aufstellungen vereint, gibt die vorstehende Tabelle.

Das Luftkolloid. Chemische Klimatologie.

Unter Luftkolloid, Aërosol und Luftplankton versteht man die Gesamtheit
der Fremdstoffe in der Luft, von den Staubbeimengungen bis zu den ultra-
mikroskopischen Kondensationskernen, den durch die Affinität zum Wasserdampf gekennzeichneten Schwebeteilchen der Luft, deren Radius zwischen 0,001
und 7 μ liegt. Der Ultrastaub der Kondensationskerne wird mit dem Kernzähler
nach AITKEN oder besser nach SCHOLZ gezählt, wobei auf Größe und Art der Substanzen nicht Rücksicht genommen wird. Angesaugte Luft wird durch Pumpen
ausgedehnt und damit abgekühlt, bis der Taupunkt überschritten ist; die Kerne
wachsen dadurch so stark an, daß sie mikroskopisch als sichtbare Nebeltröpfchen
zählbar sind. Die Kerne entstammen den verschiedensten Quellen (LANDSBERG):
Ionisierende extraterrestrische Strahlungen und meteorischer Staub; Vulkan-
ausbrüche, radioaktive Bodenstrahlung, Wind- und Erosionsstaub, Waldbrände,
industrielle Verbrennungsprodukte und Abgase, Salzkristalle aus der Verdunstung
des ozeanischen Spritzwassers. Auch Ruß und Staub aller Art können Kerne
bilden (JUNGE). Während die Luft auf dem Meere, im Gebirge und auf dem Land verhältnismäßig arm an Kondensationskernen ist, steigt die Zahl der Kerne beträchtlich unter städtischen und industriellen Einflüssen (100000 Kerne und mehr pro
Kubikzentimeter). Die Kernzahl ist nur bedingt ein Maß der Luftgüte; hygroskopi-
sche Wasserkerne wirken unzweifelhaft biologisch anders als Verbrennungskerne.

Die Luft bei Gradierwerken kann auch in größerer Entfernung ebensoviel
Kerne enthalten wie die der Großstadt. Hier bestehen sie aber aus gasförmigen
Bestandteilen des Quellwassers und aus den Salztröpfchen der Quelle.

Die eigentlichen *Staubteilchen* werden mit dem Konimeter von ZEISS gezählt. Hierbei wird die Luft mit großer Geschwindigkeit auf Glasplatten gepreßt, auf denen sich die Staubteile niederschlagen; Zahl und Größe werden dann mikroskopisch bestimmt. Vergleichende Messungen der Staubteilchen und Kondensationskerne haben gezeigt, daß es zwischen beiden Gruppen der Luftbeimengungen fließende Übergänge gibt. Bei zunehmender Feuchte quellen die Kerne auf; z. B. im Nebel können die aus dem Industrieschmutz stammenden Kondensationskerne bei der hohen Sättigung so stark ihr Volumen vergrößern, daß sie nur noch als Staubteilchen meßbar sind. Es sind deshalb stets parallele Untersuchungen von Kernen und Staubteilchen anzustreben. Spurenstoffe gibt es, auch in der Luft, ebenso wie in dem Wasser, besonders in den Heilwässern.

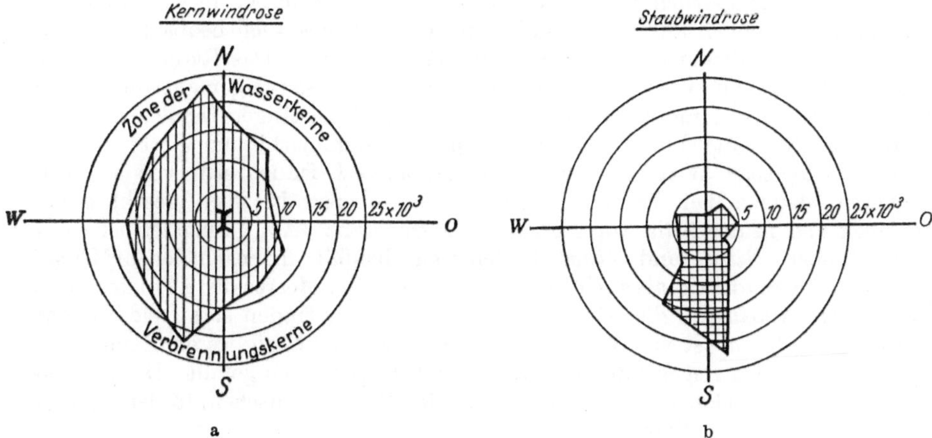

Abb. 15a u. b. Kernwindrose am Südhang des Taunus. Nach AMELUNG, BECKER und SPARWASSER. Die Kernanhäufung im Süden stammt aus dem Industriezentrum der Main-Ebene bei dem selten auftretenden Südwind, die Kernanhäufung im Norden aus maritimen Luftmassen. Die Industriekerne sind von einer Vermehrung der Staubteilchen begleitet, die maritimen nicht. a) Abhängigkeit der Kernzahl von der Windrichtung. b) Abhängigkeit des Staubgehaltes der Luft von der Windrichtung.

Die spurenchemische Erforschung der Luft (Chemische Klimatologie, CAUER) ist aber erst im Anfang; denn die analytisch-meßtechnische Erfassung der Spurenstoffe ist schwierig (CAUER, EFFENBERGER).

Aber nicht nur die am Orte wirkenden Faktoren tragen zur chemischen Gestaltung der Luft eines Ortsmilieus bei, sondern es können auch von fernher wirkende Einflüsse sich geltend machen. Das *Jod* in unseren Breiten (im allgemeinen $0,4\ \gamma$ pro Kubikmeter) stammt größtenteils aus den Tangverschwelungen an den westlichen und nordwestlichen Küsten Europas (CAUER), von wo es mit den Winden über den Kontinent getragen wird. Mit den Niederschlägen geht es über dem Kontinent, besonders auch an den West- und Nordwesthängen der Mittelgebirge nieder, entsprechend der Zugrichtung der bei uns hauptsächlich herrschenden Wettervorgänge. Die Südhänge der Gebirge, namentlich der vom Ausgangspunkt weit entfernten (schlesisches Gebirge, Tatra), sind von dieser Aussaat frei. Dadurch können wieder besonders jodarme und jodfreie Gebiete entstehen, die therapeutisch (Basedow) wichtig sind. Die Grenze des kontinentalen und des vom Meere beeinflußten Klimas zeigt sich bis zu einem gewissen Grade darin, daß der Chloridgehalt (aus dem Meerwasser) dort seine Grenze findet. Die sog. Chloridvorstöße vom Meer her reichen über Mitteleuropa bis zum Riesengebirge und den schlesischen Gebirgen, eben den klimatischen Grenzräumen.

Über den *Ozongehalt* der Stratosphäre wurde schon berichtet. Die bioklimatische Bedeutung des bodennahen Ozons wurde im Laufe der Zeiten verschieden beurteilt. Vor Jahrzehnten spukte die „ozonreiche", würzige Waldluft in den Prospekten der Kurorte, obwohl gerade die Waldluft besonders ozonarm ist. Dann wurde lange Zeit Ozon als bioklimatisches Agens wenig beachtet. Durch neuere Untersuchungen (Goetz-Arosa; Curry; Cauer) weiß man, daß den Oxydationswerten der Luft vielleicht eine gewisse Bedeutung zukommt. Die Herkunft des bodennahen Ozons ist noch nicht geklärt, ob es örtlich aus elektrischen Ausgleichvorgängen oder als Nachschub aus höheren Schichten entsteht. Der Ozongehalt zeigt starke regionäre und lokalklimatische Schwankungen, die sich auch im Tagesgang ausprägen; eine Bindung an Wetteränderungen ist anzunehmen.

Unter den Bodenexhalationen spielt die *Radiumemanation* eine Rolle. Im allgemeinen nur spärlich vorhanden, kann sie sich besonders in der Nähe von Heilquellen erheblich anreichern, insbesondere wird dies auch beobachtet in der Nähe von Mineralwässern, die selbst kein Radon führen. Das Radon ist in Gas besser löslich als im Wasser und entweicht daher nicht selten gemeinsam mit den Gasschwaden, die namentlich die Austrittsstellen CO_2-haltiger Quellen begleiten (Nauheim, Pyrmont) (Israël). Hierbei kann es sich immerhin um Werte handeln, die physiologische Wirkungen ausüben. *Ammoniak* findet sich vor allem in größeren Mengen bei Verbrennungsprozessen, ebenso in allen geschlossenen Räumen und in der Nähe toter organischer Substanz. Am geringsten ist es im Gebirgsnebel. *Nitrite* und *Nitrate* finden sich ebenfalls in beachtlichen Mengen sowohl in der Stadtluft, als auch im Gebirge und an der Meeresküste. In der Stadt puffert das *Ammoniak* die Säurewirkung, im Gebirge finden sich freie Mineralsäuren. Das *Sulfat* ist von Verbrennungsvorgängen abhängig, es entstammt den Winden aus Industriegegenden und wird durch Regen rasch gefällt. Der mittlere p_H-Wert der Nebelkerne liegt in der Industrieluft im alkalischen, in der Gebirgsluft noch im sauren Bereich. (Cauer)

Für Kurorte ist es wichtig, daß sie vor Winden, die aus den Industriegegenden Beimengungen wie Öle, Staub aller Art, besonders Sulfate und Ammoniak enthalten, geschützt liegen.

Luftelektrizität und Erdstrahlung.

Über die Beziehungen zwischen luftelektrischen Erscheinungen und dem bioklimatischen Geschehen bestehen auch heute noch große Unsicherheiten. Die biologische Auswertung luftelektrischer Erscheinungen bedarf besonderer Kritik. Die elektrischen Eigenschaften der Atmosphäre sind gekennzeichnet durch das elektrische Feld (d. h. den Spannungsunterschied in verschiedenen Höhen), die elektrische Leitfähigkeit der Luft und den Vertikalstrom, sowie durch den Gehalt der Luft an elektrisch geladenen Kernen, Staubteilchen und radioaktiven Stoffen (H. Israël). Durch radioaktive Kräfte und die Wirkung der kosmischen Höhenstrahlung werden die neutralen Gasmoleküle der Luft in folgender Weise ionisiert (Israël, Linke): Das aus der Elektronenhülle eines Luftmoleküls herausgeschlagene Elektron wird baldigst an ein anderes Luftmolekül angelagert. Diese primären Ionisationsprodukte werden mit weiteren neutralen Molekülen in „Kleinionen" umgeformt. Diese Kleinionen können sich an größere Molekülkomplexe (Kondensationskerne) anlagern, die wenigstens die 1000fache Masse besitzen (10000 Moleküle bis solche von über 50 Millionen). Die Adsorption von Wassermolekülen bewirkt die Bildung immer größerer Ionen (Ultragroßionen), die bei einem Durchmesser von mehr als $0,1\ \mu$ eine so geringe elektrische Beweglichkeit haben, daß sie mit den üblichen Ionenmeßgeräten nicht mehr meßbar sind. Die Kleinionen kommen vor allem in der freien Natur vor, z. B. in der reinen Luft des Hochgebirges, auch dort sind sie nicht zahlreich. Je mehr wir uns den Großstädten, den Industrierevieren nähern, umso zahlreicher werden die Großionen. In der Luft der freien Natur zählen wir meist einige 100 Kleinionen pro Kubikzentimeter, über dem Meere etwas höhere Zahlen, auch Großionen durch Salzmoleküle, über Großstädten mehrere 10000 und mehr Großionen. Das Anzünden einer Zigarette im geschlossenen Raum vermehrt sofort die Großionen. Man spricht von einem Ionenspektrum. Zahl, Ladung und Beweglichkeit der Kleinionen bestimmen die *elektrische Leitfähigkeit* der Luft. Die aus gröberen Kernen bestehenden Mittel- und Schwerionen sind ohne Bedeutung für die elektrische Leitfähigkeit. Eine in Bodennähe vorhandene stark erhöhte Leitfähigkeit der Luft kann ein Beweis für das Vorhandensein radioaktiver Kräfte sein. — Mit zunehmender Meereshöhe nimmt die Leitfähigkeit allgemein zu; die sprunghafte Zunahme in Höhen von 100 km und mehr ist die Folge des kurzwelligen Ultraviolettlichtes der Sonne.

Zwischen den hochionisierten Ionosphärenschichten und der Erdoberfläche besteht ein elektrischer Spannungszustand; der so umfaßte Raum wird von ISRAËL mit dem Inneren eines Kugelkondensators verglichen; aus dem Weltraum können Einwirkungen auf diesen „abgeschirmten" Raum nur durch elektromagnetische Schwingungen kommen.

Bei dem elektrischen Potentialgefälle der Atmosphäre nimmt die Spannung zwischen Erdboden und Luft um rund 100 Volt pro Meter zu, mit zunehmender Höhe wird das Gefälle aber immer geringer. Die Werte des Potentialgefälles nehmen mit dem Grad der Luftverunreinigung zu. Das Potentialgefälle zeigt bei ausgeglichener Wetterlage einen typischen Tagesablauf (wie viele andere meteorologische Elemente), es verschwindet im geschlossenen Raum. Feste und flüssige Niederschläge führen elektrische Ladungen mit wechselndem Vorzeichen mit sich. Starke und rasche Schwankungen des elektrischen Feldes findet man bei den Gewittern; man unterscheidet *Wärmegewitter*, örtlich gebunden, durch Überhitzung der Luftmassen am Boden entstanden und ohne durchgreifende Wetterveränderung, und *Frontgewitter*, die kalte Luftkörper begleiten und meist zu einem Wetterumschlag führen.

Es ist diskutiert worden, ob vom Erdboden ausgehende geophysikalische Reize („Erdstrahlen") luftelektrische Störungen hervorrufen und u. U. auch biologisch bedeutungsvoll werden können (REITER; S. 152). Die Verfeinerung der Wetteranalyse mit dem Ziel, die jeweiligen Änderungen und Schwankungen räumlich und zeitlich genau zu erfassen, hat gezeigt, daß alle Aufgleit-, Hebungs- und Vertikalaustauschvorgänge Akkordschwankungen hervorrufen, die sich auch in Feindruckregistrierungen, Aërosolmessungen und luftelektrischen Messungen nachweisen lassen (F. BECKER). Diese Änderungen der luftelektrischen Werte sind also sekundär bedingt, und auch etwaige Beeinflussungen der luftelektrischen Verhältnisse durch „Erdströme" müssen so aufgefaßt werden.

Die kosmische Ultrastrahlung (durchdringende *Höhenstrahlung;* HESS) hat eine ungeheure Durchdringungsfähigkeit; Strahlen ihrer Intensität sind im Laboratorium nicht zu erzeugen. Die Primärstrahlen der Höhenstrahlung entstammen höchstwahrscheinlich den mit ungeheuren Energieausbrüchen entstehenden Supernovae (P. JORDAN), z. T. wohl auch der Sonne.

Die primären Höhenstrahlen werden in den höchsten Schichten der Atmosphäre teilweise umgewandelt in andere Strahlungen geringerer Energie (Bildung von Kaskadenschauern und durchdringenden Mesonen; ihr Studium ist wichtig für das Verständnis der Kernphysik).

Das permanente magnetische Feld der Erde (Kompaßnadel!) mit seinen Variationen mit täglicher und jährlicher Periode und seine Veränderungen über lange Zeiträume kann durch plötzlich einsetzende extraterrestrisch bedingte Störungen überlagert werden (BERG). Die kleineren Störungen (Bay-Störungen) sind auf Ultraviolettausbrüche auf der Sonne, die magnetischen Gewitter und Stürme auf aus der Sonne ausgeschleuderte Korpuskeln (elektrisch geladene und ungeladene kleinste Atomteilchen) zurückzuführen, die höhere atmosphärische Schichten ionisieren und erdmagnetische Störungen bedingen. Von der Sonne gehen zwei grundsätzlich verschiedene Strahlungen aus (SCHLÜTER): Eine im Mittel ziemlich gleichmäßige, die Wärmestrahlung der Sonnencorona, und Strahlungen unregelmäßig und plötzlich einsetzender Eruptionen; bei den „chromosphärischen Eruptionen" können Gasmassen von der Größe des Mondes fortgeschleudert werden. Die Korpuskeln brauchen 1—2 Tage bis zur Erde. Die prachtvollen Bilder des „Nord-(Polar)-Lichts" werden durch die Corpuscularstrahlen ausgelöst. Sowohl aus der Corona als auch bei den Eruptionen werden hochfrequente Strahlen im Meterbereich ausgesandt, die die Ionosphäre durchdringen können (SCHULZE). Hochfrequente Wellen im Bereich von 1 cm bis 30 m können aus dem Weltenraum den Erdboden und damit den menschlichen Lebensraum erreichen. Die Ionosphäre (vgl. S. 84) kann als Aufnahmefeld und Reflektor sowohl der Langwellen der drahtlosen Telegraphie als auch von Kurzwellen dienen und ist für den Rundfunkverkehr von Bedeutung Ursprungsort hochfrequenter Störungen („atmospherics") sind die elektrischen Entladungserscheinungen im Gewitter. FLOHN vermutet Zusammenhänge zwischen Sonnentätigkeit und Gewitterhäufigkeit.

Gehen von dem Erdboden Kräfte aus, die geophysikalisch und auch physiologisch von Bedeutung sind? Sicher gibt es Bodenexhalationen, die an Verwerfungen usw. austreten können (radioaktive Emanationen, Sumpfgase usw.). Daß es darüber hinaus wirkliche geophysikalische Reizzonen (unterirdische Strömungen, *Erdstrahlen*) gibt, an denen geophysikalische Anomalien zu beobachten oder festzustellen wären, wird von der modernen Geophysik und Geologie bestritten (LINKE, H. ISRAËL, F. MICHELS). Demgegenüber betonen Anhänger der Wünschelrute und ihr nahestehende Physiker, daß über unterirdischen Wasserführungen die elektrische Feldstärke der Luft erhöht und das Potentialgefälle erniedrigt sei (REITER), Angaben, die ISRAËL als physikalische Unmöglichkeiten bezeichnet. Das Problem der Wünschelrute wird im Abschnitt „Meteoropathologie" erörtert.

Wetter.

Wettervorgänge sind Geschehnisse, welche sich in der unseren Erdball umgebenden Lufthülle abspielen, und zwar größtenteils in den unteren Abschnitten der Troposphäre, jedoch sind an manchen Erscheinungen auch die oberen Schichten der Troposphäre und die Stratosphäre beteiligt. Diese Vorgänge sind in den einzelnen Breiten sehr verschieden; während sich tropische und subtropische Gebiete durch eine gewisse Konstanz der Verhältnisse auszeichnen, herrschen in unseren und in nördlichen Zonen ständig wechselnde Wetterverhältnisse.

Inwieweit wird das Wetter durch extraterrestrische Einflüsse gesteuert? Ein nennenswerter Einfluß von Mond und Planeten auf das Wetter wird von der exakten Forschung abgelehnt (F. BAUR). Dagegen scheinen Schwankungen der Sonnenstrahlung von Bedeutung für das irdische Wettergeschehen (Beziehung zwischen Sonnenfleckenrelativzahlen, erdmagnetische Störungen, Häufigkeit des Polarlichtes, Zahl der Niederschläge in den Tropen usw.). Auch können die von der Sonne ausgehenden Corpuscularausbrüche die Gewittertätigkeit auf der Erde merklich steigern. (FLOHN)

Als Hauptursache der Wettervorgänge ist wahrscheinlich das Zusammentreffen der warmen Trift westlicher und südwestlicher Winde mit der kalten aus Ost, Nord und Nordwest kommenden Polarluft anzunehmen. Den Pol bedeckt und umgibt eine Kaltluftmasse, aus der zeitweise größere Mengen Kaltluft ausbrechen. Die Grenze der Polarfront gegen die gemäßigten Breiten ist das Ursprungsgebiet der in den letzteren auftauchenden sog. *Zyklonen.* Das Nebeneinander gegensätzlich beschaffener Luftmassen verhindert einen dauernden gleich-

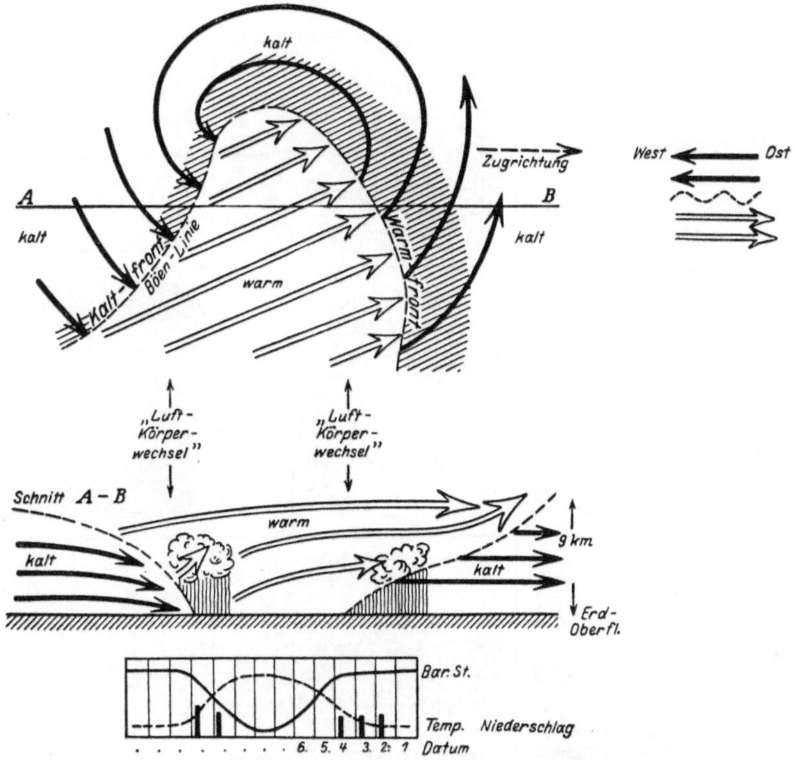

Abb. 16. Schema einer Zyklone. (Nach BJERKNES aus DE RUDDER.)

mäßigen Zustand. Die nebeneinander strömenden warmen und kalten Luftmassen „verzahnen sich", wie die Meteorologen sagen; dadurch wird warme Luft nordwärts, kalte Luft westlich der Warmluft südwärts abgelenkt. Es entsteht eine Wellenbewegung an der Grenzfläche der sich entgegengesetzt bewegenden Luftmassen. Die Polarluft strömt von Osten nach Westen, also gegen die Erdumdrehung, die Warmluft des Südens umgekehrt. Aus diesen Wellen der Polarluft entwickeln sich (BJERKNES, BERGERON u. a.) die Kerne für die Tiefdruckgebiete (Zyklonen). Die warme Südluft drückt auf der Vorderseite die Kaltluft vor sich her. Dadurch wird diese in Wirbelbewegung entgegen der Uhrzeigerrichtung versetzt, auf der Rückseite des Warmkernes stößt Kaltluft nach. So zeigt dieses Gebilde niedrigen Druck, die Zyklone auf der Vorderseite eine Warm-, auf der Rückseite eine Kaltfront (manchmal noch einen Warmsektor). Die Zyklonen wandern bei uns fast ausnahmslos von West nach Ost. Sie sind mehr oder weniger raschem Wechsel unterworfen durch den ständig erfolgenden Ausgleich der Luftmassen und Strömungen.

Als *Front* bezeichnet man die Grenzen, d. h. die Übergangsschicht zwischen zwei verschiedenen Luftmassen. Wenn Kaltluft durch Warmluft verdrängt wird, so gleitet die Warmluft ihrem Gewicht entsprechend auf die Kaltluft auf *(Aufgleitfront)*. Die Grenzflächen bilden mit dem Boden einen sehr spitzen Winkel. Die Berührungszone zwischen Boden und Grenzflächen nennt man Front, wobei es sich nach neuesten Anschauungen (MÜGGE) um breite Übergangszonen handelt. Die vertikalen und horizontalen Schnitte durch eine Zyklone zeigen diesen Vor-

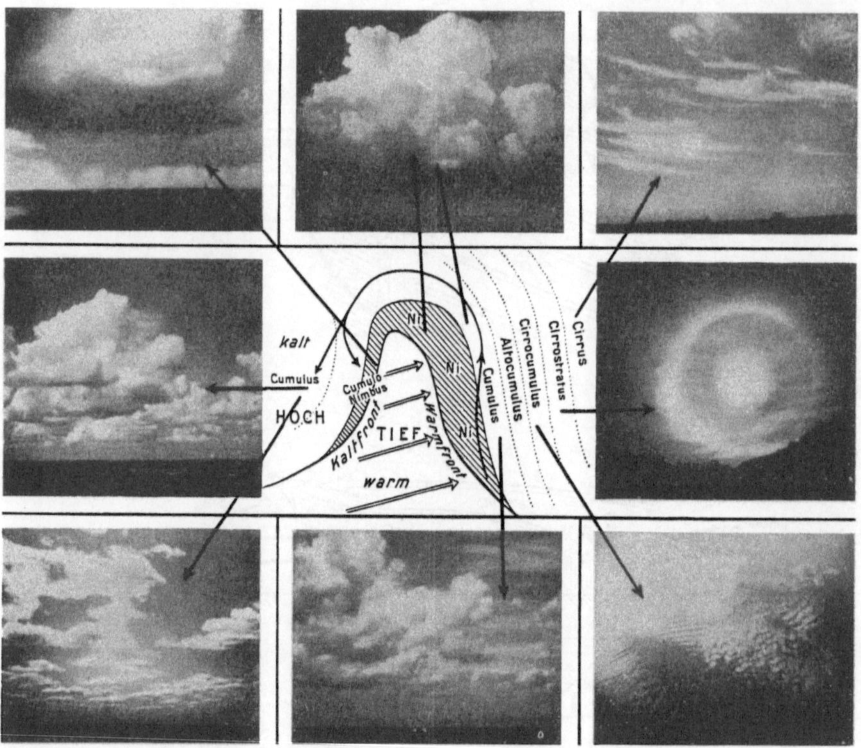

Abb. 17. Wolkenbilder im Verlauf einer Zyklone. (Nach WEICKMANN aus WOLTERECK.)

gang und die dabei auftretende Wolkenbildung in sehr schematischer Darstellung (s. Abb. 16). Wir sehen, was wir erleben, wenn wir uns im Augenblick des Herannahens einer Front im Durchgangspunkt einer Zyklone befinden. Innerhalb der warmen Luftmassen kommt es beim Aufgleiten rasch zur Kondensation des Wasserdampfes. Schon vorher kündet sich dies durch Cirruswolken an, die bald in Cirrostratus übergehen. Es kann zu einem Halo (Sonnenring) kommen, es folgt der Nimbus, aus dem Landregen fällt. Vor der Warmfront fällt das Barometer, die Temperatur steigt bei mäßigen Südost- bis Südwestwinden. Der Vorgang schließt damit ab, daß der allmähliche Regen aufhört, das Barometer fällt nicht mehr, es wird diesig.

Bei der Kaltfront schiebt sich die Kaltluft unter die vorgelagerte warme Luft (Einbruchsfront). Die wärmeren Luftmassen werden vom Boden gehoben, es kommt in der Höhe zu turbulenten Vorgängen, hohe Cirrus- und Cumuluswolken zeigen sich, der Wind wird böig, dreht nach rechts mit kalten Regenschauern, es wird kühler, der Luftdruck steigt, die Temperatur fällt. Hinter der Böenfront ist die neue Polarluft eingetroffen, die Luft wird klar, die Kaltfront ist meist steil und schmal bis 100 km, während die Warmfront eine Tiefe bis 1000 km haben kann und flacher ist. Bei der Warmfront verläuft auch der Wechsel der Temperatur, der Luftmassen und des Drucks weniger stürmisch als bei der Kaltfront. DieKaltfront wandert schneller als die Warmfront. Kaltwetter bricht bekanntlich meist viel rascher ein als eine Änderung zur warmen Witterung. Meist führen die Vorgänge rasch zu einer Vermischung der meteorologischen Faktoren und damit zu einer Aufhebung der charakteristischen Eigenschaften der Fronten. Wenn die rascher laufende Kaltfront die Warmfront einholt, der Warmluftsektor also vom Boden abgehoben wird, spricht man von *Okklusion* der Fronten.

Am Boden bleibt dann meist der Temperaturwechsel aus. Die Warmluft wird in die Höhe gehoben und am Boden begegnen sich nur die beiden Polarluftkörper. Es findet daher meist am Boden kein nennenswerter Luftkörperwechsel statt,

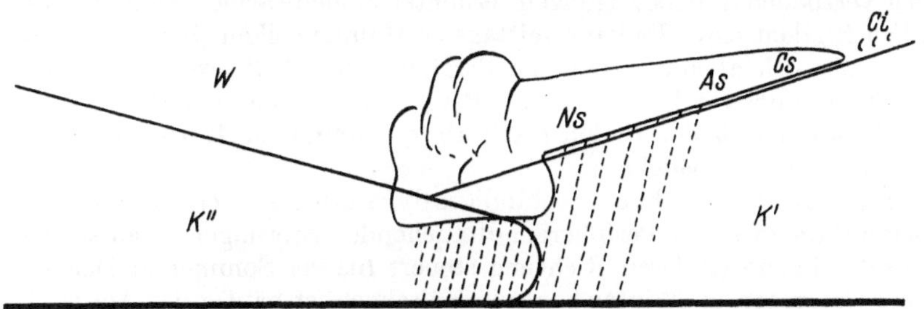

Abb. 18. Vertikalschnitt durch eine Okklusion. (Nach AMELUNG und PFEIFFER.)

jedoch sind die typischen Warm- und Kaltfronterscheinungen, vor allem bei frischen Okklusionen, im Wetterablauf noch gut zu erkennen. Allerdings kann der Fall auch unter Temperaturänderungen vor sich gehen, freilich nicht auf dem Wege der Einwanderung anderer (kalter) Luftmassen, sondern dadurch, daß die Vorgänge in der Höhe eine Ausdehnung der am Boden liegenden Luftmassen bedingen: Wandert oben Warmluft, die leichter ist, ab, so müssen sich die am Boden liegenden Luftmassen ausdehnen, sie kühlen damit ab (adiabatische Temperaturveränderung). Die eingewanderten Luftmassen nehmen den Charakter der Zone an, in die sie eingedrungen sind und werden dadurch indifferent. Andererseits können aber Fronten mit Schnelligkeit sich ablösen, zumal manchmal nicht eine Zyklone allein, sondern ganze Zyklonenfamilien rasch hintereinander erscheinen. Wir sehen dann die besprochenen Vorgänge rasch einander folgen. Für den Charakter und die Häufigkeit der einwandernden Zyklonen spielt die erwähnte Zugrichtung eine Rolle. Meistens kommen die Zyklonen, die unser Wetter beherrschen, in der allgemeinen Westdrift zu uns.

Die gewohnten Zugstraßen können durch große Gebirge eine erhebliche Abwandlung erfahren. In Europa werden die mit der allgemeinen Westdrift hereinkommenden Kaltlufteinbrüche in ihrer Richtung nur wenig beeinflußt. In Nordamerika dagegen mit seinen nordsüdlich ziehenden hohen Gebirgen können Kaltlufteinbrüche weit abgelenkt und nach Süden verschoben werden, so daß mitunter auch noch im Süden die Auswirkung der nördlichen Kaltlufteinbrüche wirksam wird. Auch das nordsüdlich ziehende Uralgebirge kann gelegentlich Veranlassung sein, daß Kaltwellen von Norden bis in die südlichen Teile des Kaspischen Meeres plötzlich starke Kaltlufteinbrüche bringen.

Nach neuesten meteorologischen Untersuchungen (FLOHN) muß das auch zu bioklimatischen Arbeiten sich als sehr brauchbar erwiesene Schema Kaltfront—Warmfront—Okklusion weitgehend ergänzt werden. Da in einer „Front"

oder „Luftmasse" heterogene Wettererscheinungen bisweilen zusammengefaßt
werden, so muß zwischen zyklonalen und antizyklonalen Kaltfronten unterschieden werden, und die Differentialdiagnose zwischen *Stabilität* und *Labilität*
der *Schichtung in der Front oder in der Luftmasse* ist gerade bioklimatisch
bedeutungsvoll.

Die *Hochdruckwetterlagen (Antizyklonen)* sind im „ruhelosen Ablauf der Witterung die ruhenden Pole in der Erscheinung Flucht". Man unterscheidet kalte und
warme Hochs. Die ersteren wandern meist schnell. Die warmen Hochdruckgebiete (dynamische Hochs) sind stabiler, können allerdings im Hochwinter in
unteren Schichten recht kalt werden. Im Bereich des Schönwettergebietes eines
Hochs herrscht sog. Konvektionswetter, d. h. das Wetter wird hier nicht durch
Fronten beherrscht, sondern durch Ein- und Ausstrahlungsvorgänge. Durch die
aufgehende Sonne entsteht eine Erwärmung des Bodens, die gefolgt ist von hauptsächlich vertikalen Luftbewegungen, erhöhter Bodenwärme, Abnahme der relativen Feuchtigkeit usw. Es kann mittags zu Haufenwolken (Schönwetterwolken)
kommen, die sich abends, wenn die Strahlung nachläßt, wieder auflösen. Die
kleinen Kreisläufe der Luft zwischen Berg und Tal, Land und See setzen ein.
Bei Nacht kühlt sich der Boden rasch ab, es kommt zu Tau oder Bodennebel,
im Winter zu Hochnebelfeldern.

Über den Azoren besteht ein beständiges dynamisches Hoch, das nicht wandert,
das aber auf die in seiner Peripherie auftauchenden Störungen einen starken Einfluß ausübt, indem es deren Richtung steuert (nasser Sommer in Deutschland).
Das über Osteuropa im Winter liegende Kältehoch ist häufig der Ausgangspunkt
polarer Kontinentalluft. Stratosphärische Kaltluft bedingt die Wettererscheinungen der dynamischen Antizyklonen. Es kommt zu absinkenden Luftbewegungen (*antizyklonaler, freier Föhn;* FLOHN), die sich trotz Konvektion infolge
starker Einstrahlung durchsetzen und bisweilen die Bildung von Bodennebeln
verhindern können. Durch Austausch bildet sich eine Dunstschicht, besonders
deutlich über Stadt- und Industriegegenden, an die sich in den tieferen Lagen
ein Hochnebelfeld anschließen kann. In der Tiefebene herrscht dann niedere
Temperatur, erhöhte Luftfeuchtigkeit und ein stark verunreinigtes Luftkolloid, während sich in der Höhe strahlende Sonne mit klarer, trockener
Luft findet.

Folgende *Einteilung der wichtigsten Großwetterlagen im deutschen Raum* ist
für die praktische Bioklimatik sehr brauchbar (FLOHN): I. Das *Westwetter*, die
bei weitem wichtigste Großwetterlage, gekennzeichnet durch ostwärts ziehende
Tiefdruckgebiete, unterbrochen durch Zwischenhochs. II. Das *Schauerwetter*, das
sog. Aprilwetter, das dem deutschen Frühling sein Witterungsgepräge gibt.
Kurortklimatisch ist wichtig, daß es in den Mittelgebirgen dabei zu einem
NW-Föhn kommen kann, der nicht die unangenehmen Eigenschaften für den
Menschen wie der echte Alpenföhn hat, aber durch seine wolkenauflösende Kraft
den im Lee liegenden Kurorten ein trockenes, sonniges Klima an solchen Tagen
schenken kann (Südhang des Taunus, des Erzgebirges). III. Das *Südostwetter*
(sog. Vb-Lage) mit dem Transport subtropischer Luftmassen aus dem südöstlichen Raum, gekennzeichnet durch starke Aufgleitvorgänge mit geringer Neigung zur Wanderung. Diese Wetterlage ist bisweilen begleitet von heftigen
Wärmegewittern mit ergiebigen Regenfällen, die besonders im Osten zu Über-
schwemmungen führen können. Aber auch im Westen des deutschen Raumes
kann es durch diese Wetterlage zu Naturkatastrophen, wie der schwere
Schneebruch im April 1936, kommen. IV. Das *Hochdruckwetter*, bei dem es
bioklimatisch, besonders im Winter, entscheidend ist, ob Hochnebelfelder bestehen oder nicht.

Wetterkarte und Wettervorhersage.

Um das Wetter auch begrenzter Gebiete oder einzelner Standorte zu beurteilen und Anhaltspunkte über seine weitere Entwicklung zu gewinnen (Vorhersage), sind weiträumige Beobachtungen erforderlich. Der Wetterdienst fußt daher auf der täglichen und stündlichen Beobachtung zahlreicher Stationen, deren Netz sich in Europa fast über den ganzen Kontinent erstreckt. Die Beobachtung erstreckt sich nicht nur auf die der Stationen selbst, sondern auch auf fortlaufende Ballon- und Flugzeugaufstiege, vor allem auch auf Registrierungen in großer Höhe bis 20 km durch sog. Radiosonden (unbemannte Ballons mit drahtlos meldenden Apparaten). So erhalten die Großstationen fortlaufend Material, aus denen die Wetterkarten gezeichnet werden. Aus dem der Öffentlichkeit in den Zeitungen übergebenen Kartenmaterial ersieht man neben den Linien gleichen Drucks (Isobaren) den Stand und Verlauf der Fronten und Luftmassen, Bewölkung, Windrichtung, Windstärke und Niederschläge. Die gebräuchlichen Symbole siehe Abb. 19. Die im synoptischen Dienst der Meteorologie üblichen Karten sind weit eingehender. Sie enthalten nähere Angaben über die Bewölkung, Höhe und Dichte der Wolkendecke, Sichtweiten, über 30 Arten von Niederschlägen, Windrichtung und Stärke, Feuchtigkeitsangaben usw. Auf einer Wetterkarte sind jeweils mehrere tausend Einzelangaben verarbeitet, die unmittelbar nach Eingang der Meldungen der Stationen erstellt werden. Für die *Lesung und Beurteilung einer Wetterkarte* wird hier die von v. FICKER gegebene Darstellung einer Wetterkarte (Westwetterlage im Winter, Tauwetter) wiedergegeben (Abb. 20).

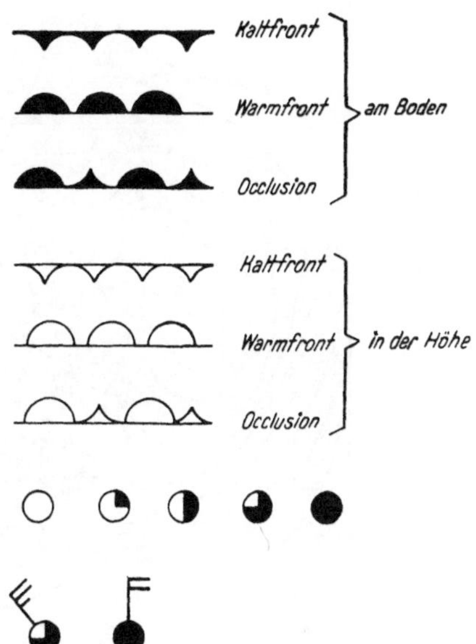

Abb. 19. Wetterkartensymbole (Zeitungswetterkarte). Vorletzte Zeile: Stufen des bedeckten Himmels (Wolkenmenge). Links klarer Himmel, rechts völlig bedeckter Himmel. Letzte Zeile: Zeichen für Windrichtung und Windstärke, verbunden mit Wolkenmenge.

„West- und Mitteleuropa sind im allgemeinen von einem mächtigen Westwindstrom beherrscht, der fast in ganz Europa Tauwetter bringt. Nur in Schweden, Finnland und Ostrußland liegen die Temperaturen unter Null. Der Weststrom ist zwei Zyklonen zugehörig, die westlich Norwegens durch einen schmalen Rücken hohen Druckes voneinander getrennt sind, aber zur gleichen Zyklonenserie (Familie) gehören. Beide Zyklonen haben einen Warmsektor, sind also noch nicht absterbend. Besonders auffällig ist die Warmfront der westlichen Zyklone, längs der — vom nördlichen Irland durch England und Frankreich bis in das westliche Deutschland — ein Regengebiet entwickelt ist. Die südliche Kaltfront der östlichen Zyklone könnte auch bereits als „Okklusion" aufgefaßt werden, wenn nicht die sehr niedrigen Temperaturen im östlichen Rußland zur Einzeichnung einer Warmfront nötigen würden. Zwischen beiden Zyklonen, und zwar auf deren Südseite, krümmen sich die Isobaren antizyklonal — ein Zwischenhoch, auf dessen Ostseite (in der Deutschen Bucht) Nordwestwinde entwickelt sind, während auf der Westseite (über England) südwestliche Winde wehen. Die Gegend von Berlin wird zunächst in dieses Zwischenhoch kommen. Die Bewölkung wird bei leicht sinkenden Temperaturen abnehmen. Wer ohne Wetterkarte das Wetter

voraussagen will, kann leicht zur Meinung kommen, daß der Weststrom von
einem Polarstrom abgelöst werde. Ein Blick auf die Wetterkarte zeigt aber, daß
nach Durchzug des flachen Zwischenhochs Berlin bald wieder in den Bereich
der Warmfront der westlichen Zyklonen kommen muß. Die Vorhersage für
Berlin muß demnach lauten: „Nach vorübergehender Aufheiterung und gering-
fügiger Abkühlung neuerdings Bewölkungszunahme und Niederschläge bei milden,
westlichen bis südwestlichen Winden."

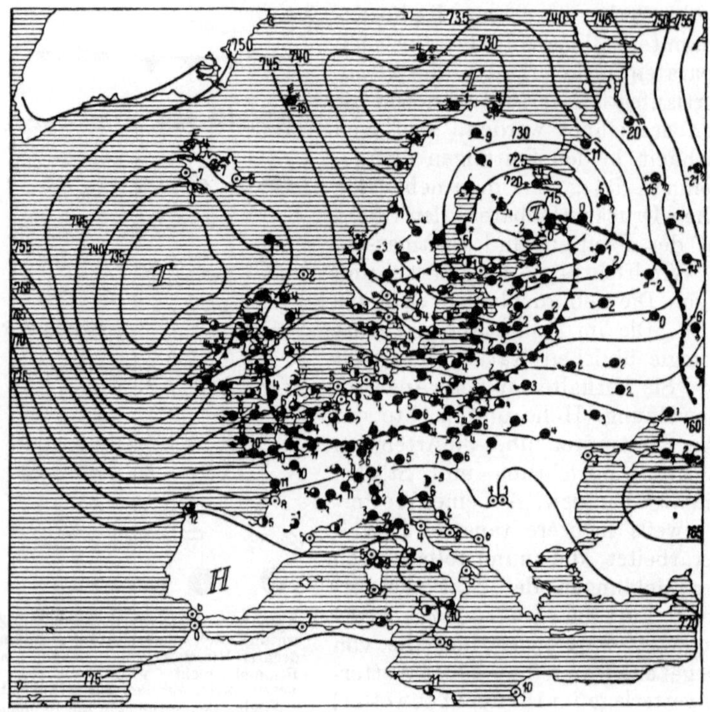

Abb. 20. Wetterkarte 10. 2. 28, 8 Uhr vormittags, Westwetterlage im Winter, Tauwetter.
(Nach v. Ficker.) *H* Hochdruckgebiet, *T* Tief.

Aus der allgemeinen Verteilung des Luftdrucks, der Lufttemperatur, der Windrichtung und Windstärke, wie sie auf den Wetterkarten verzeichnet sind, können
auf Grund langjähriger Erfahrung Schlüsse für die weitere Entwicklung des Wetters
gezogen werden. Seit 2 Jahrzehnten werden außerdem (nach dem Vorgang der
norwegischen Meteorologenschule) auch die sog. „Fronten" in die Wetterkarten eingezeichnet. An diese Fronten ist hauptsächlich die Niederschlagsbildung geknüpft.
Für eine zuverlässige *Wettervorhersage* wird heute außerdem die Kenntnis des Zustandes höherer Luftschichten für nötig erachtet, die durch täglich aufsteigende
Wetterflugzeuge und Radiosonden gewonnen wird. Aus diesen Beobachtungen
werden Vorhersagen für 1—2 Tage abgeleitet, die für das praktische Leben, für
Land- und Forstwirtschaft, Verkehr und Flugdienst, aber auch bei richtiger Auswertung für vorbeugende Maßnahmen in Krankenhäusern bedeutungsvoll werden
können. Für besondere Aufgaben empfiehlt es sich, sich von dem nächstgelegenen
Wetteramt beraten zu lassen, da durch eine dem besonderen Zweck ange-
paßte Wetterberatung eine bessere Ausnützung der heutigen meteorologischen

Erkenntnisse möglich ist als durch die von Presse und Rundfunk verbreiteten Vorhersagen, die notwendig kurz und allgemein gehalten sein müssen.

Über diese kurzfristigen Prognosen hinaus wurde von F. BAUR eine *mittel-* und *langfristige Witterungsvorhersage* entwickelt. Die mittelfristige Voraussage erstreckt sich auf etwa 5 Tage im voraus und wird heute von besonderen Abteilungen der großen Zentralämter des Wetterdienstes ausgeführt. Sie beruht auf einer Verknüpfung der physikalischen Betrachtungsweise, wie sie auch im täglichen Wetterdienst geübt wird, mit statistischen Ergebnissen über den Wechsel der Großwetterlagen, über jahreszeitliche Neigungen zu bestimmten Entwicklungen und über das Zusammenwirken von großräumigen Druck-, Temperatur- und Bewölkungsänderungen. Daneben werden durch Vergleiche mit ähnlichen Wetterent-

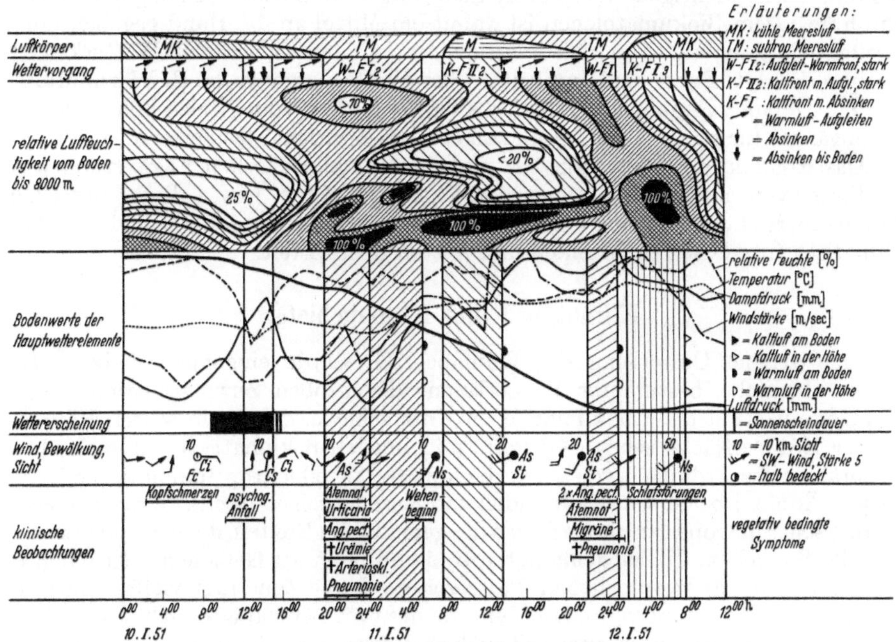

Abb. 21. Bioklimogramm nach F. BECKER.

wicklungen der Vergangenheit Anhaltspunkte für die wahrscheinliche Wetterentwicklung in der Gegenwart gewonnen.

Neuerdings wurden in den Schwankungen der allgemeinen atmosphärischen Zirkulation und in den mit dem Sonnenfleckencyclus verknüpften Schwankungen der Sonnenstrahlung Gesetzmäßigkeiten gefunden, die es in manchen Fällen gestatten, zuverlässige *Voraussagen* des allgemeinen Witterungsgepräges von *Monaten* und *Jahreszeiten* zu geben. Diese Forschungen stehen jedoch noch in den ersten Anfängen. Es ist von BAUR selbst immer wieder betont worden, daß man mittel- und langfristige Witterungsvorhersagen nur dann geben sollte, wenn auf Grund langjähriger statistischer Unterlagen mit einer Wahrscheinlichkeit von mindestens 90% damit gerechnet werden kann, daß die Vorhersage auch eintrifft.

Für den im Bäder- und Klimadienst tätigen Arzt ist die Kenntnis und Verfolgung des Wetters und die Fähigkeit, Wetterkarten zu lesen und daraus selbst gewisse Schlüsse zu ziehen, verbunden mit einer dauernden Aufmerksamkeit gegenüber dem lokalen Ablauf, von großer Bedeutung. In den letzten Jahren wurden die Voraussetzungen für eine medizinisch-meteorologische Vorhersage erheblich gefördert (vor allem *Biometeorologisches Institut Hamburg* (Leiter: R. SCHULZE) des Meteorologischen Amtes für Nordwestdeutschland; Bioklimatische Forschungsstelle *Königstein*/Taunus des Deutschen Wetterdienstes in der US-Zone). F. BECKER, Königstein/Taunus, hat ein „Bioklimogramm" (BKG) entwickelt, das in übersichtlicher Form den Ablauf sämtlicher meteorologischer Einzelelemente enthält, die an einer Klimastation höherer Ordnung registriert bzw. beobachtet werden. Außerdem enthält es die Verteilung der „relativen Luftfeuchtigkeit" vom Boden bis 8000 m Höhe, entnommen aus Radiosondenaufstiegen. Mit Hilfe des BKG ist es möglich, eine Wetteranalyse bezüglich der bioklimatisch wichtigen Wettervorgänge mit stündlicher Genauigkeit durchzuführen. Dem Bioklimatologen ist damit ein Mittel an die Hand gegeben unter Berücksichtigung der von den Wetterzentralen ausgearbeiteten Wetterkartenanalyse die Art, Dauer und Intensität aller Wettervorgänge (z. B. Warmluftaufgleiten, Hebungsvorgänge, vertikaler Austausch, Absinken [freier Föhn], Frontdurchgänge) für seinen Bezirk stundengenau rückwirkend festzulegen.

Das Ergebnis der Wetteranalyse und ihrer bioklimatischen Auswertung wird in Form von medizinisch-meteorologischen Berichten bzw. „Bioklimatischen Monatsübersichten" von den Forschungsstellen zusammengestellt und den bioklimatisch interessierten Kliniken und Ärzten übermittelt.

Klimatypen und Klimagebiete.

Eine genaue Umreißung des Klimabegriffs wurde eingangs gegeben. Die großen Bereiche bestimmter Wetterlagen, der großen Zirkulationszonen, bestimmen auch mit die großklimatischen Unterschiede, die wir in weiten Räumen an der Erdoberfläche sehen. Gürtelförmig umziehen klimatisch unterschiedene Großräume die Erdkugel, vor allem die äquatorial- oder tropenklimatische Zone, die vom Äquator beiderseits nach Süden und Norden sich erstreckt. Daran schließen sich die sog. Subtropen an, ihnen folgen die gemäßigten Breiten, die in die arktischen Bezirke übergehen. In den gemäßigten Breiten finden wir Gebiete mit turbulenter Zirkulation und ausgesprochenen Jahreszeiten. Diese Zone ragt vielfach noch in die Subtropen hinein, soweit es sich um die des warm gemäßigten Klimas (auf der Nordhalbkugel Mittelmeer, zum Teil auch Südwesteuropa) handelt. Unperiodische Klimaschwankungen sind für die gemäßigten Breiten bestimmend.

Daran fügt sich nach Norden das polare (arktische) Klima, das mehr und mehr nach dem Nordpol zu in das Klima des ewigen Frostes übergeht; das sog. Tundrenklima mit seinem Moos und Flechten liegt jenseits der Waldgrenze. Neben der geographischen Breite wird das Großraumklima, das sich auf Bezirke von 1000 und mehr Kilometer erstrecken kann, modifiziert vor allem durch die barometrische Höhenlage, die Sonnenhöhe (Polarnacht), die Lage und Zugrichtung von Gebirgen und den Einfluß von Land und Wasser. Die Verteilung von Land und Wasser bedingt·die feuchten Seewinde. Das Innere der Kontinente ist vorwiegend trocken. Ein großer Unterschied besteht zwischen der West- und Ostseite der Kontinente. An der ersteren liegen die trockenen Wüsten, nicht zuletzt auch bedingt durch kalte Meereswässer (Auftriebwässer), während die Ostseiten der Kontinente häufig von starken Regenfällen überschüttet werden.

Die weitere Einteilung ergibt ein Schema nach MÖRIKOFER (s. Tabelle 31). Durch besondere geographische und orographische Verhältnisse sind in den klimatischen Bezirken oft in Abständen von wenigen Kilometern, ja Metern, weitgehend voneinander differente klimatische Verhältnisse vorhanden, die auch heilklimatisch bedeutungsvoll sein können und dem Bezirks- und Ortsklima ein besonderes Gepräge geben.

Das *Tropenklima*, das fast 40% der Erdoberfläche umfaßt, ist ausgezeichnet durch eine hohe, das ganze Jahr anhaltende Lufttemperatur (meist über 18°) und eine hohe Luftfeuchte, sowie durch die stellenweise erhöhte Ultraviolettstrahlung. Eine kalte Jahreszeit gibt es nicht, ebensowenig einen Unterschied zwischen den einzelnen Monaten. Die Jahreszeiten werden ersetzt durch die Regenzeiten (Tropischer Regenwald).

Das *Wüstenklima* der Subtropen zeichnet sich durch hohe Lufttemperatur, geringe Luftfeuchte, starke Sonnenstrahlung, seltenen Regen und schroffe Temperaturunterschiede zwischen Tag und Nacht aus. Die im Verhältnis zu den Tropen größere Windstärke bedingt eine verringerte Belastung des menschlichen Wärmehaushaltes. In den Flußniederungen, in den Bezirken einer von den

Tabelle 31. *Einteilung der klimatischen Dimensionen* (nach MÖRIKOFER).

Klimabezeichnung	Größenordnung	Beispiel.
Zonenklima . . .	5000 km	gemäßigte Zone
Großraumklima .	1000 km	Mitteleuropa
Landschaftsklima .	100 km	rätisches Hochland
Regionalklima . .	10—20 km	Davoser Landschaft
Lokalklima . . .	100—1000 m	Talboden-Südhang
Kurklima	2 m Höhe	Kurpromenade
Mikroklima. . . .	1 m Höhe	Lebensraum von Tier und Pflanze

Flüssen hergeleiteten künstlichen Bewässerung kann sich eine üppige Vegetation entwickeln (Nil). Wüstengebiete waren der Ausgangspunkt blühender Hochkulturen. In den Tropen kann die Höhenlage über 1000 m (Ostafrika, Himalaja, Mexiko) Verhältnisse schaffen, die zu einem subtropisch gemilderten, aber regenreichen und mit reichlicher Vegetation ausgestatteten Klima führen. Andererseits bedingen die Urwaldzonen eine Verschärfung der die Tropen kennzeichnenden feuchten Wärme. Steppen und Tundren sind durch die kontinentale Lage herbeigeführte Bereiche, die dem nach der geographischen Breite zu erwartenden Klima eine besondere Ausprägung geben. Das gleiche gilt von dem borealen Klima, das auf der Südhalbkugel fehlt und das durch die Verschärfung der kontinentalen Note (große jährliche Temperaturamplitude) ausgezeichnet ist (hauptsächlich Ostsibirien).

Im mitteleuropäischen Bereich finden sich Bezirke, in denen einzelne Gegenden bioklimatisch als heilklimatische Lagen anzusprechen sind. Es sind solche, die erfahrungsgemäß einen besonders günstigen Einfluß auf den Organismus des Menschen haben und durch besondere klimatische Eigenschaften ausgezeichnet sind (Meeresküstenklima, Hochgebirgsklima, Klima der Mittelgebirge).

Das *Hochgebirgsklima* (DORNO, MÖRIKOFER, v. PHILIPSBORN) ist in Mitteleuropa heilklimatisch gekennzeichnet durch Lagen meist über 1200 m. Gegenden über 2000 m liegen im Sommer meist schon in der Wolkenregion und scheiden deshalb als Kurortlagen aus. Niedrigere Lagen der mitteleuropäischen Gebirge rechnen entweder, durch besondere Eigenschaften gekennzeichnet, zum Mittelgebirgsklima oder sind in das sub- und voralpine Gebiet (700—1200 m) einzubeziehen (E. SYDOW). Die charakteristischen Eigenschaften des Hochgebirgsklimas sind: 1. die *Luftdruckerniedrigung* (Luftdruck in Meereshöhe 760 mm; in 1000 m 674 mm; in 2000 m 590 mm). Mit der Abnahme des barometrischen

Drucks ist verbunden eine entsprechende Verringerung des Sauerstoffpartialdruckes, 2. *die Trockenheit der Luft.* Der Dampfdruck nimmt mit zunehmender Meereshöhe schneller ab als der Luftdruck (Dampfdruck in 2000 m 50%; in 4000 m 25%). 3. *Niedrigere Lufttemperatur.* Die Temperaturabnahme beträgt mit der Höhe für je 100 m Höhe durchschnittlich $1/_2°$, wobei jahreszeitlich starke Unterschiede bestehen. Im Frühjahr und Frühsommer ist es im Gebirge durch die Schneeschmelze im Vergleich mit den niederen Lagen noch besonders kalt. Im Winter kann es, besonders bei Hochdruckwetter (antizyklonaler Föhn, S. 110) zur Temperaturumkehr kommen; Sonnenschein und milde Temperaturen herrschen dann auf den Höhen, während in den Tälern der Ebene unterhalb der Inversionsgrenzschicht feuchter kalter Nebel lagert. Durch lokalklimatische Abwandlungen können auch in gleicher Meereshöhe die Temperaturverhältnisse einzelner Orte stark variieren. Die geringe Luftfeuchte und die niedrigen Werte der Mitteltemperatur bedingen, daß man das Hochgebirgsklima *nur selten* als *schwül* empfindet. 4. Mit zunehmender Meereshöhe kommt es zu einer *Zunahme der Gesamtstrahlung,* bedingt durch die kürzere Weglänge der Sonnenstrahlung und größere Reinheit der Luft (Zunahme der Gesamtstrahlungsintensität bis 1500 m 2—4% je 100 m, in größeren Höhen 1%). Die Zunahme der UV-Strahlung im direkten Sonnenlicht wird allerdings weitgehend kompensiert durch Abnahme der Himmelsstrahlung, so daß bei gleicher Sonnenhöhe die UV-Strahlung unabhängig von der Meereshöhe ist (HENSCHKE und SCHULZE), wenn nicht in der Höhe die größere Luftreinheit eine Zunahme der UV-Strahlung bedingte (LINKE). Bei einer Schneedecke im Gebirge verstärkt sich natürlich die UV-Strahlung durch Reflexion. Die Zahl der Sonnenscheinstunden ist aber, trotz des Einflusses der Horizontabschirmung bei Orten in Hochgebirgstallagen, besonders im Winter und in den Übergangszeiten, erheblich größer als in der Ebene, während im Sommer im Gebirge, im Gegensatz zur Ebene, die stärkste Bewölkung herrscht.

Tabelle 32. *Vergleich der Sonnenscheindauer nach Stunden*[1] nach GÄHWYLER.

Ort	Januar	Februar	März	April	Mai	Juni	Juli	August	September	Oktober	November	Dezember	Jahr Summe
Davos . .	97	118	148	162	172	178	205	212	174	139	107	89	1813
Lugano .	122	157	191	191	215	256	290	276	214	142	103	118	2276
St. Blasien	76	91	108	122	177	172	202	201	141	110	74	58	1533
Karlsruhe	43	75	112	154	220	222	239	218	149	101	57	34	1623

Aus dieser Tabelle ergibt sich die Überlegenheit der Gebirgslagen gegenüber der Ebene an Zahl der Sonnenscheinstunden in den sonnenarmen Zeiten des Jahres. Im Tagesgang und im Jahresgang sind die Intensitäten im Hochgebirge ausgeglichener als in der Ebene. Die Sonne, die wir in den Tälern wahrnehmen, erscheint über den Bergen später, strahlt aber gleich mit voller Kraft.

Für das Klima des *Hochgebirges* ist von wesentlicher Bedeutung die auch Staub bindende Schneedecke, die in den rätischen Hochtälern ununterbrochen 5—6 Monate liegen bleibt (GÄHWYLER). Das bayrische Voralpengebiet ist im Januar und Februar schneesicher (SYDOW). Die Grenze des ewigen Schnees steigt, je weiter man sich dem Äquator nähert, ist aber nicht allein von der Temperatur abhängig (nach DORNO: In Island in 700 m, in den Alpen in etwa 2700 m,

---

[1] Im Vergleich verschiedener Jahreszeiträume können auch bei ein und demselben Orte geringfügige Abweichungen auftreten.

in Äquatornähe in etwa 5000 m Höhe). Die Windverhältnisse im Hochgebirge sind, unabhängig von dem Umstand, daß der Wind mit der Höhe an sich zunimmt, sehr wechselnd. (Über den Föhn, vgl. S. 99). Jedenfalls können unter dem Einfluß der alpinen Föhnwinde zu bestimmten Zeiten ungünstig gelegene Gegenden heilklimatisch weniger brauchbar werden, besonders für sensible Personen, für Herz- und Lungenkranke. Die zentralen Teile der Alpen enthalten vielfach weite Hochtallagen, von denen durch die vorgelagerten Gebirgsketten Regen und Winde ferngehalten werden; selbst bei Stürmen herrscht hier nur eine schwache Luftbewegung. Die nordamerikanischen Gebirge verlaufen dagegen vorwiegend nordsüdlich und halten die in dieser Richtung wehenden Winde nicht ab; es kommt so zu schweren verheerenden Orkanen (DORNO). Das Klima der einzelnen Gebirgstäler wird erheblich beeinflußt durch die jeweiligen Berg- und Talwinde. Das Hochgebirgsklima zeichnet sich durch eine große Reinheit der Luft aus. Schlecht ventilierte, besiedelte Täler können jedoch ein stärker getrübtes Luftkolloid aufweisen.

Das Klima der *Mittelgebirge* (AMELUNG, BACMEISTER, VAN OORDT) ist nicht einfach ein abgeschwächtes Hochgebirgsklima, wie vielfach angenommen wird. Die geographische Breitenlage, Kontinentalität oder Ozeansnähe beeinflussen erheblich das Klima der Mittelgebirge. Hier sollen vor allem die mitteleuropäischen Mittelgebirge besprochen werden. Das Mittelgebirge hat keine alpinen Formen und keinen ewigen Schnee. Ab welcher Meereshöhe die Luftdruckabnahme deutliche physiologische Wirkungen hat und damit auch im Mittelgebirge spezifische Höhenwirkung besteht, ist noch nicht einwandfrei geklärt (etwa ab 400 m ?). Ein Gebirgsort hat jedenfalls dann schon Mittelgebirgscharakter, wenn er sich häufig durch die Gunst besonderer orographischer Verhältnisse über den Hochnebeldecken winterlicher Inversionslagen befindet. Im Vergleich zum Hochgebirge verlaufen die Inversionsgrenzflächen vielfach im Mittelgebirge erheblich niedriger (300—500 m). Die süddeutschen Mittelgebirge einschließlich des Taunus werden im Herbst und im Winter vielfach durch die Alpenhochdruckperioden beherrscht. Aus den bei der Schilderung des Hochgebirges erwähnten Gründen ist besonders im Winter die Zahl der Sonnenscheinstunden und die Strahlungsintensität im Mittelgebirge im Vergleich zur benachbarten Ebene erheblich größer (bis 50%), während im Sommer eine Herabsetzung der Lufttemperatur an heißen Tagen infolge der durch Konvektion zunehmenden Wolkenbildung mit dadurch bedingtem Strahlungsdefizit eintritt, und bei besonderen orographischen Gegebenheiten treten in den Abendstunden abkühlende Bergwinde auf. Die Südhanglagen des Mittelgebirges sind besonders klimatisch bevorzugt. Das Charakteristikum des Mittelgebirgsklimas ist sein Waldklima. Durch den Einfluß des Waldes, aber auch durch den von Binnenseen, Heideflächen usw. können auch in der Ebene und im Hügelland günstige klimatische Gegenden entstehen.

Waldklima (GEIGER; AMELUNG und PFEIFFER). Man unterscheidet Kronenklima, Bodenklima und Stammraumklima; nur letzteres ist anthropobiologisch von besonderer Bedeutung. Im Wald, je nach seiner Dichte, ist die Strahlung stark abgeschwächt (etwa 20% der des Freilandes). Die Lufttemperatur ist an ungestörten Strahlungstagen — besonders im Laubwald — tagsüber kühler, nachtsüber wärmer. Bei gestörten Tagen, bei Kaltlufteinbrüchen usw. wird die kalte, einbrechende Luft schneller aufgewärmt und die Windgeschwindigkeit gehemmt. Kahle Berge haben nur geringe windbremsende Wirkung. Die Luftfeuchtigkeit ist im Walde besonders bei niedriger Temperatur vermehrt. Das Waldklima ist also milder, ausgeglichener im täglichen Temperaturgang gegenüber dem Freiland. Unbestritten sind die „Wohlfahrtswirkungen" des Waldes auf den Menschen (GEIGER). Der Niederschlag wird vom Wald gespeichert und

langsam an die Quellen abgegeben. Der Wald reguliert also die Wasserführung
der Quellen und verbessert damit den Wasserhaushalt des Landes. In Gebirgsgegenden treten hinzu die bodenbindende Kraft an steilen Hängen und der Lawinen-
schutz, den der Wald zu bieten vermag (GEIGER). Es steht so der Wasserhaushalt
eines Landes unter dem segensreichen Einfluß der Wälder. Ein weitgehender
Waldschlag führt zur Senkung des Grundwasserspiegels, selbst noch in großer
Entfernung von dem Walde. Der Wald ist zwar kein „Regenmacher", aber er
erhält das Land frisch und feucht. Dabei darf nicht übersehen werden, daß nicht
allein der Kahlschlag derartig wirkt, sondern auch schon im gelichteten Wald, in
dem bereits die Moose absterben, die Winde ungehinderter wehen, die Strahlung
den Boden austrocknet, kurz die Versteppung ihren Anfang nimmt. Der ganze
Ernst dieser Tatsachen soll besonders betont werden. Die Luft an Orten, die von
ausgedehnten Waldungen umgeben sind, ist staubärmer und enthält weniger
Kondensationskerne als die an Orten, die von weiten Feldern umgeben sind oder
vor allem an Industrieanlagen grenzen. Für Siedlungen ist der Wald Windschutz
und Luftfilter. Der reine Nadelholzwald, dessen Terpene usw. für Lungenkranke
vielleicht besonders heilsam sind, wirkt „soldatisch" eintönig. Anthropobiologisch
aber auch forstwissenschaftlich ist am besten der Mischwald. Übermaß an
Fichtenbeständen bedeutet u. a. Steigerung des Waldbrandes und der Insekten-
gefahr, Störungen des Wasserhaushaltes, erhöhten Wildschaden durch Eingang
der Nahrungsgrundlagen für das Wild.

Das *Meeresküstenklima* (HÄBERLIN, PFLEIDERER). Betrachtet wird das atlan-
tische, besonders das Nordseeklima sowie das Ostseeklima der deutschen Küsten.
Charakteristisch ist die intensivere Luftbewegung und die Abschwächung stärkerer
Temperaturgegensätze im Vergleich zum Binnenland. Der Transport der Golf-
stromwärme bedingt den verspäteten Herbst an der deutschen Nordsee, der das
Baden auf den nordfriesischen Inseln bis in den Oktober hinein erlaubt. Das
Frühjahr ist verhältnismäßig kalt. In den Sommermonaten verhindert das kühlere
Meer fast immer eine Überhitzung der Luft an den Küsten; auch charakterisiert
den deutschen Meeresküstensommer das Vorherrschen westlicher und nordwest-
licher Winde mit ihrer klaren, erfrischenden Luft (PFLEIDERER). Im Herbst überwiegen milde Südwestwinde. Dem ausgeglichenen Jahrestemperaturgang entsprechend sind die Winter mild. (Das Wasser als Wärmespeicher!) Die schnellen,
häufigen Schwankungen der Wetterlagen, besonders an der Nordsee, die große
Seltenheit längerer Regenperioden ermöglichen auch bei sog. Schlechtwetterlagen fast immer an einigen Tagesstunden den Aufenthalt im Freien; Sturmtage
sind häufiger als auf dem Binnenlande. Die Gesamtstrahlung entspräche der des
Binnenlandes in gleicher Meereshöhe und geographischer Breite, wenn nicht
die an der See erhöhte Luftreinheit die Strahlung, allerdings nicht wesent-
lich erhöhte. Die UV-Reflexion des Sandes (knapp 20%) kann bei Nichtbe-
achtung zu Unterschenkelerythem führen. Die Niederschläge sind besonders im
Sommer im Tagesgang günstig verteilt. Die Seeluft hat niedrigere Kernzahlen;
Der Jodgehalt der Seeluft ist bis 30mal größer als der über dem Binnenlande.
Die Eigenschaften des Seeklimas sind an der Nordsee ausgeprägter als an der
Ostsee. Das Lokal- und Kurklima kann durch Dünen (Nordsee) und Wälder
(Ostsee) stark abgewandelt werden. (Über die Zusammensetzung des Meer-
wassers und seine Verwendung zu Trinkkuren vgl. S. 29.)

Neben den naturbedingten großräumigeren Klimabezirken, die z. T. klimatische Nachteile haben, z. T. auch als ausgesprochene heilklimatische Zonen anzusprechen sind, sollen jetzt *klimatische Bezirke begrenzterer Art* besprochen
werden, die geringere Ausmaße haben (Bezirksklima, Stadtklima) und durch besondere, z. T. vom Menschen geschaffene Eigenschaften gekennzeichnet sind.

Die unmittelbare Gestaltung eines an sich kleinen Bereichs kann bedeutenden Einfluß auf die klimatische Beschaffenheit haben, etwa durch Sonneneinstrahlung oder Schattenwirkung im Gebirge, durch Hang- und Tallagen mit viel Wind, abgeschlossene Senken mit Kaltluftseen. So kommen wir zum begrenzten Ortsklima mit Ausdehnungen von 100 m und mehr, in dessen Bereich wiederum, etwa durch die Schattenwirkung vor oder hinter großen Gebäuden, sich gesonderte Klimabezirke ausbilden können.

In der Nähe des Bodens herrscht allgemein ein wesentlich anderes Klima als in 2 m Höhe, also ungefähr in der Kopfhöhe des Menschen. Die Bodenpflanzen sind durch die starke Erwärmung des Bodens bei Tage und die gegebenenfalls intensivere Ausstrahlung bei Nacht wesentlich schrofferen Klimaunterschieden ausgesetzt als der aufrechte Mensch. Das *bodennahe Klima* (GEIGER) zeigt also eine besondere Charakteristik. In weiterer Fortsetzung dieser Betrachtung gelangen wir schließlich zu den letzten Feinheiten, dem Klima, das ein Lebewesen umgibt; hierher gehört das sog. Privatklima innerhalb der menschlichen Kleidung, das Bettklima (LANDSBERG), der individuell gestaltete Kleinklimaraum um einen Baum, ein Pflanzenblatt und schließlich die klimatische Gestaltung im Lebensraum der Mikroben (Kleinklima und Ultrakleinklima).

Das *Stadtklima* (LINKE, KRATZER) ist durch bestimmte Eigenschaften gekennzeichnet, die am stärksten bei Windstille und an wolkenlosen Tagen sich bemerkbar machen, so daß man es auch als ein „Schönwetterphänomen" (LINKE) bezeichnete. Die in ihm herrschende Trübung des Luftkolloids ist aber auch bei Schlechtwetterlagen charakteristisch. Bei Windstille und in heißen Sommernächten herrscht in der Großstadt eine sichtliche Übertemperatur. Infolge Erhitzung der Großstadt bildet sich in ihr ein eigenes Windsystem. Von allen Seiten dringt kühlere Luft in die Großstadt ein, so daß die klimatischen Unterschiede zwischen Innenstadt und Land allmählich nach der Innenstadt zu wachsen. Mit einer schwachen Zunahme der mittleren Regenmenge über den Großstädten ist zu rechnen; viel wichtiger ist aber, daß die Großstadt mehr Starkregen aufweist als das Land und die Stadtluft Gewitter anzieht. Grünanlagen und Parks wirken abkühlend und luftreinigend. Städte, die auf ebenen Geländen liegen, sind klimatisch durchweg besser daran als solche, die in Tälern und Mulden liegen. Man sollte deshalb in welligem und gebirgigem Gelände neue Siedlungsviertel, vor allem Wohnhäuser und Krankenhäuser so hoch wie möglich am Hang, ohne dessen Kamm zu erreichen, anlegen, andererseits die Industrieviertel in den Windschatten verlegen (also in Mitteleuropa an das Ost- oder Nordostende der Stadt). Die Abschwächung der Sonnenstrahlung in der Stadt ist weniger eine Folge der Lufttrübung, der charakteristischen „Dunsthaube" über der Stadt, die man von benachbarten Höhen oder besonders vom Flugzeug aus beobachten kann, als die der Horizontabschirmung durch das Häusermeer mit seinen Straßenzügen.

Auch *in der freien Natur* hat der *Mensch* meist nicht mit besonders glücklicher Hand *in die klimatischen Verhältnisse eingegriffen*. Die Entwässerung weiter Strecken hat durch Austrocknung der Teiche und Wassergräben, vor allem aber durch rein sachliche Flußregulierungen zur Senkung des Grundwassers und dadurch zu einer unvorteilhaften Entwässerung mancher Gebiete geführt. Die im Interesse einer scheinbar verbesserten Ergiebigkeit der Landwirtschaft durchgeführte Rodung des Baumbestandes, die Entfernung der Hecken, Raine hat zur Bildung von Kultursteppen, zur Austrocknung der Landschaft, Verminderung der Taubildung, zu Sandstürmen, die den fruchtbaren Boden wegtragen, geführt, die Anlage des Nutzwaldes und Beschränkung auf eine Holzart (Nadelwald) in weiten Wäldern hat den Wald bei Schädlingsinvasion (Insekten) gefährdet, die Brandgefahr erhöht. Die Anlage von Talsperren im Gebirge hat mitunter eine

nicht unerhebliche Zunahme der Nebelhäufigkeit benachbarter Orte gebracht.
Nach H. SCHWENKEL sind im Bezirk Stade (Niedersachsen), nur um einige Bei-
spiele aus der letzten Zeit zu bringen, infolge der Abholzung von Alleen und Ge-
hölzen nach 1945 große Ackerflächen in Bewegung geraten, haben ihren Humus
verloren oder sind mit Sand zugedeckt worden, so daß Millionenschäden entstanden; ohne Windschutzanlagen im kultivierten Donaumoos ist der Moorboden
wie Schnupftabak im trockenen Sommer 1947 in Staubwirbeln in dieHöhe gehoben
worden, so daß sich die Sonne verfinsterte. So gehen hohe Kulturwerte, die Schönheit der Landschaft, der Reichtum der Tier- und Pflanzenwelt verloren. Eine
höhere Nutzbarmachung wird dabei keineswegs immer erreicht. Es bleiben
folgenschwere Eingriffe in das natürliche Klima, die freilich vielfach durch die
Anforderungen des modernen technischen Lebens bedingt sind.

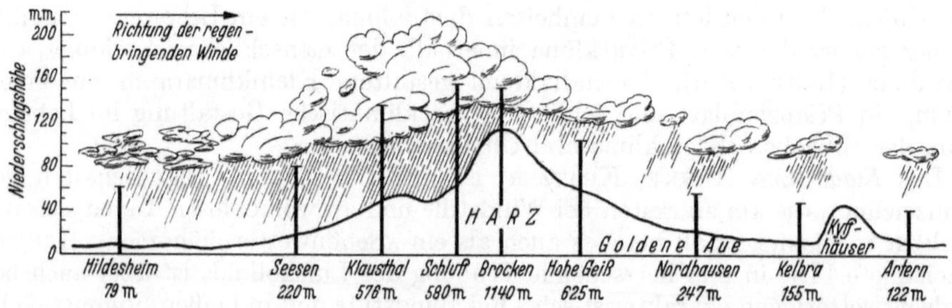

Abb. 22.. Einfluß eines Gebirges auf die Niederschlagsverteilung. (Schnitt durch den Harz von Nordwest/Südost).
Auf der Stauseite des Gebirges fallen viel mehr Niederschläge als auf der Leeseite, die im „Regenschatten“ liegt.
(Nach GRUNOW).

Schließlich ist man zur Herstellung eines *künstlichen Klimas* in geschlossenen
Räumen durch weitgehende Nachahmung der Bedingungen der Atmosphäre *(klimatisierte Räume)* gekommen. Die hohe Entfaltung der modernen Technik hat hier
früher ungeahnte Möglichkeiten geschaffen, die für manche Aufgaben des modernen Lebens von Bedeutung geworden sind (s. Kapitel „Künstliches Klima“, S.164).

Klimatologische Gesichtspunkte für die Beurteilung eines Kurortes.

Die Tatsache, daß benachbarte Orte, ja selbst aneinandergrenzende Ortsteile
nicht das gleiche Klima haben, ist besonders heilklimatisch bedeutungsvoll.
Ein Klimakurort soll nicht nur bestimmte klimatische Eigenschaften haben,
sondern er muß frei von gesundheitsschädigenden Einflüssen sein. Den Angaben
von MÖRIKOFER, daß günstige Klimalagen verhältnismäßig selten sind, ist zu-
zustimmen. Vorgelagerte Gebirgsrücken, Streichrichtung der Täler, Tal- und
Bergwinde sind ebenso wie die Wirkungen von Seen, Flüssen, Wiesen und Wälder,
sowie der geologische Untergrund bedeutsam. Die wesentlichsten bioklimatischen
Gesichtspunkte für die Beurteilung des Wertes von Kurorten und die Errichtung
von Heilstätten sind folgende (CONRAD, KNOCH, LINKE, FLOHN, LOSSNITZER,
MÖRIKOFER, AMELUNG mit KUHNKE und PFEIFFER, F. BECKER, DAMANN,
L. SCHULZ, TICHY, UNGEHEUER u. a.):
Leelagen, die Gegenden des „Regenschattens“ sind besonders niederschlagsarm.
Flache Talböden und Muldenlagen mit Neigung zu Kaltluftseen sind zu vermeiden, auch Paß- und Plateaulagen sind weniger günstig; sie sind mehr den Win-
den ausgesetzt und haben erhöhte Bewölkung; Gebirgsrücken im Westen schaffen
Regenschutz; solche im Osten können im Sommer Schwüle bedingen, schützen
aber gegen winterliche rauhe Ostwinde und solche, die gegen Norden gelagert sind,
schwächen kalte Polarluft ab. Im Gebirge sind Südhanglagen am günstigsten;

jedenfalls muß aber der Hangteil oberhalb der Talinversion liegen, darf aber nicht in die Zone der Hangnebel hinaufreichen. Auch sollte die Klimaheilstätte außerhalb der Regionen des sog. Leewirbels liegen. Strömt Luft über den Gebirgskamm, so kann es bei einer gewissen Intensität der Luftbewegung an der Seite der absteigenden Luftlinie, also auf der Leeseite, zur Wirbelbildung kommen (Leewirbel), die sowohl von der Großform des Gebirges als auch von der lokalen Geländeform abhängig ist. Ein Leewirbel ist mit lokaler Zunahme der Windstärke und der Luftsuspensionen verbunden und deshalb unerwünscht. Auch anders bedingte lokale Windverstärkungen, Düsenwirkungen auf freien Vorkuppen usw., heftige Fallwinde (Beispiel: Wisperwind im Taunus, Höllentalwind im Schwarzwald) sind heilklimatisch unerwünscht, während andere, mildere Bergwinde abendliche Abkühlung an heißen Tagen bringen und an der Talsohle gelegene Orte entlüften können. Für einen Kurort sind geringe, aber ständige Luftbewegungen erforderlich. Verhältnismäßig geringgradige menschliche Eingriffe in das Ortsklima, wie das Abholzen oder Aufforsten eines Wäldchens können von heilklimatischer Bedeutung sein. Auch im Bereich des Meeresküstenklimas (z. B. zwischen Sylt und Föhr) können bemerkenswerte heilklimatische Unterschiede bestehen, und das Meeresstrandklima ist ein ganz anderes als das am Watt. Die örtlichen Besonnungs- und Bestrahlungsverhältnisse, die Unterschiede zwischen Sonnen- und Schattenlagen, die Niederschlags- und Nebelverhältnisse, die Filterwirkung des Waldes usw. formen mit das örtliche Klima. Es ist naheliegend, daß andere örtliche Bedingungen auch andere örtliche heilklimatische Indikationen schaffen, auf die später eingegangen werden wird.

Die zeitlichen Abläufe.

Zahlreiche meteorologische Abläufe zeigen einen Tagesrhythmus, wahrscheinlich abhängig von dem Sonnenstand, dem mit der Achsendrehung der Erde zwischen Tag und Nacht sich vollziehenden Rhythmus in der gesamten Sonneneinstrahlung (DE RUDDER).

Tabelle 33. *Meteorologische und geophysikalische Elemente, die einen Tagesrhythmus (24-Std.-Rhythmus) aufweisen.* (Nach DE RUDDER).

Sonnenstrahlung
a) direkte Einstrahlung sowie indirekte Einstrahlung vom Himmel, und zwar:
   1. Wärmestrahlen
   2. Lichtstrahlen (also „Helligkeit")
   3. Ultraviolettstrahlen
b) nächtliche Ausstrahlung
Lufttemperaturen
Bodentemperaturen
Wassertemperaturen (in Seen und Meeren)
Luftdruck
Dampfdruck
Äquivalenttemperatur (Lufttemperatur 2 mal Dampfdruck)
Relative Feuchtigkeit in Prozent
Wolkenformen
Bewölkungsgrad
Wirkliche Sonnenscheindauer
Niederschlagsmengen

Niederschlagswahrscheinlichkeit
Windstärke
Abkühlungsgröße (am Dornofrigorimeter)
Gewitterzahl
Luftelektrisches Potentialgefälle
Elektrische Leitfähigkeit der Luft
Vertikaler Leitungsstrom
Ionengehalt der Luft (und zwar im einzelnen verschieden für Kleinionen, Mittelionen, Großionen)
Emanationsgehalt der Luft
Erdmagnetische Elemente
Erdströme
Ionosphärenschichten (C-, D-, E-, F-Schicht), und zwar Höhe und Ionisation
Seismische Bewegungen der Erdkruste
Kosmische Höhenstrahlung
Hochfrequenzschauer (Elektroparasiten) in der Atmosphäre

Berg- und Talwind, Land- und Seewind sind durch Tag- und Nachtfolge herbeigeführte tägliche periodische Erscheinungen, die heilklimatisch bedeutsam sind. Große zeitliche Abläufe sind in den Jahreszeiten gegeben, eine Erscheinung, welche die Tropen nicht, die Subtropen nur in Andeutung kennen, doch deutet die Regenzeit der Tropen bereits zeitliche Abstufungen an. Sonst ist (Passat- und Monsunwinde) das äquatoriale und das diesem benachbarte Gebiet durch langfristige gleichmäßige Abläufe gekennzeichnet. Die Jahreszeitenfolge mit ihren großen belebenden Unterschieden ist ein Vorzug der gemäßigten Breiten; ihnen schließen sich die polaren Zonen mit einem gleichfalls vorhandenen ausgesprochenem Rhythmus im klimatischen Geschehen an (Mitternachtssonne, Polarnacht). Die jahreszeitliche Periodik der Wetterlagen mit einem jahreszeitlich bedingten Ablauf von Temperatur, Feuchte usw. ist bekanntlich bedingt durch den Umlauf der Erde um die Sonne in Verbindung mit der Schrägstellung der Erdachse. Da die Sonnenenergie von der Lufthülle der Erde erst langsam verarbeitet wird, treten in der gemäßigten Zone die höchste und tiefste Temperatur erst rund 1 Monat nach der Sommer- oder Wintersonnenwende auf, und auch die Großwetterlagen zeigen unter diesen Einflüssen ihren „eigenen" Jahresgang (Baur). Neben der geographischen Breite entscheidet die Verteilung von Land und Meer über die bekannten jahreszeitlichen Unterschiede des kontinentalen und maritimen Klimas

Man hat im normalen jährlichen Ablauf des Witterungsgeschehens die auf jeden einzelnen Kalendertag entfallenden Häufigkeiten der Großwetterlagen während eines vieljährigen Zeitraums bestimmt (F. Baur, Flohn, Schmauss, Springstubbe, Weickmann). Die Abnahme der Lufttemperatur vom sommerlichen Höchstwert bis zum winterlichen Tiefpunkt und umgekehrt verläuft nicht stetig, sondern unter mehrfachen „Rückfällen" nach der entgegengesetzten Seite. Als solche viel diskutierte „*Singularitäten*" (= Kälte- bzw. Wärmeeinbrüche, die mit einer hohen Wahrscheinlichkeit um etwa dieselbe Zeit einbrechen) werden vielfach angeführt die „Eisheiligen" im Mai (die sich aber seit etwa 100 Jahren verschoben haben sollen), die „Schafkälte" im Juni (Einbruch des mitteleuropäischen Monsuns), die Wärmerückfälle im September und Oktober („Altweibersommer" und „Nachsommer") sowie das „Weihnachtstauwetter". Solche möglichen Schwankungen des Jahresgangs sind natürlich keine sicheren Anhaltspunkte der Wettervorhersage im einzelnen Jahr. F. Baur hat 22 echte kalendergebundene Häufigkeitsgipfel bestimmter europäischer Großwetterlagen nachgewiesen, die nicht nur aus Zufall oder Erhaltungsneigung des Wetters erklärt werden können. Unter der Erhaltungstendenz des Wetters versteht man die Aufeinanderfolge gleichartiger Tage. Die Wahrscheinlichkeit, daß nach 2 aufeinanderfolgenden warmen Tagen ein kühler Tag folgt, beträgt statistisch $^1/_4$, nach 6 heiteren Tagen jedoch nur noch $^1/_6$. Nach längeren Trocken- oder Naßperioden vollzieht sich ein Umschwung schon für den Laienbeobachter mit einer gewissen Schwierigkeit. Ein kalter Januar hat nicht selten auch einen kalten Februar im Gefolge. *Langperiodische Klimaschwankungen* sind durchaus möglich. Die sicherste ist die 11 jährige Periodik der Sonnentätigkeit (F. Baur). Die Zahl der Sonnenflecken, deren Beobachtung bis in das Jahr 1610 reicht, schwankt in einem Rhythmus von durchschnittlich 11 Jahren auf und ab, und derselbe Rhythmus zeigt sich deutlich in den erdmagnetischen Störungen und in der Häufigkeit des Auftretens der Polarlichter. Auch die Witterungserscheinungen werden einwandfrei durch diesen solaren Rhythmus beeinflußt, besonders in den Tropen; man nimmt heute an, daß die mit der Sonnenfleckenzahl wachsende Intensität der von der Sonne ausgehenden und zur Erdoberfläche gelangenden ultrakurzen elektrischen Wellen kolloidale Vorgänge beeinflußt und auf die Kondensation des Wasserdampfes und damit auf die Niederschlagsbildung wirkt. Nach F. Baur entsteht kurz nach den Sonnenfleckenextremen eine verminderte Wärmezufuhr von der Sonne her mit verminderter planetarischer Zirkulation, wodurch es zu strengen

Wintern kommen kann. Mond und Planeten haben keinen Einfluß auf die Großwetterlagen. Die früher viel genannte BRÜCKNERsche Klimaschwankung (35jäh-
rige Periode) wird heute vielfach bestritten (A. WAGNER). Jedoch findet nach
A. WAGNER seit Anfang des 19. Jahrhunderts eine eindeutige Klimaänderung statt,
die besonders ausgesprochen seit 1900 ist („Klimaverwerfung um die Jahrhundert-
wende"; A. SCHMAUSS). Sie wird auf eine verstärkte Zirkulation, einen vergrößer-
ten Wärmeumsatz zwischen tropischen und außertropischen Breiten zurückgeführt. Für Europa ist charakteristisch eine Abnahme der Jahresschwankung der
Temperatur mit kühleren Sommern und wärmeren Wintern; so kommt es, daß
das heutige Dezemberklima in Spitzbergen, was die Temperatur anbetrifft, dem
Berlins im gleichen Monat im vorigen Jahrhundert entspricht. Die Nordost-
passage nördlich Eurasiens ist heute leichter, und die Lebensbedingungen der Fische
haben sich geändert.

II. Bioklimatik.

Wetter, Klima, Leben.

Wetter, Klima, Landschaft und Boden sind die Umweltfaktoren (HELLPACH),
die auf alles Leben auf Erden entscheidend einwirken.

Wetter und Klima üben dabei einen bevorzugten Einfluß aus, Pflanzen,
Tier und Mensch sind gleicherweise von ihnen abhängig und durch sie daseins-
bedingt. Das Pflanzenkleid der Erde weist nach dem Klima jeweils charakteristische Formen auf. Die Pflanzen zeigen eine erstaunliche Breite ihres Anpassungs-
vermögens, denn Algen kommen (PIÉRY) in den Polargegenden bei mittleren
Temperaturen von —18°, andererseits am Austritt heißer Quellen bei +80° vor
(VOUK). Die Pflanze ist durch ihre Ortsgebundenheit dem sie umgebenden Klima
völlig verhaftet. Andererseits wird nicht nur das Bild der Landschaft, sondern
auch das Klima durch die Entwicklung der Pflanzendecke entscheidend geändert.
Jedenfalls ist der Zusammenhang von Klima und Pflanzenkleid ein den Charakter
der verschiedenen Erdregionen bestimmendes Element. Man hat daher gerade
den Pflanzenbestand zur Charakterisierung bestimmter Klimaregionen herangezogen. Die vollständigste Systematik der Klimate der Erde, die wir besitzen
(KÖPPEN), basiert auf den Beziehungen des Klimas zur *Pflanzenwelt*.

Die *Phänologie* verfolgt das Eintreten gewisser jahreszeitlich bedingter Ent-
wicklungsphasen der Pflanzen im Jahresverlauf in Abhängigkeit von dem örtlichen Klima. Beobachtungen, wie z. B. Beginn der Apfelblüte, Laubverfärbung
im Herbst usw. werden kalendermäßig erfaßt und auf den Karten eingezeichnet.
Der Vergleich dieser phänologischen Karten ist nicht nur für die Land- und Forst-
wissenschaft wertvoll (Sortenwahl der Kulturpflanzen nach dem betreffenden
Klima usw.), sondern auch z. B. für die heilklimatische Beurteilung der „Milde"
eines Klimas bedeutungsvoll.

KÖPPEN bezeichnet als tropische Tiefklimagebiete das sog. Lianenklima
(tropischer Regenurwald) und das Savannenklima (Grassteppen). Als Trocken-
klimate werden die Klimalagen mit xerophilen Stauden und Gräsern benannt.
Bei den gemäßigten Wärmelagen übernehmen Kamelien, Mais, Oliven, Erikazeen,
Fuchsien und weiterhin in den kühleren Regionen Eiche und Buche die Führung
im Pflanzenbild. Deutschland gehört in diese Klasse: feuchtes Sommerklima, für
welches die Buche der charakteristische Baum ist. Ein Teil Ostdeutschlands liegt
aber bereits in der borealen Stufe, Waldwuchs und Winter mit fester Schneedecke, daher sog. Schneewaldklima, mit der Birke als führender Pflanzenerschei-
nung. Das gesamte Bild wird abgeschlossen durch das Tundrenklima, das in das
vegetationslose Gebiet des ewigen Frostes hinüberführt.

Für das Tierreich gelten naturgemäß ähnliche Beziehungen direkter und indirekter Art. Große Teile des Tierreichs sind ja auf die klimatisch bedingte Pflanzendecke als Nahrung. andere Tiere wiederum auf die regional vorhandenen Lebewesen ihrerseits zur Nahrung angewiesen. Das tiergeographische Bild wird vor allem vom Klima bestimmt. Einen Einfluß des Klimas auf die Tierwelt erkennt man aber auch daran, daß bestimmte Klimaelemente Einfluß haben auf die charakteristische Gestaltung und Ausprägung von Tierformen. Das ist vor allem an solchen Arten erkennbar, die sich über zwei oder mehr Großklimaregionen verbreiten. Manche Tierarten haben einen weiten klimatischen Spielraum. So kommt der Zaunkönig (Troglodytes troglodytes) vom Mittelmeer bis Island, der amerikanische Eisvogel (Chloroceryta americ.) von Texas bis Uruguay vor. Nach der BERGMANNschen Regel zeigen eigenwarme Tiere eine verschiedene Körpergröße entsprechend der durchschnittlichen Wärmelage des Klimas; die Körpergröße wächst nach der kälteren Region zu. Diese Beobachtung gilt auch im Gebirge, wo die Wärmeregionen ja rasch wechseln; der Baumläufer (Certhia familiaris) ist in den Alpen größer als in der Ebene (HESSE). Klimatische Einwirkungen, vor allem die Wärme, können die Art wenigstens nach ihrem sichtbaren Kleide völlig umgestalten, wie es der Saisondimorphismus einer Schmetterlingsart bei uns zeigt. Beim Tagfalter Araschnia levana erscheint als Frühjahrsform ein ganz anderer Schmetterling als im Sommer (Araschnia prorsa). Lange Zeit hat man diese beiden Wechselformen als besondere Arten beschrieben. Auch der Farbwechsel von Hermelin, Marder, Reh, Schneehuhn usw. gehört hierher.

Geht man im Gebirge bergan, so erlebt man beim Eindringen in die höheren Regionen dieselbe fortschreitende Verarmung im Tierreich, wie wenn man sich in großen Abständen polwärts bewegt.

Dabei kann sich aber eine so eintönige Gegend wie die nordische Tundra in der kurzen Zeit ihres Sommers mit einer reichen vorübergehend eingewanderten Tierwelt bevölkern (Insekten, Vögel, Nagetiere, Renntiere, Wolf): man findet dann ein in den verschiedenen Jahreszeiten durchaus verschiedenes klimatisch bedingtes Tierbild vor (RANGNOW).

Auch das menschliche Leben ist im weiten Ausmaße klimabedingt. An der *Formung der menschlichen Rassen* hat das Klima einen bevorzugten Anteil, die Menschenrassen bleiben ihrem Klima stark verhaftet. Für die weiße Rasse gilt das in ganz besonderem Maße, denn die Anpassungsfähigkeit der einzelnen Rassen ist weitgehend verschieden. Die weiße Rasse ist bekanntlich den Tropen auf die Dauer überhaupt nicht, den Subtropen und allen südlichen Klimalagen nur beschränkt gewachsen (HELLPACH), während die Mongolen klimaindifferent sind; sie wohnen in einem Raum, der sich vom südlichen Wendekreis bis über den nördlichen Polarkreis hinaus erstreckt. Wie schon der ganze Aufbau der Menschenrassen in ihren körperlichen und seelischen Eigenschaften, ihrer Lebensart, Wohnung und Kleidung mit durch das Klima bestimmt ist, so hat das Klima auch einen gewaltigen Einfluß auf die Entwicklung der menschlichen Zivilisation und Kultur.

Wie das Klima *Kulturen* mit aufbaut, so kann es sie auch zerstören. Weite Länderstrecken können durch Seuchen unbewohnbar, durch Viehseuchen wirtschaftlich unbrauchbar werden. Dadurch, daß bestimmte Klimalagen namentlich der wärmeren Zonen die Existenz vieler Krankheitserreger und vor allem der Krankheit übertragenden Insekten hervorragend begünstigen, können diese Räume zu einem Großkampfraum zwischen der Insektenwelt und dem Menschen sich gestalten. Geschichtliche Ereignisse haben durch klimatische Einflüsse Wandel, Störung und Vernichtung erfahren.

Die Wirkungskomplexe des Klimas auf den Menschen.

Da man erkannte, daß bei der Einwirkung des Klimas auf den lebenden Organismus es schwer ist, die Einflüsse einzelner meteorologischer Faktoren streng voneinander zu trennen, war man bemüht, bestimmte *Wirkungskomplexe* zu erfassen, wie die *photochemischen* und *thermischen* (PFLEIDERER), denen vor allem auch die *luftchemischen* (AMELUNG) zuzurechnen wären. Aber abgesehen davon, daß einzelne Faktoren, wie die Luftdruckserniedrigung, physiologisch sehr wirksam sein können, ist auch bisweilen die Abgrenzung der einzelnen Wirkungskomplexe schwierig. Die Sonnenstrahlung hat z. B. photochemische und thermische Wirkungen.

Die physiologischen Wirkungen der Lichtstrahlung.

Wie erwähnt trifft das Sonnenspektrum zwischen 3 μ und 290 mμ den Menschen. Dazu kommen die Wellenlängen des infraroten (ultraroten) Ausstrahlungsspektrums (5—50 μ). Für den Komplex der Ultraviolettstrahlung, des sichtbaren Lichts und der Ultrarotstrahlung kann mit einer Bestrahlungsstärke in der Größenordnung von 10^3 Watt/m^2 gerechnet werden (R. SCHULZE). Die Möglichkeit muß zugegeben werden, daß die extraterrestrische, von der Sonne kommende sowie die von Fronten und Gewittern stammende Hochfrequenzstrahlung für den Menschen biologisch wirksam werden kann (R. SCHULZE), doch wissen wir darüber, besonders über ihre Ansatzpunkte am Organismus noch sehr wenig, und die Bestrahlungsstärke ist sehr gering (10^{-9} Watt/m^2). Im Abschnitt Meteoropathologie wird Näheres darüber berichtet.

Es wird weiter diskutiert (BERG, R. SCHULZE), ob durch ein „Ozonloch" auch sehr kurzwelliges UV (um 210 mμ) der „Sonnenfackeln" bisweilen auf die Erde gelangen und den Menschen treffen könnte; man hat an durch diese Strahlen ausgelöste Genmutationen gedacht, eine Vermutung, die von SCHULZE abgelehnt wird, weil Wellenlängen um 200 mμ von der Haut nicht absorbiert werden.

Die Aufnahmeorgane für die Strahlen sind beim Menschen das Hautorgan und die Augen. Die physiologischen Abläufe sind unter den einzelnen Abschnitten des Sonnenspektrums verschieden, wobei sich Wirkungen überschneiden und ineinander übergreifen können. Neben der qualitativen Einwirkung sind auch die quantitativen Vorgänge zu beachten. Nur *der* Prozentsatz der einfallenden Strahlen kann im lebenden Organismus des Empfängers wirksam werden, der absorbiert wird. (Gesetz von GROTTHUS und DRAPER: Nur absorbierte Strahlung ist wirksam.) Die reflektierte Strahlung geht zunächst für den bestrahlten Körper verloren. Diese Reflexion ist in den einzelnen Wellenbereichen verschieden, aber auch verschieden je nach der individuellen Beschaffenheit der Haut.

Tabelle 34. *Die Lichtverteilung in der Haut.* (Nach BACHEM und HOLZER.)

Hautschicht	λ / mm	200	250	280	300	400	550	750	1000	1400	mμ
		100	100	100	100	100	100	100	100	100	appliziert
Stratum corneum .	0,3	100	81	85	66	20	13	22	29	56	absorbiert und reflektiert
Stratum malpighii	0,5	0	8	6	18	23	10	13	6	16	absorbiert
Corium	2,0	0	11	9	16	56	72	44	48	20	absorbiert
Stratum subcutan.	2,5	0	0	0	0	1	5	20	17	8	absorbiert

Infolge der geringen Quantenenergie ruft die *Ultrarotstrahlung* in der Hauptsache nur Wärmewirkungen hervor. Die fleckige Hyperämie des Hitzeerythems, das wenige Minuten nach der Sonnenexposition beginnt und etwa 1 Std. dauern kann, ist bekannt. Jedoch sind in dem ultraroten Spektralbereich auch spezifische (photochemische) Wirkungen nachgewiesen worden (MERKELBACH, HENSCHKE); eine Aktivierung der Keimdrüsen ist durch diese Strahlen anzunehmen. Die Reflexion der ultraroten Strahlung ist in ihrem langwelligeren Teil sehr gering, steigt nach dem sichtbaren Teil des Spektrums erheblich an, wo sie bis 50% beträgt und stark von der Pigmentierung der Haut abhängig ist. Durch Streuungsvorgänge in der Haut wird die Messung der reinen Absorption erschwert. Durch ultrarote Strahlung läßt sich in einer Tiefe von 1 cm keine Temperaturerhöhung mehr erzielen (HENSCHKE). Im Ultrarot erreichen nur 1—2% der eindringenden

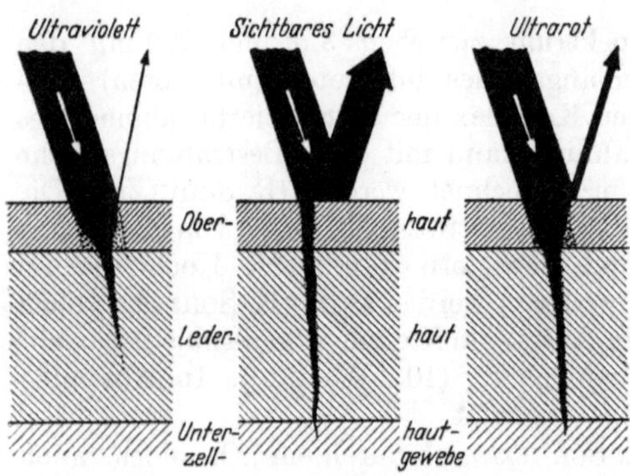

Abb. 23. Reflexion und Absorption der Strahlung durch die menschliche Haut. (Nach DE RUDDER.)

Strahlung die Epidermis, und nur Teile der sichtbaren Strahlung und des kurzwelligen Ultrarotes ($0{,}7$—$1{,}3\,\mu$) vermögen in größeren Dosen die Lederhaut zu durchdringen und gelangen zum Unterhautbindegewebe.

Vielleicht wird das Gefühl der „Schwüle" an heißen Tagen mit bedecktem Himmel durch langwellige ultrarote Strahlen, reflektiert von den Wolken, vermittelt. Als Schädigungen durch Infrarotstrahlungen gelten die Linsentrübung bei Glasbläsern und der Sonnenstich. Die langwellige Infrarotstrahlung (3—$50\,\mu$) ist bei den Großstadtbränden des letzten Krieges die Hauptursache der großen Opfer in der Zivilbevölkerung geworden. Nur in der Minderheit der Fälle waren heiße Luft und Flammen die Todesursache, und die meisten Personen wurden durch die plötzliche Überwärmung des Gesamtorganismus infolge der langwelligen Strahlung fluchtunfähig und kamen dann um (BÜTTNER).

Wie Tab. 34 und Abb. 23 zeigen, findet die stärkste Reflexion im sichtbaren Teil des Spektrums statt. Blasse Haut reflektiert am stärksten, während gebräunte Haut nur schwach anspricht. Das rosige (rote) Aussehen der Haut ist auch Folge dieser Reflexion (Verminderung der Reflexion im Grünen; BODE). Nach BÜTTNER hat pigmentierte Haut eine höhere Hauttemperatur als weiße (Temperaturunterschiede bis 2°); gut pigmentierte Europäerhaut nimmt bis 20%, Negerhaut bis 50% mehr Wärmestrahlung auf als blasse. Besonnte Neger schwitzen trotz ihres Pigments ebenso wie Europäer. Durch vermehrte Durchblutung kann die Absorptionsfähigkeit der Haut verstärkt werden.

Der *Bereich des sichtbaren Lichts einschließlich des langwelligen UV* hat nach dem heutigen Stand der Forschung *folgende biologische Wirkungen:* 1. Die *Wärmewirkung* (vgl. auch Wärmehaushalt). Auch tiefergelegene Hautschichten werden durch das Sonnenlicht erwärmt, und deshalb wirkt starke Sonnenstrahlung auf der Haut bei kühler Luft (Hochgebirge!) ganz anders als warme Luft bei schwacher Sonnenstrahlung. 2. Der *Sehvorgang*. Es werden dabei nicht nur die reinen optischen Vorgänge ausgelöst, sondern es werden durch die Netzhautbelichtung hormonale Abläufe, besonders Hypophysenhormone aktiviert; Mitsteuerung des endogenen Rhythmus durch das sich besonders im Dunkeln bildende Melanophorenhormon (JORES). Hierher gehören wohl auch zahlreiche Beobachtungen aus dem Tierreich über Vogelzug, Brunstzeit (DE RUDDER). 3. *Assimilation der Kohlensäure* als Reduktionsvorgang bei chlorophyllhaltigen Pflanzen und so Glucosebildung. Dieser Vorgang allein ernährt die ganze Lebewelt. 4. *Fermentbildungen* im Organismus, so Bildung des Atmungsfermentes von WARBURG, das wichtig für den Sauerstoffwechsel der lebenden Zellen ist. 5. *Bildung reduzierender Vorgänge* in der Keimschicht der menschlichen Haut (WELS) und von Abwehrkörpern (Esophylaxie, E. HOFFMANN), die aber auch in dem kurzwelligeren Teil des Spektrums gebildet werden (siehe unten).

Die *Affektwirkungen der Farben* beschäftigten schon GOETHE. Dem farbigen Licht kommen gewisse psychologische Wirkungen zu (HELLPACH, SUTERMEISTER), die auch therapeutisch ausgenutzt werden (Landschaftsbild, Farbenbeachtung bei Tapeten in Krankenzimmern). Als erregende Farben gelten rot und gelb, beruhigend grün und blau, mit einem lustvollen Gefühlston, weshalb wir auch die Natur in ihrer Färbung häufig als gemütsberuhigend empfinden (HELLPACH); grau wirkt nicht selten bedrückend. Das Sonnenlicht wirkt euphorisierend und entspannend zugleich, anscheinend vor allem der langwelligere Teil des Spektrums.

In den Bereich der *ultravioletten Strahlung* werden die Abläufe wichtiger Lebensvorgänge verlegt. Vor allem die Wellenlängen des UV B (320—280 mμ), die sog. *Dorno*-Strahlung, galten lange Zeit, seit der Auffindung des in diesem Spektralteil entstehenden antirachitischen Faktors in der bestrahlten Haut, als der biologisch wichtigste Teil des Spektrums. Die vorstehende Aufzählung der unter dem sichtbaren Licht ablaufenden biologischen Prozesse zeigt aber, daß das mittelwellige UV trotz seines großen biologischen Wertes nicht als die alleinige Lebensstrahlung angesprochen werden darf. Unter der UV-Strahlung bildet sich das *Pigment*. Wir wissen heute, daß es *zwei Formen von Pigment* gibt: 1. Das *Direktpigment*, das im Bereich von UV A entsteht (erst 1938 von U. HENSCHKE und R. SCHULZE sowie von J. HAUSSER entdeckt) und 2. das *Spätpigment* nach Erythembildung. Das Sofortpigment hat sein Maximum bei 340 mμ, es entsteht ohne Erythem sofort im Anschluß an die Bestrahlung (Verwechslung mit Wärmeerythem), ohne daß entzündliche Erscheinungen in der Haut auftreten oder daß bei zunehmender Dosierung eine erhebliche Verstärkung sich einstellte (flache Gradation), erreicht in kurzer Zeit sein Maximum und klingt dann bald zu Werten ab, die sich über Jahre erhalten können. Die direkte (rotbraune) Pigmentierung wird von SCHULZE als oxydativer Prozeß, einfache Verfärbung von bereits in den Basalzellen vorhandenen Melaninkörnchen aufgefaßt. Die bei tiefstehender Sonne entstehende Pigmentierung ist direkte Pigmentierung, während die im Schattenlicht gebildete aus beiden Pigmentformen bestehen kann (Sonnenbrand im Schattenlicht und im Hochgebirgsnebel). Die auch dem Laien bekannteste Wirkung des Sonnenlichts ist — außer der Wärmewirkung — der im mittelwelligen UV entstehende Sonnenbrand *(Erythembildung)* mit anschließender Pigmentbildung. Im Gegensatz zu den Wärmestrahlen sind die chemisch wirkenden UV-Strahlen beim Auftreffen auf die Haut zunächst nicht fühlbar, wir haben in unserem Empfinden kein Signal für die drohende Gefahr, doch nach wenigen Stunden kann sich der lästige Sonnenbrand einstellen. Das UV B-Erythem ist eine Rötung der Haut durch eine aktive Hyperämie und anschließende entzündliche Prozesse, die in ihrer Stärke sehr von der verabfolgten Dosis abhängig sind. (Spektralbereich 320—230 mμ bei zwei Maxima, bei 295 mμ und 260 mμ — letzteres nur im UV C der künstlichen Strahler.) Das Erythem wird erst nach einigen Stunden sichtbar, erreicht nach 7—10 Std. sein Maximum und klingt im Verlaufe weniger Tage ab. Als Sekundärerscheinung kommt es zu einer monatelang anhaltenden graubraunen Pigmentierung. Die klinischen Erscheinungen des Erythems sind ähnlich einer

Verbrennung (Sonnenbrand) mit Rötung und Schwellung der Haut, die ödematös werden kann, erhöhter Hauttemperatur und starkem spontanem Schmerz und Druckschmerzhaftigkeit. Bei schwereren Formen kann es zur Blasenbildung kommen. Zuletzt schuppt sich die Haut. Die lange Latenzzeit verführt leicht zu einer Übertreibung der Strahlenexposition, die Verleitung dazu ist namentlich im Frühjahr gegeben, wenn nach langer Winterzeit die Frühlingssonne die ersten Strahlen sendet. Subjektiv kann das Erythem recht unangenehm sein, es macht zuweilen eine Behandlung mit reizmildernden Stoffen (Puder, Antihistamincreme; leichte Beruhigungsmittel usw.) erforderlich. Vorübergehend können Mattigkeit, Schlaflosigkeit, Schüttelfrost, Fieber auftreten. Übertriebene Bestrahlung kann latente Krankheitsprozesse, namentlich solche tuberkulöser Art, aktivieren, aber auch Malariaanfälle, Magengeschwürrezidive, Encephalomyelitis, Glaukomanfälle usw. auslösen. Die Erythemempfindlichkeit ist durchaus verschieden (ELLINGER), sowohl individuell (hellfarbige und blonde Menschen sind empfindlicher) als auch hinsichtlich des Alters. Kindheit und Alter sind weniger empfindlich als Erwachsene, das Pubertätsalter ist besonders empfindlich. Nervöse Menschen, besonders solche mit gesteigerter vegetativer Erregbarkeit und erhöhtem Stoffwechsel, reagieren besonders stark. Ferner ist die Empfindlichkeit der Menschen im Frühjahr größer. Diese Erscheinungen scheinen z. T. hormonal bedingt zu sein.

Es gibt *lichtbedingte Hautkrankheiten* (Lichtdermatosen wie die Hydroa aestivale, das Eczema solare, das Xeroderma pigmentosum) und durch *Licht verschlimmerte* (ZENNER). Ekzeme, Acne, Lupus erythematosus und Urticaria können zur letzteren Gruppe gehören. Die meisten dieser Störungen werden durch UV B ausgelöst, nur für das Xeroderma pigmentosum ist langwellige Strahlung verantwortlich.

Kälte verzögert etwas die Erythembildung. Ultrarotbestrahlung soll die Erythembildung verringern. Erythem und Sekundärpigmentbildung sind Folgen sehr komplexer Vorgänge in der Haut unter der UV-Bestrahlung, die biologisch von großer Bedeutung sind, ohne im einzelnen schon alle bekannt zu sein. Sicher ist, daß die Strahlen bei der Erythembildung hauptsächlich an der Nucleinsäure der Zellkerne angreifen. Wenn die direkte Wirkung der UV B-Strahlen auch nur bis zur Keimschicht reicht, so kann sich doch die Wirkung der Bestrahlung durch den Übertritt von unter ihrem Einfluß in der Epidermis gebildeten chemischen Stoffen in die Blutbahn indirekt auch auf weite Teile des Körpers erstrecken. Die bekannte Theorie, daß aus Histidin in der Haut Histamin bzw. H-Substanzen (LEWIS) entstehen, die die Ursache des Erythems, aber auch von Magengeschwürbildungen nach Bestrahlungen sein sollen (ELLINGER, P. HOLTZ), ist bestritten (GRAUL, F. HOLTZ, R. SCHULZE), wird aber neuestens (1951) von ELLINGER wieder bestätigt. Es kommt weiter durch Bestrahlung zur Produktion kleinster, aber doch wirksamer Mengen von Cholin- und Acetylcholinkörpern; Acetylcholin wirkt noch in Mengen von $1:10^{16}$ auf die Muskeln der Froschlunge. Jedenfalls geschehen im UV-Licht wichtige photochemische Umwandlungen (F. HOLTZ), die hier im einzelnen nicht geschildert werden können. Nach der Sulfhydriltheorie von P. WELS, die heute als die wichtigste zur Erklärung der Wirkungen des UV-Lichtes gilt, wird bei Bestrahlung mit UV im Blut und auch in der Epidermis die reduzierende Wirkung durch Vermehrung freier Sulfhydrilgruppen verstärkt. S.H.-Gruppen sind Aktivatoren vieler Enzyme und Abwehrfermente, wodurch wichtige Abwehrvorgänge des Organismus begünstigt werden, auch wird unter der Lichteinwirkung eine Aktivierung wichtiger Hormonwirkungen angenommen; WELS weist darauf hin, daß der Hauptsitz des Pigments die Basalzellenlagen der Keimschicht sind, in der sich auch reichlich Sulfhydrilgruppen finden. Hier bestehen enge Beziehungen zu der Esophylaxietheorie von E. HOFF-MANN[1], die besagt, daß die Haut nicht nur eine nach außen gerichtete Schutz-aufgabe hat, sondern auch nach innen gerichtete, stoffwechselregulierende Schutz-funktionen entwickelt, so die Bildung wichtiger Hormone und immunbiologischer Abwehrstoffe gegen Infekte usw., die durch äußere Reize, Hautbürsten, Massagen, Lichteinflüsse angeregt werden. Nach PFLEIDERER ist der Sitz dieser Funktionen die Keimschicht und besonders die Lederhaut, Schichten der Haut, die besonders von langwelligerer Strahlung erreicht werden; Kältezufuhr (Seeklima) bei gleich-zeitiger Bestrahlung soll die Esophylaxie verstärken.

Bekanntlich erfolgt die Bildung der antirachitischen Faktoren durch kurz-welligeres UV (vgl. Rachitis, S. 154). Dem UV-Licht kommt eine beträchtliche *bactericide* Wirkung zu. Die Luftentkeimung durch ultraviolette Strahlen führt nicht nur zur Selbstreinigung der Flüsse, sondern ist heute ein technisch gut erprobtes Verfahren (KLIEWE, E. O. SEITZ).

Die *cancerogene Wirkung des UV B-Lichtes* (Maximum nach FRIEDRICH bei 297 mμ) beruht auf proliferativen und regenerativen Prozessen nach starker Erythembildung, die nach Tierversuchen zur Krebsbildung führen können. Kranke mit Xeroderma pigmentosum sind immer gefährdet (K. H. BAUER). Beim Gesunden müssen in unseren Breiten außergewöhnliche besondere Um-stände zusammentreffen (ELLINGER): z. B. Lupus, Behandlung der Haut mit Teerpräparaten, Röntgen- und UV-Licht (K. H. BAUER, EKERT, W. SCHULTZE).

Als Folge der Erythembildung kommt es zur sekundären Pigmentbildung. Durch ein Ferment, Dopaoxydase, bildet sich unter der Bestrahlung aus dem Dioxyphenylalanin der Haut das meist fahlbraune Pigment, das beim Ab-schuppen der Haut in einigen Wochen oder Monaten verschwindet. Durch die Sekundärpigmentierung, durch Pigmentneubildung und Pigmentschwund kommt es zu einer Zellneubildung, einer vermehrten Hornschichtbildung (hyperkerato-tische Abwehrfunktion der Haut), die als *Lichtschwiele* einen *verstärkten Strah-lungsschutz sichert*. Die Hornschwiele, weniger die eigentliche Pigmentierung, ist der Lichtschutz der weißen Menschen. Dieser Lichtschutz gestattet weitere Sonnenlichteinwirkung ohne erneute Erythembildung. Die Hornhautschwiele hält aber nicht die Einwirkungen der tiefer in die Haut dringenden, langwelligen Strahlen ab. Beim Neger reicht die Pigmentbildung bis zur Hornschicht, wo das UV B absorbiert wird, während beim hellhäutigen Menschen die Lage des Pigments in den unteren Schichten der Epidermis nur einen bedingten Licht-schutz gewährt. Die Hornhautverdickung der Haut ist nicht der einzige Licht-schutz; auch die Hornhaut des Auges gewöhnt sich an UV-Licht (HOLTZ). Vielleicht gibt es auch eine Gewöhnung an UV durch eine Gesamtbeeinflussung des Körpers (RAJEWSKY).

Als *Lichtschutzmittel* dienen Salben, Öle usw., die auf die Haut aufgetragen werden. Sie sollen UV A und langwelligere Strahlung ganz durchlassen, von dem UV B nur soviel Strahlen, daß kein stärkerer Sonnenbrand entsteht; eine voll-ständige Absorption auch des mittelwelligen UV ist nicht erwünscht. Als Licht-schutzmittel seien hier (ohne Vollständigkeit anzustreben) erwähnt: Nivea-Ultraöl, Delial-Lichtschutzöl, Antihistaminsubstanzen, wie Antistincreme, Hibernonpasmischungen (Diwag)[2]. Das Sulfonamidderivat Solan (PeKaPe-Totale) wird von ZENNER als überlegenes Lichtschutzmittel empfohlen.

Die strahlungsklimatischen Einflüsse des Sonnenspektrums erzeugen zahl-reiche wichtige *vegetative Umstellungen beim Menschen*, die von der Haut aus

---

[1] Dtsch. med. Wschr. **1919**, 1233; **195**, 877.
[2] BRAUN, O.: Hautarzt **2**, 367 (1951).

ausgelöst werden und die komplexer Natur sind. Vielfach wissen wir noch nicht, welche Wellenlängen dabei die entscheidenden sind. Auch an die antagonistische Wirkung von Strahlen verschiedenster Wellenlängen ist zu denken. Die Frage, ob die Wirkung des Lichtes mehr vagoton oder mehr sympathicoton sei, geht an der unendlichen Variabilität alles biologischen Geschehens mit seinen Antagonismen und Gegenreflexen usw. vorbei. Es besteht auch die Möglichkeit, daß physiologische Wirkungen von großer Bedeutung durch unterschwellige Reize ausgelöst werden und daß ohne photochemische Abläufe eine direkte Strahleneinwirkung auf die Nervenendungen wirksam ist (WEZLER). Der Zellverfall in der Haut mit Freiwerden von Eiweißstoffen ist als eine unspezifische Reiztherapie („Protoplasmastoß") aufzufassen. Die Reaktionen unter der direkten Bestrahlung sind zu trennen von den Spätreaktionen. Der Grundumsatz steigt z. B. unmittelbar nach UV-Bestrahlung im Erythemstadium, während nach wiederholter Bestrahlung eine Grundumsatzsenkung mit Vagotonie auftritt (G. LEHMANN). Bei Kombination von UV- und UR-Bestrahlung kommt es zu einer sofortigen Grundumsatzsenkung (GIERSBERG und LOTZ). Durch Erweiterung der peripheren Gefäße unter Bestrahlung kommt es zu einer Blutdrucksenkung und Steigerung des Minutenvolumens. Weitere Bestrahlungseinwirkungen werden bei der Darstellung der einzelnen Krankheiten erörtert.

In der Zeit des Besonnungstaumels hat der Arzt die wichtige Pflicht, vor Übertreibungen zu warnen und, soweit möglich, den Strahlungsgenuß sinngemäß zu lenken und zu dosieren. Die Exposition der licht- und luftentwöhnten Menschen unserer Breiten gegenüber der Sonnenbestrahlung und auch die Verwendung der künstlichen Strahler namentlich im Bereich des Großstadtwinters kann, sachgemäß verwendet, großen gesundheitlichen Nutzen stiften. Eine gut gebräunte und durchblutete Haut ist als ein Zeichen gesunder Hauttätigkeit zu werten und spricht für die immunbiologische Abwehrbereitschaft ihres Trägers. Die Bestrahlung ist aber nicht allein ausschlaggebend für den Erfolg einer klimatischen Kur, sie ist in diesem Falle nur ein Teil der klimatischen Gesamtfunktionen.

Wärmehaushalt.

Durch die klimatischen Reize wird der *Wärmehaushalt des menschlichen Körpers weitgehend beeinflußt.* Neben der Lufttemperatur, als dem wichtigsten, sind die Strahlungsvorgänge, die Luftfeuchtigkeit und der Wind die die Wärmeabgabe und Wärmeaufnahme des Organismus regulierenden Klimaelemente. Nur bedingt ist der Mensch ein homoiothermes Lebewesen, denn ohne die technische Hilfe der Bekleidung und Heizung kann er nur in einer sehr schmalen äußeren thermischen Zone seine Körpertemperatur länger konstant erhalten (WEZLER). Wichtige Einrichtungen des Menschen sind deshalb darauf abgestellt, unter den verschiedensten geographischen Breiten, aber auch bei der verschiedensten Bekleidung, den Ausgleich des Daseins mit den jeweiligen äußeren Wärmeverhältnissen zu finden. Unter der Berücksichtigung aller Möglichkeiten künstlichen Klimaschutzes kann der gesunde jugendliche Organismus in einer Umwelttemperaturspanne von über 100° lebensfähig bleiben (REIN), dabei besitzt der Mensch gegen Kälte mehr Abwehrmöglichkeiten als gegen Wärme (J. ASCHOFF). Die klimatische Therapie sucht die Regulationsvorrichtungen der Menschen zu üben. In zusammenfassenden Arbeiten der letzten Zeit sind wichtige neue Erkenntnisse für die Regulationsprinzipien des Wärmehaushaltes gewonnen worden (von physiologischer Seite u. a. von: REIN, THAUER und WEZLER; J. ASCHOFF, BAZETT, EBBECKE, GROSSE-BROCKHOFF, KÖNIG, K. MATTHES; von bioklimatischer Seite von LINKE, PFLEIDERER und BÜTTNER), deren Auswertung für die physikalische

Therapie, insbesondere die Hydrotherapie und die Klimatherapie neue Möglichkeiten verspricht. Folgende Tabelle stellt die Einnahme- und Ausgabemöglichkeiten für den menschlichen Wärmehaushalt zusammen:

Tabelle 35. *Wärmehaushalt für den menschlichen Körper.* (Nach PFLEIDERER und BÜTTNER.)

Einnahmen	Ausgaben
1. Energiebildung durch Oxydation	1. Verdunstung durch die Haut.
2. Aufnahme von Sonnenstrahlen	2. Verdunstung durch die Atmung
3. Aufnahme warmer Speisen und Getränke	3. Abgabe durch Konvektion
	4. Abgabe durch Abstrahlung
	5. Trockenabgabe bei der Atmung
	6. Äußere Arbeit
	7. Speicherung

Im lebenden Organismus finden dauernd Oxydationsprozesse, die Bildung von Wärme durch Verbrennung, statt. Die „Grundumsatz"-Werte (Ruhe- und Nüchternumsatz) liegen bekanntlich zwischen 1500 und 2000 Cal für 24 Std. beim erwachsenen Menschen, beeinflußt durch Körpergröße, Gewicht, Alter und Geschlecht; die Werte steigen unter den verschiedensten Bedingungen des Lebens (Verdauung, Arbeit), und die Bioklimatik ist interessiert, die Einflüsse klimatischer Faktoren auf den Gaswechsel festzustellen. Diese innere Heizung, die Energiebildung durch Oxydation kann der Mensch nicht abstellen, er muß also Wärme abgeben, denn seine normale Körpertemperatur liegt im allgemeinen über der Temperatur seiner Umgebung. Diese Wärmeverluste werden ausgeglichen durch eine aktive Wärmeproduktion, vor allem in der Leber und in der Muskulatur (chemische Wärmeregulation). Die chemische Wärmeregulation ist vorwiegend bei tiefer Außentemperatur, die physikalische bei hoher Außentemperatur wirksam (BRÖMSER). Setzt sich der Mensch der Sonne aus, so hat er mit bedeutenden Einstrahlungsmengen zu rechnen. Im Sonnenbad (PFLEIDERER) beträgt die Wärmezufuhr für den Körper des Menschen bei senkrechtem Strahleneinfall 3,7—5,5 cal/min, bei schrägem Einfall 1,0—1,65 cal/min. Damit wird der Eigennüchternumsatz übertroffen.

Die moderne Physiologie versteht unter *Kerntemperatur* die Körperinnentemperatur, unter der *Temperatur der Körperschale* die der Körperoberfläche. Die Wärmeabgabe (physikalische Wärmeregulation) läßt sich schematisch zweiteilen (J. ASCHOFF); sie folgt den Temperaturgefällen Körperkern—Oberfläche und Körperoberfläche—Umwelt. Bei einem arbeitenden Menschen, der 3000 Cal täglich umsetzt, ergeben sich folgende Anteile der abgegebenen Wärme (GROSSE-BROCKHOFF): Strahlung 1800 Cal = 60%; Leitung und Konvektion 400 Cal =14%; Wasserverdunstung durch Haut und Lungen 710 Cal = 24,3%. Die übrigen Ausgaben sind belanglos. Der Körper besitzt gegen Unterkühlung und Überhitzung nur bestimmte Ausgleichsmöglichkeiten. Sinkt die Körpertemperatur um etwa 0,5°, so tritt erhöhte Wärmeproduktion ein, steigt die Körperwärme nur um wenige Zehntel Grad, so setzt die Abgabe-Wärmeregulierung ein. Ist die Wärmeabgabe erschwert, so kann Wärmestauung eintreten. Die dadurch zustandekommende Überwärmung des Körpers bezeichnet man als Hyperthermie (Wärmezufuhr von außen zum Unterschied vom Fieber, das durch den Reiz auf die Wärmeregulierungszentren, z. B. durch Bakterien-Toxine, im Körper selbst zustande kommt). Bei Überwärmung des Körpers hat man Temperaturen bis 42°, bei Unterkühlung Temperaturen bis 23° ohne nachbleibenden Schaden beobachtet. Wie erwähnt, ist die Temperatur des Körperkerns wesentlich konstanter als die der Körperschale. Durch das strömende Blut wird auf dem Wege der sog. Blutkonvektion die im Körperkern erzeugte Oxydationswärme bis in die Haut transportiert. Das Blut als Transportmittel für Wärme beeinflußt seinerseits die cerebralen Wärmeregulationszentren, und es ist dafür gesorgt, daß die im Kern gelegenen lebenswichtigen Organe, also auch das Gehirn, gleich warm bleiben, abgesehen von pathologischen Zuständen der Überhitzung und Unterkühlung. Die Haut führt noch ein Kaltblüterleben, das Gehirn aber nicht (EBBECKE). Die Wärmeabgabe in der Haut kann durch ein starkes Fettpolster und durch eine verdickte Hornhaut verringert werden. Bei Durchfeuchtung der Haut, sowohl durch Schweiß als auch durch exogene Einflüsse, nimmt die Wärmeleitfähigkeit der Oberhaut erheblich zu; deshalb ist in der Therapie feuchte Wärme wirksamer als trockene (REIN). Der Wärmestrom nach der Haut ist um so größer, je höher die Durchblutung und je größer das Temperaturgefälle ist.

Die *Hauttemperatur* ist die Temperatur der Grenzfläche von Organismus und Luft (PFLEIDERER). Ihre Messung läßt sich auch in der bioklimatischen Praxis nach dem thermoelektrischen Kontaktverfahren von K. BÜTTNER durchführen; es werden an den an der Wärmeabgabe beteiligten Hautstellen die Hauttemperaturen und nach dem Flächenanteil das Mittel aus ihnen bestimmt. (Mittlere, integrale Hauttemperatur.) Zunehmende Durchblutung der Haut erhöht die Hauttemperatur und umgekehrt. Sehr plötzliche Wärmeeinflüsse haben allerdings erst eine Verengung, dann Erweiterung der Hautgefäße zur Folge. Äußere, meteorologische Einwirkungen beeinflussen weitgehend die Hauttemperatur. Bei einer mittleren Hauttemperatur von 33° fühlt sich der Mensch behaglich[1]. Die Hauttemperatur schwankt im allgemeinen zwischen 20 und 34°; PFLEIDERER beobachtete an einzelnen Hautstellen Werte zwischen 6 und 45°. Durch die Kleidung, die uns vor allem vor kühler Außentemperatur schützen und uns einen ständigen Behaglichkeitszustand in dieser Beziehung verschaffen soll, setzen wir die Schnelligkeit der Wärmeabgabe herab; zwischen den verschiedenen Schichten der Kleidung herrscht jeweils bei kühler Außenluft eine von innen nach außen abnehmende Temperatur.

Wie erwähnt, überwiegen am menschlichen Organismus die Wärmeverluste durch *Abstrahlung*. Die Abstrahlung ist auch beim bekleideten Menschen noch beachtlich (bis $2/3$ gegenüber dem nackten). Sie ist auch abhängig von der Differenz zwischen Oberhaut und der anders temperierten Umgebung, also auch stark abhängig von den meteorologisch-klimatischen Einflüssen (Zimmerwände, Wolken, Luftraum). Die größten Werte finden sich in klaren, windstillen Nächten. Ist die Umgebung wärmer, so kann die Strahlung umgekehrt nach dem Körper zu hingehen (Überwärmungsgefahren). Die äußere *Wärmeleitung* (echter Wärmestrom, vergleichbar dem elektrischen Strom) und die *Konvektion* (Wärmetransport durch Masseströmungen) kann durch die Bekleidung stark eingeschränkt werden. Die Haut ist von einer dünnen, wenige Millimeter betragenden „Grenzschicht" umgeben, die dieselbe Temperatur wie die Haut hat und die sich mit zunehmender Windstärke verringert. In dieser Grenzschicht ruht der konvektive Wärmetransport, und die Wärme wird nur durch die Wärmeleitung der ruhenden Luft befördert (PFLEIDERER). Bei zunehmendem Wind nimmt die Konvektion zu. Es ist wichtig zu wissen, daß sich durch Änderung der Durchblutung die Wärmeabgabe der lebenden Haut anders verhält als ein Modellkörper. Genügt bei zunehmender Außentemperatur die Abgabe der Wärme durch die oben geschilderten Bedingungen nicht mehr, so sucht sich der Körper durch Schweißbildung seiner

---

[1] Nach WEZLER gibt es eigentlich nur *eine* Behaglichkeitstemperatur, die für den nackten Menschen bei Windgeschwindigkeit 0 und 50% relativer Feuchte gleich der mittleren Hauttemperatur ist und bei 32—33° liegt.

erhöhten Wärme zu entledigen. Eine unmerkliche Abgabe von Wasser durch die Haut, die sog. „Perspiratio insensibilis", erfolgt durch Verdunstung an der Oberfläche auch ohne Mitwirkung der Schweißdrüsen. Wird Schweiß gebildet, tritt er vor allem in größerer Stärke auf, so wird dem Körper sekundär durch die Verdunstung des auf der Körperoberfläche ausgeschiedenen Wassers Wärme entzogen. Wenn der menschliche Körper auf diese Weise 500 g Wasser pro Stunde als Höchstwert durch die Haut ausscheidet, so sind etwa 0,33 cal/cm² min zur Verdunstung erforderlich. Nur der verdunstende, nicht aber der in Wasserform abfließende Schweiß hat eine Wärmeentlastung zur Folge. Der Körper verbraucht dabei große Wassermengen, die wieder zugeführt werden müssen. Eine „negative" Perspiration der Haut durch Kondensation oder Taubildung gibt es wohl nicht. Die Wärmeabgabe durch die Lunge unterliegt ausschließlich rein physikalischen Gesetzen, sie kann vom Körper aus nicht gesteuert oder reguliert werden. Die durch die Lunge eingeatmete Luft wird im Körper aufgeheizt; die Ausatmungsluft hat eine Temperatur von 32—33° (REIN); das Atemvolumen beträgt 8 bis 12 m³ täglich. Bei normalen Außenbedingungen beträgt die Wärmeabgabe durch die Lunge pro Stunde etwa 9 kcal (LINKE), bei stärkerer Arbeitsleistung und kühlem Wetter wird man aber zu viel höheren Zahlen kommen; denn je niedriger die Außenwelt temperiert ist, desto größer muß die abgegebene Wärme auf diesem Wege sein, dazu können die Steigerung der Atemfrequenz und erhöhte innere Wärmebildung durch Arbeit kommen. Die Wärmeabgabe durch die Lunge kann auch durch die wärmste Kleidung nicht beeinflußt werden, so daß sie bei sehr starker Kälte einen ständigen beachtlichen Wärmeverlust bedeutet. Die Ausatmungsluft hat volle Sättigung, und die Werte der relativen Feuchte liegen hier nie unter 100% (PFLEIDERER und LESS).

Die Gesamtwasserabgabe des Menschen unterliegt starken Schwankungen und ist sehr von den klimatischen Einflüssen der Umgebung abhängig. Sie steigt mit der Außentemperatur, der Muskeltätigkeit und der Trockenheit der Luft an. Wir sehen deshalb unter den verschiedensten klimatischen Bedingungen auch stark wechselnde Verhältnisse der Gesamtwasserabgabe und des Verhältnisses des Lungenanteils zum Hautanteil, Beobachtungen, die für die praktische Klimatologie von großer Bedeutung sein können. Setzt man die Wasserabgabe durch die Lunge gleich 1, so beträgt im gemäßigten Klima die durch die Haut im allgemeinen 3,3; im Höhenklima ist die Wasserabgabe durch die Lunge erhöht, das Verhältnis wird dann 1:1,2; im Wüstenklima, wo die Wasserabgabe durch die Haut beträchtlich anwächst, ergibt sich das Verhältnis 1:5,3.

Die Reaktion auf die Veränderung der äußeren Wärmeverhältnisse von seiten des Organismus zeigt individuelle Unterschiede, hierbei spielen die verschiedene Reaktionsfähigkeit der Haut und die Konstitution eine Rolle. So setzt die Wärmeproduktion nach Abkühlung rascher ein bei Stubenmenschen als bei solchen, die im Freien zu leben und zu arbeiten gewohnt sind. Eine Anpassung (was zur Akklimatisation gehört) kann aber rasch erfolgen. Ebenso reagiert der Fettleibige anders als der normal Beschaffene. Bei ersterem wird durch die dicke subcutane Fettschicht der Leitungswärmestrom gedrosselt. Der Dicke ist deshalb gegen Kälte besser geschützt, und sein Wärmehaushalt ist stabilisierter. Er schwitzt aber leichter, sein Kreislauf ist stärker belastet. Bei langdauerndem sportlichem Schwimmen fetten sich die Schwimmer mit starken Vaselinsalben ein, um die Wärmeleitung von der Haut aus zu verlangsamen.

Bei Erwärmung oder Abkühlung des Körpers werden Reaktionen ausgelöst, die als Abwehr gegen andersartige Temperaturen einsetzen, dabei aber therapeutisch u. U. als wertvolle Effekte ausgenutzt werden können. An solchen Reaktionen sind Stoffwechsel, Kreislauf, Wasserhaushalt und Atmung beteiligt. Die wechselnden klimatischen Einflüsse thermischer Art beeinflussen also sehr erheblich die wichtigsten physiologischen Abläufe. Die bekannte Annahme der Physiologie (M. Rubner), daß der Mensch unterhalb der Behaglichkeitstemperatur innerhalb einer bestimmten, sog. metabolischen Indifferenzzone nur physikalisch durch Wärmedrosselung reguliere und daß erst bei +15 bis 20° die verstärkte Oxydation im Stoffwechsel einsetze, erscheint nach neueren Ansichten nur bedingt richtig; Wezler sieht die sog. indifferente Zone als „Scheinphänomen" an, weil die angespannte physikalische Regulation nicht allein vorhanden ist, sondern bei erheblichen individuellen Unterschieden täuscht die konsekutive Einschränkung der Durchblutung in der Peripherie und die dadurch bedingte Abkühlung der Körperschale das Fehlen der chemischen Wärmeregulation nur vor. Jedenfalls wird im langfristigen Versuch der Umsatz im Kalten fast immer, im Warmen stets gesteigert (Kluge). In der Kälte kommt es infolge der verringerten peripheren Durchblutung zu einer Erhöhung des peripheren Gefäßwiderstandes, zu einer Abnahme des Schlag- und Minutenvolumens und zu einem Anstieg des Blutdruckes; erst bei Eintritt des Kältezitterns ändern sich diese Verhältnisse. In der Wärme sehen wir eine Umkehr dieser Verhältnisse auch schon vor der Hyperthermie. Es bestehen ausgesprochene individuelle Verschiedenheiten in der Stärke der einzelnen Regulationsvorgänge, für die bei den verschiedenen Personen auch die jeweilige vegetative Ausgangslage verantwortlich sein kann (Wezler). In dieser differenzierten Reaktion auf thermische usw. Einflüsse beruht mit das verschiedenartige Ansprechen der Menschen auf die einzelnen Klimaelemente.

Es ist bekannt, daß Wärmeabgabe und Wärmebildung durch die verschiedensten physiologischen Abläufe gesteuert werden. Die oben erwähnten Mechanismen: Blutwärmetransport, Schweißbildung und die Wärmebildung durch Oxydation werden zentral gesteuert. Bei Erwärmung (und Abkühlung) treten Kreislaufreaktionen schon nach 0,5—2 sec auf (Rein). Für eine so kurze Spanne Zeit würde die Vermittlung durch die erhöhte Bluttemperatur nicht ausreichen. Für diese Regulierung ist das Wärmezentrum, bei höheren Tieren und den Menschen der Hypothalamus bestimmend, jedoch unterliegt die Wärmeregulation nicht einer ausschließlich zentralen, sondern auch einer peripheren und hormonalen Steuerung.

Die *Reaktionen des Hautorgans auf die klimatischen Reize* sind *gekennzeichnet durch Änderungen der Hautdurchblutung;* sie beruhen auf sehr komplizierten, z. T. noch umstrittenen physikalischen und chemischen Abläufen. Die örtlichen Vasoconstrictionen oder Dilatationen als Schutzmaßnahmen des Organismus gegen Abkühlung oder Erhitzung können gefolgt sein von komplizierten Fernreaktionen an anderen Hautpartien oder an inneren Organen, von denen die „konsensuelle Reaktion" und die „Morat-Dastresche Regel" wegen ihrer besonderen Bedeutung hier eingehender besprochen werden müssen. Die „*konsensuelle Reaktion*", das gleichsinnige, wenn auch abgeschwächte Übergreifen der Wirkungen der Temperaturreize auf nicht von den thermischen Reizen betroffene Körperteile gilt nicht nur für die Reaktionen der Hautgefäße an sich, sondern auch für Extremitätenvolumina und Hauttemperaturen. Cutaneo-viscerale Nervenreflexe vermitteln, daß bei Hyperthermie eines bestimmten Hautabschnitts (Headsche Zone) zugleich eine Hyperämie der im gleichen Nervensegment gelegenen Eingeweide herbeigeführt wird. Das gilt sinngemäß auch für andersgeartete Reize, besonders für Kälte. Das Gesetz der „konsensuellen Reaktion" gilt bei gleichmäßigen, einschleichenden Reizen anscheinend regellos für die Oberfläche der ganzen Haut, in beschränktem Maße für die sog. innere Oberfläche des Körpers, wie Magen-Darm-Schleimhaut, Blase (Thauer). Bei stärkeren und abrupten Reizen können andere Regeln gelten, besonders in der Hydrotherapie.

Endoskopisch wurde festgestellt, daß die äußere Wärmehyperämie zu einer solchen des Magens führen kann, auch bei Unterdrückung der Wärmeleitungsmöglichkeiten („gleichsinnige Tiefenreaktion“); eine Steigerung der Hauttemperatur läßt sich ohne Änderung der Rectaltemperatur von der Magenschleimhaut aus durch thermische Reize bewirken. Die bekannte Morat-Dastresche Regel besagt, daß die Gefäße der Haut und Schleimhäute sich in ihrer Weite gegensätzlich zu denen der inneren Organe verhalten (z. B. eine Verengung der Hautgefäße ist mit einer Erweiterung der Gefäße im Bereich des Splanchnicusgebietes verbunden). Die Regel scheint nicht zu der „gleichsinnigen Tiefenreaktion“ in Widerspruch zu stehen, wenn ein Antagonismus zwischen „Oberflächen“-Durchblutung (Haut und Schleimhäute) einerseits und der Durchblutung der Muskel-, Nieren- und sonstigen Tiefengefäße andererseits angenommen wird. Aber die Tiefengefäße können sowohl gleichmäßig mit den Schleimhautgefäßen als auch umgekehrt zu den Hautgefäßen auf thermische Reize reagieren. Die direkte konsensuelle Reaktion bzw. die gleichsinnige Tiefenreaktion ist wahrscheinlich direkt reflektorisch ausgelöst (nur bei lokaler Kälte- oder Wärmeeinwirkung als segmentaler Reflex?), die Morat-Dastresche Regel dagegen ist mehr als Begleiterscheinung von komplexen Gesamtreaktionen allgemeiner Wärmeregulation zu deuten, ohne daß mit dieser Annahme verschiedenartiger Reflexmechanismen alle Zweifel beseitigt wären (Thauer).

Komplexe Größen zur Bestimmung der thermischen Belastung durch die gesamten klimatischen Einflüsse.

Bioklimatisch kommt es darauf an, welche Wirkung wir durch die Wärmevorgänge der Atmosphäre am Menschen beobachten. In unseren Breiten sehen wir fast ständig ein Temperaturgefälle vom Körper nach der Umgebung hin; durch diesen Vorgang wird eine Abkühlung des Körpers herbeigeführt. Bis jetzt ist es noch nicht gelungen, die Größe dieser Abkühlung in einem physiologisch einwandfreien Summenmaß zu erfassen, das die integrative Wirkung aller Klimafaktoren, der Temperatur von Luft und Raumwänden, der Luftfeuchte, Strahlung und Wind angibt (Wezler). Alle Versuche, die abkühlende Wirkung des Klimas auf den Menschen durch physikalische Körper zu messen, die Bestimmung der sog. „Abkühlungsgröße“, werden auch bei exakter Maßtechnik nur beschränkt den physiologischen Ansprüchen gerecht und können nur Anhaltswerte geben, die sich aber als praktisch brauchbar erweisen können. Mit dem Begriff der Abkühlungstemperatur wird die Gesamtheit der auf einen Probekörper aufwärmend bzw. abkühlend wirkenden Wetterfaktoren erfaßt. Ein toter Körper muß, ein lebender kann auf Umweltreize reagieren (Lossnitzer). Die älteste derartige Apparatur, das Katathermometer von L. Hill, dient vor allem raumklimatischen Untersuchungen (Bradtke und Liese, Brezina); es kann nur im Schatten benutzt werden. Ein mit rotem Weingeist gefülltes Thermometer mit zylindrischem Glasgefäß wird vorgewärmt und die Geschwindigkeit der Abkühlung bestimmt. Bradtke hat eine Beziehung zwischen der Lufttemperatur (t) und der Abkühlungsgröße (trockener Katawert) (A) festgestellt: Behaglichkeitsbegriff (B) $B = \dfrac{t}{A}$. Bei dem Davoser Frigorimeter (nach Dorno-Thilenius; weiterentwickelt im Institut von Mörikofer durch Wierzejewski und Henneberger) wird die Heizenergie gemessen, die einer den klimatischen Einflüssen frei ausgesetzten geschwärzten Kupferkugel zugeführt werden muß, um die Temperatur konstant auf 36,5° zu halten. Schon geringe Modifikationen der Aufstellung der Apparatur können Änderungen der Werte bedingen. Das ist bei dem Vergleich der Abkühlungsgröße verschiedener Orte zu bedenken; so gewonnene Vergleichswerte sind also nur bedingt brauchbar. Beim Frigorigraphen von PFLEIDERER und BÜTTNER trägt eine doppelwandige Kupferhohlkugel von 15 cm Durchmesser an der inneren Kugel eine Heizvorrichtung, zwischen den Schalen einen Platindraht, dessen Temperatur widerstandselektrisch gemessen wird. Das Instrument mißt die Abkühlung als Funktion der Oberflächentemperatur unter möglichster Angleichung an die Verhältnisse der menschlichen Haut. Die äußere Kugel trägt daher einen gelblich-roten Anstrich (Farbe der menschlichen Haut). Der Frigorigraph hat sich besonders zur Dosierung von Klimareizen bei Liegekuren als brauchbar erwiesen. Die gewonnenen Werte gelten für den nackten Menschen und sind also nicht ohne weiteres auf den bekleideten übertragbar. Amerikanische Forscher (HOUGHTON, YAGLOU) haben die „effektive Temperatur" (e.T.) als Maß des Behaglichkeitsklimas im Raum betrachtet; zum Vergleich der klimatischen Verhältnisse in zwei hinsichtlich Temperatur, Feuchtigkeit und Wind genau regulierbaren Klimakammern wird das subjektive Wärmebefinden des Menschen als Maßstab benutzt. Zwei Räume haben gleiche e.T., wenn der Übergang von dem einen in den anderen nicht als Klimawechsel empfunden wird. Die Verwendung der effektiven Temperatur ist willkürlich, aber zweckmäßig (BREZINA, WACHTER). Festzuhalten ist, daß die Abkühlungsgröße und ähnliche Massangaben für ein Behaglichkeitsklima nur physikalische, keine physiologischen Größen sind, praktisch aber sehr wertvoll sein können.

Wirkung der Luftfeuchtigkeit.

Die Feuchtigkeitsverhältnisse der umgebenden Luft haben bei mittleren Temperaturen in unseren Breiten keine große Bedeutung, jedoch teilen sich die verschiedenen Feuchtigkeitsgrade, welche einzelne Witterungsformen begleiten, deutlich unserem Gefühl mit. Wir brauchen uns nur warmtrockenes Wetter im Sommer oder den Zustand im überheizten Zimmer im Winter zu vergegenwärtigen im Vergleich mit kühltrockenem oder naßkaltem Herbstwetter oder den feuchtwarmen Zustand in der Waschküche. Bei extremen Temperaturgraden und gleichzeitig hohen oder niedrigen Feuchtigkeitswerten können deutliche Wirkungen eintreten. Eine Luft von 18—20° bei 40—60% relativer Feuchtigkeit ist für den leicht bekleideten Menschen angenehm, wie wir sagen „behaglich". Sinkt die Temperatur auf 12—15° und steigt dabei womöglich noch die Feuchtigkeit an, so haben wir das Gefühl der feuchten Kälte; 21—22° Wärme und Feuchtigkeit um 75% empfinden wir als Schwüle, dasselbe Gefühl kann auftreten, wenn bei 65% Feuchtigkeit eine Temperatur von 25° oder bei 45% Feuchtigkeit eine Temperatur von 30° erreicht wird. Derartige Schwülegrenzen werden in den Tropen noch überschritten, z. B. Batavia Januar 25° und 88% Feuchtigkeit.

Bei ruhiger trockener Luft fängt der normale Mensch bei 30° zu schwitzen an, wenn etwa 22% Feuchtigkeit bestehen; Verhältnisse, wie sie bei uns im trockenen Binnenklima im Sommer vorkommen. In feuchtwarmer Luft (25° und 60% Feuchtigkeit) tritt Schweiß an der Grenze von 25° ein. Im trockenen Wüstensand kommt Schweiß erst bei 35°. Auch hier macht sich in allen Fällen die Konstitution geltend, der Fette schwitzt früher als der Magere, also z. B. bei 25° anstatt bei 30°, wenn mittlere Feuchtigkeit vorhanden ist.

Wirkung des Windes.

Die als Wind bezeichnete Luftbewegung hat große bioklimatische Bedeutung. Sie wirkt entscheidend mit bei der Abkühlung und bei der Verdunstung, sie erzeugt durch Winddruck einen ausgesprochenen Hautreiz, und sie gestaltet durch die Heranführung wechselnder Luftmassen aus verschiedenen Gebieten der Windrose die uns umgebende Luft ständig um in bezug auf Temperatur, Feuchtigkeit, Kerngehalt usw. Windstille ist nicht wünschenswert, denn bewegte Luft hat etwas Belebendes für uns. Über Städten erzeugt Windstille eine stagnierende mit Gasen, Ruß usw. angereicherte Luft. Wind bedeutet also Durchmischung und Erneuerung der Luft.

Die Abkühlung des Körpers wird durch Wind gefördert. Wind steigert den Wärmeverlust, auch Wind, den wir subjektiv nicht empfinden. Wind von 0,1 m/sec Geschwindigkeit erzeugt schon Temperaturabfall, der bioklimatisch sehr wichtig sein kann (Zugluft).

Wird die Luft, die den Körper umgibt, bewegt, also die an die Haut angrenzende Luftschicht ständig weggeführt, so wird das Temperaturgefälle zwischen Haut und Umgebung erhöht und dadurch die Abkühlung beschleunigt. So kann bei großer Hitze leichter Wind angenehm kühlend wirken, bei geringer Kälte Wind aber bereits unangenehm sein. Sehr tiefe Temperaturen werden dagegen bei Windstille gut vertragen. Große Hitze wird durch Wind erträglich, heiße Winde in den Tropen schaffen unbeschreiblich unangenehme Zustände. Ganz ähnlich wie der Einfluß des Windes auf die Abkühlung ist der Einfluß auf die Verdunstung, auch hier spielt sich ein durch den Wind begünstigter und gesteigerter Austausch in der Umgebungsschicht der Haut ab.

Wir spüren den Wind als Winddruck und Windsog am eigenen Körper an der dem Wind zugewandten bzw. abgewandten Seite, auch die Kleidung wird besonders bei starkem Wind durchweht, wir sprechen von einer Hautmassage durch den Wind. Es handelt sich um einen mechanischen, besonders für starke Naturen angenehmen, in hohen Graden aber unerwünschten Reiz, der vor allem durch die notwendige Schwerpunktverlegung des Körpers beim Gang gegen oder mit dem Wind ermüdend wirken kann. Besonders der stoßweise erfolgende böige Wind wirkt störend. Die mechanischen Wirkungen hängen natürlich vor allem von der Stärke des Windes (Windgeschwindigkeit) ab, der Körper hat ein ziemlich feines Gefühl für diese Reize. Bei schneller Bewegung z. B. im Auto kann der mechanische Hautreiz unangenehm werden.

Die bioklimatische Bedeutung des Windes liegt aber vor allem darin, daß er als Beweger der Luftmassen in unseren Breiten uns ständig Luft aus anderen Regionen heranführt. Der ganze Luftkörperwechsel, der ständig große Unterschiede von Temperatur, Feuchtigkeit, Aerosol bringt, hängt mit dem Winde zusammen, ebenso wie die Verschiedenheiten zwischen Land- und Seewind an der Küste, Berg- und Talwind im Gebirge beachtenswert sind. Für Städte hat der Wind besonders große Bedeutung durch seinen entlüftenden Charakter, er trägt sichtbar die Rauchfahnen großer Städte und Industriereviere 100 km und mehr weithin über die Lande.

Der Wind ist auch ein ständiger Gestalter der Landschaft. Er bestimmt vielfach Art und Form des Baumwuchses; die Kahlheit der Küste und der Hochgebirge ist durch den Wind bestimmt, er gestaltet ständig die Oberfläche der Erde um (Dünenwanderung). Die Wichtigkeit der Erhaltung von Bäumen und Sträuchern in großen landwirtschaftlichen Bezirken liegt vor allem auch darin, daß hierdurch das Wegtragen der fruchtbaren Scholle durch den Wind verhindert wird. In der Nichtbeachtung dieses Grundsatzes liegen die Mängel und Gefahren der sog. Kultursteppe.

Wirkung des Luftdruckes.

Im Bereich des meteorologischen Geschehens, dem wir an unserem Wohnsitze ausgesetzt sind, spielt die Änderung des Luftdrucks, etwa beim Wechsel von Tief- und Hochdruckgebieten bioklimatisch keine Rolle. Der Luftdruck ist mit allen anderen Elementen des Wettergeschehens verbunden, so daß eine isolierte Wirkung nicht beobachtet werden kann. Bei vermindertem Luftdruck können die Bodengase in erhöhtem Maße aus dem Boden ausgetrieben werden, das kann zu erhöhter Abgabe von Radon, Emanation, Methan, auch von Kloakengasen und zu erhöhter Möglichkeit ihrer Einatmung führen.

Setzen wir uns starken Änderungen des Luftdrucks aus (Bergsteigen, Flug, Unterdruckkammer), so stellen sich im Ohr taube Empfindungen ein. In der Paukenhöhle herrscht der Luftdruck des Ausgangsortes, das Trommelfell wird daher bei fallendem Luftdruck nach außen, bei steigendem nach innen vorgewölbt. Durch die Ventilation auf dem Wege über die Eustachische Röhre mit Hilfe des Schluckaktes (gesunde Verhältnisse vorausgesetzt) lassen sich diese

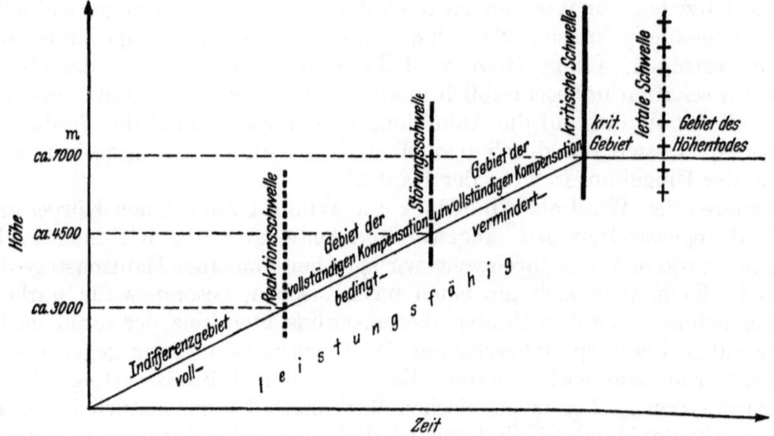

Abb. 24. Die Zonen der biologischen Höhenwirkung. (Nach RUFF und STRUGHOLD.) Annäherungswerte, die individuell und nach der Schnelligkeit des Aufstiegs schwanken.

Druckerscheinungen ausgleichen. Ebenso macht sich bei starken Druckunterschieden die Wirkung der Darmgase bemerkbar: mit zunehmender Höhe vermehrt sich der Innendruck gegen die Bauchwand. Die Gase müssen daher dementsprechend abgegeben werden, beim Steigen bis 5000 m, wo noch $^1/_2$ des Druckes im Meeresniveau herrscht, bis zur Hälfte, andernfalls tritt vermehrte Bauchfüllung mit Zwerchfellhochstand und Behinderung von Atmung und Kreislauf ein.

Erhebliche Abnahme des Luftdruckes tritt bei steigender Höhe ein. Erscheinungen am Menschen, die hier bioklimatisch von Bedeutung werden, sind jedoch nicht der Luftdruckabnahme allein, sondern vor allem der *Abnahme des Partialdruckes des Sauerstoffes* zuzuschreiben. Da der Sauerstoff etwa $^1/_5$ Anteil am Luftvolumen hat, beträgt sein Partialdruck in Meereshöhe (Gesamtdruck 760 mm) ungefähr 150 mm Hg. Hiervon hängt direkt der O_2-Gehalt der Alveolarluft ab, und zwar beträgt in Meereshöhe der Sauerstoffteildruck in der Alveolarluft etwa 110 mm Hg, da die Alveolarluft ja ein Gemisch aus der eingeatmeten Außenluft und der sauerstoffarmen, aber CO_2- und wasserdampfreichen Restluft der Lunge, welche nicht völlig ausgeatmet wird, ist. Der abnehmende Sauerstoffteildruck in den Alveolen verhindert nun seinerseits die Sauerstoffsättigung des Hämoglobins. Da es sich hierbei um eine ununterbrochene Kausalreihe handelt, kann die Sauerstoffsättigung des Hämoglobins direkt auf den Sauerstoffteildruck in der Atmosphäre bezogen werden.

Wenn auch bei der Wirkung des Höhenklimas auf den Organismus mannigfache Reize mitwirken, so ist doch dem Sauerstoffmangel die Hauptrolle dabei

zuzuschreiben (FLEISCH und v. MURALT). Mit zunehmender Meereshöhe treten
stärkere Reaktionen auf, die man besonders bei schnellem Anstieg in bestimmte
Stufen einteilen kann. Die in Abb. 24 wiedergegebene Einteilung beruht im
wesentlichen auf Erfahrungen der Luftfahrtmedizin.

Man weiß nicht, ab welcher Höhe schon physiologische und psychologische
Wirkungen des verringerten Sauerstoffpartialdruckes sich beim Menschen bemerkbar machen; HELLPACH schreibt solche Wirkungen schon Höhen zwischen
400 und 600 m zu. In den höheren Lagen des Mittelgebirges und in den heilklimatisch ausgenutzten Lagen des Hochgebirges (bis etwa 1800 m) sind sie sicher
vorhanden. Wenn also der Bereich bis 3000 m noch als Indifferenzzone angesprochen
wird, so soll damit gesagt werden, daß in diesem Bereich die Reaktionen schnell
vom Organismus ohne fremde Hilfe überwunden werden können. Auch noch bis
zu einer Höhe von 4500 m, in der die Hämoglobin-Sauerstoffsättigung etwa 80%
ist, bestehen ohne künstliche Sauerstoffzufuhr Ausgleichsmöglichkeiten durch vermehrte Atemzüge, stärkere Herztätigkeit usw. Mit der Störungsschwelle, beim
Bergsteigen früher als beim Fliegen, stellen sich die Erscheinungen der „*Berg-
krankheit*“ ein, einer starken Regulationsstörung im vegetativen Nervensystem,
beginnend mit einer charakteristischen hypomanischen Erregung, dann übergehend
in eine zunehmende Erschlaffung des Körpers und des Willens, die zu Bewußt-
losigkeit und im Gebirge zum Erfrierungstod führen kann. („Eine der reinsten
Formen motorischer Lähmung"; HELLPACH.) Die beste Anpassungsfähigkeit soll
der 35 jährige gesunde Mensch haben. Neben Alter und Gesundheit sind auch
andere Momente, wie z. B. der Hungerzustand wichtig, die diese Störungen beschleunigen. Je schneller der Aufstieg erfolgt, um so eher treten die Reaktionen ein.

Beim Bergsteigen kommen die körperliche Arbeit, das Schwitzen, die Einwirkungen der Strahlung hinzu. Grundsätzlich bedeutet das keine Änderung der
Verhältnisse, es ist aber die Ursache, warum der Ablauf der Erscheinungen hier
sich etwas anders vollzieht als beim Fliegen und auch anders als beim Experiment
in der Unterdruckkammer. Die Himalajaexpedition der deutschen Forscher hat
gezeigt, daß bei genügendem Training eine Bergbesteigung bis 8000 m ohne Sauerstoffatmung möglich ist. An sich setzt diese letztere die Reaktionsstufe natürlich
erheblich herauf: dieselbe Reaktionsstufe, die gewöhnlich bei 3000 m liegt, wird
bei Sauerstoffatmung erst mit 11 800 m erreicht, die äußerste Grenze liegt hierbei
in 14 km Höhe. Im Flugzeug treten die Erscheinungen kombiniert mit anderen
Wirkungen durch die Schnelligkeit, veränderte Körperlage usw. natürlich relativ
schneller ein. Zwischen Bergsteigen und Fliegen liegt die Beförderung durch die
Bergbahn. Die Erscheinungen sind den Höhenlagen entsprechend. Trotzdem
treten hier Störungen bei Reisenden schon unterhalb 3000 m auf, weil die Bergbahn eben von vielen nicht höhenfesten Personen der bequemen Beförderung
wegen benutzt wird. Die hohen Bergbahnen Südamerikas (bis 4820 m) zeigen
schwerere Erscheinungen fast bei allen Reisenden.

Wahrscheinlich besteht eine verschiedene Höhenanpassungsfähigkeit der verschiedenen Menschenrassen. Besonders südamerikanische Indianer und ihre
Mischlinge leben in erstaunlichen Höhen (Potosi in Bolivien, die höchste größere
Stadt der Erde liegt 4070 m hoch); auch die Tibetaner sind dem Höhenklima
weitgehend angepaßt (OBERHUMMER; STIGLER).

Der Luftdruck ist ein Element, das den menschlichen Organismus nur in sehr
großen Abstufungen wesentlich beeinflussen kann und vor allem heilklimatisch
nicht überschätzt werden sollte. Liegt z. B. ein Ort 800, der zweite 1000 m hoch,
so wird der mittlere Druck am unteren 690, der Druck am oberen Ort 673 mm sein.
Die mittlere durch das Wetter bedingte Luftdruckschwankung beträgt 20 mm.
Es kann also bei zyklonaler Wetterlage der Druck am unteren Ort unter den

Mitteldruck des oberen fallen, bei antizyklonaler aber der Druck am oberen Ort
höher sein als der des unteren Ortes. In Davos z. B. liegt der mittlere Luftdruck im Sommer 10 mm höher als im Winter, so daß also Davos im Sommer
eigentlich rund 150 m niedriger läge (Angaben nach CONRAD und nach DORNO).

Wirkung des Luftbestandteile.

Die Fremdstoffe der Luft, von den groben Staubbeimengungen bis zu ultra-
mikroskopischen Kondensationskernen (vgl. S. 102) sind biologisch beachtens-
werter als vielfach angenommen. Als Träger von Schmutzpartikeln und haut-
reizenden Stoffen können sie für die menschliche Haut bedeutsam werden und
auch deren p_H-Gehalt beeinflussen. Viel wirksamer sind aber die *eingeatmeten*
Luftfremdstoffe (FLOHN). Es ist bekannt, daß schon die Einatmung geringer
Mengen Pollen bei Allergikern schwere Überempfindlichkeitsreaktionen auslösen
können. Die gröberen Staubbeimengungen werden in den oberen Luftwegen zurückgehalten, wo sie chronische Katarrhe usw. erzeugen können; die Beimengungen in Größe der Kondensationskerne können bis in die Lunge gelangen.
Aus den Untersuchungen über Inhalation (HEUBNER; EVERS) und der Gewerbe-
hygiene (G. LEHMANN) weiß man Näheres über die Beziehungen zwischen Größe
der Teilchen und ihrer Ablagerungen in den Atemwegen. Staubkörnchen von
mehr als 5 μ Durchmesser werden bereits in der Nase ausgefiltert, solche zwischen
3 μ und 0,03 μ dringen bis zur Lunge vor. Bei Silikose wurden niemals Teilchen
über 3 μ in der Lunge ermittelt. Kernchen unter 1 μ werden nicht retiniert,
dürften biologisch also nicht wirksam sein. Da der atmosphärische Staub in Industriegegenden im allgemeinen einen nicht unwesentlichen Bestand an Quarz-
und Kohlebestandteilen dieser Größenordnung zwischen 2 μ und 3 μ hat, ist die
gesundheitsgefährdende Wirkung der dauernden Einatmung stark staubhaltiger
Luft naheliegend. In englischen Fabrikquartieren sind bis zu 300 g/m² Kohlen-
niederschlag bei Regen gemessen worden. In gefährdeten Industriegebieten sind
an einem Tag bis 800 mg Staub eingeatmet worden (LANDSBERG). Wenn der
Mensch täglich etwa 12 m³ Luft einatmet, so nimmt er, regionär verschieden,
500 Milliarden Kerne auf (FLOHN). Für den Retentionskoeffizienten ist das
Größenspektrum der Kerne mit entscheidend (FINDEISEN). Durch die Kern-
form ist eine große aktive Oberfläche gegeben, und eine direkte Aufnahme von
Kernen durch die Alveolarwand in die Blutbahn ist möglich. Nicht nur für die
Therapie (Inhalation, die moderne Aërosoltherapie), sondern auch für die Genese und Auslösung mancher Erkrankungen, wie Staublungenerkrankungen,
Lungenkrebs, Nicotin, Autoabgase, Bronchialasthma ist das Kernproblem inter-
essant. Die Bestimmung der Staub- und Kernzahlen kann ein Maß der Luftgüte
sein, wenn man die Zahlen zu deuten weiß. Streng sind Wasser- und Schmutz-
teilchen zu trennen. Zusammenfassend muß den Kondensationskernen als Trägern
chemisch-physikalischer, pharmakologischer Stoffe, als Elektrizitätsträgern und
auch wegen ihrer Zahl und ihres Aggregatzustandes eine besondere Bedeutung
für den Organismus zugewiesen werden.

Die Sandstürme aus den Wüsten (Chamsin in Ägypten) sind wohl ohne bio-
logische Bedeutung. Dem bisweilen als „Blutregen" bei Südwind in Mitteleuropa
(Engadin) niederkommenden Saharastaub sind fälschlich heilende Wirkungen bei
Tuberkulose zugeschrieben worden.

Der Gehalt der Luft an den verschiedensten Gasen wurde bereits besprochen
(S. 84), der an Oxydationswerten (Ozon der bodennahen Luftschichten; CAUER. —
Aran; CURRY) ist hinsichtlich seiner bioklimatischen Bedeutung noch nicht ab-
schließend zu beurteilen. In der Großstadtluft dürften die Kerne des Mineralöls,

das durch Verdampfung an den Getriebeteilen der Motorfahrzeuge in die Luft gelangt, besonders ungünstig sein. Es bilden sich dünnste Häutchen, die sowohl einen Teil der Oberfläche der Lunge bedecken als auch die Hautgänge abschließen sollen (CAUER). Auch aus diesem Grunde sollte der Motorverkehr in Kur- und Badeorten möglichst eingeschränkt werden.

Die Bestandteile aus Quellen (Jod), die Salzteilchen der Gradierhäuser und die Meeresbrandung enthalten wichtige Stoffe, die auf dem Wege der Einatmung für den Organismus bedeutungsvoll werden können. Der niedere p_H-Wert der Gebirgsluft und bei Seewind an der Meeresküste (CAUER) bewirkt wahrscheinlich eine Schwächung pathogener Keime der Luft. Die kontinentale Luft ist jodarm. Sie enthält bis 0,01 γ/m³. Sehr viel höher dagegen ist der Jodgehalt der Luft, die uns mit den westlichen Meereswinden zugeweht wird. Auch die radiumhaltige Bodenluftemanation in der Nähe von Quellen könnte physiologisch bedeutungsvoll sein, da dort doch recht ansehnliche Mengen von Emanation ausgehaucht werden. Auch die indirekten Wirkungen des Emanationsgehaltes der Luft, wie in Gastein sind therapeutisch von Bedeutung (Ionisation der Luft).

Auf diese Weise entsteht also ein Dunstkreis in der Umgebung von Quellen. Am besten bekannt ist das vom Jod, hat aber sicherlich auch für andere Bestandteile (Schwefelwasserstoff, Radon usw.) Bedeutung. Die in Bädern Heilung suchenden Kranken sollten sich viel in dem Dunstkreis der Quellen und Bäder aufhalten. Spielplätze und Promenaden in nächster Nähe der Gradierwerke sind daher wichtig. Die Dauer des Bades ist immer nur gering. Von dem Aufenthalt in dem hier erwähnten Dunstkreis gehen aber, wenn auch im einzelnen geringe, so in der Summierung sicherlich bedeutungsvolle Wirkungen aus.

Die *Radioaktivität der Bodenluft* hat noch nicht genügend geklärte Beziehungen zum Kropfproblem. In Gegenden mit stärkerer Radioaktivität des Bodens ist Kropf selten (v. PFAUNDLER, LANGE). Länger bekannt ist das Kropfvorkommen bei Jodmangel des Bodens (endemisches Kropfvorkommen in Gebirgstälern der Alpen, demgegenüber ist der Kropf an der Meeresküste sehr selten).

Die Zusammenhänge zwischen Luftelektrizität und menschlichem Befinden werden im Abschnitt Meteoropathologie abgehandelt.

Tägliche Periodik beim Menschen. „Kosmische" Rhythmen.

Zahlreiche Vorgänge des lebenden Organismus verlaufen rhythmisch; ein bestimmter Zustand wiederholt sich nach jeweils gleichen Zeiträumen und auch der Form nach sehr gleichartig. Das besondere Interesse der Biologen hat der Tages-(24 Std.-) Rhythmus gefunden (JORES). Am bekanntesten ist der Rhythmus der Körpertemperatur mit seinem Minimum in den frühen Morgenstunden gegen 4 Uhr und seinem Maximum gegen 17—18 Uhr mit einem Unterschied bis zu 1°. Ähnliche Rhythmen gelten für zahlreiche andere physiologische Abläufe des Organismus, wobei eine gewisse Streuung in dem Zeitpunkt des Auftretens der jeweiligen Welle vielfach zu beobachten ist. Von großer Bedeutung ist der Tagesrhythmus des Blutkreislaufs (KROETZ, MENZEL). Herzschlag und Blutdruck verlaufen analog der Körpertemperatur, die Blutdruckamplitude ist am Morgen am niedrigsten. Die Vitalkapazität als Ausdruck der Lungendurchblutung zeigt in der Nacht ein Minimum, am Spätnachmittag ein Maximum, denn zur Nacht wandert das Blut aus dem Splanchnicusgebiet in die Lunge, so ist das gehäufte Auftreten des Asthma cardiale und bronchiale in den Stunden nach Mitternacht zu verstehen. Auch andere innere Organe zeigen einen Tagesrhythmus. Die Leber lagert in der Nacht Glykogen an, bei geringem Gehalt an Galle, und am Spätnachmittag sind die Verhältnisse umgekehrt. Daraus ergeben sich für den Arzt Hinweise in der

Diabetesbehandlung, und galletreibende Mittel sollen deshalb nur bei Tag gegeben werden. Auch das Pankreas zeigt eine rhythmische Tätigkeit, und die Resorption der Nahrungsbestandteile erfolgt nach den gleichen rhythmischen Gesetzen. Man findet ein Minimum der Harnausscheidung in den frühen Morgenstunden und ein Maximum am Vormittag mit einem zweiten Gipfel in den Nachmittagsstunden. Auch die Blutbildung erfolgt in einem rhythmischen Geschehen (Leukopenie morgens, Leukocytose nachmittags). Das vegetative Nervensystem zeigt am Tage das Vorherrschen des ergotropen Prinzips des Sympathicus, bei Nacht das des histotropen Schonprinzips des Vagus. Diese Rhythmen sind nicht abhängig von Wachen oder Schlafen, von der Nahrung oder sonstiger wiederkehrenden äußeren Gestaltung unseres Lebens, wie Bewegungsvorgänge, Arbeit, Ruhepausen, sondern sie verlaufen nach einem scheinbar eigengesetzlichen Rhythmus. Sie besitzen große Konstanz. Bei Ortswechsel stellt sich z. B. der Rhythmus der Körpertemperatur, auch Urinausscheidungen usw. auf die neue Ortszeit ein. Wenn man bei Säuglingen (DE RUDDER) das Leben völlig nivelliert durch den Ausgleich aller Tages- und Nachtdifferenzen, so wird der Temperaturrhythmus doch unverändert beibehalten, desgleichen zeigen Nachtarbeiter den normalen Tagesrhythmus des Tagarbeiters (MENZEL). Auch Geburt und Tod folgen ähnlichen Gesetzen. Das Maximum des Wehenbeginns ist auf 0 Uhr, das Minimum auf 12 Uhr gelegen (HOSEMANN). Für Infektionskrankheiten soll ein Maximum der Sterblichkeit für 4 Uhr, für Tuberkulose ein solches für 18 Uhr nachweisbar sein. Die Phasenlage der Tagesrhythmik kann durch Krankheiten abgeändert werden („Typus inversus" der Tuberkulösen; Nycturie des Herzkranken; MENZEL).

Die oben geschilderten, rhythmisch gesteuerten vegetativen Vorgänge beim Menschen erinnern lebhaft an ähnliche Vorgänge bei den Pflanzen, und auch im Tierreich gibt es zahlreiche dahingehende Faktoren. Wahrscheinlich besteht ein im Wesen des Organismus verankerter Rhythmus, und dieser endogen schwingende Rhythmus wird durch Faktoren der Umwelt in eine annähernde 24-Std.-Periodik gezwungen (JORES). Es gibt einen Tagesrhythmus der geophysikalischen Elemente (vgl. S. 121), und der lebende Organismus reagiert auf diesen geophysikalischen Tagesrhythmus, wodurch der 24-Std.-Rhythmus körperlicher Vorgänge mit gesteuert wird. Höchstwahrscheinlich kommt dem Lichtwechsel ein entscheidender Anteil am Zustandekommen des Tagesrhythmus zu. Das von den Augen aufgenommene Licht dient nicht nur zum Sehen, sondern über das vegetativ-optische System der Sehbahn — Zwischenhirn — und Hirnanhangsleitung (SCHARRER) wirken die Lichtvorgänge auf wichtige vegetative Abläufe. Daß auch bei Blinden diese Rhythmen existieren, braucht mit der zuletzt genannten Annahme nicht im Widerspruch zu stehen, da auch die Haut lichtempfindlich und nicht nur strahlenempfindlich ist. In Gebieten des Polartages soll das 24-Std.-Gefühl verloren gehen (Polarexpedition WEGENER).

Die Annahme wäre nicht unmöglich, daß viele noch nicht erklärbare Phänomene biologischen Geschehens im Tageslauf und auch in längeren Perioden auf die auf unserer Erde gelangende Strahlung der Sonne, ja der Milchstraße (Supernovawirkung) mit zurückzuführen wären. Wiederholt schienen Zusammenhänge zwischen Mondumlauf, wobei sowohl an den synodischen Lunarmonat als auch an den siderischen Lunarmonat gedacht wurde, nachgewiesen zu sein. Nach dem gegenwärtigen Stand der Forschung sind jedoch die behaupteten Mondeinflüsse sowohl auf das Einsetzen von Geburten als auch auf den Eintritt der Menstruation nicht sicherzustellen; der Menstruationszyklus der Frau wird als rein endogen determiniert betrachtet (HOSEMANN). Auch eine Abhängigkeit von Nativität und Menstruationsbeginn von dem Sonnenrotationszyklus besteht nicht. Beziehungen zwischen Mondkulmination und Ebbe und Flut einerseits und der

Häufung des Geburteneintritts anderseits scheinen zu bestehen, wobei Ebbe und Flut gleiche Wirkungen zu haben scheinen (NIELAND, zit. nach DE RUDDER). Im Tierreich gibt es gewisse Beobachtungen, die für eine Parallelität von Schwärmezeiten zum Mondumlauf sprechen. Der samoanische Palolowurm schwärmt im letzten Mondviertel des Oktober/November. Ähnliche Periodizität wurde bei Mücken auf Helgoland beobachtet (CASPERS), rhythmische Vorgänge, die nur auftreten, wenn sie für das Fortpflanzungsgeschehen von Bedeutung sind. Einen Einfluß des Sonnenrotationsrhythmus, der 27 tägigen Sonnenperioden, die von Elektroinvasionen auf die Erde gefolgt sind und die sich in magnetischen Störungen auswirken, auf Todesfälle glauben B. und T. DÜLL nachgewiesen zu haben.

Der *Rhythmus* ist eine *allgemeine Grundfunktion unseres Daseins:* die Erhaltung dieses natürlichen Rhythmus ist eine der wichtigsten Voraussetzungen für ein gesundes Leben. Die pausenlose Hast der modernen Zivilisation, die Unregelmäßigkeit der Nahrungsaufnahme, die Verschiebung der normalen Schlafzeit, die Beleuchtungsverhältnisse der Stadt, die Verwischung der jahreszeitlichen Unterschiede in Nahrung und Lebensweise gefährden beim Menschen die natürlichen Rhythmen und rühren damit an die Grundbedingungen des Daseins. Belehrung und Erziehung des arbeitenden Menschen muß daher auf die Erhaltung des gesunden Rhythmus bedacht sein. Als eine die Gesundheit fördernde Maßnahme, die dem Menschen besser ermöglicht, die Tageshelligkeit auszunutzen und dem normalen Ablauf der rhythmischen Vorgänge entsprechend zu leben, muß die sog. „*Sommerzeit*" gelten, von deren Beibehaltung leider in Deutschland abgesehen wurde.

III. Wetter, Klima, Krankheit.

Wärme- und Kälteschäden.

Es gibt Situationen, in denen die Gefahr einer Überwärmung des Organismus eintreten kann (Wärmestauung, exogene Hyperthermie), wenn die Ausgleichsvorrichtungen der physikalischen Wärmeregulation bei zu hoher Außentemperatur nicht mehr ausreichen. Man unterscheidet drei Formen von echten Hitzeschäden (BÖTTNER und SCHLEGEL): 1. *Die Hitzeerschöpfung:* ein Versagen des Kreislaufs mit Abfall von systolischem und diastolischem Blutdruck, Pulsbeschleunigung, starken Schweißausbrüchen ohne größere Temperatursteigerung. 2. Die klassische Form der Hitzeerkrankung, der *Hitzschlag*, beruhend auf einer Hyperthermie des Organismus. Sie wird begünstigt durch ungenügende physikalische Temperaturregulationen bei heißem, windstillem Wetter mit hoher Luftfeuchtigkeit, überhitzten Räumen mit zu großer Feuchte und unzweckmäßiger Kleidung. Die Haut ist dabei zumeist trocken oder nur klebrig, die Körpertemperatur stets erhöht. 3. Der *Hitzekrampf*, hervorgerufen durch eine grobe Störung der Isoionie, durch starke Kochsalzverluste, bei Arbeitern, die viel Schweiß verlieren, dabei aber eine gute Wärmeregulation haben. Es empfehlen sich Injektionen von Nebennierenpräparaten. Die Hitzeverträglichkeit ist individuell sehr verschieden. Beim *Hitzschlag* kommt es zu einer Schädigung der vasomotorischen Zentren durch Hirnödem, einer Oligämie infolge Exsiccose und Kollapsgefährdung bei schon geringer körperlicher Anstrengung durch die hochgradige Kreislaufbelastung (GROSSE-BROCKHOFF). Beim *Sonnenstich* soll es außer der Wärmestauung auch noch zu einer Schädigung der Hirnhäute durch die auf den Schädel einstrahlende Sonnenenergie, also durch direkte Insolation, kommen. Es sind Fälle von Sonnenstich beschrieben worden, bei denen keine Überhitzung vorgelegen haben soll. Die Erklärung solcher Beobachtungen ist nicht einfach. Aus Tab. 34 und Abb. 25 (S. 125) geht hervor, daß die kurzwelligere Strahlung schon in den obersten Teilen der Haut absorbiert wird und auch langwelligere praktisch nicht tiefer als in das subcutane Gewebe des Organismus gelangt. Durch das Freiwerden von H.-Substanzen usw. unter UV-Strahlung könnte aber eine Schädigung des Gehirns eintreten und so encephalitische, bzw. meningitische Prozesse (bei dem Vorhandensein latenter Herde?) ausgelöst werden, eine Annahme, die beim Vorliegen eines Sonnenbrandes berechtigt erscheint. Eine direkte Schädigung des Gehirns selbst durch langwelligere Strahlung erscheint unmöglich, wenn man die bei Sonnenstich pathologisch-anatomisch nachgewiesene Hyperämie des Gehirns nicht auf dem Reflexweg (HEADsche Zone) entstanden ansehen will. STURM sieht in Hitzschlag und Sonnenstich Hirnstammreaktionen. Jedenfalls spielt beim Sonnenstich die allgemeine Wärmestauung praktisch immer eine wichtige Rolle. Die direkte Bestrahlung des Kopfes wird in den heißen Zonen gefürchtet und tunlichst vermieden (Tropenhelm). Die klinischen Erscheinungen des Hitzschlages sind Kopfschmerz, Aufregungszustände und Benommenheit, denen oft allgemeine Mattigkeit, Übelkeit, Schüttelfrost vorausgehen. Bessert sich der Zustand nicht, so kann unter Krämpfen, Delirium, Kreislauferlahmung der Tod eintreten. Bei Temperaturen über 41,5° verlaufen viele, bei Temperaturen über 43° sämtliche Fälle tödlich. Die Therapie ist gegen den ausgesprochenen Zustand machtlos, wichtig daher die richtige Vorbeugung durch Sonnenschutz, Lüftung, Pausen in Arbeit und Marsch, ruhige Lagerung usw. Die Überwärmung spielt ferner die entscheidende Rolle bei der früher so verbreiteten Sommersterblichkeit der Säuglinge. Lokale Wärmeschäden spielen in der Bioklimatik keine Rolle.

Kälteschäden können allgemein oder lokal sein. Bei den lokalen Gewebsschädigungen ist die individuelle Reaktionsfähigkeit des betreffenden Gewebes bedeutungsvoll. Kältereize bedingen zunächst eine Verengung der Hautgefäße. Je nachdem die Verengerung die Hauptcapillaren oder die tiefen Gefäße trifft, kann der Schaden verschieden ausfallen. Die Kälte braucht nicht zu direkter Erfrierung zu führen, kann aber trotzdem die Gewebe schädigen (Frostbeulen). Pathologisch-anatomisch ist die Ischämie der örtlichen Kälteschädigung begleitet von einem örtlichen Sauerstoffmangel und Störungen der fermentativen Reaktionsabläufe (SIEGMUND). Äußere Umstände, Wind, Durchnässung, Kälte und Bewegungslosigkeit bei Kälte können die Gewebsveränderungen beeinflussen und gegebenenfalls erhöhen. Dauernde Kälteeinwirkung kann zu Schutzreaktionen der Haut führen (Verdickung der Haut). Durch die Ereignisse des letzten Krieges, insbesondere die häufigen Flugzeug- und Schiffsunglücke, ist das Problem der allgemeinen Auskühlung erneut eingehend studiert worden (Schrifttum bei J. ASCHOFF, GROSSE-BROCKHOFF, WEZLER). Man muß akute und chronische Unterkühlung unterscheiden. Der akute Kältetod ist ein Sauerstoffmangeltod (v. WERZ). Bei der akuten allgemeinen Unterkühlung tritt zunächst ein reflektorisches Muskelzittern im Interesse der Wärmebildung, der Grundumsatzsteigerung ein; in solchen Situationen sucht der Mensch auch durch eigene Muskelarbeit, Umhergehen, willkürliche Anspannung einzelner Muskeln der Wärmebildung nachzuhelfen. Die Gefahr der Erlahmung in einem solchen Falle ist groß. Die eigene Muskelarbeit hilft nur eine Zeitlang und kann bei fortbestehender Kälteeinwirkung die Verschlechterung nicht aufhalten. Langes Schwimmen in kaltem Wasser kann die gleiche Gefahr in sich schließen. Dem Kältetod geht eine scheintodähnliche Phase [eine vita minima, ein „Niemandsland" zwischen Leben und Tod; (v. WERZ)] voraus, die aber reversibel ist. Es gibt keine bestimmte Todesschwellentemperatur (z. B. 27° C). Todesgefahr soll bei Körpertemperaturen unter 30° bestehen. Aber die Dauer der Auskühlung ist entscheidender als ihre Stärke. Bei der langdauernden Unterkühlung kann es schon vor dem Eintritt der Lähmungsphase zur Herzinsuffizienz kommen; das EKG zeigt echte Myokardschäden, und es kommt zu schweren Herzerweiterungen mit Herzglykogenschwund, vielleicht bedingt durch vermehrte Thyroxinausschüttung; die Nebennieren atrophieren. Die Therapie besteht in rascher Wärmezufuhr (heiße — von 30° ansteigende — Bäder) und ausreichender Sauerstoffzufuhr; *keine* Analeptica (GROSSE-BROCKHOFF).

Erkältung.

Ein die Klimaheilkunde besonders interessierendes Problem ist das der sog. Erkältung, ein von der Medizin stiefmütterlich behandeltes Gebiet, das auch heute noch keineswegs geklärt ist und auch hier nicht abschließend besprochen werden kann. Nach MITTERMAIER müssen wir den Vorgang des „Sich-erkältens" von den Erkältungskrankheiten trennen. Sicher sind auch die „Kälteschäden" nicht den „Erkältungen" gleichzusetzen (DE RUDDER). Die Erkältungskrankheit scheint ein jedermann vertrauter und klarer Begriff zu sein, sie wird aber verwaschen, wenn man an ihre Genese herangeht, sich die Frage vorlegt, ob sie mehr durch meteorologische Ereignisse bedingt oder als echter Infekt aufzufassen ist. Nach SCHÜTZ muß man die Erkältungskrankheiten trennen von den Infektionskrankheiten, für die spezifische Erreger bekannt sind oder vermutet werden, auch von der echten Grippe. Die Infektionskrankheiten lassen eine meistens dauernde Immunität zurück, während die Erkältungskrankheiten wiederholt dieselben Menschen befallen können. Zu dem Entstehen einer Erkältungserkrankung tragen wahrscheinlich drei Faktoren bei. Einmal müssen, wie die meisten Forscher annehmen, die verschiedensten Bakterien (hämolysierende Streptokokken usw.) vorhanden sein, oder eine Virusinfektion vorliegen. Dazu tritt eine sehr charakteristische individuelle Disposition des einzelnen Menschen, die sowohl anlagebedingt sein kann als auch abhängig von äußeren Faktoren, wie körperlichen und seelischen Belastungen. Die jeweilige Ausgangslage des Befallenen ist also für das Entstehen einer Erkältung recht wichtig (Erkältung nach durchwachter und durchfahrener Nacht im gestörten Tagesrhythmus, nach seelischem Trauma usw.). Man bleibt von einer Erkältung verschont, wenn man für sie keine Zeit hat, lehrt wohl recht überspitzt die psychosomatische Medizin. Zu diesen in der Person verhafteten Ursachen treten die Einflüsse meteorologischer Faktoren, von denen die verschiedensten imstande sein sollen, eine Erkältung auszulösen. Das schlagartige gehäufte Auftreten bestimmter Erkältungskrankheiten läßt an den Einbruch bestimmter Wetterlagen denken, an Luftkörperwechsel, wie SCHÜTZ und SCHINZE annehmen. Im Einzelfall aber setzt die Erkältung durch Wetterreize bei einem in ungünstiger Abwehrlage befindlichen Individuum an seinem locus minoris resistentiae ein, mit einem Schnupfen, einem Katarrh der oberen Luftwege, einer Neuralgie, Myalgie, einer Cystitis oder Enteritis. Nach PETTE können Erkältungen als Störungen der unspezifischen Alarmreaktion auch entzündliche Erkrankungen des Zentralnervensystems auslösen. Die äußeren Reize sind gewöhnlich thermischer Natur, ein Temperaturwechsel, auch bei warmem Wetter möglich; man „verkühlt" sich. Zusammengefaßt entsteht also nach unserer Ansicht eine Erkältung, wenn physikalische Umwelteinflüsse in einem empfänglichen Körper bei Anwesenheit von pathogenen Keimen wirksam werden.

Im Abschnitt Wärmehaushalt wurde gezeigt, welche mannigfachen Regulationen und Gegenregulationen von der Haut aus ausgelöst werden können, die den ganzen Organismus erfassen. Gerade die schwachen insensiblen Reize, die die Haut treffen, sind für Erkältungen gefährlich, da sie keine Gegenregulationen auslösen (Zugluft!). Bei schwachen Winden ist die Erkältungshäufigkeit doppelt so groß als bei kräftigen Winden (FLACH); deshalb erkältet man sich bei dem heftigen Wind an der Nordsee so selten (PFLEIDERER). P. SCHMIDT und A. KAIRIES zeigten experimentell, daß starke Abkühlung der Füße thermoelektrisch nachweisbare Abkühlungen der Gaumenschleimhaut bewirkten. Jedenfalls können die von der Haut ausgelösten komplizierten patho-physiologischen Abläufe den Weg der Erkältung bahnen, wobei es offen bleibt, wie im einzelnen diese oft so unterschwelligen Reize anlaufen. Bei allem Allergischen spielen jedenfalls Kältereize eine wichtige Rolle (VON NEERGAARD).[1] Nach der Hypoxydationstheorie von PFLEIDERER kommt es dann besonders leicht zur Erkältung, wenn die Stoffwechselvorgänge in einer depressiven Phase sind, d. h., wenn der Körper im Stadium der Ermüdung sich befindet. Im ermüdeten Zustand verlaufen, wie die Erfahrung lehrt, die Reaktionen weniger sicher, man erkältet sich dann leichter, als wenn man körperlich oder geistig angespannt ist. Ein Organismus, der gewohnt ist, sich rasch auf andere Umwelteinflüsse umzustellen, dessen Gefäßregulationen prompt arbeiten, ist gegen Erkältungen gefeiter.

Die Disposition zur Erkältung hängt mit der durch die Domestikation herbeigeführten Verweichlichung zusammen. An erster Stelle ist hier schädlich der dauernde Aufenthalt in künstlich geheizten Räumen, die zumeist überheizt sind. In überwärmten Räumen ist die Schleimhautdurchblutung erhöht; das führt zu einer Erhöhung der Schleimhauttemperatur. Die Schleimhäute verlieren vermehrt Wasser, und es kommt auf ihnen zu Austrocknungsschäden (PFLEIDERER und BÜTTNER). Ferner wird durch die Überwärmung der Kreislauf belastet. Wenn man nicht dazwischen immer wieder kühlere Räume aufsucht, was bei Häusern mit Korridor- und Treppenheizung wegfällt, so leiden die Gefäßreaktionen der Haut dauernd. Dazu kommt die sitzende Lebensweise, das durch den Lärm der Umwelt bedingte Schlafen bei geschlossenem Fenster und der gesamte Verlust des Anschlusses an die natürlichen Rhythmen, Nachteile, die das Leben des Städters mit sich bringt. Hier muß die Abhärtung einsetzen, eine wichtige Aufgabe der klimatischen Behandlung.

Meteoropathologie.

Unzweifelhaft bestehen Beziehungen zwischen dem jeweiligen Wetter und dem körperlichen und seelischen Befinden der Menschen. Diese zahlreichen psychophysischen Zusammenhänge zwischen Wetter und Mensch deutet schon die Umgangssprache an, wenn wir sprechen von einem erfrischenden Wetter bei klarer Luft und kühler Temperatur, von idealem Schönwetter, das uns körperlich und seelisch belebt, von ermattendem und schwülem Wetter, vom Unbehagen bei Regen, Nebel und Kälte, von drückender Hitze und strengem Frost, von der Gewitterangst usw. Die jeweilige Ansprechbarkeit des Menschen auf das Wetter ist aber sehr verschieden. Viele Menschen scheinen nicht auf das Wetter zu reagieren, und die Ansprechbarkeit auf Wetter wechselt bei den Menschen. Es besteht Grund zur Annahme, daß heutzutage die deutschen Menschen stärker auf meteorologische Einflüsse reagieren, als in früheren Zeiten, in denen das vegetative Nervensystem noch nicht so schwere Belastungen hatte überstehen müssen. Andererseits erschien *uns* die Ansprechbarkeit auf Wettereinflüsse während des Krieges unter den Bombennächten und allen Schrecknissen des Krieges geringer geworden.

Es ist eine alte Erfahrungstatsache, daß es eine ,,*Wetterempfindlichkeit*'' an kranken Gelenken gibt (die Lex frisiorum des 9. Jahrhunderts kannte bereits

---

[1] Nach WILDFÜHR wird durch Wetterfrontendurchzüge die humorale Resistenz des Organismus, ausgedrückt durch Alexin- und Opsoningehalt, ungünstig beeinflußt und dadurch die Erkältungsgefahr gefördert.

diese Empfindlichkeit; HÄBERLIN). Viele Menschen leiden an sog. Wetterschmerzen, Schmerzen an alten Narben, auf Wetteränderungen einsetzende Neuralgien, Amputationsstumpfbeschwerden und akuten Steigerungen chronischer
rheumatischer Prozesse. Auch die lanzinierenden Schmerzen der Tabiker sind
wetterempfindlich. Bei der „*Wetterfühligkeit*" treten bestimmte Allgemeingefühle
subjektiven Mißempfindens zusammen mit den verschiedensten Störungen des
vegetativen Nervensystems bei Wetteränderungen auf. Schon Anfang des vorigen
Jahrhunderts war bekannt, daß bestimmte Krankheiten zur gleichen Zeit und an
verschiedenen Orten gehäuft auftreten, wofür man einen Witterungswechsel verantwortlich machte (TH. FORSTER, 1820). Als vor einem Vierteljahrhundert die
meteorologische Forschung die Begriffe der atmosphärischen Fronten und der
Luftkörper schuf (BJERKNES, LINKE, vgl. S. 101 und S. 107) gelang es alsbald,
zwischen der meteorologischen Definition der Wetterfronten und dem gruppen-
weisen Auftreten von Krankheiten anscheinend sichere Zusammenhänge zu
finden *(Meteoropathologie)*[1]. Nachdem diese Gruppenbildung gleichartiger, unter
sich nicht in Beziehung stehender Krankheiten mit der Frontenlehre in Verbindung gebracht worden war, wurde das Problem der Wetterkrankheiten vielfach
überprüft. Selbstverständliche Voraussetzung einer solchen Betrachtung muß die
Erkenntnis sein, daß der Einfluß des Wetters nur *einer* von vielen Faktoren ist,
die die Krankheiten auslösen können und daß der Mensch auf solche äußere Einwirkungen nur reagieren kann, wenn eine entsprechende Krankheitsgrundlage und
Ausgangslage bei ihm vorhanden ist. Die Existenz der Luftmassen und Fronten
ist ebensowenig wie ihre meteorotrope Wirksamkeit zu bezweifeln (MÜGGE).
Aber die frühere schematische Einteilung der Wettervorgänge faßt Wettererscheinungen zusammen, die völlig heterogen sind, und wird vor allem nicht der Stabilität oder Labilität der Luftmassenschichtungen gerecht (FLOHN). Man unterscheidet heute vielfach 3 Hauptgruppen (1. den Aufgleitvorgang, 2. den Turbulenz-
vorgang und 3. den Absinkvorgang) bei meteoropathologischen Untersuchungen
(F. BECKER). Wenn auch sicher Zusammenhänge zwischen Wettervorgängen und
Auslösung von Krankheitsreaktionen im menschlichen Organismus bestehen, so
muß es zunächst noch als vollkommen ungeklärt hingestellt werden, welcher
meteorologische Faktor das eigentliche biotrope Agens ist, insbesondere ob es
sich dabei um die Wirkung eines Akkords oder um Einzelfaktoren handelt.

Es scheint heute festzustehen, daß die Wetterstörungen im gleichen Sinne,
aber quantitativ verschieden auf den einzelnen Menschen wirken, wobei sie
vornehmlich das vegetative Nervensystem treffen. Es werden nicht in erster
Linie die Krankheiten beeinflußt, sondern die vegetativen Regulationsmechanismen; so können gleichzeitig schlagartig verschiedene Krankheiten sich einstellen.
Voraussetzung der Herstellung von Beziehungen ist die überzufällige, statistisch
gesicherte Koinzidenz zwischen Krankheitseintritt und Wettervorgang. Bestimmte Grundsätze der Statistik sind sorgfältig zu beachten (DE RUDDER,
F. BAUR, H. BERG). Die Schwierigkeit der meteoropathologischen Forschung
(wie der ganzen bioklimatischen) beruht mit darauf, daß Erfahrungen bei ihr nur
in beschränktem Umfange aus Laboratoriumsexperimenten gewonnen werden
können und daß deshalb gesetzmäßige Zusammenhänge hauptsächlich auf statisti-
schem Wege herausgeschält werden müssen, wenn man sich nicht allein auf die
Empirie verlassen will, die der Arzt nie vernachlässigen wird. Solche statistische
Untersuchungen müssen einwandfrei feststellen, ob ein erhaltenes Ergebnis

---

[1] Die Meteoropathologie ist begründet worden durch die grundlegenden klassischen
Untersuchungen des Pädiaters BERNHARD DE RUDDER. Die zahlreichen Arbeiten vieler
Autoren über dieses interessante neue Grenzgebiet hier nur annähernd zu referieren, über-
schreitet den Rahmen der „Einführung".

wirklich auf einen kausalen Zusammenhang schließen läßt, oder ob es (innerhalb vernünftiger Grenzen) nicht auch im Rahmen zufälliger Schwankungen zustande kommen kann. Dazu ist der Vergleich der gegebenen Kollektivgegenstände (Wetterelemente, Wetterereignisse, Krankheitssymptome usw. und ihrer Verbindungen) mit auf Zufall beruhenden Modellmengen, die der jeweils gegebenen Sachlage angepaßt sein müssen sowie eine unveränderlich festzuhaltende Festlegung des Zufallsspielraumes notwendig. Als solcher wird der Bereich vorgeschlagen, der 99,730% aller Werte der Modellmenge umschließt und von 0,270% der Werte überschritten wird („Restwahrscheinlichkeit" E = 0,0027; F. BAUR). Weiter ist ein stundenweiser Vergleich der meteorologischen Vorgänge mit den ärztlichen Beobachtungen zu fordern, wobei autohypnotische Beeinflussungen zu vermeiden sind. Die Hamburger Schule unter R. SCHULZE bringt regelmäßig Witterungsberichte für Ärzte und Kliniken. Nach der Königsteiner Methodik werden unabhängig von einander, um jede Subjektivität auszuschalten, einerseits in der Klinik die vegetativ bedingten Symptome stundengenau in einen Vordruck eingetragen und andererseits die Wetteranalysen mit Hilfe der Bioklimogramms an der Bioklimatischen Forschungsstelle laufend durchgeführt. Wochenweise wird dann das klinische und meteorologische Material im BKG (vgl. Abb. 21, S. 113) zusammengeführt. Die bioklimatische Auswertung bringt dann die Klärung der Frage, ob das Zusammentreffen zwischen bestimmten Wettervorgängen und klinischen Symptomen nur zufälliger Natur ist oder nach den Regeln der Statistik gesichert außerhalb des Zufallsbereiches liegt.

Die klinisch-statistisch gewonnenen Untersuchungsergebnisse sind ergänzt worden durch zahlreiche experimentelle Testungen des vegetativen Nervensystems und der Wettereinflüsse. Messungen von REGLI und STÄMPFLI zeigten die Wetterempfindlichkeit der Capillarresistenz mit starker individueller Streuung. Acetylcholin- und Adrenalin-Elektrophoresen sind nach G. STRAUBE ein brauchbarer Test für den Zustand des vegetativen Nervensystems; unter den Wetteränderungen ändert sich der Tonus von Vagus und Sympathicus. Nach KANZ ist die

Tabelle 36. *Meteorotropismus verschiedener Krankheitszustände.* (Nach DE RUDDER.)

Sehr ausgeprägt und klinisch bzw. statistisch gesichert:	Sehr wahrscheinlich:
„Wetterschmerzen":	
Narbenschmerzen (Operations-, besonders	
Amputationsnarben),	Phlyktänenschübe
Tuberkulöse Narben der Lunge,	
Rheumatische Schmerzen,	
Neuritische Schmerzen,	Postoperative Komplikationen
Lanzinierende Schmerzen bei Tabes,	Angina pectoris-Anfälle
Schmerzattacken bei Prostatahypertrophie,	Tod an Coronarsklerose
Gallen- und Nierensteinkolik	Asthmaanfälle
Gestations-Eklampsie	Migräneanfälle
Akuter Kehlkopfcroup	Malariaanfälle
(Masern-, Diphtherie-, Grippecroup)	
Hämoptoe	
Pneumonie (croupöse und Broncho-)	Anginen der Gaumentonsillen
Säuglingstetanie (Spasmophilie) jeden Typs:	„Erkältungskrankheiten" (Grippe, In-
Carpopedalspasmen	fluenza)
Laryngospasmen,	
Eklampsia infantum,	
Bronchotetanie	
Akuter Glaukomanfall	
Apoplexie	
Diphtheriebeginn	
Eintritt des Todes überhaupt	

Geschmacksschwellenprüfung gegenüber Kochsalz eine exakte meteorologische Testmethode. Die Kaltfront zeigt einen überzufälligen Einfluß auf die Höhe der Kochsalzschwelle (konformer Verlauf sowohl der Zimmer- als auch der Freiluftteste).

Neue Untersuchungen haben die älteren Angaben DE RUDDERs über den Meteorotropismus der verschiedenen Krankheitszustände im wesentlichen bestätigt (vgl. Tab. 36).

H. BERG sieht folgende Krankheiten als meteorotrop gesichert an: Gestationseklampsie, Thrombose, akutes Glaukom. Poliomyelitis, Angina, Diphtherie, tuberkulöse Hämoptoe, Apoplexie. Es erscheint statistisch gesichert und bewiesen, daß eine Abhängigkeit der Häufigkeit des Auftretens von Wehen (CYRAN und F. BECKER), von Bronchialasthma (AMELUNG und F. BECKER), Herzinfarkten (STRÖDER und F. BECKER) von Wetterstörungen besteht.

Herzinfarkte treten nicht selten aus voller Ruhe oder während des Schlafes auf; das spricht für die Möglichkeit ihrer Genese unabhängig von psychischen und körperlichen Belastungen (STRÖDER). Nach SANDRITTER neigen besonders fettleibige Menschen zur Embolie (8 mal häufiger als schlecht genährte), und adipöse Menschen sind darüber hinaus bei Wetterstörungen 4 mal häufiger von Embolien betroffen, als Menschen in reduziertem Ernährungszustand. Es ist statistisch gesichert, daß Aufgleitvorgänge (Aufgleiten mit großräumiger Hebung, Warmfront mit Aufgleiten und Aufgleiten mit Labilität) die Auslösung von Herz- und Kreislaufstörungen fördern (AMELUNG und PFEIFFER). Es bestehen weiter Beziehungen zwischen Blutdruckhöhe und Wetterlage

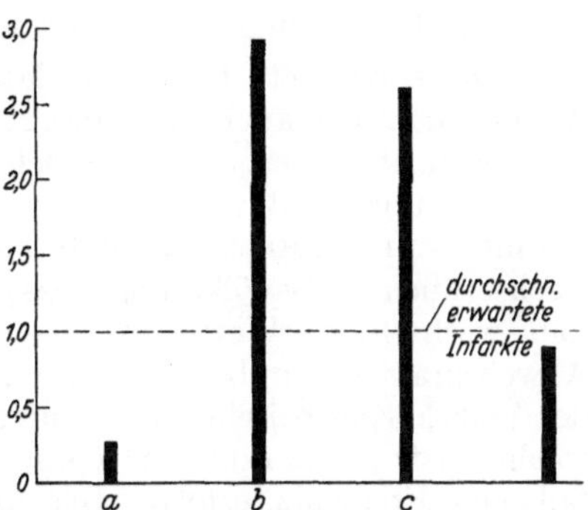

a Störungsfreie Stunden.
b Aufgleitvorgänge, c Turbulenzvorgänge.

Abb. 25. Bedeutung der Wettervorgänge für den Eintritt von Herzinfarkten. (Nach STRÖDER, BECKER und HAAS.) Verhältnis der eingetretenen zur Zahl der erwarteten Infarkte als Ausdruck der Überzufälligkeit. Der Quotient ist 1, wenn die Zahl der eingetretenen Infarkte mit der Zahl der erwarteten übereinstimmt. Aus dem Verhalten bei den einzelnen Wettervorgängen und in den störungsfreien Stunden ist die Überzufälligkeit des Infarkteintrittes im Zusammenhang mit dem Wettergeschehen zu ersehen. Der erwartete Quotient 1 wird durch die gestrichelte waagrechte Linie ausgedrückt.

(SARRE). Bei Bronchialasthma spielen Veränderungen der Abkühlungsreize und des Kernaerosols eine Rolle (AMELUNG; KUHNKE und ZINK). Hyperthyreosen werden unter maritimen Luftmassen verschlechtert (KUHNKE und ZINK).

Die bekannte Duplizität der Fälle, das anscheinend zufällige Zusammentreffen des Auftretens bestimmter Krankheiten oder gehäufter Todesfälle erklärt sich naturwissenschaftlich zwanglos aus dem nachteiligen Einfluß bestimmter Wetterlagen.

Die Tatsache, daß meteorotrope Störungen im geschlossenen Raum mindestens so stark wie im Freien auftreten und die Beobachtungen, daß Prodromalerscheinungen, die sog. Vorfühligkeit, sich schon bemerkbar machen, lange bevor ein Wetterwechsel eintritt, erschweren die Feststellung, welche Faktoren bei den Wetterveränderungen besonders wirksam sind. Zur Zeit werden besonders diskutiert (DE RUDDER) 1. *Luftelektrische Einflüsse*. Bei der Labilität von Ionen und des elektromagnetischen Feldes sind diese als nicht meteorotrop anzusehen. Die Auswirkung der Hochfrequenzstrahlung der Fronten ist möglich (R. SCHULZE, COURVOISIER). 2. *Aranhypothese* von CURRY. Den Ausdruck Aranwert faßt CURRY als Bezeichnung für die durch chemische Methoden gemessene Oxydationsfähigkeit eines Kubikmeters Luft auf. Nachuntersucher setzten das Aran dem O_3 gleich.

Curry nimmt an, daß bestimmte subjektive Störungen und objektive Krankheitserscheinungen durch bestimmte Aranwerte ausgelöst werden können. Wenn der Arangehalt der Luft gering ist, sollen im wesentlichen Warmfront- und Föhnphänomene ausgelöst werden, bei hohen Aranwerten bestehen Symptome einer Kaltfront. Je rascher der Arangehalt steigt, um so stärker soll die Wirkung sein[1]. 3. *Luftdruckerscheinungen*. Schnelle Luftdruckschwankungen können sich mit großer Geschwindigkeit fortpflanzen und sich ungestört auch im geschlossenen Zimmer auswirken (Mörikofer). Es ist ungeklärt, wie sie physiologisch wirken können (Courvoisier). Doch ermöglicht nach Mörikofer diese Hypothese der schnellen Luftdruckoscillationen die zusammenfassende Betrachtung bisher widersprechender Beobachtungen der Wetterfühligkeit (Vorfühligkeit, Gruppenbildung auf weite Entfernungen, Eindringen ins Haus).

Man beobachtete bisweilen, daß nach dem wiederholten Durchwandern von Zyklonenfamilien auch bei ständigem Wechsel des Wetters Krankheitsreaktionen des vegetativen Nervensystems seltener werden. Die Anfälligen sind ausgemerzt, und die übrige Bevölkerung ist widerstandsfähiger geworden. Andererseits nimmt Schittenhelm an, daß außer den Schäden durch plötzlichen Wetterwechsel auch die Bevölkerung eines geschlossenen Wohngebietes durch ungünstiges und wechselndes Wettergeschehen, das wochenlang bestehen kann, in ihrer Abwehrkraft gegenüber einer drohenden Epidemie geschwächt wird, bis dann der Volkskörper bei einer nun eintretenden Front der Schädigung nicht mehr gewachsen ist, sodaß nunmehr das gehäufte Auftreten von Krankheiten, gegebenenfalls eine Epidemie, erfolgt. Das Auftreten von Grippeepidemien wurde gehäuft im Winter in den Städten und in der Ebene überhaupt beobachtet, wenn die gealterten Luftkörper winterlicher Hochdrucklagen mit ihren Hochnebelfeldern hier herrschten, während im Gebirge bei strahlendem Sonnenschein keine Krankheiten auftraten (antizyklonaler Föhn; Flohn, S. 110). Auch in der Reaktionsfähigkeit des Körpers gegenüber krankmachenden Einflüssen bestehen deutliche geographisch[2] bedingte Unterschiede (nach Schittenhelm zwischen Nord- und Süddeutschland).

Durch planmäßige Abhärtung, regelmäßige Bäder- und Klimakuren, Freiluftaufenthalt, Schlafen bei offenem Fenster ist es möglich, die *Anfälligkeit gegen Wettereinflüsse* zu *bekämpfen*. Entscheidend ist, nicht eine Krankheit, sondern den Menschen in seiner ganzen Reaktionslage, sein vegetatives Nervensystem zu behandeln. Klimatisch bevorzugte Gegenden zeichnen sich dadurch aus, daß in ihnen schroffe Wetterereignisse, Frontendurchgänge usw. abgeschwächt sind. In dieser Beziehung sind Leelagen im Gebirge empfehlenswert. Eine meteorologische Prophylaxe ist durchzuführen, sollte aber nicht übertrieben werden. Wegen Wettereinflüsse Operationen zu verschieben, erscheint nicht angebracht; die psychische Belastung des Patienten durch das Warten ist größer als eine etwaige Wettergefährdung. Bei ungünstigen Wetterlagen sind andere Belastungen des

---

[1] Curry hat auf Grund der unterschiedlichen Empfindlichkeit der einzelnen Individuen gegenüber dem Arangehalt der Luft eine neue allgemeine Konstitutionstypenlehre aufgebaut. Er unterscheidet den W-Typ der gegenüber Warmfrontverhältnissen bei niederen Aranwerten, und den K-Typ der gegenüber Kaltfrontbedingungen bei hohen Aranwerten empfindlichen Personen; der W-Typ neigt mehr zu entzündlichen, der K-Typ zu spastischen Störungen. Die in einem umfangreichen Werk und zahlreichen Vorträgen niedergelegten Ansichten von Curry sind nicht ohne Kritik geblieben (vgl. Grenzgebiete Med. 1948 und 1949). Unzweifelhaft hat das Interesse für Bioklimatik und die Forschung durch die Arbeiten von Curry starken Auftrieb erhalten.

[2] Eine eingehende Darstellung der geographischen Verbreitung bestimmter Krankheiten, bei der das Klima bedeutungsvoll sein kann, kann hier nicht gebracht werden (vgl. Oberhummer, Medizinische Geographie).

vegetativen Nervensystems bei Kranken besonders zu vermeiden. Prophylaktische Maßnahmen sind sicher bedeutungsvoller als therapeutische Möglichkeiten; als letztere kämen in Frage Stammhirnnarkotica, wie Prominaletten, Bellergal. Es ist damit zu rechnen, daß neben den eigentlichen direkten Einwirkungen des Wetters auch Strahlungseinflüsse, auch extraterrestrische, meteorotrop wirken können. Hochfrequente Strahlen, die bekanntlich auch von den Wetterfronten und Gewittern ausgehen, sollen meteorotrop wirken (vgl. S. 106; nach R. SCHULZE), weil ihre Frequenz im Resonanzgebiet der Eigenerscheinungen lebensnotwendiger Moleküle liegen; dafür sprechen auch experimentelle Untersuchungen von LEPESCHKIN, KIEPENHEUER und REITER. Ob der 11jährige Sonnenfleckenrhythmus, dessen Einfluß auf die Wettergestaltung sehr wahrscheinlich ist, auf die Auslösung von Krankheiten wirkt, erscheint fraglich. Angebliche Beziehungen zwischen Sonnenfleckenmaximum und Epidemien (TCHIJEWSKY; Literatur bei PIÉRY) sind nicht überzeugend. Gesichert ist die Sonnenfleckenperiode in der Vegetationsperiode der Roßkastanie (M. SCHNEIDER). Durch die Verfolgung der erdmagnetischen Charakterzahlen werden die durch Korpuskeln erzeugten Störungen der solaren Tätigkeit beobachtet. Während die von Sonneneruptionen erzeugten elektromagnetischen Wellen schon nach einigen Minuten auf der Erde eintreffen (sog. „Bay"-Störungen der täglichen magnetischen Kurve), brauchen die gleichzeitig entstehenden korpuskulären Ausstrahlungen der Sonne bis zur Erde rund 1 Tag, und sie erzeugen die magnetischen Stürme. Die Zahl der Sterbefälle nach erdmagnetischen Störungen soll ebenso wie die der Selbstmorde und tödlichen Unfälle erhöht sein (B. und T. DÜLL). Bei erdmagnetischen Störungen sollen gehäuft·auftreten Eklampsien (BERG sowie BACH und SCHLUCK) und Lungenembolien. Es bestehen wahrscheinlich auch Beziehungen zwischen der TAKATAschen Reaktion und solaren Vorgängen. STRÖDER und BECKER sahen eine Überzufälligkeit des Eintritts von Herzinfarkten bei „Bay"-Störungen.

In der Meteoropathologie nimmt traditionsgemäß der *Föhn* (vgl. S. 99) eine Sonderstellung ein, obwohl manches dafür spricht, daß die mit ihm verbundenen bioklimatischen Erscheinungen nach den Gesetzen der Meteorobiologie verlaufen, die bioklimatischen Wirkungen des Gebirgsföhns sich nicht grundsätzlich anders verhalten, sondern nur besonders starke Wirkungen eines ungewöhnlich einprägsamen Wettervorganges darstellen (DE RUDDER). Man spricht von einer *Föhnkrankheit* (V. FICKER und DE RUDDER; HELLPACH, MÖRIKOFER, COURVOISIER und PROHASKA). Auch die Föhnwirkung ist mit einer Reaktionsänderung des vegetativen Nervensystems verbunden. In der schönen Literatur finden sich mannigfache gute Schilderungen des Föhns (Stifter, Thomas Mann „Zauberberg"). Man spürt den Föhn durch zahlreiche Änderungen der Gemeingefühle, allgemeine Reizbarkeit und Unlust, Schlaflosigkeit, Kopfschmerzen, Ohrensausen, neuralgieforme Beschwerden, Appetitmangel, sexuelle Erregbarkeit, Verminderung der Toleranz, vor allem gegen Alkohol. („Reizbare Schwäche des Nervensystems", EULENBURG). Es kommt zu einer Häufung von Selbstmorden und Unfällen. Herzkranke vertragen besonders schlecht den Föhn. Es ist unrichtig, warme, feuchte Winde als Föhnwinde zu bezeichnen, wie es vielfach populär geschieht. Meteorotrope Wirkung scheint nur der Südföhn der Alpen zu haben. Nach V. FICKER und DE RUDDER beruht die biologische Föhnwirkung an Hand neuerer noch hypothetischer Annahmen auf der Bildung von kurzperiodischen Luftdruckwellen, die an der Grenzfläche von Föhn und Kaltluft entstehen, wenn die absinkende Warmluft des Föhns mit den gealterten, durch eine Inversion abgegrenzten Kaltluftmassen vorausgegangener Hochdruckgebiete zusammenstößt. Über welchen Weg diese Luftoscillationen das vegetative Nervensystem erreichen, ist unklar. (Hypothese von TICHY: Das Ohrlabyrinth als Vermittler.) Früher aufgestellte Theorien (luftelektrische Einflüsse, Fremdgase wie Stickoxydul, Sauerstoffschwankungen) sind überholt. Gleichzeitig mit dem Föhn können sich bestehende Krankheiten verschlechtern. Einheimische der Föhngegenden sind im allgemeinen weniger empfindlich, während Zugezogene besonders stark reagieren, wobei eine Steigerung der Empfindlichkeit mit zunehmender Aufenthaltsdauer sich einstellt (DE RUDDER). Die Föhnbeschwerden treten schon ein, ehe der Fallwind in das Tal einbricht (Vorfühlen). Auch im geschlossenen Raum entgeht man ihm nicht[1].

Die biologischen Wirkungen der *Luftelektrizität* sind durchaus noch umstritten und werden sogar von kompetenter Seite abgelehnt (H. ISRAEL). — Damit soll nicht gesagt werden, daß bei den Einwirkungen des Luftkolloids nicht auch die elektrische Ladung der Kondensationskerne von entscheidender bioklimatischer Bedeutung sein kann. Das Ionenmilieu und damit auch das Aerosolmilieu eines geschlossenen Raumes kann aber durch die menschliche Tätigkeit, schon durch das bloße Rauchen einer Zigarette ganz erheblich abgewandelt werden. REITER glaubt, daß Beziehungen zwischen luftelektrischen Feldstörungen und Wetterschmerzen der Amputierten bestehen.

Das Problem der *Wünschelrute* beschäftigt seit rund 300 Jahren die Menschen, auch die Gelehrten, insbesondere die Frage, ob ein ursächlicher Zusammenhang zwischen Anomalien des Bodens und Rutenausschlag besteht, d. h. ob physikalische Kräfte die Bewegungen der Rute bedingen. Es wurde sogar behauptet, daß durch Rutengänger nachweisbare Reizstreifen mit „Erdstrahlen" (vgl. S. 106) Erkrankungen wie Krebs, aber auch Autounfälle hervorrufen; zu ihrer Abhilfe wurden „Abschirmapparate" konstruiert. Es kann nicht bestritten werden, daß empfindsame Menschen (analog der Wetterfühligkeit) irgendwie auf physikalische Anomalien des Untergrundes ansprechen. Daß aber Zusammenhänge zwischen etwaigen durch Wünschelruten nachweisbaren Strahlungen der Erde und Krankheiten bestehen, sind unbewiesene Behauptungen. Wieweit das Wünschelrutenphänomen ein echtes ist, wie die Wünschelrutengänger behaupten, oder der Wünschelrutenausschlag nur autosuggestiv zustande kommt, kann hier nicht erörtert werden. (Schrifttum bei MICHELS und HELLPACH.)

Jahreszeitenrhythmus und Saisonkrankheiten (Saisonpathologie).

Bekanntlich ist die Ursache der Jahreszeiten in dem Umstand zu suchen, daß die Umdrehungsachse der Erde auf der Erdbahnebene nicht senkrecht steht, sondern unter einem Winkel von 66,5° gegen sie geneigt ist. Neben den astronomischen (Kalender-) Jahreszeiten unterscheidet man die meteorologischen und biologischen Jahreszeiten. Der meteorologische Winter umfaßt auf der nördlichen Halbkugel die Monate Dezember, Januar, Februar; das meteorologische Frühjahr beginnt also mit dem 1. März usw. Als biologischen Winter betrachtet man die Zeiten der geringsten Ultraviolettstrahlung im Jahresablauf, also die Zeiten von Mitte November bis Mitte Februar (DE RUDDER), und die übrigen biologischen Jahreszeiten wären sinngemäß fortzuzählen. Die folgenden Ausführungen gelten im wesentlichen für die gemäßigte Zone der nördlichen Halbkugel; hierbei ist der Hinweis angebracht, daß unsere Medizin im ganzen betrachtet eine „Medizin der gemäßigten Zone" ist (DE RUDDER).

Es gibt unzweifelhaft einen jahreszeitlichen Rhythmus mannigfacher physiologischer und pathologischer Abläufe, deren Bedingungen nicht immer leicht

---

[1] Interessante Darstellung der Föhnkrankheit bei den französischen Besatzungstruppen, die plötzlich nach Innsbruck verbracht wurden, bei TAMALET (Semaine Hôp. **1951**, 2466).

festzustellen und die nicht allein von dem jeweiligen Jahreszeitenklima abhängig sind. Der Jahreszeitenrhythmus kann ganz erheblich das Leben von Pflanzen, Tieren und Menschen bestimmen. Es scheint ein ausgesprochener Jahresrhythmus der vegetativen Innervation mit sommerlicher Verschiebung in sympathikotonischer Richtung und winterlicher Verschiebung in parasympathikotonischer Richtung zu bestehen. Das bedeutete, daß der Winter die Zeit der Entspannung und Gewebserholung, der Sommer die Zeit der Leistung und der Energieentfaltung wäre. Frühjahr und Herbst wären dann die Umschaltungszeiten von der einen Mittellage auf die andere in der vegetativen Steuerung (DE RUDDER). Diese Betrachtung läßt mannigfaltige jahreszeitlich bedingte Änderungen im Organismus verständlich erscheinen. Das Längenwachstum der Kinder ist die am längsten bekannte vom Jahreszeitenrhythmus abhängige Funktion (Längenwachstum von März bis August am stärksten, im Spätherbst am geringsten; MALLING-HANSEN, 1884). Die im Winterschlaf der Tiere sich ausdrückende winterliche Stoffwechseldrosselung ist auch beim Menschen in einer winterlichen Senkung des Grundumsatzes nachweisbar. Der anorganische Phosphatspiegel im Blut zeigt ein winterliches Minimum; es kommt zu Entkalkungsvorgängen im Knochensystem; der Säurebasenhaushalt des Körpers wird nach der alkalischen Seite verschoben. Die Schilddrüsentätigkeit ist im Winter herabgesetzt (histologisch Kolloidschwund und Follikelvermehrung). Auch der Blutjodspiegel zeigt einen Jahresrhythmus mit Höchstwerten im Sommer und niedrigsten Werten im Winter. Dunkelratten zeigen einen starken Kolloidschwund der Schilddrüse, Höhensonnenratten eine starke Ansammlung von Kolloid. Es ist naheliegend anzunehmen, daß bei diesem normalen Jahreszyklus der innersekretorischen Vorgänge der Jahresgang der über die Haut vermittelten Ultraviolettstrahlung und der vom Auge und der Sehbahn aufgenommenen Lichtwirkungen hauptsächlich mit beteiligt ist. Die jahreszeitlich bedingten Änderungen des Seelenlebens mit der Frühjahrskrise, die Zunahme von Geisteskrankheiten, Selbstmordzahlen und Empfängnishäufigkeit im Frühjahr sind bekannt.

In der Pathologie drückt sich der Jahreszeitenrhythmus vor allen Dingen bei den Krankheiten aus, die enge Beziehungen zur vegetativen Innervation haben. Die Frühjahrs- und Herbsthäufigkeit von Magen- und Zwölffingerdarmgeschwüren beruht auf der besonderen vegetativen Labilität des Menschen in diesen Jahreszeiten.

Es ist allerdings zu beachten, daß manche krankhaften Störungen, die saisonbedingt erscheinen, nicht durch einen echten jahreszeitlichen Rhythmus bedingt sind. Die vor Jahrzehnten stark überhöhte Säuglingssterblichkeit im Sommer erwies sich als Folge direkter Überhitzung des Säuglingskörpers, einer Art von Hitzschlag, die durch entsprechende Maßnahmen heute verschwunden ist (MEINERT, DE RUDDER). Bei der Häufung akuter spezifischer Darmerkrankungen im Sommer erleichtern jahreszeitlich bedingte äußere Umstände die Infektion (Speiseeis, rohe Nahrungsmittel, verunreinigtes Wasser, Insekten). Das im orthodoxen Rußland gehäufte epidemische Auftreten von Nachtblindheit war die Folge vitaminarmer Ernährung zur Zeit des Osterfastens. Andere jahreszeitlich bedingte Häufungen von Krankheiten sind abhängig von der Änderung der Vitaminzufuhr oder haben andere exogene Gründe, wie das Heufieber, das in seinem Auftreten bestimmt ist durch die Blütezeit verschiedener Gräser und blühender Pflanzen mit Häufung im Juni. Hier handelt es sich also um *Pseudosaisonstörungen*. Der Wintergipfel der Todesfälle an Atmungs- und Kreislauferkrankungen, von KOLLER statistisch gesichert, ist einmal bedingt durch reine meteorologische und thermische Faktoren, vielleicht aber auch durch den Jahresrhythmus an sich, denn im Winter wird die Beatmung und Blutversorgung der Lunge durch den Parasympathicus gedrosselt und ebenso der Coronarkreislauf enger gestellt. Im Winter verschlechtert sich die Stoffwechsellage der Diabetiker, und der Insulinverbrauch ist vermehrt (Chrometzka). Die jahreszeitlichen Rhythmen von Diphtherie, Scharlach, Poliomyelitis sind bisher ungeklärt (de Rudder). Es erkranken im Spätsommer und Herbst 5mal so viel Menschen an spinaler Kinderlähmung als in den übrigen 8 Monaten des Jahres zusammen. Die Herbstmonate zeigen die doppelte Erkrankungsziffer für Diphtherie als der Sommer. Die Tuberkulosesterblichkeit, besonders an Miliartuberkulose und Meningitis tuberculosa, ist im Frühjahr in allen Ländern unserer Breiten erhöht.

Eine der Folgen der modernen Zivilisation ist auch die *Nivellierung des endogenen Jahreszeitenrhythmus*, am ausgesprochensten in der Überbrückung der winterlichen Dunkelheit und Strahlungsarmut durch die Lichtfülle der elektrischen Beleuchtung und die zusätzliche Bestrahlung mit künstlichen Strahlern. Ob diese Eingriffe in die Konstitution des Menschen ohne Nachteile sind, wäre noch zu klären. Da das Frühjahr die Neigung hat, die Exacerbation vieler Krankheiten zu fördern, gilt die Forderung, daß in ihm zusätzliche Belastungen des vegetativen Nervensystems möglichst vermieden werden sollten (deshalb im Frühjahr besondere Vorsicht in der Hydrotherapie, Sport usw.).

Die bioklimatisch besonders interessierende *Rachitis* darf auch zu den echten Saisonkrankheiten gerechnet werden, wenn auch ihr jahreszeitlich bedingter stark schwankender Verlauf durch die gewaltigen Fortschritte der Behandlung heute verwischt erscheint. Bis in den Ersten Weltkrieg war die Ätiologie der Rachitis ungeklärt. Sie galt als eine Krankheit der Armut und der Domestikation. Auffallend war, daß die floride Rachitis sich besonders in den Zeiten der geringsten Sonneneinstrahlung häufte; im Frühjahr traten die ersten Heilungserscheinungen auf mit sprunghafter Besserung im Hochsommer bis in den Oktober hinein (Schmorl). Die Rachitis war fast ausschließlich in den Großstädten und Industrievierteln der gemäßigten Zonen verbreitet. In den Subtropen und Tropen ist sie nahezu unbekannt, nur in den Pfahlbauten in Afrika und in indischen Bezirken, wo (Indien) durch den religiösen Ritus die Kinder unter Lichtabschluß großgezogen werden, kommt sie vor (mohammedanische Sekte der Purdah). In Indien haben die vom Lichte nicht abgeschlossenen Hindukinder keine Rachitis. Von den Alpentälern berichtet Bernhard, daß die Rachitis nur in den Schattenteilen der Täler vorkommt. Die Strahlenmangelgenese der Rachitis wurde 1919 durch den Berliner Kinderarzt Huldschinski bewiesen, der mit dem UVB-Teil der künstlichen Höhensonne eindeutig die Rachitis heilen konnte; A. F. Hess in New York zeigte experimentell an der künstlich gesetzten Rattenrachitis die heilende Wirkung der Dornostrahlung. Der weitere Forschungsweg zum Rachitisschutzstoff ist bekannt (Hess, Windaus, Pohl; vgl. auch de Rudder Naturwissenschaften 1946, S. 302). Unter der Bestrahlung mit natürlicher Sonne oder künstlichen UV-Strahlern bildet sich in der Haut aus einem „Provitamin", dem Ergosterin, ein Bestrahlungsprodukt, der „D-Faktor". Die antirachitische Wirkung verfütterter bestrahlter Haut läßt sich dadurch erklären, daß die Haut Ergosterin enthält. Es ist möglich, beim lebenden Tierkörper durch Bestrahlung den antirachitischen Faktor zu aktivieren. Bestrahlt man Milch mit UV-Strahlung, so wird die Milch antirachitisch, denn Milch enthält reichlich Provitamine, die durch die Bestrahlung wirksam werden (Scheer). Bekannt war auch schon seit langem, daß Lebertran ein wertvolles Heilmittel der Rachitis ist. Der Nachweis wurde erbracht, daß der Lebertranfaktor zwar nicht mit dem D_2-Faktor, der durch Bestrahlung entsteht, identisch ist, sondern es sich dabei um einen Abkömmling des Dehydrocholesterins, den „D_3-Faktor", handelt. Die Rachitis ist heute heilbar und vermeidbar durch Bestrahlung, Lebertran oder Verordnung von Präparaten, die D_2-Vitamin enthalten. Eine prophylaktische oder therapeutische Verabfolgung des D_2-Faktors durch Bestrahlung der Haut oder der Trinkmilch ist aber nur dann erfolgreich, wenn eine nicht zu einseitige Ernährung sichergestellt ist. Ohne daß Einzelheiten darüber bekannt sind, ist in der Rachitisprophylaxe und Behandlung der Wert der klimatherapeutischen Maßnahmen zu beachten, zumal bei der Rachitisentstehung auch erbliche, also konstitutionspathologische Faktoren eine Rolle spielen (DE RUDDER). (Abhängigkeit der Rachitis von der Siedlungsform; Villenviertel und Siedlungen weisen die geringste Rachitishäufigkeit auf. GRASER.) Säuglinge sollen, wenn irgend möglich, an offenen Fenstern, auf Balkons und nach Möglichkeit im Freien untergebracht werden; Dachgärten sind besonders empfehlenswert. Da das Himmelslicht reichlich UV-Licht enthält, genügt zur Prophylaxe der Freiluftgenuß allein; nach MAI hat schon die Spätjanuarsonne eine merkliche Vitamin-D-bildende Wirkung.

Auch die *rachitogene Tetanie (Spasmophilie)* der Kinder ist eine heute recht selten gewordene Saisonkrankheit mit einem starken Frühjahrsgipfel (MORO). Im Gefolge einer vorwiegend leichten Rachitis kommt es zu einer Kalkstoffwechselstörung mit anschließenden tetanischen Störungen, besonders wenn im Frühjahr bei zu stürmischer Einwirkung des Sonnenlichtes eine überstürzte Rachitisheilung einsetzt (DE RUDDER).

Einfluß des Klimas auf die Ausbreitung von Seuchen.

Manche Seuchen werden direkt von Mensch zu Mensch übertragen (Geschlechtskrankheiten, Tuberkulose) oder auf einem zwar indirekten, aber kurzen Wege (Typhus, Paratyphus, manche Hautkrankheiten). Hier können sich klimatische Einflüsse nicht oder kaum entfalten. Wenn aber die Erreger sich für ihre Entwicklung und Übertragungsfähigkeit eines Zwischenwirtes bedienen müssen (Malaria, Pest u. a.), wobei oft umständliche Wege außerhalb des menschlichen Körpers zurückgelegt werden, kommt der Einfluß des Klimas bestimmend in Betracht; denn die Zwischenwirte sind meistens frei lebende z. T. poikilotherme Tiere, deren Dasein klimaabhängig ist. Auch ohne eigentliche Zwischenwirte können Krankheiten von frei lebenden Tieren auf den Menschen übergehen, wobei auch klimatische Faktoren mitspielen.

Die *Tularämie* ist eine Erkrankung wildlebender Nager der Steppe, die auf den Menschen übertragbar ist und in landschaftlich begrenzten Epidemien auftreten kann. Die meisten Epidemien ereignen sich im Anschluß an eine Vermehrung und ein anschließendes Sterben der Nager. Die Verbreitung der Tularämie in Europa stimmt auffallend mit der Verteilung der Niederschläge überein (MARTINI, JUSATZ). Die Tularämie ist eine Erkrankung der niederschlagsarmen Gebiete, der Steppenvegetation und der trockenen Waldgesellschaften (Niederschlagsmengen weniger als 1000 mm), dagegen fremd im maritimen Klima. Die klimatischen Gebiete, in denen die Tularämie heimisch ist, sind der Entwicklung bestimmter Nagetierarten förderlich. Die Malaria (Darstellung nach MARTINI) ist eine Krankheit warmer Zonen. Ihre Ausbreitung folgt den Sommerisothermen. Im Winter hält sich der Malariaerreger im Blut der Warmblütler meist im latenten Zustand, im Sommer aber wird er übertragen durch Mücken der Gattung Anopheles. Plasmodien haben ihre besten Entwicklungsbedingungen bei 25—28°. Die 16°-Juli-Isotherme zeigt annähernd die nördliche Ausbreitungsgrenze der Malaria an. Niedrige Wintertemperaturen werden dabei besser vertragen als das Fehlen ausreichender Wärme im Sommer, weil die letztere für die Entwicklung der Erreger und das Leben der Zwischenwirte entscheidend ist. So wird die Malaria noch in Moskau (kontinentales Klima mit kalten Wintern und heißen Sommern) beobachtet, fehlt aber in vielen Küstengebieten Europas, die durch ihr ausgeglichenes maritimes Klima im Winter längst nicht so kalt sind wie das Innere Rußlands, im Sommer aber aus dem gleichen Grunde nicht die optimale Wärme erreichen. Das kann sich vorübergehend in sonst malariafreien Gegenden ändern, wenn besonders heiße Sommer auftreten. Daraus erklären sich gelegentliche Malariaepidemien im Küstengebiet der Nordsee, England usw.

Das *Gelbfieber* (MARTINI) ist in tropischen Gebieten in den Niederungen weit verbreitet, meidet aber die höheren Regionen. Die Tsetse-Fliege der *Schlafkrankheit* braucht Wärme, Schatten und Luftfeuchtigkeit. Ihre Ausbreitungsgebiete sind daher warme Gebiete mit schützender Vegetation. Sie wächst in der Regenzeit, geht in Trockenperioden zugrunde. Das Ausbreitungsgebiet vieler Seuchen ist gleichbedeutend mit der geographischen Begrenzung bestimmter Insektenarten. Die *Nagana-Viehseuche* ist an das Ausbreitungsgebiet der Glossinaarten, die *Pest* an die Verbreitung des Rattenflohes usw. gebunden. In allen angegebenen Beispielen sehen wir das Klima als entscheidenden Faktor für Ausbreitung und Gang der Seuchen.

In der Vergangenheit haben die Zusammenhänge zwischen Klima und Seuchen oft eine entscheidende Rolle für das Schicksal geschichtlicher Ereignisse gespielt. Historiker haben das Mittelmeer als das Massengrab der das Römerreich erobernden germanischen Völker bezeichnet und die klimatischen Verhältnisse des neuen Siedlungsgebietes als die Totengräber (H. ULLRICH). Wir müssen aber annehmen, daß nicht das Klima direkt diese Wirkungen hatte, sondern die von ihm abhängigen Seuchen. Nach CELLI folgten Seuchenausbrüchen häufig Rückschläge der Kultur. Die ungeheuren kulturellen Verheerungen des Schwarzen Todes in Europa sind bekannt. Die Malaria hat Italien wiederholt bis vor die Tore Roms in eine Öde verwandelt. Die Wellen der Malaria führt MARTINI auf das Klima zurück; Abkühlung und Trockenheit bedingen einen Rückgang der Malaria. Erwärmung des Klimas läßt die Seuchen aufleben. Die mittelalterliche Geschichte ist durch die Malaria sehr beeinflußt worden, die größten deutschen Kaiser, wie Friedrich Barbarossa, Heinrich IV. und Friedrich II. erlagen viel zu früh Seuchen, wahrscheinlich dem bösartigen Wechselfieber. ,,Die Malaria war vielleicht geradezu ein Verhängnis des deutschen Volkes im Mittelalter'' (MARTINI).

Das Klima als Heilfaktor.

Klimatische Abläufe können auf physikalischem Wege, die meteorologischen Elemente als Einzelfaktoren oder im Akkord, einen Einfluß auf den menschlichen Organismus gewinnen und dadurch die verschiedensten Veränderungen im Körper bewirken. Es ist abzulehnen, die Wirkungen eines bestimmten Klimas auf den Menschen *allein* psychisch, durch Milieuwechsel oder durch die Schönheit der Landschaft usw. erklären zu wollen. Ebenso wie bestimmte Wettersituationen bei entsprechender Ausgangslage des Organismus krankhafte Veränderungen auslösen können (vgl. Meteoropathologie), kann das Klima auch als Heilfaktor wirken. Das Ziel der klimatischen Behandlung ist ein doppeltes: einmal die *Schonung*, die Fernhaltung von schädlichen klimatischen Einflüssen durch das Heilklima (z. B. Vorteil der Staubarmut der Meeresluft gegenüber dem getrübten Luftkolloid der Großstadt bei Erkrankungen der oberen Luftwege) und dann vor allem die *Verbesserung der Abwehrlage des Organismus*, die Abhärtung des noch Gesunden, die Beeinflussung von prämorbiden Zuständen, den Frühstadien von Krankheiten durch die vielfachen klimatischen Reize, die mannigfache Regulationen im Organismus auslösen (Reaktionsprophylaxe, v. NEERGAARD).

Sicher können geeignete Klimakuren bei richtiger Indikationsstellung, zur rechten Zeit angewandt, bei vielen Krankheiten besondere Erfolge zeigen. Das gilt nicht nur für die Behandlung einer so chronischen und folgeschweren Krankheit wie die Tuberkulose, sondern auch für andere Krankheitszustände wie Bronchialasthma, Herz- und Kreislauferkrankungen, nervöse Störungen, Katarrhe der oberen Luftwege usw., sowie für alle Regulationsstörungen, deren Behandlung Aufgabe der Erholungsfürsorge ist (vgl. Behandlung einzelner Krankheitszustände). Zu diskutieren ist, ob der Klima*wechsel* das Entscheidende ist und ob auch bestimmte Klimaeigenschaften oder Klimalagen als Dauereinwirkungen noch therapeutisch bedeutsam sein können. Weiter steht zur Frage, ob es „spezifische" Wirkungen eines bestimmten Klimas gibt, die nur einem bestimmten Klima zukommen, oder ob nicht sämtliche Klimawirkungen nur „unspezifisch" sind.

Die Spätantike schätzte den Wert der klimatischen Behandlung mancher Erkrankungen (Empfehlung des Aufenthaltes in Nadelholzwäldern bei Lungentuberkulose; Celsus, Plinius). Aber erst im 18. Jahrhundert begann mit der Erforschung des Hochgebirges, mit dem Beginn der Alpinistik, ein gewisses Verständnis für den gesundheitlichen Wert des Gebirgsklimas. Ende des 18. Jahrhunderts setzte das Interesse für die Seebadekuren, zuerst in England, ein (Russell), später in Deutschland (Johann Christoph Lichtenberg und Hufeland). Die erste planmäßige heilklimatische Kur hat anscheinend der Davoser Landschaftsarzt Rüdi durchgeführt, der 1841 Kranke in sein Haus aufnahm; in seiner Anstalt wurden schwächliche Kinder ins Freie getragen, um ihren Tagesschlaf in freier Luft zuzubringen, wobei man sie durch Bedecken mit einem weißen Tuch vor den Sonnenstrahlen schützte (Wehrli). Es ist bekannt, daß H. Brehmer in Görbersdorf 1852 die Höhenluftbehandlung der Tuberkulose empfahl und daß von ihm die klimatische Anstaltsbehandlung der Tuberkulose ausging. Die klimatische Behandlung war vor rund 100 Jahren noch stark an die Hydrotherapie gebunden. Aus den Berichten der Kaltwasserheilanstalten der 60er und 70er Jahre des vorigen Jahrhunderts ersieht man aber, daß schon damals das Klima als besonderes Heilmittel geschätzt wurde. Auch heute noch wird die klimatische Behandlung in vielen Kurorten durch die Anwendung hydrotherapeutischer Maßnahmen mannigfachster Art ergänzt und erfolgreich modifiziert. Das *Luft*bad des nackten Körpers wurde als Reaktion auf überspannte Wasserkuren schon im 18. Jahrhundert empfohlen (Lichtenbergs Magazin für das Neueste aus der Physik und Naturgeschichte, 3. Band 1786), es setzte sich aber erst 100 Jahre später unter dem Einfluß der Naturheilbewegung (Rikli, Lahmann u. a.) und unter dem Aufblühen der Wasserheilanstalten bzw. der aus ihnen hervorgegangenen Sanatorien durch.

Die experimentellen Ergebnisse der Physiologie aus in Klimakammern durchgeführten Untersuchungen (Wezler, Thauer), die alten therapeutischen Erfolge in pneumatischen Kammern, die luftfahrtmedizinischen Untersuchungen in Unterdruckkammern und die zahlreichen Beobachtungen beim Flug beweisen die starken Einwirkungen bestimmter meteorologischer Faktoren auf den menschlichen Organismus. Auch die sog. *Klimareaktion* und die *Akklimatisationsbeschwerden* zeigen, daß Klimawirkungen eine Umstellung im Organismus zur Folge haben können. Analog der Badereaktion beobachtet man auch bei Klimakuren Reaktionen, die sich bald nach Ankunft in dem neuen Klima einstellen. Die Erscheinungen sind der Badereaktion ähnlich. Allgemeine Unlust, Appetitmangel, Kopfweh, Beschwerden an alten empfindlichen Stellen, Nervenschmerzen, Neuralgien. Es kann weiter als Folge der Anpassung zu Änderungen physiologischer Abläufe kommen, die genau durchforscht sind und nicht immer den subjektiven Erscheinungen parallel gehen (Höhenerythrocytose, Akklimatisationslymphocytose; Schwankungen des Komplementsgehalts. vor dem Esche). Vor allem gibt es Menschen, die auf einen Klimawechsel mit schwerer Schlaflosigkeit reagieren (oft ohne nachfolgende Müdigkeit). Der Eintritt der subjektiven Klimareaktion liegt mit Unterschieden im Hochgebirge etwa am 3., an der See am 3.—10. Tag, im Mittelgebirge bisweilen schon in der 1., nicht selten aber erst in der 2. Woche. Selbstverständlich sind solche Anpassungserscheinungen individuell verschieden. Reagiert der Mensch in irgendeiner Form auf das neue Klima, so ist es für ihn *different*. *Indifferent* ist im gleichen Sinne eigentlich nur das gewohnte Klima, in welchem der Mensch aufgewachsen ist oder in dem er wohnt. Es gibt aber Fälle, in denen Menschen, in eine andere Umgebung verpflanzt, sich an das neue Klima trotz jahrelangen Aufenthalts nicht gewöhnen können, so daß dieses für sie dauernd different bleibt. Daraus sieht man, daß die Begriffe different und indifferent nicht nur von der Beschaffenheit des Klimas abhängig sind, sondern auch vor der Reaktionsweise des einzelnen Menschen. Eine Einteilung der Klimalagen nach ihren Komponenten in differente und indifferente ist nur bedingt möglich. Man hat die Erfahrung gemacht, daß Menschen im Laufe der Zeit Klimawechsel besser vertragen; d. h., wenn sie jedes Jahr z. B. an die See gehen, lernen sie, sich rascher zu adaptieren. Das gilt aber nicht für alle Fälle. Gewisse Menschen bleiben immer empfindlich für Klimareize. Besonders schnelle Umstellungen im Frühjahr aus dem Norden in südlichere Breiten (Sizilien, Azoren) werden von älteren Leuten mit Gefäßschäden oft schlecht vertragen (Apoplexiegefahr). Rückkehr nach jahrelangem Aufenthalt in den Tropen nach Mittel- und Nordeuropa, zumal in der sonnenarmen Zeit, kann zu schweren Erkältungen führen.

Nach HELLPACH bezeichnet man mit Inklimatisation den Akklimatisationsprozeß, der eine bleibende Einpassung in ein neues Klima bedeutet. Unzweifelhaft wird schon in Mitteleuropa die Arbeitsfähigkeit vieler Menschen durch die klimatische Lage ihres Wohnsitzes bedingt. Der Mitteleuropäer ist am wenigsten körperlich dazu geschaffen, sich den Tropen auf die Dauer anzupassen, auch wenn er von Seuchen verschont bleibt (GROBER).

Die Klimakuren gehorchen bei Kranken oft anderen Gesetzen als beim Gesunden. Da die Funktionen des vegetativen Nervensystems eng mit unspezifischen immun-biologischen gekoppelt sind, kann es wie schon ausgeführt, in den ersten Tagen nach einem Klimawechsel, besonders beim kranken und älteren Organismus, zu schweren Funktionsstörungen kommen, besonders bei zusätzlichen körperlichen Belastungen (Auftreten von Zahnabscessen, Erkältungsreaktionen, Aufflackern tuberkulöser Prozesse). Wichtig ist auch die Beobachtung des Vorgangs der *Reklimatisation* (VON NEERGAARD). Während bei der Akklimatisation an ein Heilklima gewöhnlich eine Anpassung von einem ungünstigen Klima an ein günstigeres eintritt, also eine Entlastung des Organismus sich vollzieht, erfährt der vielleicht noch labile und noch nicht wieder ganz gesundete Mensch bei der Rückkehr in die Heimat durch das dort herrschende ungünstige Klima eine verstärkte Belastung. Nach klimatischen Kuren im Anschluß an ernsthafte Erkrankungen ist deshalb nach der Rückkehr in die Heimat eine Schonzeit angebracht. Sowohl die obengeschilderten Klimareaktionen als auch die Tatsache, daß durch den *Klimawechsel*, die Übersiedlung in ein anderes ungewohntes Klima, Krankheiten schlagartig ausheilen können (akute Nebenhöhlenkatarrhe, schwerer Status asthmaticus usw.), ließen vermuten, daß der Klima*wechsel* die entscheidende Voraussetzung des klimatischen Erfolges sei. Unzweifelhaft ist auch bei chronischen Leiden, besonders auch in der Rekonvaleszenz bisweilen durch einen Klimawechsel eine schnelle Wendung zum Besseren zu erreichen. Aber die *wichtigste Voraussetzung eines dauernden Erfolgs einer klimatischen Kur* ist die *längere planmäßige Durchführung einer solchen*. Viele unserer klimatischen Mißerfolge sind bedingt durch eine zu kurzfristige klimatische Behandlung.

In der praktischen Klimaheilkunde werden häufig die Begriffe „*Reiz*" und „*Schonung*" verwendet und auch in dieser Einführung wird von ihnen vielfach Gebrauch gemacht. Es muß aber darauf hingewiesen werden, daß ein bestimmtes Klima sowohl Reiz- wie Schonfaktoren haben kann und daß dieselben klimatischen Größen bald als Reiz, bald als Schonung wirken, je nach ihrer Stärke und heilklimatischen Anwendung. Der Wind gilt als starker klimatischer Reiz. An der Meeresküste und auch im Gebirge wirkt im Sommer der Wind an sonnenreichen Tagen abkühlend und ermöglicht so einen längeren Aufenthalt im Freien ohne zu große thermische Belastung. Das Hochgebirge ist ein reizstarkes Klima durch die starke Strahlung und die Luftverdünnung. Es ist ein Schonklima durch die geringen täglichen Schwankungen der Temperatur. Um nur ein Beispiel zu bringen: Davos hat ein „Reiz"-Klima durch die Luftdruckerniedrigung seiner Lage in 1600 m Höhe. Seine windgeschützte Tallage gibt aber ein ausgesprochenes „Schon"-Klima. — Eine starke abendliche Abkühlung durch auftretende Bergwinde ist zunächst ein starker Reiz. Die abendliche Abkühlung schwächt aber die thermischen Belastungen ab und bedeutet vor allem bei Herz-, Nerven- und Schilddrüsenkranken eine große Scho-

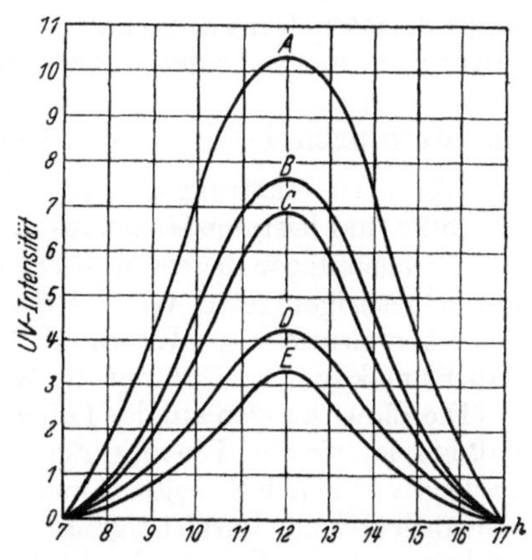

Abb. 26. *A* = UV. im Freien. *B* = UV. Gartenliegehalle. *C* = UV. Beschatteter Freibalkon. *D* = UV. Hausliegehalle. *E* = UV. Zimmer.

nung. Durch die richtige Anwendung von Reiz- und Schongrößen sind so die klimatischen Einflüsse weitgehend regulierbar.

Es ist weiter von großer Wichtigkeit, sich klar zu machen, daß es *unentrinnbare* und *entrinnbare Bestandteile des Klimas* gibt (PFLEIDERER), von denen die letzteren, nicht aber die ersteren dosierbar sind. Der verminderte Luftdruck der Höhenlage läßt sich durch klimatische Technik nicht beeinflussen. Auch den Einflüssen starker Winde und Stürme an der Meeresküste entgeht man selbst in geschlossenen Räumen kaum. Dasselbe gilt für die schwüle Sommerwärme und die Trübung des Luftkolloids der Niederung, besonders der Großstadt. Hier darf man schon von *spezifischen Wirkungen* sprechen. Entrinnbar sind aber die Einwirkungen des Sonnenlichtes und andere Einflüsse des Wetters. Es ist die Aufgabe des Kurarztes, durch richtige Verteilung und

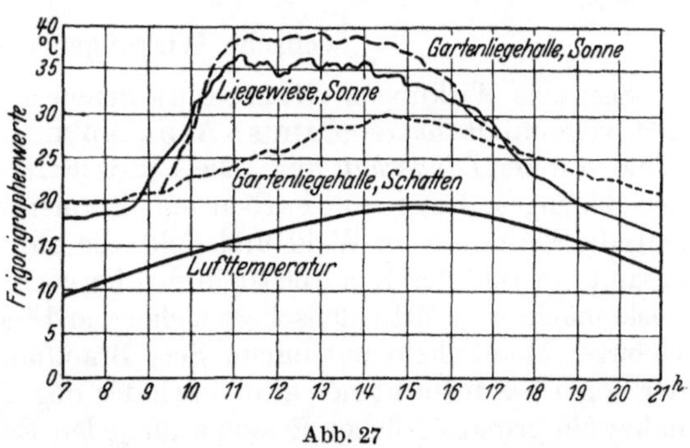

Abb. 27

richtige Auswahl von Ort und Zeit eine Abstufung der entrinnbaren Einwirkungen zu erzielen. So können Freiluftliegekuren durch Anwendung im Zimmer, geschlossener Veranda, offener Liegehalle, im Schatten von Bäumen, auf freier Wiese weitgehend abgestuft werden. Damit und durch die richtige Verteilung von Ruhe und Bewegung werden sehr unterschiedliche Reizqualitäten erreicht. Folgende Bilder (Abb. 26 und 27) zeigen die verschiedenen klimatischen Verhältnisse je nach dem Ort der Therapie. Abb. 26 (nach AMELUNG) zeigt den herbstlichen

UV-Ablauf an den verschiedensten Stellen eines Kurortes im Mittelgebirge und die Möglichkeiten selbst, wenn auch bescheiden, im Zimmer bei geöffnetem Fenster und im Schatten eines Freibalkons Strahlungsreize zuzuführen. Abb. 27 (nach AMELUNG) ergibt die Frigorigraphenwerte desselben Tages wie Abb. 26: Auf der Liegewiese im Garten ist zwischen 11 und 16 Uhr die Behaglichkeitsstufe IV der Empfindungsskala nach PFLEIDERER vorherrschend, die die Freiluftliegekur bei entblößtem Körper zuläßt. Das gilt auch für die Liegekur im Sonnenbereich der abgeschirmten Gartenliegehalle, während in ihrem Schatten (Stufe II) die Freiluftliegekur nur bekleidet, in Decken eingehüllt, durchführbar ist.

Einwirkungen des Klimas auf die Körperfunktionen und einzelne Organe.

Wenn wir erfahrungsgemäß feststellen, daß nach Klimakuren die Menschen gesünder und leistungsfähiger werden, daß sie weniger anfällig sind, daß ihre Abwehrerscheinungen besser werden, so stellen wir damit einen durch die Klimakuren herbeigeführten Wandel der Persönlichkeit fest; wir sprechen dann von einer konstitutionellen Wirkung. Es kann heute kein Zweifel darüber bestehen, daß Klimakuren Einfluß auf die Konstitution ausüben.

Die Einwirkungen auf das Leben von Pflanze, Tier und Mensch lassen erkennen, daß hier langfristige Einwirkungen, die sich über Generationen erstrecken können, vorliegen. Bei der Konstitutionswandlung im Verlauf von Klimakuren handelt es sich dagegen um kurzfristige Einwirkungen. Trotzdem darf auch hier, wie die praktische Erfahrung des beobachtenden Arztes lehrt, an einen tiefeingreifenden Wandel gedacht werden. Es ist nicht immer einfach festzustellen, durch welche Änderungen im Organismus die Erfolge von Klimakuren bedingt sind. Wir beobachten vor allem beim Kind Wachstum und Gewichtszunahme, die auch beim Erwachsenen nachweisbar sein kann. Dazu treten charakteristische Änderungen des Blutbildes, des Stoffwechsels und der psycho-physischen Reaktionen. Hier bestehen weitgehende Ähnlichkeiten zwischen Klima- und Badekuren. In beiden Fällen handelt es sich um Ganzheitswirkungen auf den Organismus. Die Klimawandlung im Organismus beruht im allgemeinen weniger auf den Einwirkungen einzelner meteorologischer Faktoren als auf denen des gesamten klimatischen Milieus.

Seelische Wirkungen des Klimas.

Seelische Wirkungen (HELLPACH), denen man schon früher die Aufmerksamkeit zugewandt hatte (CARUS, ALEXANDER VON HUMBOLDT), gehen in erster Linie von der *Landschaft* aus. Die Landschaft wird erlebt, es sind die Eindrücke der Bodengestaltung, die Farben und Formen der Berge, die Helligkeitswirkungen, die Duftstoffe in Wald und Feld, die auf unsere Sinne wirken und die insgesamt ein Bild der Landschaft in uns hervorbringen. Unter mannigfaltigen, die Seele mächtig in Mitleidenschaft ziehenden Eindrücken, etwa Sonnenaufgang im Gebirge, Mondschein auf einem See, Brandung des Meeres, Wettergewalten in der freien Natur formt sich allmählich der Begriff und die Empfindung der Naturnähe: ein grundsätzliches Erlebnis für jeden Bad- und Kuraufenthalt. Hier gibt es noch etwas wie ein Geheimnis auch für den nüchternsten Menschen der Großstadt. Daraus erwächst wiederum eine größere Empfänglichkeit für die Eindrücke der stündlich und täglich umgebenden Natur und eine weitere Vertiefung des Naturlebens. Solche Eindrücke, besonders das harmonische und liebenswürdige Bild der Mittelgebirgslandschaft, können auch bei dem dem Schönen in der Natur abgewandten Menschen Stimmungen, Gefühle, Empfindungen erwecken, die den Ausgleich vorhandener Spannungen des seelischen Lebens und eine Normalisierung seiner nervös-seelischen Beschaffenheit fördern. Man geht nicht zu weit, wenn man annimmt, daß ein Teil der Heilwirkungen einer Klimakur, und zwar nicht nur bei Nervösen, auf die Einwirkung der Landschaft und des Landschaftserlebens zu setzen ist, ohne dabei die ganz erhebliche Bedeutung der geophysikalisch und meteorologisch bedingten Einflüsse gering schätzen zu wollen.

Das moderne Leben ist wenig geeignet, die natürlichen, besonders für unser Nerven- und Seelenleben, aber auch für das gesamte vegetative Dasein wichtigen Rhythmen zu erhalten. Man hat manche, namentlich neuzeitliche Krankheiten auf den Verlust der natürlichen Rhythmik bezogen (J. H. SCHULTZ, HAEBERLIN). Die Versetzung des Menschen in das naturgebundene Milieu der Kur- und Badeorte schaltet für einige Zeit ihn bis zu einem gewissen Grade wiederum ein in die natürliche Rhythmik. Ohne Zweifel erleben nicht wenige Menschen hier wieder die natürliche Folge von Tag und Nacht und eine gesunde Periodik von Ruhe, Betätigung, Mahlzeiten usw. Damit werden wieder natürliche Zusammenhänge gewonnen. Auch das kommt dem Menschen zugute. Wenn man auch nicht eine direkte Einwirkung aus den Kuren auf die gestörte vegetative Rhythmik ableiten kann, so bleibt doch die Tatsache bestehen, daß gerade die Störungen der nervös vegetativen Rhythmik in Bädern und Kurorten eine deutliche Neigung zur Besserung zeigen. Im vegetativen Leben wurzelt ein großer Teil unserer seelischen Gesamtlage, mindestens die Allgemeingefühle, die Gefühlslage überhaupt, die Stimmung, die Aktionsbereitschaft. Nicht nur die Sinneswahrnehmung der Landschaft, sondern das gesamte Milieu des Kuraufenthaltes ist geeignet, in diesem Sinne günstig zu wirken.

Wirkungen des Klimas auf den Körper.

Die Frage, ob einzelne Klimafaktoren bestimmte Erscheinungen im Organismus hervorrufen oder ob der Akkord der meteorologischen Elemente das Entscheidende ist, wurde schon vielfach gestreift. Obwohl in vereinzelten Fällen die spezifische Wirkung einer einzelnen meteorologischen Komponente anzunehmen ist (z. B. Bildung des Erythems und des Sekundärpigments durch den Ultraviolettanteil des Sonnenspektrums), erscheint u. E. als das Wichtigste die komplexe Wirkung des Wetters und des Klimas. Nach den heutigen physiologischen Ansichten beruhen die Lebensprozesse nicht auf einfachen Gleichgewichtslagen, sondern fein abgestimmte komplizierte Steuerungen und gegenseitige Korrelationen lenken sie (FLEISCH und VON MURALT). In dieses komplexe, dynamische Gleichgewicht greifen die Umweltfaktoren ein, auch die physikalische Therapie, die Heilquellen, das Wasser und das Klima als heilendes Prinzip. Es war naheliegend und ist vielmals versucht worden, auch die Heilwirkung des Klimas aus Änderungen des Ablaufs vegetativer Vorgänge, *Verschiebungen der vegetativen Gleichgewichtslage* nach der Sympathicotonie oder nach der Parasympathicotonie zu erklären. Beim infektiösen Fieber hat bekanntlich F. HOFF gesetzmäßige Änderungen der vegetativen Regulationsvorgänge festgestellt; der ersten Phase mit ihrem Übergewicht des Sympathicus folgt die zweite der Parasympathicotonie. Aber schon HOFF sah z. B. in der sympathicotonischen Phase parasympathische Abläufe. Vielfache Untersuchungen im Bereich der physikalischen Therapie (so u. a. V. OTT in seinen Studien über die Sauna) zeigten das Vorherrschen mehrphasiger Tonusschwankungen des vegetativen Systems unter dieser Therapie; eine amphotrope doppelsinnige Reizwirkung am Sympathicus und am Parasympathicus stehen sozusagen in Konkurrenz. Das entscheidende Ziel der Behandlung scheint zu sein, daß unter einer zweckentsprechenden Therapie die nach der einen oder anderen Seite, also nach der Sympathicotonie oder Parasympathicotonie verschobene pathologische Ausgangslage normalisiert wird.

Wird der Organismus starken klimatischen Einflüssen ausgesetzt, so treten in ihm vielfach deutliche Änderungen der physiologischen Abläufe ein. Es ist naheliegend, daß die ausgesprochenen „Reize" des Hochgebirges, von denen die Luftdruckerniedrigung mit dem verringerten Sauerstoffpartialdruck der Luft ein spezifischer und besonders wirkungsvoller ist, zu solchen Untersuchungen angeregt haben, aber auch von anderen Klimalagen sind mit physiologischer Methodik erfaßbare Abwandlungen bekannt. Es ist unmöglich, hier alle diese klimatisch bedingten Änderungen von Körperfunktionen aufzuzählen; nur einige der wichtigsten in den verschiedensten Organbereichen können gebracht werden. Es ist bei allen beobachteten Klimawirkungen auch immer daran zu denken, daß sie kompensatorisch bedingte, also indirekte Reizwirkungen sind.

Viel studiert wurden die *Veränderungen des roten Blutbildes*, vor allem im Hochgebirge (Schrifttum bei HEILMEYER, sowie bei FLEISCH und VON MURALT). Die Höhenerythrocytose kommt zunächst nach dem Aufstieg in die Höhe zustande durch eine Mobilisierung der Erythrocyten aus den Blutdepots, wodurch es zu einer absoluten und relativen Vermehrung der roten Blutkörperchen kommt; es folgt eine erhöhte Knochenmarkstätigkeit, die zu einer länger andauernden Vermehrung der Erythrocyten und Reticulocyten führt. Eine Wasserabnahme im Gesamtblut bedingt daneben auch eine relative Erythrocytose. Allerdings tritt nach neueren Untersuchungen (VERZÁR) diese Vermehrung der Erythrocyten konstant erst in Höhen über 1800 m auf. Das Phänomen der echten Höhenerythrocytose wird auf die Senkung der O_2-Sättigung des arteriellen Blutes in großen Höhen (erst ab 1800 m nachweisbar) zurückgeführt; nach VERZÁR geht ein kurzfristiger Blutzerfall der Neubildung voraus. Auch das Hämoglobin nimmt zu, aber nicht in demselben Ausmaß. Nach der Rückkehr ins Tiefland bildet sich diese Blutveränderung rasch zurück. Bei der einwandfrei gesicherten Besserung des Blutbildes in Lagen des Gebirges unter 1800 m kann nach Versuchen in Unterdruckkammern die Luftdruckerniedrigung allein bedeutsam sein. Da aber auch an der Meeresküste das Blutbild bei Anämien sich bessert, sind sicherlich auch die gesamten klimatischen Einwirkungen, der vermehrte Freiluftgenuß mit Wind und Strahlungseinflüssen bedeutungsvoll. Bei Arbeitern in Bunkern sind Anämien beobachtet worden. Der Hämoglobingehalt des Blutes soll im Winter 10—20% niedriger als im Sommer sein.

Beim Übergang aus der Ebene in das Mittelgebirge und in das Hochgebirge, sowie an die See, kann es zu einer *Lymphocytose* kommen (Akklimatisationslymphocytose; AMELUNG, VOR DEM ESCHE, STÄUBLI).

Die *Kreislaufbeeinflussung* durch klimatische Einflüsse kann die verschiedensten Ursachen haben (vgl. Therapie der Erkrankungen des Herzens). Hier sind die thermischen Bedingungen vielfach entscheidend (vgl. Abschnitt Wärmehaushalt), aber auch die Regulierung der gesamten vegetativen Abläufe und psychologische Faktoren. Bei einem Klimawechsel ist mit einer nicht nur psychisch bedingten Übergangsblutdrucksteigerung zu rechnen als Folge der vegetativen Umstellung (AMELUNG). Unter Kühlreizen steigt, bei warmen Bedingungen (auch im Sonnenbad) fällt der Blutdruck (PFLEIDERER). Längere klimatische Kuren, sowohl im Gebirge als auch an der See, führen zur Senkung erhöhten Blutdrucks. In größeren Höhen ist mit einer Zunahme der zirkulierenden Blutmenge (wobei wieder an die Beziehungen zwischen Herzminutenvolumen und thermischen Einflüssen zu denken ist) und der Muskelmasse des Herzens (LOEWY) zu rechnen. Das Herz neigt nicht bei Ruhe, wohl aber bei Körperarbeit im Hochgebirge zur Dilatation (STIGLER).

Die *Atmung* ist ebenfalls von thermischen Einflüssen abhängig. Die Atmung ist im Hochgebirge gegenüber der Ebene verstärkt und neigt bei Arbeit zur Dyspnoe.

Dies rührt vom Sauerstoffmangel her, denn durch Sauerstoffatmung wird trotz gleichbleibender Kohlensäuremenge im Blut die Atmung erleichtert. Das Atemzentrum sowie das Herz- und Gefäßzentrum ist infolge des Sauerstoffmangels in großen Höhen übererregbar (STIGLER). Unter dem Einfluß von Duftstoffen der freien Natur zeigt die Atmung des aus der Stadt kommenden Menschen in der reinen Luft von Gebirge und See eine beachtliche Vertiefung; vielleicht spielen dabei auch die besonderen Hautreize im Freien eine Rolle (PFLEIDERER). Bei den klimatischen Einflüssen ist zu beachten, daß die Haut ein besonderes Aufnahmeorgan für die physikalische Umwelt ist, daß also die Stärke und Art der Bekleidung hier sehr bedeutsam werden kann.

Sehr kompliziert sind die Beziehungen zwischen *Klima* und *Stoffwechsel*. Die nach einzelnen klimatischen Anwendungen (Sonnen- und Seebäder) beobachteten Stoffwechselsteigerungen sind zu trennen von den Wirkungen eines längeren Aufenthaltes in einem bestimmten Klima. Wenn nach PFLEIDERER jeder Kühlreiz bei starken individuellen Unterschieden den Umsatz steigert, andererseits Wärme über die Kreislaufbelastung ebenfalls stoffwechselsteigernd wirkt, ist es verständlich, daß von Luft- und Sonnenbädern am nackten Menschen eine Stoffwechselsteigerung zu erwarten ist; bei den Seebädern kommt noch der Reiz des Wassers und des Wellenschlages dazu (Erhöhung für kurze Zeit bis 200%). Bei Freiluftliegekuren im Schatten, im Bereich der thermischen Behaglichkeitsgrenze durchgeführt, sah AMELUNG im Mittelgebirge eine Stoffwechselsenkung; hier überwiegt schon die zentralberuhigende Wirkung. Bei längerem Aufenthalt ist im Mittelgebirge mit einer Senkung des Grundumsatzes zu rechnen. Auch nach einer Seebadekur kommt es, von vorübergehenden Steigerungen des Grundumsatzes durch besondere klimatische Einzelanwendungen abgesehen, zu einer dauernden Senkung des Grundumsatzes (VOR DEM ESCHE) unter kontinuierlicher Zunahme des respiratorischen Quotienten; es kommt zu Ansatz von Eiweiß und Fett. Bei einem Aufenthalt in der Brandungszone dürfte der Grundumsatz gesteigert sein (PFLEIDERER). Im Hochgebirge belastet der erschwerte Sauerstofftransport Herz und Kreislauf, jedoch wird der Grundumsatz auch hier im Laufe einer längeren Kur gesenkt, ohne daß dieses Phänomen ganz zu erklären ist (PFLEIDERER). Im Seeklima und im Gebirge läßt sich eine erhöhte körperliche Leistungsfähigkeit und das Gefühl einer leichteren Bewältigung körperlicher Arbeit nachweisen (PFLEIDERER). Dabei entstehen auch psychomotorische Antriebe und Stimmungen,die den Ausgleich vorhandener Spannungen des seelischen Lebens fördern.

Strahlungsklimatisch bedingte Änderungen der physiologischen Abläufe wurden teilweise schon früher (S. 125) beschrieben.

Die klimatisch ausgelösten Wirkungen auf den *Zuckerhaushalt* beruhen ebenfalls sowohl auf thermischen als auch auf Strahlungsreizen. Kühlreize steigern den Blutzucker (See- und Schwimmbäder), ohne daß Glykosurie eintritt (CURSCHMANN). Sonnenbäder können zu erheblichem Blutzuckerabfall führen (Gefahr des hypoglykämischen Schocks). Die im Hochgebirge nachgewiesene (auch aus dem Mittelgebirge bekannte) Tendenz zur Hypoglykämie wird als ein Zeichen von Vagotonie gedeutet (FLEISCH und VON MURALT). Sowohl im Mittel- und Hochgebirge als auch an der Meeresküste tritt bei längerer Kur eine Hebung der Glykosetoleranz ein (Verbesserung der Glykogenie der Leber und Förderung der Zuckeroxydation im Gewebe). Kühlreize steigern den Blutkalkspiegel, erniedrigen Phosphor- und Kaliumgehalt im Blut. Der Einfluß des Klimas, besonders klimatherapeutisch wichtiger Zonen auf das *Säure-Basen-Verhältnis* ist bei den komplizierten Vorgängen, die hier im Organismus auch gegenregulatorisch mitwirken, noch nicht endgültig zu beurteilen. Die bei Berg- und Talfahrten gewonnenen

Werte dürfen wohl nicht den Auswirkungen klimatischer Kuren gleichgesetzt werden. Für größere Höhen ist eine respiratorische Alkalose gesichert.

Für das Hochgebirge, und zwar auch schon für Gebiete, die therapeutisch benutzbar sind, scheint eine allgemeine *Reizschwellenherabsetzbarkeit im zentralen Nervensystem* vorzuliegen (FLEISCH und VON MURALT).

Als ein wichtiger Maßstab des Erfolgs klimatischer Kuren gilt die *Gewichtszunahme*, vor allem bei Kindern und in der reinen Erholungsfürsorge. Die Veränderung des Körpergewichts ist im allgemeinen komplexer Natur (Wasserspeicherung, Fettansatz, Eiweißansatz, Zunahme der Muskulatur, Skelettwachstum). Auch kann ein Untergewicht anlagebedingt oder die Folge einer kürzlich überstandenen Krankheit sein. In der Rekonvaleszenz sieht man bisweilen nach Klimawechsel bei subjektiver und objektiver guter Erholung sowie Besserung des Hautturgors eine anfängliche Gewichtsabnahme (Ausschwemmung latenter Ödeme unter den klimatischen Einflüssen). Gewichtszunahmen zeigen auch im Jahreszeitenrhythmus begründete Schwankungen (Maximum im Herbst; PFLEIDERER). Wetterwechsel begünstigt die Gewichtszunahme bisweilen; langanhaltende Hochdruckwetterlagen können eine Stagnation der Erholung bedingen. Um den gewünschten „harmonischen" (PFLEIDERER) Gewichtsansatz zu erreichen, ist eine der individuellen Ausgangslage entsprechende Therapie einzuleiten. Unseres Erachtens muß in manchen Fällen mit einer Mastkur bei strenger Freiluftliegekur begonnen werden, in anderen Fällen können stärkere klimatische Reize, mit hydrotherapeutischen Anwendungen kombiniert, schon frühzeitig erforderlich und richtig sein. Nach PFLEIDERER bedeutet eine normale Auffüllung der subcutanen Fettschicht eine Erleichterung der Wärmeregulationen und Stabilisierung des Wärmehaushaltes. Ein normales Körpergewicht ist jedenfalls ein guter Schutz gegen Erkältungen.

IV. Künstliches Klima (Klimatisierung).

Überall, wo der Mensch in die Natur eingreift, entstehen Verhältnisse, die eine Änderung des Klimas bedingen (Rodung der Wälder, Ablenkung von Wasserläufen, Eintrocknung von Teichen und Sümpfen, Bau von Siedlungen und Städten). Hier handelt es sich um ein künstlich abgewandeltes bzw. neugestaltetes Klima. Die *Bekleidung* hüllt den Menschen in ein besonderes künstliches Klima ein, das er wie kein anderes individuell abwandeln kann. Im Klima mit stärkeren Reizgrößen dringt der Wind auch durch die Kleidung bis zur Haut vor; das gilt in erster Linie für das nördliche Meeresküstenklima, aber auch in wechselndem Grade für das Gebirge. Die Lichtdurchlässigkeit der Kleidung ist durchweg sehr gering und beschränkt sich vorwiegend auf die Wärmestrahlung; Stoffdicke, Stoffart und Webweise sind nicht so ausschlaggebend wie die Porosität. Nach MÖRIKOFER läßt nur Baumwollvoile wesentliche Teile, bis etwa 40%, der ultravioletten Strahlung durch; alle übrigen Stoffe, auch wenn sie in einfacher Lage noch so dünn gewählt sind, lassen die unter ihnen liegende Haut in einem „biologischen Dunkel". Das *Bettklima* (LANDSBERG), in dem der Mensch rund ein Drittel seines Lebens zubringt, ist auch ein künstliches Klima, ein modifiziertes Kleidungs- und Raumklima, das durch die Art des Zudeckens und der Lüftung zu einem „Schon"- oder „Reiz"-Klima gestaltet werden kann. Für den gesunden Menschen ist zu fordern, daß er im ungeheizten Raum bei geöffnetem Fenster schläft.

Das Raumklima ist immer ein künstliches (über die Besonderheiten des Stadtklimas vgl. S. 119). Jedes Raumklima unterliegt seinen eigenen besonderen klimatischen Bedingungen; es wird gekennzeichnet im Gegensatz zum Außenklima durch das fast vollständige Fehlen des Wechsels der meteorologischen Elemente. Das richtige Raumklima soll ein Behaglichkeitsklima sein. Es soll nicht nur u. a. Schutz gewähren gegen extreme thermische Belastungen der Wärmeregulierungen des Körpers, gegen Erfrierungen und schwere Grade der Überhitzung, sondern auch gegen geringe Beeinträchtigungen des Wärmehaushalts, die durch begleitende Unlustgefühle Arbeit und Lebensfreude stören, die normalen Abwehrreaktionen des Körpers lähmen und so Erkältungen, rheumatische Erkrankungen usw. begünstigen. Man weiß, daß das Behaglichkeitsklima der einzelnen Menschen sehr verschieden ist, abhängig von konstitutionellen Bedingungen, von Abhärtung, Berufstätigkeit, Lebensalter, augenblicklicher Körperverfassung usw. (Brezina und Schmidt, Bradtke und Liese, Linke, Amelung). Im Winter wird die Kälte durch Heizung reguliert; die Lufttemperatur soll dann zwischen 17,5 und 18,5° liegen, während im Sommer die Raumtemperatur 22° nicht überschreiten soll. In Mitteleuropa wird auch im Sommer nur selten die Behaglichkeitszone im Zimmer überschritten.

Die „Bewetterung", die „*Klimatisierung*" schafft durch den Einbau besonderer Vorrichtungen ein künstliches Raumklima, das in seinen Eigenschaften, seinen technisch zu regulierenden klimatischen Faktoren vollkommen unabhängig von der Außenluft und ihren Schwankungen zu halten ist. Von den Tropen ausgehend, wo es besonders schwierig ist, eine Belastung des Wärmehaushalts im geschlossenen Raum zu verhindern, ist man bestrebt, ein Raumklima mit konstanter Lufttemperatur und Luftfeuchte zu schaffen. In diesen künstlich klimatisierten Räumen wird Lufttemperatur, Luftfeuchte, Luftbewegung, Strahlungsverhältnisse, Luftdruck, das Luftkolloid (insbesondere Allergenfreiheit der Luft) und das Ionenmilieu technisch zu regulieren versucht. Auf die technische Seite des Problems kann hier nicht eingegangen werden.

Das Interesse für künstlich klimatisierte Räume auch in unseren Klimalagen hat verschiedene Gründe: Gewisse Fabrikationen benötigen vielfach eine bestimmte Temperatur und Luftfeuchte; der Ausgleich zwischen Fabrikationserfordernissen und dem Wohlbefinden der Arbeiter ist dann bisweilen nicht leicht. Für Hitzearbeiter nicht nur auf Ozeandampfern, sondern auch in der Schwereisenindustrie, in Glashütten, vielen Teilen des Textilgewerbes und in der keramischen Industrie muß ein erträgliches Klima geschaffen werden; bei Arbeit unter hoher Temperatur nehmen die Unfälle zu. In überfüllten Räumen genügen vielfach die üblichen Lüftungsmaßnahmen durch Fensteröffnung und auch durch einfache Ventilatoren nicht; die letzteren stören nicht selten durch zu starke Wärmeentziehung in bewegter Luft, durch „Zugwirkung" das thermische Wohlbefinden. Weiter wurde vorgeschlagen, im großstädtischen Raume ganz auf die direkte Zufuhr der doch stark verunreinigten Außenluft zu verzichten und den Innenräumen nur gereinigte Luft zuzuführen; man versprach sich dadurch Hebung der Gesundheit und verbesserte Arbeitsleistung. Und endlich wurde versucht, auch Kranke durch Verbringung in in bestimmter Hinsicht klimatisierte Räume therapeutisch zu beeinflussen. Zum besseren Verständnis sei darauf hingewiesen, daß *Lüftung* der Versuch ist, ein Raumklima durch Luftwechsel zu verbessern. Unter „Klimatisierung" und „Bewetterung" versteht man den Versuch, ein Raumklima durch ein anderes Klima zu ersetzen, das einem idealen Außenklima entsprechen soll.

Die Klimatisierung der Arbeitsräume gewisser Industriezweige und von Versammlungsräumen, Gaststätten usw. hat ihre volle Berechtigung, wenn die Möglichkeiten der üblichen Lüftung erschöpft sind. Voraussetzung einer guten Lüftungsanlage ist die Vermeidung von Zugbelästigung. Für den durchschnittlichen städtischen Arbeits- und Wohnraum verhindern die sehr hohen Kosten der Bewetterung die allgemeine Anwendung. Auch ist bis heute noch kein Beweis erbracht, daß dem Menschen selbst in der ungesunden Stadtluft der Aufenthalt in Räumen mit gewöhnlicher Fensterlüftung auf die Dauer schlechter bekommen müßte, er weniger gesund und leistungsfähig bliebe, als in voll klimatisierten. Die Hauptgefahr des klimatisierten Raumes ist die Herabsetzung jeder Übung der Regulationsvorrichtungen des menschlichen Wärmehaushaltes, die starke Verweichlichung. Auch ohne Klimatisierung erkälten sich die Menschen, die in Häusern mit Korridor- und Treppenheizung leben und arbeiten, besonders leicht, während in den Winterfeldzügen, beim Leben im Freien, kaum Erkältungen vorkamen. Der Wert klimatisierter Räume für physiologische Untersuchungen wurde schon erwähnt.

Die Klimatisierung von Operationsräumen hat sich bewährt (Abnahme der Bronchitiden der Operierten und erleichterte Arbeitsbedingungen für den Operateur und seine Mitarbeiter). In der Krankenbehandlung ist die Pneumatische Kammer erprobt bei Erkrankungen der Atmungsorgane, und die allergenarme Kammer kann bei Bronchialasthma Gutes leisten, wenn auch hier vor übertriebenen Hoffnungen gewarnt werden muß. JOCHIMS hat die Klimakammer (System STECKEL) bei kindlichen Pneumonien mit Erfolg angewandt, wenn in der freien Natur die erforderlichen frischkühlenden Klimareize fehlten. Hier erlangt zweifellos die künstliche Klimabehandlung Bedeutung für die Behandlung eines besonderen Krankheitszustandes, hier liegt auch der Weg für den weiteren Fortschritt: künstliche Klimabehandlung unter eindeutiger Indikation und unter Anwendung genau abgrenzbarer klimatischer Reize. Auch von der Behandlung mit der Klimakammer von ZEUZEM (Umschau 1950, S. 486), die auch eine Regulierung des Luftdruckes gestattet, werden gute Erfolge von zuverlässigen ärztlichen Beobachtern berichtet. In einigen Orten ist die Behandlung in klimatisierten Kammern bei Bronchialasthma, Heuschnupfen, allergischem Ekzem und Keuchhusten als kassenüblich erklärt worden.

Dem Ausbau der seriösen Klimakammerbehandlung wird aber durch sensationelle Pressenotizen geschadet, wie: „Es besteht in der Klimakammer die Möglichkeit, ein Klima zu ‚mixen'. Man kann trockenes, heißes Wüstenklima mit Hochgebirgsluftdruck ‚herstellen', etwa Heluan + Davos entsprechend; es läßt sich aber auch eine Reise nach Ostende mit Davoser Höhensonne verbinden, denn ein UV-Strahler befindet sich ebenfalls in der Kammer!" (1950).

Das natürliche Heilklima ist immer etwas anderes als die Luft eines klimatisierten Raumes, und eine Behandlung in einer solchen Kammer ist kein natürliches Heilmittel, keine Klimakur. Klimatisierte Luft ist immer Raumklimaluft („Konservenklima"; LINKE). Die „lebendige" Außenluft ist etwas ganz anderes als die „tote" Raumluft. Das eigentliche Wetter ist ausgeschaltet. In der Klimakammer fehlen die anregenden, abhärtenden Reize der an Stärke und Richtung ständig wechselnden Luftbewegungen des natürlichen Klimas, die auch die Frischluftzufuhr der engen Kammer nicht ersetzen kann. Das natürliche Luftkolloid mit all seinen Duftstoffen kann man mit einem künstlichen Aerosol nicht nachahmen; das Klima der Kammer steht dabei dauernd unter der Eigenproduktion von Kernen der behandelten Patienten. Es fehlt vor allem die Möglichkeit zur Bewegung im Freien, und es fehlen völlig die seelischen Einwirkungen der erlebten Landschaft.

Die *natürliche Sonnen- und Himmelsstrahlung kann nicht durch künstliche Strahler ersetzt* werden. Es gibt bis heute noch keine sonnenähnliche Strahler. Die Ultravitaluxlampe z. B. hat gegenüber der Sonne verhältnismäßig viel Ultrarot zwischen 4,2 und 1 μ, dagegen im sichtbaren sehr viel weniger, im langwelligen UV etwas weniger und im mittelwelligen etwa ebensoviel UV-Bestrahlungsstärke. Die „künstliche Höhensonne", die keine langwellige Strahlung aufweist, dagegen

UV C-Licht ausstrahlt, das im natürlichen Licht der Sonne nicht vorkommt, hat eine etwa 40—100 mal stärkere UV B-Intensität.

Tabelle 37. *Bestrahlungszeiten zur Setzung der Schwellen für Erythem und direkte Pigmentierung.* (Nach FRIEDRICH und R. SCHULZE.)

	Erythem	Direkte Pigmentierung
	(Schwelle)	
Sonne (Juni, Mittag, Deutschland)	40 min	15 min
Quecksilberlampe (500 Watt, 1 m Abstand) .	1 min	(16 Std.)

Daß die künstlichen Strahler biologisch wertvoll sind, daß sie in der klinischen und ambulatorischen Behandlung bei Schlechtwetterlagen und in den sonnenarmen Jahreszeiten Gutes leisten, daß sie sich in der Behandlung der Rachitis bewährt haben und zur Luftentkeimung dienen, kann niemand bezweifeln. Durch die Bestrahlung mit Hg-Quarzlampen kann ein „Protoplasmastoß" erzielt werden. Bestrahlungen mit Ultravitaluxlampen (Osram) haben sich uns insbesondere bei vegetativer Dystonie bewährt. Trotzdem liegen die biologischen Verhältnisse beim natürlichen Licht günstiger als bei den künstlichen Strahlern. Die Brauchbarkeit der künstlichen Strahler in besonderen Fällen bleibt dabei unbestritten.

Das künstliche Klima kann das natürliche Klima nicht ersetzen und in diesem Sinne nicht als Heilklima gelten. Der Aufenthalt in der Klimakammer ist niemals gleichbedeutend mit einer Klimakur mit allen Gegebenheiten eines Aufenthaltes in der freien Natur, im Hochgebirge, am Strand des Meeres, in den Wäldern des Mittelgebirges und mit den Eindrücken der erlebten Landschaft.

Bäder- und Klimaheilkunde.
Einleitung.

Wir senden Kranke in Bäder und Kurorte, um ihnen die Nutzung der dortigen Heilmittel und Kraftquellen der Natur zu ermöglichen. Auch in der Zeit einer hochgearteten Medizin, die auf dem Gebiet der spezifischen Therapie so vieles leistet, bleibt die Notwendigkeit, die klinische und häusliche Behandlung durch die Einwirkungen der Bäder- und Klimakuren zu ergänzen, bestehen. Die letzteren haben eine Ganzheitswirkung, eine Umstimmung, eine Einwirkung auf die reaktive Persönlichkeit, die keiner anderen Behandlung zukommt und die bei manchen chronischen Krankheitslagen in der Behandlung von entscheidender Bedeutung ist.

Niemals haben Nachahmungen die gleiche Wirkung, wie sie den natürlichen Bäder- und Klimakuren zukommt. Vom chemischen Standpunkt aus ist die Nachbildung der Heilwässer einstweilen ein ungelöstes Problem (ULSAMER). Den Nachahmungen fehlen wirkungsvolle Stoffe, die flüchtigen Bestandteile, die kolloidalen und die katalytisch wirkenden Faktoren. Das Milieu der Kurorte und Bäder ist unnachahmlich, die Einwirkungen des Himmels und der Erde, der Landschaft sind in einer Kur in der Stadt niemals erreichbar. Auch die Behandlung in klimatisierten Räumen hält mit den natürlichen Klimakuren (s. oben) keinen Vergleich aus. Künstliche Verfahren (Arzneibäder, künstliche Strahler usw.) haben ihren besonderen Wert im Rahmen der häuslichen und klinischen Behandlung. Sie sind aber etwas für sich und etwas anderes als Bade- und Klimakuren.

Mit dieser Auffassung hängt es zusammen, daß im Badeort die Anwendung der natürlichen Hilfsmittel in ihrer unverfälschten Form geschehen muß. Die moderne Technik (s. S. 73) ist mit Erfolg bemüht, die natürlichen Kurmittel in reinster Form an den Kranken heranzubringen. Es ist ein Unfug, natürliche Quellen Mischungen zu unterwerfen, Salze, Kohlensäure, aromatische Extrakte in Heilquellen zu geben und damit irgendwelche Bäder herzustellen. Wer Kohlensäurebäder braucht, gehört in ein Bad mit kohlensäurehaltigen Quellen, andere Bäder haben andere Aufgaben. Fichtennadel- und aromatische Zusätze gibt man in Süßwasser.

Der Aufenthalt in Bade- und Kurorten ist immer nur ein kleiner Ausschnitt meistens aus langem Krankheitsgeschehen, da Kurorte und Bäder ja vor allem bei den chronischen Zuständen in Betracht kommen. Es gilt also, die Zeit auszunutzen. Man muß Kranke so in Kurorte schicken, daß sie sofort mit der Kur beginnen können. Die notwendige Digitalisbehandlung eines Herzkranken, die Ausführung eines operativen Eingriffs (Hals, Frauenleiden) gehört vorher in die Hände des Arztes am Heimatort. Bei den üblichen Vierwochenkuren absorbiert die Erledigung derartiger Vorbehandlungen zuviel Zeit.

Trinkkuren, Bäder, Mooranwendungen, Klima kommen nur dann zur vollen Wirkung, wenn sie nicht durch interkurrente Behandlung gestört werden. Es verrät wenig Respekt vor den großen Zusammenhängen der Natur und wenig Verständnis für die gesamte medizinische Therapie, wenn umfangreiche andere Behandlungsverfahren während einer Badekur zur Hauptsache gemacht werden; solche Maßnahmen nehmen ihrerseits den Körper in Anspruch. Das schließt natürlich nicht aus, daß ergänzend und unterstützend Verordnungen aus der physikalischen oder arzneilichen Therapie den Gang der Kur sinnvoll begleiten, besonders auch, um die von den natürlichen Kuranwendungen frei bleibende Zeit wirkungsvoll auszunutzen (s. S. 194).

In der Balneologie wird im allgemeinen zu niedrig dosiert. Nur intensive Kuren, abwägend verordnet, zwingen den Körper zur Umstimmung und beeindrucken die reaktive Persönlichkeit. Bei vielen Krankheitszuständen (Rheuma, Gynäkologie) hängt davon der ganze Erfolg ab.

Dem Kurarzt obliegt es auch, den Kranken in das Milieu der Bäder und Kurorte einzuführen, ihm die Naturnähe zu vermitteln und ihm ein Führer zu sein, in das Erlebnis in Bädern und Heilklimakurorten einzudringen. Je größer die Hingegebenheit des Patienten an die Kräfte der Natur, desto sicherer der Erfolg. Auch für den Großstädter des 20. Jahrhunderts hat das noch Bedeutung. Die Naturverbundenheit des Kurarztes ist daher eine unentbehrliche Voraussetzung für ihn als Berater und Führer seiner Kranken. Die Bedingungen für die Ausübung der ärztlichen Praxis, für das Verhältnis Arzt zu Patient sind besonders günstig. Der Kranke kommt mit Erwartung, hat Zeit für ein kurgemäßes Leben, das Milieu wirkt mit bei der Einstellung des Kranken.

Ein Erfolg der Kur ist nur dann sicher, wenn kurgemäß gelebt wird. Auch die kleinen Notwendigkeiten der Tageseinteilung, der zeitlichen Vorschriften für Trink- und Badekuren soll der Patient lernen ernst zu nehmen. Sie sind tausendfältig bewährt, Bäder und Kurorte sind aber nicht nur Behandlungsplatz; sie sind geeignet, beizutragen zur Erziehung der Menschen überhaupt im Sinne einer naturgemäßen und gesunden Lebensführung. Hier ist Gelegenheit, dem Menschen den Wert naturgebundener Ernährung, sinnvoller Abwechslung von Ruhe und Arbeit und den Wert der Anlehnung an die Natur überhaupt beizubringen, um dies dann im eigenen Leben zu verwerten.

Die Kurdauer soll nicht zu gering sein, Kurzkuren haben keinen Wert. Der Körper braucht Zeit für die Verarbeitung der dargebotenen Reize.

Im Interesse der Kranken ist eine möglichst enge Beziehung zwischen Haus-
und Kurarzt insbesondere bei Beginn und Abschluß der Kur erforderlich.

I. Die Heilkuren.

Allgemeiner Teil.

Badekuren.

Eine fundamentale Tatsache im Bereich der Badekuren ist die Erscheinung
der sog. *Badereaktion*, die wir nach allen Arten von Mineralbädern, aber auch bei
Trinkkuren und Klimakuren auftreten sehen. Die Erscheinung ist erstmalig
1631 von dem Schweizer Arzt KOLWECKEN in Pfeffers beschrieben und treffend
beurteilt worden. Die Badereaktion ist ein schockartiger Vorgang, der meist nach
dem 3.—6. Bad bei der Mehrzahl der Patienten, nicht bei gesunden Personen,
auftritt. Sie besteht in allgemeinen Veränderungen des Zustandsbildes des
Kranken. Der Patient sieht schlecht aus, schläft nicht, ist verstimmt, appetitlos,
es kann Fieber auftreten, oder es können sich bis an die Grenze der Depression
streifende psychische Veränderungen einstellen. Oft ist die Erscheinung von
lokalen Reaktionen begleitet, namentlich im Bereich älterer Krankheitsvorgänge,
sog. Herdreaktionen: Alte Narben, die jahrelang keine Beschwerden gemacht
haben, fangen wieder zu schmerzen an, Gelenkschmerzen, Koliken, Erbrechen,
Hauteruptionen, asthmaartige Beschwerden, katarrhalische Erscheinungen, Durch-
fälle, gynäkologische Reizsymptome treten auf. Aber auch immer gesunde
Organe können beteiligt sein. Die Erscheinung ist wertvoll für den beobachtenden
Badearzt als Maßstab der Reaktion des kranken Organismus und als Wegweiser für Anwendungsform und Dosierung der Bäder (WAGNER). Zur Erzielung
eines Heilerfolges ist sie nicht Bedingung, denn auch Kranke, deren Kur ohne
Badereaktion verläuft, machen erfolgreiche Kuren.

Bisher fehlt ein Anhaltspunkt für den Vorgang im Organismus, der zur Badereaktion führt. Zweifellos handelt es sich darum, daß die Einwirkungen des Bades
physikalischer und chemischer Art Wandlungen im Organsimus und in seinen
einzelnen Organsystemen herbeiführen. Der Organismus muß sich auf diese
Änderungen umstellen. Der Ausdruck dieser Umstellung, namentlich wenn die
Behandlung brüsk einsetzt und die Reizbarkeit des Patienten groß ist, ist eben die
Badereaktion.

Mit der Badereaktion geht meist eine Erhöhung der BKS einher (NEU-
MAIER, HAUG u. a.); die BKS pflegt mit eintretender Besserung wieder abzufallen.
Die Sublimatflockungsreaktion nach Takata-Ara wird (KÜHNAU) in der Bade-
reaktion fast immer positiv. Die Verfolgung des humoralen Blutbildes, dessen
Verschiebungen als Ausdruck einer unspezifischen Allgemeinwirkung verstanden
werden dürfen (WUHRMANN und WUNDERLY), ergaben indessen (REICHEL und
MIELKE) keinen Anhaltspunkt dafür, daß bei einer erfolgreichen Badekur immer
im Organismus eine Umstellung im Sinne der Badereaktion abläuft: das WELT-
MANNsche Koagulationsband, die Formolgelreaktion im Plasma und die Werte
des Gesamteiweißes blieben (100 Fälle) kaum verändert: das subjektive Erleben
des Patienten und die klinische Beobachtung sind immer noch der sicherste Anhaltspunkt. Man muß aber doch (KÜHNAU und SCHLÜTZ) aus der Badereaktion
beim Rheumatiker, die mit einem Anstieg des Pseudoglobulinanteils innerhalb
der Globulinfraktion und innerhalb des gesamten Plasmaeiweißes einhergeht,
schließen, daß die Badereaktion nicht nur mit einer Zustandsänderung der
Körperkolloide einhergeht, sondern auch eine Änderung der Abwehrkräfte
des Organismus in sich schließt, denn die Plasmaeiweiße sind die Träger des

Komplementcharakters und der Immuneigenschaften des Blutes. Insofern ist die Begründung für die schon seit längerer Zeit behauptete protoplasmaaktivierende Eigenschaft der Heilbäder gegeben (Schober). Jedenfalls kennzeichnet die Badereaktion von vornherein das Erlebnis des Mineralbades als ein tiefes Eingreifen in die gesamten Funktionen des Organismus, als eine *Zustandsänderung allgemeinen Charakters*. Sie bringt das zum Ausdruck, was man immer als die *Umstimmung durch die Kur* bezeichnet hat, gerade also das, was man wünschen oder erreichen will, sichtbar oder unsichtbar, als das Ergebnis einer Heilbadekur.

Das Einbringen des menschlichen Körpers, der an der Grenze von Erdboden und Luft zu leben gewöhnt ist, in ein Bad, also die Umgebung des Körpers in mehr oder weniger vollständiger Ausdehnung mit Wasser (mit alleiniger Ausnahme des Kopfes), hat zunächst *mechanische Wirkungen*. Man kann diese nur im indifferenten, körperwarmen Wasserbad, das keine Temperaturreaktionen auslösen kann, feststellen. Als mechanische Wirkungen bezeichnen wir die Erscheinungen des Auftriebs und des hydrostatischen Druckes.

Der *Auftrieb* entsteht durch die Gewichtsdifferenz zwischen dem menschlichen Körper und dem Gewicht eines gleich großen Volumens Wasser; mit dem Gewicht, das sich aus dieser Differenz ergibt, schwimmt der Körper; er wiegt (spez. Gew. des untergetauchten Körpers bei respiratorischer Mittellage 1,025) in Süßwasser, wenn wir 70 kg (Gewicht des Kopfes und oberen Halsteiles etwa 4,9 kg) also für Rumpf und Extremitäten 65,1 kg annehmen, noch etwa 6,5 kg. Nur bei ganz tiefer Einatmung hat der Körper ein geringeres spezifisches Gewicht als das Wasser. Die statische Muskelarbeit zum Unterwasserhalten des Körpers im Süßwasser-Wannenbade ist jedenfalls so gering, daß sich daraus keine Veränderungen an Kreislauf oder Atmung ergeben (v. Diringshofen); die Bedeutung des Auftriebes im Süßwasser ist vielfach überschätzt worden.

Anders liegen die Verhältnisse, wenn in mineralisierten Badewässern die Gewichtsdifferenz geringer und schließlich negativ wird: im Nauheimer Sprudel Nr. 12 (spez. Gew. 1,02) „wiegt" der Körper noch 5,2 kg, in einem starken Solbad (Reichenhaller Edelquelle, spez. Gew. 1,418) ist die Gewichtsdifferenz bereits negativ: —4,9, der Auftrieb beträgt also 4,9 kg; das bedeutet, daß der Körper im Solbad schwebt. Die Bewegungen werden dadurch gewaltig erleichtert, Glieder selbst mit ausgedehnten Teillähmungen können gut bewegt werden, da sich die Widerstände erheblich verringern; das hat praktisch, z. B. bei der Behandlung der nach Poliomyelitis zurückbleibenden Lähmungen, große Bedeutung.

Im Moorbad (spez. Gew. 1,3) ist der Auftrieb noch höher, doch wird er hier durch die innere Reibung des Bademediums gemindert. Die Überwindung eines hohen Auftriebes kann eine Kraftanstrengung erfordern, die sich auch in der Herzarbeit und der Atmung geltend machen kann.

Bedeutungsvoller als die Effekte des Auftriebes sind die des *hydrostatischen Druckes*, die aber (Kühnau) bisher in der praktischen Balneotherapie kaum Beachtung gewonnen haben, obschon sowohl ältere Arbeiten (Eisenmenger, v. Moll) als insbesondere neuere (v. Diringshofen) die Wirkungen des hydrostatischen Druckes deutlich veranschaulichen. Als hydrostatischen Druck bezeichnet man die Druckwirkung des den Körper umgebenden Wassers, der sich auf die Weichteile sowohl als auf die Körperhöhlen auswirkt; man versteht die Verhältnisse vielleicht am besten, wenn man sie in der Richtung der venösen Strombahn verfolgt.

An den unteren Extremitäten wird ein sehr hoher Anteil des Außendruckes auf die Weichteile und auf die Blutgefäße übertragen, zunächst werden Haut, Capillaren und Bindegewebe betroffen, dadurch wird (v. Diringshofen) das

Gleichgewicht der das Wasser im Bindegewebe bewegenden Kräfte in der Richtung auf die Gewebsentwässerung verschoben, es findet eine erhöhte Wasserabgabe vom Bindegewebe in das Blut statt: dadurch erhält die Niere ein vermehrtes Angebot an Flüssigkeit und an ausscheidungsfähigen Stoffen. Das führt zu der nach indifferenten warmen Bädern stets zu beobachtenden gesteigerten Diurese; fördernd kommt wahrscheinlich noch hinzu der erleichterte Abstrom aus der Nierenvene infolge des verbesserten Gefälles in der venösen Strombahn (s. u.). Die großen Venen der unteren Extremitäten werden im Wasserbade nicht komprimiert, sondern entspannt, ihre im Gehen und Stehen vorhandene pralle Füllung schwindet. Da der Venendruck örtlich jeweils mindestens bis zu dem Werte des hydrostatischen Badewasserdruckes ansteigt, da ein sehr erheblicher Anteil des venösen Rückflusses in der Vena cava inferior aus den beiden großen Femoralvenen stammt, so wird bereits von dieser Seite her ein großer Beitrag geleistet für die Erhöhung des venösen Rückflusses im Bade; die Druckunterschiede zwischen Abdominaldruck und Venendruck außerhalb der Bauchhöhle (am Eintritt der Vena femoralis in die Bauchhöhle) werden hydrostatisch ausgeglichen (v. DIRINGSHOFEN).

Der Bauchumfang nimmt im Bade um 2,5—6,5 cm ab. Ursache ist vor allem das Höhertreten des Zwerchfelles infolge der veränderten Druckverhältnisse im Bauchraum. Der Bauchraum hat in der Wirbelsäule, den unteren Rippenbögen und dem Beckenboden versteifte Wandungen, verhält sich aber sonst (v. DIRINGSHOFEN) wie eine mit Wasser gefüllte, luftdicht abgeschlossene Blase, Vorder- und Seitenwände sind völlig nachgiebig, soweit nicht sehr straffe und gespannte Bauchmuskeln diese Nachgiebigkeit etwas verringern; doch beeinträchtigt dies grundsätzlich nicht die Tatsache, daß sich der hydrostatische Druck fast zu 100% auf den Bauchinhalt überträgt. Das Gewicht der am Zwerchfell aufgehängten Organe wird dadurch praktisch aufgehoben, das Zwerchfell tritt schon höher, wenn der Wasserstand das Niveau des Nabels erreicht, so daß jetzt schon die Atemmittellage sich ändert. Die bedeutendste Konsequenz dieser Verhältnisse besteht wohl darin, daß der hydrostatische Druck auf die Blutgefäße des großen Kreislaufes übertragen wird, wodurch in den Körperbezirken unter Wasser der Druck in den großen Venenstämmen ansteigt; dadurch erhöht sich der venöse Rückfluß zum Herzen gewaltig; zumal die Druckdifferenz zwischen Unterbauch und Zwerchfellgegend mitwirkt und außerdem der erhöhte Venendruck sich auch auf die Vena cava superior fortpflanzt.

Mit der Höhe des Wasserspiegels vermehrt sich zunehmend das Blutangebot an das rechte Herz und damit auch der effektive Füllungsdruck desselben; eine unzureichende Rückführung des Blutes zum Herzen ist im Dreiviertelbad kaum und im Vollbad überhaupt nicht möglich, was natürlich einen echten Kreislaufkollaps unter diesen Bedingungen ausschließt: nicht im heißen Bade selbst, sondern erst beim Verlassen desselben, wenn das Blut in die mächtig erweiterten Hautgefäße abströmen kann, droht die Ohnmacht.

Dieses vermehrte Blutangebot unter erhöhtem Druck wäre noch stärker, wenn nicht die intrathorakale Drucksteigerung infolge Veränderung der Atemmittellage entgegenwirken würde (v. DIRINGSHOFEN). Der Wasserdruck wird von den muskulären und elastischen Kräften der Brustkorbwandungen aufgenommen, der Brustkorb wird dabei mehr komprimiert als die Lunge nachgibt, gleichzeitig wird das Zwerchfell durch den vermehrten Bauchinnendruck zum Hochstand gebracht: dadurch wird die Atemmittellage auf einen niedrigeren Wert fixiert, diese Einflüsse beginnen sich schon geltend zu machen, wenn (s. o.) der Wasserstand den Nabel erreicht, die Inspiration wird erschwert. Die Lunge erfährt eine Abnahme an Luft und an Blutfülle; der Gesunde kann dies durch Abgabe der

Reserveluft (im Vollbad bei hohem Wasserstand bis zu 1 l) ausgleichen, was bei
Stauungslunge oder Emphysen nicht möglich ist, es kann dann zu Beklemmung,
Dyspnoe und verminderter Herzdurchblutung (Gefahr bei Coronarschäden)
kommen. Folgendes Experiment veranschaulicht die Bedeutung der Druckwirkung: Läßt man unter Wasser mit Schlauchatmung atmen, so nimmt der auf
der Brustwand lastende Druck pro Zentimeter Tauchtiefe um 0,5 kg zu; die Grenze
der Atmungsmöglichkeit wird erreicht, wenn die Wassersäule 35 cm = 17,5 kg
Wasserdruck beträgt.

Auch das Herz befindet sich im Thoraxraum unter der Wirkung der hier geschilderten veränderten Druckverhältnisse, der verstärkte venöse Zustrom führt
zu einer Steigerung des Herzminutenvolumens, sie beträgt zunächst etwa 30%,
geht dann aber bald auf 20% zurück, wobei es bleibt. Das Herz kann diese Mehrarbeit ohne erhöhte Anstrengung leisten, da im Bade der Blutdruck (systolisch
oder diastolisch) sinkt. Im Röntgenbild (Röntgenkymogramm BÖHM-EKERT)
läßt sich eine Veränderung der Herzform und der Herzbewegung während des
Vollbades nachweisen, der Transversaldurchmesser nimmt um etwa 0,8 cm, besonders nach rechts, zu, auch das Gefäßband wird breiter mit ventrikelsynchroner
Pulsation bis in das Gebiet der Vena cava.

Beachtung verdient in diesem Zusammenhang (BÖHM) das Verhältnis der
Körpergröße des Badenden zur Wassermenge in einer großen oder kleinen Wanne:
magere Patienten tauchen beim aufrechten Sitzen mit dem Abdomen tiefer ein
als korpulente, man hat liegestuhlartige Einsätze aus Metallrohr usw. besonders
für große Wannen empfohlen, um aus der Stellung des Badenden in der Wanne
noch Vorteile für die Behandlung zu gewinnen; die Horizontallage wirkt ähnlich
wie das warme Bad im Sinne der vagotonen Umstimmung durch Begünstigung
von Bradykardie und Blutdrucksenkung (JARISCH). Auch im EKG sind die Einwirkungen des hydrostatischen Druckes nachweisbar: im Teilbad nimmt die
Austreibezeit, im Vollbad die gesamte Systolendauer zu.

So erweist sich die Wirkung des hydrostatischen Druckes als eine sehr beachtliche Größe im Badeverfahren, zumal alle hier berichteten Effekte sich ausschließlich auf das körperwarme indifferente Süßwasserbad beziehen; bei der Verwendung
spezifisch schwererer Bademedien (Solbäder) oder solcher, die biologisch wirksame Reizstoffe enthalten (CO_2, Radon), müßte der Wasserdruck erst recht beachtet werden.

Der Badewasserdruck wird durch seine Komponenten: Belastung der Brust-
raumwandung und Erhöhung des Venendruckes allein schon zu einem wirksamen
Heilmittel, seine Beachtung eröffnet daher therapeutische Perspektiven. Daß das
Vollbad kollapsverhütend wirkt, ist schon erwähnt, ebenso, daß beim Verlassen
desselben in dieser Hinsicht Vorsicht geboten ist. Ein hoher Wasserstand fördert
die Ausatmung (Emphysem, Asthma usw.), erschwert aber die Einatmung. Ein
rhythmisch wechselnder Wasserstand erlaubt Atmungs- und Herztraining. Bei
Einstrombehinderung zum rechten Herzen (Pulmonalstenose) sind Vollbäder
günstig, bei Stauung im Lungenkreislauf nur Bäder mit Wasserstand bis zur
unteren Brustgrenze anwendbar (v. DIRINGSHOFEN).

Außer den mechanischen sind vom Bade aus Einwirkungen der Temperatur
und des Chemismus auf den menschlichen Körper zu erwarten. Diese Dinge kann
man nur verstehen, wenn man sich über die *Rolle der Haut* als eines hoch bedeutsamen Organs für den Wärmehaushalt und den chemischen Haushalt im klaren
ist. Die Haut ist nicht allein Bedeckung. Sie läßt keinen Vergleich mit den Verhältnissen im Tierreich zu; sie ist nicht eine einfache Membran, Osmose kommt
nicht in Betracht. Sie ist ein durchaus dem menschlichen Körper eigenes und mit
besonderen Funktionen und Fähigkeiten ausgestattetes, auch im Bau besonderes

Organ. Sie ist fast in ihrer ganzen Ausdehnung ohne Kopf und Hals den Reizen des Bades ausgesetzt und befähigt, diese Reize in das Körperinnere weiterzugeben, sie aber in eine für die verschiedenen Organe und Organkomplexe verständliche Sprache zu übersetzen. Sie vermittelt diese Reize über das vegetative System, dessen Mitwirkung ausschlaggebend ist für die Nutzbarmachung der Bäder- und Klimareize. Die Haut ist das vegetative Sinnesorgan (E. F. MÜLLER). Die vielseitigen Umstellungen, die unter den Einflüssen der thermischen und chemischen Faktoren des Bades sich im Körper vollziehen, sind die Folge der Mitwirkung des in diesem Zusammenhang hochwichtigen Hautorgans. Man hat daher mit einer Hautprobe zur neurovegetativen Testung die durch Bäder veränderte Reaktionslage des vegetativen Nervensystems gemessen (SPADEA).

Im warmen Bad rötet sich die Haut, die Haut wird stärker durchblutet. Diese Wirkung kommt zustande auf zwei Wegen, einmal auf direktem Wege durch unmittelbare Reizung der Gefäßnerven mit dem Erfolg einer vasomotorischen Wirkung, ferner dadurch, daß die wärmeempfindlichen Nerven mittels eines zentralen Reflexes über das Rückenmark eine Gefäßerweiterung herbeiführen; die Vasoconstriction durch Kältereize wird durch einen über den Hirnstamm vermittelten Reflex bewirkt. Hierbei kann (STAHL) der Reiz auch über den sympathischen Grenzstrang verlaufen; eine vasomotorische Wirkung kann aber auch durch die periarteriellen Geflechte (sympathische und parasympathische Fasern) vermittelt werden, hierbei dürften innerhalb der Geflechte überspringende Reize, sog. Axonreflexe, eine Rolle spielen.

Die Erweiterung der Hautgefäße im Warmbad ist weiter eine Wirkung von Stoffen, die in der Haut selbst vorhanden sind bzw. durch das Warmbad ausgeschieden werden (endokrine Funktion der Haut). Es handelt sich um dreierlei Stoffe: das Histamin (das nur im kalten Bade gebildet wird), das Acetylcholin und die Adenylsäure. Am wichtigsten ist das Acetylcholin, der sog. Vagusstoff. Durch ihn, also durch das Warmbad, wird die Reaktionslage der gesamten Haut im Sinne eines erhöhten Vagotonus umgestellt (STAHL). Das kalte Bad schließt einen erhöhten Sympathicotonus in sich. Der im Warmbad gesteigerte Erregungszustand des Hautvagus greift auf den Organismus über; das Acetylcholin hat Wirkung auf Stoffwechsel, Kreislauf, Muskulatur, Blutbeschaffenheit. Die Hauttemperatur muß bei erhöhter Durchblutung ansteigen. Außerdem werden noch andere Reaktionen in der Haut ausgelöst, so Veränderungen des elektrischen Hautwiderstandes (Abnahme im Warmbad). Am wichtigsten erscheint die schmerzherabsetzende Wirkung des warmen und die steigernde des kalten Bades. Das Warmbad verändert ferner die Ionendurchlässigkeit der Haut. Sie wird namentlich in den tieferen Partien erhöht: sog. Thermoreaktion der Haut (REIN).

Die genannte Ausstrahlung der Gefäßwirkung in der Haut vollzieht sich zunächst am Kreislauf, denn die vermehrte Durchblutung der Haut führt zu einer Entleerung der inneren Gefäßbezirke. Es entsteht eine Art Autotransfusion in die Peripherie (GOLLWITZER-MEIER), die durch Verengerung der Gefäße des Splanchnicus und der anderen inneren Bereiche kompensiert wird. Gleichzeitig wird aber im Sinne dieses Ausgleichs die umlaufende Blutmenge erhöht durch Entleerung der sog. Blutsümpfe (Ansammlung des nicht zirkulierenden Teils des Blutes) in Leber, Milz und Haut (s. o.). Diese Vorgänge treten auch ein, wenn das Warmbad kein Vollbad, sondern nur ein Teilbad ist. Es kommt dann zur sog. *konsensuellen Reaktion.* Dieses schon von BROWN-SEQUARD beobachtete, von OTFRIED MÜLLER erweiterte Gesetz besagt, daß das Hautorgan als ein einheitliches Gebilde zu betrachten ist, so nehmen also weite Bezirke der Haut, ja die ganze Ausdehnung des Körpers an der im Teilgebiet vor sich gehenden Reaktion teil. Auch die inneren Bezirke, Magen, Darm usw., können sich beteiligen, auch die Coronargefäße, soweit nicht die inneren Bezirke sich zur Peripherie im Sinne der Gesamtsteuerung entgegengesetzt verhalten müssen (DASTRE-MORAT*sche Regel*).

Diese verschiedene Verteilung der Blutfülle in den einzelnen Körperpartien und Organen unter dem Einfluß thermischer Reize zeigt, daß große Blutmassen gerade auch durch warme Bäder umgeschaltet werden; HAUFFE spricht auf Grund der Erfahrungen, die er am Kreislauf mit Teilbädern mit ansteigender Temperatur gemacht hat, von den sog. Kesselgebieten (Herz, Lungen und großen Gefäßen) als den Versorgern im Gegensatz zur gesamten Peripherie als den versorgten Gebieten.

Die Strömungsgeschwindigkeit ist in warmen Bädern stark erhöht, in kalten verlangsamt. Die erhöhte Durchblutung bringt Sauerstoff in einer den Bedarf übersteigenden Weise an die Peripherie. Das Venenblut bleibt daher an der Peripherie hellrot (denn der Hautstoffwechsel steigt nicht gleichzeitig). Alle diese Dinge (Erhöhung der peripheren Durchblutung und Erhöhung der umlaufenden Blutmenge) zwingen das Herz zu erhöhter Arbeitsleistung. Das Minutenvolumen steigt an. Bei sehr heißen Bädern nimmt der Puls rasch zu, und es ist dann keine ausreichende Zeit zur genügenden Ventrikelfüllung, das Minutenvolumen nimmt ab. Auch diese Verhältnisse übertragen sich von Teilbädern auf den gesamten Kreislauf (Erhöhung des Minutenvolumens nach HAUFFEschen Teilbädern). Die erwähnten Reaktionen haben auch eine jahreszeitliche Komponente. Sie sind im Sommer ausgesprochener als im Winter. Der Blutdruck sinkt im warmen Bade ab, steigt im heißen und ebenso im kalten. Das heiße Bad stellt eine erhebliche Vermehrung der Herzarbeit dar, so daß bei längerer Dauer ein Versagen des Kreislaufs auch beim Gesunden möglich ist.

Die Atmung wird sowohl hydrostatisch als thermisch beeinflußt. In warmen Bädern wird die Atmungsfrequenz vertieft. Im mittelwarmen Bad kann durch die Vertiefung der Atmung eine Überventilation eintreten als Folge der erhöhten Bluttemperatur und der Wärmereize. Die Hyperpnoe führt zu einer Alkalose des Blutes.

Die schon erwähnte Vermehrung der Blutmenge aus physikalischen Ursachen (s. o.) erfährt durch die Wärme gleichfalls eine weitere Steigerung, indem Gewebsflüssigkeit in das Blut einströmt. Das Blut wird im warmen Bade also nicht nur vermehrt, sondern auch verdünnt, im kalten verdickt. Die erstere Erscheinung wird wiederum durch Schwitzen und Diurese ausgeglichen. Aber nicht nur die Verdünnung (oder Eindickung) kommen einfach in Frage, auch einzelne Blutbestandteile ändern sich. Im warmen Bade stellen wir Abnahme des Phosphorgehalts, des Blutzuckers, des Glutathion fest, vor allem aber ändert sich die aktuelle Reaktion des Blutes. Warme Bäder bewirken eine Alkalose, kalte eine Acidose des Blutes durch Änderung der alveolären CO_2-Spannung (KROETZ). Die Acidose im Kaltbad erklärt die schlechte Verträglichkeit von Bädern für Diabetiker. Änderungen lassen sich auch im Urin nachweisen (Einfluß auf Ammoniak-, Harnsäure- und Chlorausscheidung). Indirekte Einflüsse durch Erwärmung der Bauchhaut sind im Verdauungskanal nachgewiesen. Im warmen Bade nimmt die Peristaltik zu, die Ausscheidung der Magensäfte ab: das Kaltbad bewirkt Hyperacidität.

In heißen Bädern erfolgt eine Kochsalzretention, die sich in den folgenden Tagen wieder ausgleicht, man hat Einwirkungen auf die Stoffwechselzentren des Zwischenhirns dafür zur Erklärung herangezogen.

Wie sehr die erhöhte Blutfülle des warmen Bades geeignet ist, die Reaktionsfähigkeit der Haut zu beeinflussen, zeigt sich auch dadurch, daß eine

UV-Bestrahlung nach einem warmen Bad mit einer vermehrten Erythembildung und Pigmentierung beantwortet wird (STAHL und SIMSCH).

Überwarme Bäder werden im Rahmen der hyperthermischen Verfahren namentlich zur Behandlung von Spätlues, Poliomyelitis, Fleckfieber und Rheuma angewandt (LAMPERT). Bei der künstlichen Malaria-Infektion, beim Pyrifer, bei der Elektropyrexie wird durch die Erregung der Wärmezentren das künstliche Fieber erzeugt. Bei der Behandlung mit überwarmen Bädern wird die Wärmeerhöhung von außen an den Körper herangebracht, der Körper wird aufgeheizt. Es werden ansteigende heiße Bäder von 2—3 Stunden Dauer angewandt. Nach der Prüfung des Kreislaufes und unter ständiger ärztlicher Kontrolle gibt man Serien von 6 Bädern und mehr, durch Zwischentage getrennt; LAMPERT beginnt mit Dreiviertel- bis Vollbädern, die rasch von 37° auf 41° erhöht werden, später werden noch wesentlich höhere Grade bis 45° angewandt; die Körpertemperatur wird auf 39—40° gebracht, womit eine wesentliche Steigerung der Abwehrkräfte erreicht wird. Um Krankheitserreger und Tumorzellen zu schädigen, sind höhere Temperaturen erforderlich, die Syphilisspirochäte stirbt bei 41° und 120 min Dauer ab. Die erhöhte Temperatur geht in 1—2 Std. (Kopfkühlung, lauwarmes Schlußbad) zur Norm zurück. Gegenanzeigen sind Pulszahl über 140 und Ausbleiben des Schwitzens, dagegen sind vorgerücktes Lebensalter und erhöhter Blutdruck, wenn nicht extrem, keine Kontraindikationen.

Will man eine *Skala der Wirkungen der Bäder* mit Hinsicht auf das Erscheinen und die Intensität der Badereaktion aufstellen, so kann man etwa folgende Abstufungen nennen: warmes Süßwasserbad mit aromatischen Zusätzen, verdünnte entgaste Sole, Kochsalzquellen, Solbäder in steigender Konzentration, Wildbäder, Jodbäder, Schwefelbäder, Schwefelthermen, Moorteilbäder, Radiumbäder, Moor-, Schlamm- und Schlickvollbäder.

In der *Anwendung der Wärme* kann man folgende Skala aufstellen: trockene Wärme (Wärmeflasche, Diathermie), feuchter Umschlag, heiße Sitzbäder, heiße Vollbäder, heiße feuchte Packungen (Moor). Durch Kombination kann man die Wirkung verstärken, z. B. Diathermie mit feuchten Packungen. Die höheren Grade wirken wärmestauend und hyperthermisch.

Wenn man einem Patienten Mineralbäder verordnet, so muß man sich klar sein, daß zu den Wirkungen, die ein Mineralbad auf Grund seines Gehaltes an besonderen *Wirkstoffen* entfaltet, die mechanischen und thermischen Faktoren hinzukommen, die im Vorstehenden besprochen worden sind. Es können von den chemischen Inhalten der Heilwässer spezifische und unspezifische Wirkungen ausgehen; daß die tiefgreifende Allgemeinwirkung vieler dieser Badeformen eine so bedeutende ist, kann man sich vielleicht gerade aus dem Zusammenwirken der mechanischen, thermischen und chemischen Komponenten, die dabei alle gleichzeitig in Aktion treten, erklären, obschon gerade solche Badeformen, die wenig beinhalten, die akratischen Thermen, besonders stark unspezifisch und allgemein wirken. Jedenfalls ist ein Mineralbad neben seiner Sonderwirkung immer eine bedeutende konstitutionstherapeutische Maßnahme.

Spezifische Wirkungen kommen dann zustande, wenn die im Badewasser enthaltenen Stoffe die Haut durchdringen, so daß sie dann im Körper ihre pharmakologischen Eigenschaften entfalten können. Das ist nur möglich bei lipoidlöslichen Substanzen (SCHWENKENBECHER). Andere Stoffe werden in der Haut vielfach in lipoidlösliche Form umgesetzt. Lipoidlöslich sind CO_2, SH_2 und Radon, die arsenige und Thioschwefelsäure, Jod- und Brom-Wasserstoffsäuren (KÜHNAU und MARCHIONINI), ferner Chloride, Bicarbonate und Salze von Schwermetallen (F, Cu, Mn, Ba, Co). Der Gehalt an diesen Stoffen ist in den Mineralwässern daher wichtig.

Von einer ganzen Reihe derartiger Stoffe, die in die Haut eindringen, sind Wirkungen bekannt. Schwefelbäder wirken auf den Diabetikerhaushalt, haben spezifische Wirkungen beim Rheumatiker. Arsenbäder senken den Blutzucker, machen das Thyroxin unwirksam. Radiumbäder wirken auf den Purinhaushalt (Mobilisation und Ausscheiden der Harnsäure). Von Eisenbädern sind günstige Wirkungen bei Fällen, wo Eisenmangel herrscht, bekannt. Kalium, das in die Haut eindringen kann, erhöht die Wirkung der Vitamine, woraus sich ein Hinweis auf den Zusammenhang zwischen Bäderbehandlung und Diät ergibt (KÜHNAU). Ferner wird das Glutathion durch heiße Bäder und Schwefelbäder erhöht. Die chemischen Werte der Bäder greifen besonders an den Fermenten an (KÜHNAU). Aus allen diesen Zusammenhängen erhellt mit Deutlichkeit, daß unspezifische Wirkungen auch von den chemischen Inhalten der Bäder ausgehen. Es handelt sich darum, daß ein Teil der Wirkstoffe des Bades in ionisierter Form in die Haut eindringt und in dieser eine Transmineralisation (Veränderung des Mineralbestandes der Haut) verursacht. Dadurch aber entsteht ein veränderter Funktionszustand der Haut, der sich auf das vegetative Nervensystem auf endokrinem und nervösem Wege auswirkt. Dadurch wird wiederum der Gesamtorganismus erfaßt und eine Zustandsänderung des ganzen Körpers herbeigeführt. Die Haut verhält sich nach KÜHNAU wie ein einheitlich gebauter Eiweißkörper, dessen isoelektrischer Punkt bei p_H 3,7 liegt, also im sauren Gebiet. Der Normalzustand der Haut schließt eine negative Ladung in sich, nur Kationen können in die Haut eintreten, d. h. die Haut ist selektiv permeabel für diese. Dieser Zustand kann durch Einfluß der Bäder geändert werden, wenn eine Verschiebung in das stark saure Gebiet erfolgt. Dieses ist aber ohne weiteres möglich bei Mineralbädern auch durch das Hinzutreten von Kationen in geeigneten Lösungen und genügender Konzentration. Die Haut wird dann für Anionen passierbar. Das Ionengemisch in den Quellen vermag diese Verhältnisse mannigfaltig zu gestalten. Das Eindringen der Anionen bedingt aber eine totale Umschaltung der Reaktionslage der Haut und infolgedessen des Organismus. Dazu kommt, daß nicht nur ein Eindringen von Ionen in die Haut, sondern auch eine Ausscheidung aus der Haut stattfindet. In sauren Badewässern werden vor allem Kalium und Calcium, in alkalischen CO_2 und Cl vorzugsweise abgegeben. Insgesamt ermöglicht dieser wechselweise vor sich gehende Austausch auch seinerseits Änderungen des Mineralbestandes und der Reaktionslage von Haut und Organismus.

Man wendet Mineralbäder nur rein an und nicht mit *Zusätzen*. Es entzieht sich unserer Kenntnis, welche Änderungen an den Mineralbädern und ihren Wirkungen geschehen, wenn man einen Badezusatz irgendwelcher Art hinzufügt. Von Süßwasserbädern mit Zusätzen kann man einen zu Mineralbädern überleitenden Gebrauch machen. Süßwasserbäder mit Fichtennadelzusatz oder Kalmus haben einen beruhigenden, Süßwasserbäder mit Kleie einen für die Haut vorteilhaften kosmetischen Einfluß. Natürlich kann man auch auf dem Wege über das Bad (Resorption durch die Haut) dem Körper Arznei einverleiben, das geschieht mit Erfolg z. B. in der Arzneibehandlung des Rheumatismus durch salicylhaltige Bäder.

Die *Anwendung der Bäder* hat in den einzelnen Ländern sehr verschiedene Richtungen genommen. Während bei uns das Wannenbad üblich ist, haben namentlich die südlichen Länder, in denen vor allem warme Quellen genutzt werden, das Gemeinschaftsbad entwickelt. Das Wannenbad ist unbedingt erforderlich bei solchen Wässern, die bei stärkerer Manipulation im Gemeinschaftsbad ihre wirksamen Bestandteile verlieren. Das sind die kohlensäurehaltigen Wässer, die radonhaltigen Wässer und die schwefelwasserstoffhaltigen Quellen. Es ist anzunehmen, daß auch andere Umsetzungen sich in der Wanne dem ruhenden Körper intensiver mitteilen als in dem bewegten Gemeinschaftsbad. In der Wanne ist bei empfindlichen Wässern eine ruhige Lage des Patienten erforderlich.

Teilbäder werden angewandt namentlich dann, wenn das Vollbad für den Patienten zu riskant ist, z. B. bei schweren Kreislaufschäden. Von Teilbädern gehen erhebliche Gesamtumstellungen auf den Organismus aus. Teilbäder werden vor allem auch in der Schlammtherapie angewandt, um lokal höhere Temperaturen zur Anwendung zu bringen und intensivere lokale Einwirkungen zu erzielen (Sitzbäder, Hand- und Fußbäder usw.).

Das *Gemeinschaftsbad* eignet sich vor allem für natürlich warme Quellen, die eine badefähige Temperatur besitzen. Ein großer Vorteil, wenn ausreichende Wassermengen zur Verfügung stehen, besteht darin, daß das Gemeinschaftsbad zeitlich lange ausgedehnt, durch Pausen unterbrochen und dann wieder aufgenommen werden kann, so daß die Patienten stundenlang im Dunstkreis der Quelle leben, was mit zum Teil erheblichen therapeutischen Wirkungen dieser Badeart zusammenhängt. Gemeinschaftsbäder werden auch namentlich in südlichen wärmeren Klimalagen als Freibäder eingerichtet, wo durch die klimatische Lage ein neuer therapeutisch bedeutungsvoller Faktor hinzukommen kann. So werden auch Schlammbäder und Sandbäder in besonders sonnigen Gegenden (Schwarzes Meer, Japan) vielfach im Freien genommen. Die Einwirkungen z. B. auf rheumatische Prozesse sind bedeutend.

Größere Badebecken, sog. *Piszinen*, eignen sich vor allem auch zur Unterwasserbehandlung bewegungsgeschädigter Patienten. Die Behandlung geschieht hier mit mehr Vorteil als in der Wanne, sofern nicht besonders große Wannen zur Verfügung stehen. Das Badepersonal muß in der Piszine mit Aufstellung nehmen, um Unterwassermassage, Bewegungsübungen, Unterwasserstrahlbehandlung vorzunehmen.

Duschen und ähnliche zur Hydrotherapie gehörige Anwendungsformen sind nicht Sache der Balneotherapie.

Die Frage der *Dauer des Bades*, das *Verhalten vor und nach dem Bad*, die besonderen *Anwendungsformen* (Teilbad, Wannenbad, Piszine) sind Sache des Einzelfalles und müssen von dem sachkundigen Badearzt angeordnet und überwacht werden. Kleine Unterschiede können erhebliche Wirkungen ausmachen. Im Wannenbad nimmt man mit Vorliebe eine Badedauer von 15—20 min, schon deshalb, weil empfindliche Wässer (CO_2-haltige Quellen usw.) nach dieser Zeit ihre Wirksamkeit an den menschlichen Körper abgegeben haben. Warme und heiße Bäder sind auch in längerer Ausdehnung besonders für empfindliche Kranke anstrengend. In Gemeinschaftsbädern, bei Erholungskuren, bei der Notwendigkeit längerer Einwirkung höherer Temperaturen müssen zeitlich ausgedehntere Bäder und Teilanwendungen verordnet werden.

Es gibt Quellen, die in natürlichen Grotten entspringen, an anderen Orten stehen natürlich oder künstlich entstandene Hohlräume im Innern der Erde unter dem Einfluß der dort herrschenden Temperatur, die Nähe heißer Quellen kann für einen hohen Feuchtigkeitsgrad sorgen, so entstehen Dunsthöhlen im Sinne feuchter Kammern, oft mit hoher Temperatur und Wasserdampfsättigung. Monsumano in Italien hat eine Kochsalztherme von 37° und geringer Konzentration, sie speist sozusagen drei hintereinander liegende Dunsthöhlen mit etwa 30, 32 und 37,5° Innentemperatur, zuletzt 100% Feuchtigkeit; so ist eine allmählich steigende Belastung möglich; die Räume sind für längere Schwitzprozeduren ausgestattet, laue Bäder und Ruhekuren in dem benachbarten Kurhaus schließen sich an. Ähnliche kleinere Grotten hat Bagni di Lucca, in Montegrotto wird eine künstlich nachgebildete Höhle von einer natürlichen Therme versorgt. In Luchon werden die radonhaltigen Dämpfe der dortigen Schwefelquellen in den Dunstgrotten eingeatmet, ihre Wirkung ist so stark, daß es zu Hypoglykämieerscheinungen kommen kann. Die emanationsreiche Luft eines künstlichen Bergstollens hat man in Kreuznach einem Inhalatorium zugepumpt. Künstlich ist auch die Anlage der neuen Therapie-Station im Rathausberg-Unterbaustollen in Bad Gastein, in die eine 2000 m lange elektrische Bahnstrecke hineinführt; der Raum weist bei Temperaturen bis 42,5° eine relative Feuchtigkeit von nahezu 100% und bis 2,6 mμC/l Emanation auf (SCHEMINZKY).

Die *Wirkungen des kalten Bades* sind im großen und ganzen denen des warmen entgegengesetzt, doch kann man den Unterschied nicht allgemein auf eine so einfache Formel bringen: im Warmbad erweitern sich die Gefäße, im Kaltbad verengern sie sich im allgemeinen grundsätzlich. Jedoch erfolgt im sehr kalten Bad eine Erweiterung der Capillaren, während die kleinen Arterien und Venen eng bleiben (Cyanose).

Praktisch ist wichtig, die drei Stadien des Reizes des kalten Bades zu beachten. Dem Frostgefühl beim Einsteigen, namentlich in kühleres Wasser, folgt die reaktive Hyperämie mit dem angenehmen Erwärmungsgefühl, das gesteigert wird durch bewegtes Wasser. Das schließliche Stadium besteht, namentlich bei längerer Dauer und Abkühlung außerhalb des Wassers, in einer venösen Stase mit Frösteln und bläulicher Hautverfärbung. Es kann zu einer allgemeinen Abgespanntheit kommen.

Das kalte Bad spielt in der Balneologie eine Rolle als *Freibad im Rahmen klimatischer Kuren* zu Zwecken der Erholung, Abhärtung und körperlichen Ertüchtigung. Es handelt sich hierbei im allgemeinen nicht um kranke Menschen. Für Kinder und alte Leute sind hier ziemlich enge Grenzen gesetzt, da diese beiden Altersklassen für Abkühlung empfindlicher sind. Von der Abkühlung der Fußsohle gehen auch reaktive Beeinflussungen auf die Schleimhäute der Atemwege aus.

Gesunde, der Erholung bedürftige Menschen finden beim Freibad in den äußeren Einwirkungen meistens eine einigermaßen richtige Selbstkorrektur, die von der Temperatur des Wassers, der Beschaffenheit des Wetters, dem Wind genommen wird. In der klimatischen Kur spielt das Freibad eine große Rolle. Kurorte und Sommerfrischen sind fast ausnahmslos mit Freibadeanlagen versehen.

Die *Freibäder* in den Kärntner Seen, deren Wasser eine milde, natürliche Wärme hat, sind namentlich im Sommer eine milde Form des Freibadens. Ihnen schließen sich die Binnenseen, in denen Temperaturen bis 18 und 20° erreicht werden, namentlich in windgeschützten Lagen, als ebenfalls milde Freibadeform an. In freieren Lagen kommt der Wind als wesentliches Moment hinzu. Die Ostsee (Sommertemperatur um 15°) nimmt eine Mittelstellung zwischen den Binnenseen und der Nordsee ein. Hier kommt bereits das bewegte Wasser in Betracht. Den Höhepunkt bildet die salzige, windbewegte Brandung der Nordsee mit stärksten Einwirkungen von bewegtem Wasser und Wind.

Die klimatischen Faktoren spielen also im Rahmen des kalten Freibades eine wesentliche und bestimmende Rolle. Aus den Richtungen des Windes können sich hier nicht nur wechselnde Einwirkungen auf den nackten Körper ergeben, sondern auch auf die Temperatur des Wassers. So sinkt an der Ostsee bei warmem Ostwind das Wasser auf verhältnismäßig niedrige Temperaturen (BRAND), weil der Wind die oberen erwärmten Schichten abtreibt und kalte aus der Tiefe heraufkommen. Ähnliche Eigenschaften kennt man auch von anderen Küsten (Westwind an der Westküste des Schwarzen Meeres).

Sauna. Die finnische Sauna ist ein Verfahren, das man als eine Kombination von Wärmeanwendung mit Freibad, Schneebad und Klimatotherapie bezeichnen kann. Die Original-Sauna besteht aus einem einfachen geschlossenen Holzbau mit einer Eingangsschleuse, die zugleich als Garderobe oder Umkleideraum dienen kann. Der Hauptraum enthält mehrere treppenförmige übereinander angeordnete Bänke, in der Ecke eine Feuerstelle zum Erhitzen von Feldsteinen. Die Feuerung sowie der Wasserverbrauch sind sparsam eingerichtet. Der letztere besteht darin, daß von Zeit zu Zeit die erhitzten Feldsteine mit Wasser übergossen werden.

Die Sauna ist also grundsätzlich ein trockenes Heißluftbad, in dem von Zeit zu Zeit durch die stoßweise Entwicklung von Wasserdampf eine vorübergehende Feuchtigkeitsatmosphäre geschaffen wird. Sie ist nicht ein Dampfbad und hat mit dem russischen Dampfbad, mit dem sie häufig verwechselt wird, nichts zu tun. Die in der Sauna Badenden halten sich zunächst in dem unteren Teil des Saunaraumes auf und begeben sich dann stufenweise auf die höheren Pritschen, wodurch sie in steigende Temperaturbezirke kommen. Auf der obersten Etage sind Trockentemperaturen bis 90° gemessen.

Nach den Feststellungen v. KNORRES bringen die Feuchtigkeitsstöße die durchschnittliche Sättigung von 25% stoßweise bis auf 70%. Das Saunabad ist also gekennzeichnet durch hohe Wärme, niedere relative Feuchte, die aber stoßweise erhebliche Steigerungen erfährt. Zu dem thermischen Badereiz kommt der mechanische durch das Rutenschlagen (Birkenzweige) und der Reiz durch die Duftstoffe des Laubes. Gleich nach dem Betreten des Baderaums steigt die Körpertemperatur unter Beschleunigung der Atmung und des Pulses, Rötung der Haut, Erweiterung der Hautcapillaren, rasch ansteigende Schweißsekretion, das Herzminutenvolumen steigt, der diastolische Druck sinkt, der systolische Druck kann steigen, die peripheren Kreislaufwiderstände nehmen ab, die Blutdepots werden entleert, der Grundumsatz steigt, von der Haut aus werden die Vagusstoffe in die Zirkulation geworfen. Gewichtsverlust nach einem Saunabad 500 g, evtl. höher. Es kommt zu einer Eindickung des Blutes, der Blutzucker sinkt ab, die aktuelle Blutreaktion wird im Sinne einer Alkalose umgestimmt. Im Saunabad wird nach allmählicher Abkühlung Aufenthalt im Freien genommen, evtl. Bad in dem anliegenden See, auch Schneebad in der Sonne, dann wiederum Übergang vom Freien in den geschlossenen Raum. Der Gesamteffekt des Saunabades (v. KNORRE, VIHERJUURI, OTT) ist eine gewaltige Umstimmung des Organismus.

Die Finnen nehmen etwa *ein* Saunabad pro Woche. Die Verbreitung der Saunaeinrichtung in Finnland beträgt ungefähr ein Saunabad pro Familie ohne Mitzählung der Großstadt. Für die Erhaltung und Förderung der Gesundheit, für die sportliche Betätigung ist das Saunabad von großer Bedeutung. Sein Wert für die Krankenbehandlung ist noch nicht ausreichend erprobt.

Eine wesentliche Bedeutung der Sauna ist darin zu sehen, daß sie den zivilisierten Menschen unserer Zeit, bei dem die natürlichen Reaktionen auf Wärme- und Kältereiz nur recht mangelhaft erfolgen und der ja gerade deshalb immer der Erkältungsgefahr ausgesetzt ist, wieder zurückerzieht zu jenen natürlichen Reaktionen.

Die Gesamtwirkungen des Saunabades lassen sich (MALLWITZ) folgendermaßen definieren: Verlagerung des Kreislaufschwerpunktes vom Körperinneren nach der Haut, Entlastung des zentralen Kreislaufmotors und der großen Gefäße, nachdem die anfängliche stärkere Inanspruchnahme überwunden ist, Entschlakkung des Blutes und der Gewebe, Beruhigung des Nervensystems, Entmüdung und Erholung.

Trinkkuren.

Wenn wir eine Mineralquelle als Trinkkur einverleiben, dann müssen wir das Analysenbild der Quelle uns vor Augen halten, das uns die Zusammensetzung einer Quelle aus zahlreichen Elementen vorstellt. Wir können wohl annehmen, abgesehen vom Wassereffekt, daß die überwiegend vorhandenen Stoffe, namentlich wenn sie wirkungskräftig sind, auch im Vordergrund des pharmakologischen Vorganges stehen. Jedenfalls kommen aber stets auch die anderen Stoffe mehr oder weniger für sich selbst, oder insofern sie die Wirkung des Hauptstoffes beeinflussen, zur Geltung.

Nur ausnahmsweise handelt es sich, wenn wir Wirkstoffe durch eine Mineralquelle dem Körper zuführen, um intensive momentane Wirkungen, wie z. B. bei den abführenden Bitterquellen. Meistens werden geringe Dosen zugeführt, die auf Grund des regelmäßig wiederholten Angebots einen Einfluß auf den Mineralbestand des Körpers ausüben.

Der Sinn einer Trinkkur wird dann erfüllt, wenn während eines nicht zu kurzen Kuraufenthaltes von mindestens 3—4 Wochen in rhythmisch wiederkehrenden Abständen wirkungsfähige Mengen eines Brunnens getrunken werden. Die Vielheit des Gehaltes eines Mineralwassers, die besonders aktive Form einzelner Mineralien (z. B. des Eisens), die leichte Assimilierbarkeit mancher Bestandteile erleichtert die Aufnahme in den menschlichen Organismus und wirkt sich schließlich, aus vielen Komponenten zusammengesetzt, in einer Zustandsänderung der reaktiven Persönlichkeit aus. Das wird schon dadurch sichtbar, daß Brunnenkuren ebenso wie die Bäder nicht selten eine Badereaktion aufweisen, die bei der Trinkkur meist in der Form einer Erstverschlimmerung auftritt. Trotzdem ist bei einer Brunnenkur nicht der Einfluß auf ein einzelnes Organ und dessen Funktion allein das Wesentliche, sondern auch die tiefgreifende Allgemeinwirkung. Es ist immer wieder beobachtet worden (BOEHM), daß Trinkkuren einen normalisierenden Einfluß ausüben. So führen nicht selten Kochsalzwässer sowohl den hyperaciden wie den hyp- oder anaciden Magen zur Norm zurück. Das kann natürlich nicht aus dem Ablauf einer chemischen Reaktion im Bereich des Organs, sondern nur durch die Regulierung der vegetativnervösen Gesamtlage, aus einer konstitutionellen Wirkung der Trinkkur erklärt werden.

Die Wirkungskomponenten der Trinkkur sind das Wasser, das indifferent oder different temperiert sein kann, und die Mineralstoffe, welche der benutzte Brunnen enthält.

Ein Schluck Wasser (MARX), auch wenn er keinen sog. Zündstoff enthält (Salze, Coffein usw.), übt schon an sich auf die empfindliche Magenschleimhaut einen Reiz aus. Körperwarme Flüssigkeiten allerdings haben in diesem Zusammenhang keinen Einfluß. Dagegen üben sowohl kalte als heiße Flüssigkeiten einen Einfluß auf die Bewegungen des Magens, und zwar einen verzögernden Einfluß aus. Das hängt damit zusammen, daß im Magen Wasser, das eine andere Temperatur hat als der normale Mageninhalt, durch ein Zurückhalten im Magen der Körpertemperatur zunächst angeglichen wird. Die Darmbewegungen selbst werden durch warmes Wasser beruhigt, durch kaltes Wasser erregt. Ein Trunk kalten Wassers kann daher schon durch seine Temperatur in der Fortleitung der rasch erregten peristaltischen Welle eine Darmentleerung herbeiführen, bevor das Wasser selbst in den Darm gelangt. Der Wärmeentzug, der bei kaltem Wasser erfolgt, ist gering, da 1 l Wasser von 7° nur 30 cal zur Angleichung verbraucht.

Im Magen werden im allgemeinen Salze, Wasser im oberen Dünndarmabschnitt resorbiert. Hier besteht die Fähigkeit zur Bewältigung großer Flüssigkeitsmengen. Der in Nahrung und als Getränk zugeführte Tagesbedarf eines erwachsenen

Menschen mag etwa $1^1/_2$ l betragen. Dazu kommen jedoch die reichlichen Flüssigkeiten der Verdauungssäfte. Diese betragen: Speichel 800—1000 g, Magensäfte 1000—2000, Galle 600—1000 g, Pankreas etwa 800 g. Es sind also normal im oberen Darmabschnitt mehr als 5 l Wasser pro Tag zu bewältigen. Daraus sieht man, daß nicht das Wasser allein, sondern auch sein Stoffgehalt einen Einfluß auf die Darmbewegung ausübt. Durch die Wasseraufsaugung wird im oberen Dünndarm der Speisebrei auf einen Gehalt von 8—12% fester Bestandteile eingeengt. Im Laufe des Dünndarms schreitet die Einengung bis zu einem Gehalt von 20—25% fester Bestandteile fort. Der Dickdarm leistet (im Anfangsteil) Wasserresorption. Auch beim Trinken großer Wassermengen, wie etwa beim Diabetes insipidus, ändert sich dieser Zusammenhang nicht. In diesem Falle tritt kein Durchfall ein. Das wird erst dann anders, wenn das Wasser Bestandteile enthält, die ein Aufsaugen des Wassers im Dünndarm unmöglich machen.

Normalerweise tritt das Wasser aus dem Dünndarm in den ersten großen Wasserspeicher, die Leber, über, welche bei der raschen Aufnahme großer Wassermengen eine Volumenvergrößerung erkennen läßt. Große Wassermengen gehen nicht einfach durch das Organ hindurch, bei Diabetikern oder Ikterischen führt das Trinken großer Wassermengen zu einer Steigerung des Blutzuckers oder des Gallenfarbstoffes im Blute. Diese Stoffe werden von den passierenden Wassermassen mitgerissen. Der nächste große Wasserspeicher ist das Blut. Hier kann die Aufnahme größerer Wassermengen in einer Verdünnung nachweisbar sein; das Hämoglobin kann bis um 12% abnehmen. Weitere Wasserspeicher sind Muskeln, Bindegewebe, innere Organe und schließlich die Haut, die allerdings weniger für die Wasserspeicherung als für die Wasserausscheidung in Betracht kommt. Sie ist ein großer Wasserverbraucher. Diesen Überleitungsvorgängen gehen auch Ausscheidungen und Umwälzungen der Wassermasse im Organismus parallel. Deshalb ist nach Aufnahme großer Wassermengen die Blutverdünnung nicht in einer einfach ansteigenden Kurve erkennbar. Vielmehr zeigt die Blutverdünnung eine zweigipflige Kurve (MARX). Auch andere Organe, der Kreislauf (s. u.) nehmen an diesen Änderungen teil, bis schließlich die Niere erst auf einem komplizierten Umweg die Ausscheidung der Wassermenge übernimmt, wobei sie Stoffwechselprodukte mobilisiert und ausscheidet (Spülkuren). Der ganze Vorgang unterliegt der Steuerung und Regulation durch das übergeordnete zentralnervöse und hormonale System, woran besonders Schilddrüse und Hypophyse beteiligt sind. Neben diesem Weg, der schließlich zur renalen Wasserausscheidung führt, wird die extrarenale Ausscheidung des Wassers durch Lunge und Hautsystem unterstützt.

Da bei einer Aufnahme von 1000 g Wasser 489 g im Harn erscheinen, während bei 4000 g am Tag der Harn 3911 g ausmacht, so sieht man, daß das Trinken größerer Wassermengen Flüssigkeiten aus dem Körper mitnimmt.

Der Wasserhaushalt hat, so könnte man sagen, seine eigenen Gesetze, denn die erwähnte Aufsaugung im Dünndarm erfolgt ohne Rücksicht auf den Bedarf des Körpers; es werden beträchtliche Anforderungen an die Reaktionsbereitschaft und an die Reaktionsfähigkeit des Organismus gestellt. Größere getrunkene Quantitäten ziehen eine Steigerung des Schlag- und des Minutenvolumens und eine Erhöhung des Blutdruckes nach sich, das kann bei nicht intaktem Kreislauf zu Störungen führen.

Die Tätigkeit der Nieren dient der Regulierung des Wasserhaushaltes im Körper und der Ausscheidung der Stoffwechselschlacken. Durch die Nierenglomeruli gehen in 24 Std. etwa 100 l eines aus den Körpersäften gewonnenen dünnen Primär-Urins, aus dem die Epithelien der Nierenkanälchen Flüssigkeit und Nutzstoffe zurückresorbieren. Für die Niere ist weder ein Zuviel, noch ein

Zuwenig an Wasser im Körper förderlich, doch wird sie mit Schwankungen in weitem Umfange gut fertig, ihr steht die Fähigkeit zur Verfügung, je nach Bedarf einen stark verdünnten oder einen konzentrierten Urin zu produzieren. Zweifellos können wir diese Vorgänge durch die Zuführung von Wasser in geeigneter Menge und Qualität wirksam unterstützen. So können auch Heilbrunnen, bei denen wir nicht zu einseitig nur die Wirkstoffe, sondern auch das Wasser beachten sollten, durchaus geeignet sein (KELLER), den gestörten Wasserhaushalt zu regulieren, namentlich die Überladung unseres Stoffwechsels mit Kochsalz und Nahrungsschlacken (eine Folge der meist einseitig bevorzugten Fleischnahrung und der allgemeinen Speisenzubereitung) zu mindern. Wässer, die frei von Kochsalz oder arm daran sind, namentlich dünn mineralisierte Wässer und solche, deren Minerale, besonders Calcium, geeignet sind, das Kochsalz aus dem Körper zu verdrängen, können in diesem Zusammenhange Wertvolles leisten.

Mineralwassertrinkkuren bringen Minerale in den Körper und beeinflussen den Mineralhaushalt. Ein 70 kg wiegender menschlicher Körper gibt nach der Veraschung 3 kg Asche. Zieht man das Wasser ab, so ist $^1/_{10}$, zieht man auch das Skelet ab, immer noch $^1/_{25}$ anorganisch (HEUBNER). Man sieht daraus, daß schon mengenmäßig die Mineralien eine bedeutende Rolle im Körper spielen. Während früher nur das Kochsalz in diesem Zusammenhang betrachtet wurde, hat man neuerdings einen großen Kreis mineralischer Stoffe und in jüngster Zeit auch eine ansehnliche Menge von Feinstoffen als lebensnotwendig erkannt. Die Mineralien finden sich im Blut und in den Gewebssäften in einer ziemlich konstanten Zusammensetzung. In einzelnen Organen überwiegen nach neueren Untersuchungen besondere mineralische Stoffe (s. S. 49). Der Körper hat die Tendenz, das gegenseitige Mengenverhältnis der Mineralien im Blut und in den Gewebssäften mit großer Konstanz festzuhalten *(Isoionie)*, um so mehr muß es wundernehmen, daß gerade die Zuführung von Mineralien auf dem Wege des Trinkens von Heilbrunnen in diesen Mineralbestand des Körpers einzugreifen vermag.

Da größere Wassermengen die Stoffdepots im Körper zu mobilisieren vermögen, so ist es zu verstehen, daß besonders dünn mineralisierte Wässer eine Ausschwemmung von Mineralien *(Demineralisation)* zur Folge haben können. Hier müßte bei stärkerem Gebrauch zunächst eine wirksame Entschlackung des Körpers, in der weiteren Folge aber eine fühlbare Demineralisation eintreten. Ausgeschieden werden in erster Linie die harnfähigen Stoffe, ferner Sulfate, Phosphate, weniger das Kochsalz. Durch Mineralwässer, die wir zuführen, können aber Mineralien auch im Körper angesetzt werden *(Mineralisation)*. Das gilt vor allem vom Kochsalz. Der wichtigste Vorgang beim Trinken von Mineralwasser besteht aber darin, daß entweder eingeführte Mineralien gegen vorhandene ausgetauscht werden, so Na gegen K, Ca gegen Mg, Br gegen J und umgekehrt oder, was noch bedeutsamer ist, daß durch die Zuführung bestimmter Mineralwässer andere in den Mineralwässern nicht oder nur spärlich vertretene Stoffe sich im Körper anreichern. Das kann natürlich nur dadurch geschehen, daß in diesem Falle der Körper die angereicherten Stoffe der Nahrung entnimmt. Führen wir in Mineralwässern Chloride oder Carbonate des Na oder K in erhöhter Menge zu, so finden wir eine Anreicherung im Körper an Ca und P. Der Karlsbader Mühlbrunnen führt bei Haferkaninchen (SGALITZER) zu dieser Vermehrung von Kalk und Phosphor. Ähnliches konnte KELLNER im Selbstversuch nach dem Trinken erdiger Wässer nachweisen. Im Tierversuch führen dauernde Gaben von Meerwasser zu Magnesiumanreicherung. Man nennt diesen Vorgang *Transmineralisation*. Die durch Mineralwassertrinkkuren herbeigeführte Umgestaltung im Mineralzustand des Körpers muß einschneidende Folgen auf lebenswichtige Organfunktionen haben.

Eine solche Transmineralisation ist auch nach Bädern und Inhalationskuren als Folge der hierbei in den Körper aufgenommenen Mineralien zu erwarten.

Die Wirkung des in den Körper gebrachten Mineralgemisches liegt sowohl auf physikalischem wie chemischem Gebiet. Die Resorption der Salze, die z. T. im Magen, z. T. im Dünndarm stattfindet, geschieht sowohl auf dem Wege der Osmose als auch auf biologischem Wege durch Aufsaugung von seiten der Epithelzellen und Aufnahme in die Intracellularräume. Der physikalische Vorgang für die einzelnen Bestandteile geschieht dabei nach dem Gesetz der HOF-MEISTERschen Reihe. Diese gibt die Reihenfolge der Diffusionsgeschwindigkeit und damit auch der Resorptionsgeschwindigkeit der einzelnen Ionen an. In steigender Progression sieht die Reihe für die Anionen so aus: NO_3, Br, Cl, SO_4 für die Kationen NH_4, K, Na, Ca, Mg. Für den Gesamtcharakter eines Mineralwassers hinsichtlich seines Schicksals im Körper hat WIECHOWSKI geltend gemacht, daß eine Wirkung am ehesten dann zu erwarten wäre, wenn das Mineralwasser von der Körperflüssigkeit nicht abweicht. Das gilt im allgemeinen für isotonische Lösungen, die Aussicht haben, resorbiert zu werden, während hypo- und hypertonische Lösungen im Magen erst angeglichen werden müssen. Das hängt damit zusammen, daß die Aufnahme von Mineralstoffen überhaupt für die Isotonie der Gewebsflüssigkeiten und damit für das Schicksal der Gewebe, für ihren Quellungszustand, für die Zellenmembran, die Zellenkolloide von Bedeutung ist. Die Zufuhr reinen Wassers in größeren Mengen hat eine ausgesprochene Giftwirkung, ebenso wie umgekehrt große Salzzufuhren (Salzfieber) eine ähnliche Wirkung hervorbringen. Aber auch isolierte Stofflösungen haben ungünstige biologische Effekte. Kochsalz z. B. in der im Meerwasser vorkommenden Konzentration allein wirkt auf Meerestiere ausgesprochen giftig. Erst die Kombination der Salze, das Ionengleichgewicht, das wir in den Gewebssäften vor uns haben, macht die Salzgemische zu einer wichtigen und lebensnotwendigen Grundlage des Daseins. In diesem Sinne müssen Mineralwässer als wichtige Zubringer und Erhalter des Mineralstoffgleichgewichts im Körper angesehen werden. Für uns ergibt sich (ZÖRKENDÖRFER), daß zur normalen Organfunktion eine Mehrheit von Ionen anwesend sein muß und daß weiter jede Verschiebung in ihrem gegenseitigen Verhältnis einen Einfluß auf lebenswichtige Funktionen ausübt.

Für die Entfaltung der Stoffe, die eine Mineralquelle mitbringt, im Körper ist deren Löslichkeit im Wasser, die gegenseitige Beeinflussung der Stoffe im Gesamtgemisch, die sowohl eine Förderung wie eine Minderung der Wirkungseigenschaften des einzelnen Körpers bedeuten kann, wichtig. Die Aufnahme im Körper wird gleichfalls durch das gegenseitige Mischverhältnis mitbestimmt. Das Vorhandensein von Kohlensäure hat sowohl für die Löslichkeit wie für die Resorption der Stoffe Bedeutung. Natürlich wirken auch die Verdauungs- und Darmsekrete hier mit. Auch die Vitamine haben auf Löslichkeit und Resorption der Mineralstoffe Einfluß. Dazu kommt (ZÖRKENDÖRFER), daß im Darm selbst Umsetzungen, reduzierende Vorgänge an den Bestandteilen der Mineralwässer eintreten können. So werden Sulfate z. T. in Schwefelwasserstoff verwandelt. In Blut- und Körperzellen dagegen überwiegt die Oxydation. Füllungszustand, Bewegungen und der zufällige Darminhalt durch die Nahrungstoffe beeinflussen weiter das Schicksal der Mineralwasserbestandteile im Körper.

Für die Wirkung der Mineralstoffe im Körper kommt zunächst die *lokale Wirkung* namentlich im Magen-Darm-Kanal in Betracht, weiterhin die *Auswirkung einzelner namentlich vorherrschender* oder in ihrer Wirkung besonders intensiver *Stoffe* im Haushalt des Körpers sowie schließlich die *Gesamtbeeinflussung des Mineralbestandes* und des Ionengleichgewichts der Gewebssäfte, wie sie erörtert worden ist.

Bei den einzelnen Stoffen handelt es sich z. T. um grobe Salzwirkungen, so bei den die Magensekretion reizenden Kochsalz- oder kohlensäurehaltigen Quellen. Der Inhalt schwer diffundierbarer Salze in Mineralwässern beeinflußt durch die Verzögerung der Wasseraufnahme die Resorption und wirkt abführend. Alkalische Wässer stumpfen die Magensäure ab. Weiterhin ist vor allem die Leber ein Betätigungsfeld der aufgenommenen Mineralgemische, die sich namentlich bei alkalischen, sulfatischen, kochsalzhaltigen Quellen in Einflüssen auf die Gallenproduktion und Gallenausscheidung kundgibt. Ferner können die Mineralwasserbestandteile auf Steinbildungen im urogenitalen System einwirken. Säuernde Wirkungen werden bei Phosphatsteinbildungen, alkalisierende Wirkungen auf Uratsteine geltend werden. Eine Alkalisierung der Gewebssäfte kann der diabetischen Acidose entgegenwirken. Entzündliche Prozesse nicht nur im Darm, sondern auch in den urogenitalen Wegen sind der Einwirkung der aufgenommenen Mineralien ausgesetzt. Bei den Atemwegen kommt in Betracht (s. u.), daß die unmittelbare Einatmung kochsalzhaltiger, alkalischer, schwefelhaltiger Brunnen direkt die Schleimhäute erreicht. Über Regulierung des Wasserhaushaltes durch dünn mineralisierte Quellen (s. S. 182).

Trotz dieser bedeutsamen Einzelwirkungen kann doch die hauptsächliche Bedeutung der Mineralwassertrinkkuren in der Allgemeinwirkung auf den Mineralbestand des Körpers gesehen werden. Die Calciumvermehrung z. B., die auf verschiedenem Wege bei Mineralwassertrinkkuren zustande kommt, verändert die Gesamtreaktionslage des Körpers. Calcium selbst hat auf das Gewebe einen adstringierenden Einfluß (adstringierende Fernwirkung). Die durch Senföl hervorgerufenen Entzündung der Hornhaut beim Kaninchen ist durch Mineralwassergaben (Ca) zu hemmen (HESSE). Die Magnesiumnarkose kann durch Calciumaufnahme durch Mineralwasserkuren aufgehoben werden. Wie v. DUNGERN nachgewiesen hat, wirken Mineralwässer entgiftend (Aufhebung der Sparteinvergiftung bei Versuchstieren durch den erdigen Altheider Säuerling). Die Blutbactericide, also die Infektionsfestigkeit der Gewebssäfte, erfährt durch manche Mineralwässer eine Erhöhung (PFANNENSTIEL). Auch körpereigene Säfte, wie z. B. das Thyroxin, können durch die in Mineralwässern enthaltenen Schwermetalle, besonders Eisen, Arsen, Kupfer, entgiftet werden (HESSE). Das Wachstum und die Blutbildung junger Tiere werden durch Eisengaben in Mineralbrunnen stärker gefördert als durch die gleiche Menge in pharmakologischen Präparaten.

Auf dieser Gesamtumstellung des Mineralhaushalts beruht schließlich eine Reihe von wichtigen Stoffwechselwirkungen der Mineralbrunnen. Der Zuckerstoffwechsel erfährt durch das Trinken alkalischer, gipshaltiger und schwefelhaltiger Brunnen einen grundsätzlichen Wandel (s. S. 225): Abnahme des Zuckers in Blut und Harn und der Acetonausscheidung, Verstärkung der Insulinwirkung. Durch kalk- und radonhaltige Wässer werden harnsaure Depots ausgeschwemmt und ein vermehrter Abbau der Harnsäure erreicht. Kalkhaltige Brunnen vermögen den endogenen Purinumsatz einzuschränken. Manche kochsalzhaltigen Brunnen ermöglichen ein geringeres Eiweißminimum. In richtiger Zusammensetzung ist der Mineralbestand für den gesamten Eiweißstoffwechsel von Bedeutung. Auch der Fettstoffwechsel erfährt durch die Zufuhr von Mineralien in Brunnen eine Wandlung. Glaubersalz vermindert den Fettansatz in der Leber und bringt die Ketonurie zum Schwinden. Jodhaltige Wässer beeinflussen den Schilddrüsenstoffwechsel, Arsen- und Eisenwässer haben außer der direkten Blutwirkung auch ihrerseits dynamische Wirkungen auf den Fettstoffwechsel, auf resorptive und rückbildungsfähige, entzündliche und Abnutzungsprozesse. Schwefelbrunnen können Ersatzleistungen bei der Schwefelverarmung des Rheumatismus ausüben.

Vor allem aber sei daran erinnert, daß es gerade die in den Mineralquellen allgemein verbreiteten Spurenstoffe sind, die die Regelung und Tüchtigkeit lebenswichtiger Funktionen gewährleisten, was ja deutlich aus den an anderer Stelle dieses Buches besprochenen Ausfallserscheinungen bei ihrem Fehlen sich ergibt. Jede Heilquellentrinkkur, gleichgültig unter welchem Aspekt wir sie verordnen, jeder durch längere Zeit systematisch durchgeführte Gebrauch eines Mineralwassers ist also geeignet, die lebenswichtigen vegetativen Funktionen unseres Körpers zu ordnen und zu stärken und uns in dieser Beziehung Kräfte zu vermitteln.

Sieht man sich die Geschichte der Balneologie näher an, so erkennt man, daß der gleichmäßige Gebrauch der Mineralbrunnen zum Baden und Trinken verhältnismäßig selten geübt wurde, man bevorzugte oft recht einseitig und weniger von Einsichten als von Gewohnheiten und Modeströmungen bestimmt zeitweise nur das Baden oder die Trinkkur. Wir wissen aber heute, daß die zahlreichen in Mineralwässern vorkommenden Schwermetalle die „Fähigkeit haben, in minimalen Mengen lebenswichtige Funktionen im Organismus zu erfüllen und zur Erhaltung oder Wiederherstellung seiner Gesundheit beizutragen" (KÜHNAU). In Frauenbädern sind fast stets Quellen vorhanden, die durch ihren Eisen-, evtl. auch Kupfergehalt der Blutbildung und der Sicherung des Eisenhaushaltes dienen, Schwefelquellen in Rheumabädern wirken direkt antirheumatisch, Kupferquellen (in Frankreich werden sie direkt als solche bezeichnet) haben bakterientoxinebindende Qualitäten, Kupfer wirkt insulinsparend und hat ebenso wie Mangan und Zink antidiabetische Kräfte, das Zink verstärkt die Wirkung gonadotroper Hormone und fördert die Hormonproduktion der Hypophyse, Mangan ermöglicht oder erhöht die Verwertung von Vitaminen, die für Fortpflanzung und Entwicklung unentbehrlich sind. Der sozusagen unsichtbare Wirkungsbereich der Heilwassertrinkkuren ist also recht weitgespannt und bedeutungsvoll, und deshalb ist es ein Fehler, daß wohl z. T. unter dem Einfluß der weithin sichtbaren großen Erfolge der modernen Chemotherapie z. Z. eine nicht zu bezweifelnde Vernachlässigung der Trinkkur in den Badeorten Platz gegriffen hat. Es ist (REICHEL) mit Recht hierauf aufmerksam gemacht worden. Es ist aber ärztlich kaum zu verantworten, wenn Patienten, die doch die Kosten an Zeit und Geld für einen Kuraufenthalt aufbringen, nicht aller Hilfsmittel eines Kuraufenthaltes teilhaftig werden. Grundsätzlich ist daher jedem Kurpatienten, sofern nicht von seiten des Wasserhaushaltes oder sonst Kontraindikationen bestehen, eine Trinkkur zu verordnen; es ist eine ärztliche Unterlassungssünde, wenn das versäumt wird.

Die *Form der Kur* ist durchaus eine Aufgabe des Einzelfalles. Es ist ein Unterschied, ob schnell oder langsam, nüchtern oder auf vollen Magen, morgens oder zu anderen Tageszeiten, kalt oder warm, stoßweise oder portionsweise, liegend oder im Umhergehen getrunken wird. Die Einflüsse auf die Sekretions- und Bewegungsverhältnisse zunächst des Magens, dann auch der weiteren Abschnitte des Verdauungsrohrs, die Verträglichkeit (z. B. bei Eisenbrunnen) sind zu berücksichtigen. Die erforderliche Menge kann sehr verschieden sein. Sogenannte Durchspülungskuren erfordern höhere Mengen, 2 l über den Tag verteilt und mehr. Im allgemeinen läßt man etwa 1 l, möglichst nicht weniger, über den Tag nehmen. Die Temperatur des Wassers, natürlich oder künstlich, ist eine Angelegenheit, die weitgehend die Wirkung bestimmt. Von größter Bedeutung ist die Ordnung der Diät. Behelfsweise kann man Trinkkuren auch zu Hause ausführen. Die heutige Technik sichert eine schonende Behandlung der Wässer bei Abfüllung und Transport in der Flasche. Nach dem ganzen Wesen der Heilwasserkuren kann eine häusliche Kur aber niemals eine solche an der Quelle ersetzen.

Inhalationskuren.

Die Heilwässer werden zum Zwecke der Einatmung vernebelt. Bei der Einatmung handelt es sich 1. um die Aufnahme von Flüssigkeitsnebeln durch die Atmungswege; diesen Nebeln sind in vielen Fällen 2. Gase beigemischt (H_2S), so daß eine Einatmung von Flüssigkeit und Gas zusammen erfolgt. In manchen Dunstgrotten (Luchon) wird diese Form der Einatmung von alters her geübt. Bei den radonhaltigen Quellen trennt man die Flüssigkeit technisch vom Gasinhalt durch besondere Verfahren. Schließlich erfolgt bei der Inhalation 3. auch eine Aufnahme von festen Partikeln, wenn auch in geringen Mengen. Aus H_2S kann durch Oxydation fein verteilter kolloidaler Schwefel entstehen, der neben Flüssigkeit und Gas inhaliert werden kann (KÜHNAU).

Bei der Inhalation kommt es auf folgende Faktoren (HEUBNER) an: 1. Die Nebelmenge, das ist die Menge des Gases (meist Luft), das durch seinen Druck die Vernebelung erzeugt und miteingeatmet wird. In Apparaten mit Sammelbeuteln werden 6—9 l/min, ohne solche (da dann der während der Ausatmung verbrauchte Nebel für die Inhalation verlorengeht) etwa 20 l/min verbraucht 2. Die Nebeldichte, das ist die Menge des vernebelten flüssigen Materials; von dieser Größe hängt die Wirkung der Inhalation ab. Die Nebeldichte soll 30 mm³/l Luft betragen. Bei höheren Temperaturen geht ein Teil der Flüssigkeit in Nebelform verloren. 3. Der Nebelgehalt; darunter versteht man die Menge der nichtflüchtigen Substanz in mg/l. Gerade diese Größe gibt Auskunft, wieviel wirksame Substanz inhaliert ist. Es werden im allgemeinen 0,5—2,0 mg/l Nebel erreicht. 4. Der Zerstäubungsgrad (Anteil der großen und kleinen Tröpfchen im Nebel). 5. Die Nebeltemperatur.

Der Zerstäubungsgrad ist von besonderer Bedeutung, denn er entscheidet über die Frage, wieviel und an welchen Stellen des Atmungsorgans der Nebel niedergeschlagen, also therapeutisch wirksam wird. Hierbei spielen der Druck der Inspirationsluft, die Konzentration des Mineralwassers und die Tröpfchengröße (s. S. 77) eine entscheidende Rolle. Die in der Balneotherapie meist gebräuchlichen Inhalate werden durch Verwendung von Kochsalzwässern, Solen, Schwefelquellen und radioaktiven Wässern gewonnen.

An sich ist die Menge der in Betracht kommenden Wirkstoffe gering, die Resultate sind aber erfahrungsmäßig bei sachgemäßer Anwendung und Gewissenhaftigkeit der Patienten sehr erheblich.

Man hat folgende Berechnung angestellt (EVERS). Während einer Rauminhalation werden in einer Sitzung etwa 0,6 g Mineralwasser in feiner Zerstäubung (Tropfengröße 2—5 μ) eingeatmet. Das würde für Emser Wasser eine Inhalation von 30 mg Salzbestandteile ergeben, wovon 12 mg resorbiert werden. Die Inhalationsnebel enthalten ferner Salzkerne (LINKE); sie werden gleichfalls miteingeatmet und üben am Ort des Niederschlages einen chemischen Reiz aus. Diese Salzkerne (Zählung mit dem Kernzähler) können erhebliche Zahlen erreichen, bis 170000 pro Kubikzentimeter im Inhalatorium, aber noch über 100000 in der Freiluftinhalation nahe den Gradierwerken.

Eine besonders wichtige Form der Inhalationstherapie in unserem Bereich ist die Inhalation an den Gradierwerken: bei schönem Wetter und schwachem Wind werden auf den Laufstegen der Gradierwerke alle Stoffe der Sole in größter Menge inhaliert, alkalische und saure Tröpfchen halten sich die Waage, aber schon in geringer Entfernung überwiegen die sauren Bestandteile; bei Dunst und Nebel werden mehr Alkali- und Erdalkalibestandteile aufgenommen. Bei ihrer Zerstäubung machen die Tröpfchen eine chemische Veränderung durch, sie verhalten sich schon in geringer Entfernung vom Gradierwerk anders als am Ausgangspunkt, es tritt eine sog. chemische Entmischung ein (CAUER, EVERS); ähnliches soll auch bei der Rauminhalation hinsichtlich des Abstandes von der Düse des Inhalierapparates gelten.

Die inhalierte Flüssigkeit wirkt lokal und durch Resorption. Man hat (EVERS) den Einfluß hyper- und hypotonischer Wässer auf die Flimmerbewegung der Epithelien nachweisen können. Die Inhalation führt erhebliche Mengen Wasserdampf zu, was bei trockenen Katarrhen wichtig ist, während man bei feuchten Katarrhen trockene Einatmung zur Anwendung bringt. Die lokalen Wirkungen der eingeatmeten Bestandteile Kochsalz, Calcium, Schwefel u. a. entsprechen den pharmakologischen Wirkungen dieser Stoffe. Kochsalz übt einen leichten Reiz aus, wirkt schleimlösend, fördert die Absonderung kranker Sekrete, auch die Expektoration. Ca wirkt festigend, entzündungswidrig, S antibakteriell. S lockert außerdem die Sekrete, As hyperämisiert.

Wie bei der Anwendung der Heilwässer kommen auch nach der Inhalation die resorptiven Wirkungen in Betracht. So ist die Calciumwirkung auf dem Wege über die Einatmung weiterhin im Körper nachgewiesen (HEUBNER). Es handelt sich hier um eine Wirkung im Sinne der Transmineralisation. Nach der Einatmung siliciumhaltiger Wässer soll im Blute ein die inhalierte Menge übersteigender Si-Gehalt nachweisbar sein, was auf eine Mobilisation im Körper hindeuten würde. Das Radon wird mit seinen die ganze Körperlichkeit in Betracht ziehenden Wirkungen vor allem auf dem Wege über die Inhalation wirksam.

Inhalation wird ausgeübt durch Einzelapparate und Rauminhalation. Wichtig ist ferner die Inhalation im Freien. Im einzelnen ist die Anwendungsweise ein Problem des Krankheitsfalles. In manchen Fällen werden die Wässer bei der technischen Zerstäubung auch als Träger von Medikamenten benutzt (Latschenöl, Eucalyptol, Menthol usw., neuerdings Antibiotica, Aludrin u. a.).

Durch Hochfrequenzströme, Radiumstrahlen u. a. kann man fein versprühte Wasserteilchen elektrisch aufladen. An den Wasserfällen von Gastein wurden von ISRAËL überwiegend mittelschwere Ionen festgestellt.

Für therapeutische Zwecke werden auch besondere unipolar aufgeladene Luftionen empfohlen, die der Patient einatmet. Je nach ihrer Größe geben diese Teilchen ihre Ladung der Schleimhaut in verschiedenen Abschnitten der Luftwege ab. Bei der BARTHELschen Düse wird Sole auf eine Metallkugel gesprüht, die über den Äquator in zwei Hälften geteilt ist. Die Sole tritt aus einer Reihe kleiner Löcher des oberen Kugelteils aus. Im unteren Teil der Kugel sind feine Löcher angebracht, aus der Druckluft austritt. Da an die Kugel etwa 40000 Volt Spannung gelegt sind, werden Tröpfchen erzeugt, die kleiner als 0,002 mm Größe haben. Außerdem werden diese Tröpfchen elektrisch aufgeladen, da durch eine Glühkathode der positive Ionenanteil abgefangen (gefiltert) wird. Ein vorzeitiges Niederschlagen dieser gleichgeladenen Ionen wird durch ihre Unipolarität verhindert, und die Luftionen können bis in die tiefsten Luftröhrenverzweigungen eindringen. Dieser unipolaren Aerosoltherapie soll eine unspezifische Reizwirkung zukommen. Die Therapie soll sich bei einer Reihe von Asthmatikern, chronischen Bronchitiden und Stoffwechselstörungen erfolgreich ausgewirkt haben. Balneologisch findet die BARTHELsche Düse im Wiesbadener „Elektroionen-Klimatorium“ Anwendung, wo die BARTHELsche Düse mit Wiesbadener Kochbrunnen berieselt wird. Bis jetzt scheint noch nicht der sichere Beweis erbracht, daß durch eine elektrische Aufladung des inhalierten Nebels die therapeutische Wirkung verstärkt wird (EVERS). Der Aerosolbegriff (vgl. S. 102 u. S. 140) besagt noch nichts über die etwaige elektrische Ladung der betreffenden Teilchen des inhalierten Nebels.

Als eine sehr wirksame und zukunftsreiche Therapie erscheint auch die Vernebelung von Sulfonamiden und Penicillin, wodurch es gelingt, diese Stoffe auf die erkrankten Schleimhäute der oberen Luftwege und der Bronchialschleimhaut direkt zu verbringen, wo sie sowohl lokal wirken, als auch resorbiert werden können. Solche Methoden werden empfohlen bei den verschiedensten örtlichen Erkrankungen des Respirationstractus und bei Allgemeinerkrankungen, auch bei der Lungentuberkulose. (Die meisten Autoren benutzen den Pari-Trocken-Vernebler). Höchstwahrscheinlich dringen nur Teilchen, die kleiner als etwa 5 μ sind, in die tieferen Luftwege ein. Es wird angenommen, daß so vernebelte Pharmaka als „Mikronebel" durch die Lunge in konzentrierter Form in den Organismus gelangen können. Die moderne Isotopenforschung ist bemüht, die Aufnahme der Aerosole durch Markierung mittels radioaktiver Indicatoren zu verfolgen (HERBST).

Klimakuren.

Die extremen klimatischen Lagen (Tropen, Wüste, Arktis) scheiden im allgemeinen für heilklimatische Behandlungen aus. Das *Tropenklima* mit seiner hohen Lufttemperatur, starken UV-Strahlung und seiner hohen Feuchtigkeit sowie seiner nicht nur im tropischen Regenurwald beständigen Witterung wirkt im allgemeinen erschlaffend und ermüdend, aber auch steigernd auf die Reizbarkeit (Tropenkoller) Das meist subtropisch gelegene *Wüsten-* und *Steppenklima* hat besonders hohe Temperaturen und große Trockenheit. Vor allem nach Ägypten, das unter dem Einfluß der benachbarten Wüstenregion steht, wurden früher von Europa häufig Kranke mit Katarrhen und Nierenkrankheiten gesandt. — In Amerika gilt das Wüstenklima von Arizona als besonderes Heilklima („Das Sanatorium der Nation"; STEVENSON; SCHUTZBANK), besonders die Höhenlagen. Als Indikationen gelten: Extrapulmonale Tuberkulose, Nebenhöhleneiterungen und Katarrhe der oberen Luftwege einschließlich Bronchialasthma, Rheumatismus und Allergosen, auch Dermatitiden. Lungentuberkulöse werden in die kühleren nördlicheren Teile des Landes gesandt.

Das *Klima der Arktis und Subarktis* zeigt starke Kälte, geringe Sonnenstrahlung, extreme Jahresschwankungen, Polarnacht und Polarsommer mit Mitternachtssonne, dazu unbeständige Witterung; es wirkt in der Dunkelheit depressiv, in der Helle ungünstig excitierend mit gesteigertem Tätigkeitsdrang.

Das *Klima der gemäßigten Breiten* läßt die extremen Eigenschaften der Wärme und Kälte mit deren Folgen vermissen, es ist charakteristisch gekennzeichnet durch den ausgesprochenen Wechsel der Jahreszeiten und das Vorherrschen zyklonaler Vorgänge. Es steht indessen mit den angrenzenden extremen Klimagebieten in Wechselwirkung und bezieht auch wichtige Einflüsse von dort: Golfstrom, warme Luftzufuhr, andererseits Kälte aus Alaska und Sibirien. Das alles bedingt innerhalb der gemäßigten Territorien einen großen Wechsel der Klimalagen, dazu kommt die wechselvolle Landschaft der gemäßigten Breiten sowohl in der Höhenausdehnung wie in der Verteilung von Festland und Meer. Das gilt vor allem für Europa. Dadurch entsteht ein überaus abwechslungsreiches, in seinen Qualitäten variables Klima, das weite Möglichkeiten für die Zwecke der Therapie gewährt. Wir betrachten deshalb das Hochgebirgsklima, das Mittelgebirge mit den ihm verwandten Bereichen und das Seeklima besonders.

Kuren im Hochgebirge.

Wir sprechen von Hochgebirgskuren bei Aufenthalten in 1000—1800 m Höhe. Über 2000 m sind keine Kurgebiete mehr in unseren Breiten vorhanden. Auch niedriger als 1000 m gelegene Orte haben im Gebirge durch die Beschaffenheit des großklimatischen Raumes, zu dem sie gehören, meist einen mehr alpinen

Charakter, zeigen aber keine scharfe Prägung der typischen Hochgebirgseigenschaften (z. B. die Kurorte der Bayrischen Alpen).

Bei der Versetzung in das Hochgebirge kommt es zu einer Zunahme der Erythrocyten und des Hämoglobins, Zunahme der Atemtiefe und bei längerem Aufenthalt zur Kräftigung des Herzmuskels und Umstellung des Kreislaufs, Bräunung der Haut, Einflüssen auf den gesamten Stoffwechsel und das Nervensystem (s. S. 207). Mit diesen meßbaren Größen sind aber keineswegs alle Wirkungen gekennzeichnet für den, der aus der Ebene kommt. Das Klima des Hochgebirges ist ein starker Reiz, dessen Verarbeitung eine gewisse Elastizität der Körperregulationen erfordert. Der Gesunde leistet sie spielend besonders in jüngeren Jahren. Älteren auch gesunden Leuten wird die Anpassung schon schwieriger; es können gegebenenfalls Kreislaufstörungen und nervöse Störungen eintreten. Bei richtig ausgewählten Kranken ist die heilende Kraft des Hochgebirges und seine Erholungswirkung groß. Kein anderes Klima hat so charakteristische Ausprägungen. Bei empfindlichen Leuten empfiehlt es sich, den Übergang besonders aus der Tiefebene in höhere Lagen nicht auf einmal zu machen, sondern eine Zwischenstation in 600—800 m einzuschieben, dasselbe gilt auch für die Rückfahrt.

Die erwähnte Senkung des Stoffwechsels fördert die Schilddrüsenkranken, auch schwere Basedowfälle können gute Erfolge haben. Die Anregung des Kreislaufs als Folge der mit der Sauerstoffverarmung der Luft zusammenhängenden veränderten Zirkulation kann Herzkranken zugutekommen. Eine dosierte Bewegung unter Beachtung der Ansprüche bei der Steigung bedeutet oft ein ausgezeichnetes Training. Kranzadererkrankungen sind nicht geeignet. Von den Erkrankungen der Atmungsorgane kommen leichte Katarrhe der Luftwege bei der reinen Luft meist rasch zur Heilung. Das Hochgebirge ist die Domäne der Asthmabehandlung, besonders im Kindesalter, bei Erwachsenen vor allem für solche Fälle, die sekundäre Erscheinungen (Bronchitis, Emphysem) noch nicht zeigen. Für Rheumatiker kann in strahlungsreichen trockenen Hanglagen Ausgezeichnetes erreicht werden. Das Klimakterium verträgt das Hochgebirge meist schlecht. Höhere Lagen eignen sich für Heufieberkranke (Fehlen der Pollenallergene).

Im Bereich der Tuberkulose ist die sog. chirurgische Tuberkulose (BERNHARD, ROLLIER) bei genügend langer Kurzeit ein ausgezeichnetes Behandlungsobjekt, ebenso die gutartige produktive Lungentuberkulose (s. Kapitel Tuberkulose). Kontraindiziert für Hochgebirgskuren sind empfindliche Katarrhkranke, exsudative Tuberkulöse, die reizempfindlichen Rheumatiker, Nervöse mit hoher Labilität, Klimakterische. Auch bei lediglich Erholungsbedürftigen, nicht Kranken, muß man die nervös-seelische Konstitution, die Verarbeitung der gewaltigen und schroffen Natureindrücke berücksichtigen. Einfache Erholungskuren sollten 3 bis 4 Wochen dauern, Kuren bei Asthma, Tuberkulose ebenso viele Monate und länger.

Kuren im Mittelgebirge.

Das *Klima der Mittelgebirge* hat keine so charakteristischen Änderungen der Körperfunktionen im Gefolge wie das Hochgebirge. Seine Einwirkungen sind aber prinzipiell nicht anderer Art. Sie vollziehen sich sanfter, erreichen mit der Zeit aber beträchtliche Ausmaße. Die Erfolge bei Mittelgebirgskuren stehen hinter anderen Klimakuren nicht zurück. Man rechnet Lagen bis etwa 800 m zum Mittelgebirge, begreift hierunter jedoch auch die Wald- und Hügellandschaften und die in die Ebene ausstrahlenden Höhenzüge; das bergige Vorgelände der Alpen zeigt klimatische Übergangserscheinungen zwischen Hochgebirge und Mittelgebirge. Für die Beurteilung des Mittelgebirges ist *viel wichtiger* die *relative Höhe eines Ortes* über dem Flachland als seine absolute Höhe (LINKE). Die relative Höhe ist in Verhältnis zu setzen zu dem höchsten Punkt des Gebirges, der Kammhöhe. Diese „Lage unter dem Kamm", die in ihrer Meereshöhe in den einzelnen Mittelgebirgen sehr schwankt und reine Höhenvergleiche erschwert, bringt es mit sich, daß die meisten klimatischen Kurorte vorwiegend auf der mittleren Höhe ihres Gebirges liegen (AMELUNG). Landschaftlich handelt es sich um ein abwechslungsreiches, vielgestaltig bewegtes, vielfach besonders liebenswürdiges und harmonisches Landschaftsbild. Das Mittelgebirge eignet sich hervorragend für alle Arten von Erholungskuren für sensiblere Menschen, für stark Erschöpfte. Die Schlaflosigkeit Nervöser gleicht sich hier oft rascher aus als an der See oder im Hochgebirge. Die milden Reize der Landschaft und des Klimas machen das Mittelgebirge zum bevorzugten Aufenthalt vieler Nervöser, Neurastheniker, psychisch Labiler, der vegetativ Stigmatisierten. Hieraus erklären sich die vielfach guten Erfolge bei Ulcus ventriculi und bei nervöser Dyspepsie (AMELUNG). Für die meisten aus den Tieflagen kommenden verweichlichten Großstädter und Zimmermenschen ist das Mittelgebirge das geeignete Gebiet, um die vorhandene Anfälligkeit zu überwinden. Die Reize des Mittelgebirges stehen denen der Heimat meist nicht so schroff gegenüber wie offene See und Hochgebirge. Herz- und Gefäßkranke, namentlich die verschiedenen Formen des Hochdrucks, vor allem die essentielle Hypertonie und die älteren Hypertoniker, bei denen Ruhe und Freiluftkuren ausgezeichnet wirken, haben gute Erfolge, das gleiche gilt für die Angina pectoris, namentlich in den Frühstadien, sowie in den für balneologische Maßnahmen nicht geeigneten Fällen. Die geringere Beanspruchung von Atmung, Herz- und Nervensystem erweist sich bei Erkrankung des Myokards besonders vorteilhaft (MICHAUD). Die Ruhigstellung von Herz und Nervensystem kommt den Basedowkranken zugute. Auch die Heilanzeige für das Asthma bronchiale (DIENER, SEELIGER, AMELUNG) beruht vor allem auf der günstigen Beeinflussung der nervös-konstitutionellen Komponente. Das gilt auch für andere Allergosen. Man vergesse nicht, daß die Allergosen Großstadtprodukte sind. Deshalb ist auch die Migräne ein dankbares Objekt für die Kuren im Mittelgebirge. Da diese Kranken sehr wetterempfindlich sind, auf plötzliche Störungen im Wettergeschehen (nicht etwa nur auf Föhn) ungünstig reagieren, so ist einleuchtend, daß die milden und ausgeglichenen Lagen des Mittelgebirges hier besonders geeignet sind. Die Katarrhe der Atmungswege, auch das Emphysem, finden in der reinen Luft waldreicher Mittelgebirgslagen Erleichterung. Für den Rheumatiker, der Trockenheit und Wärme braucht, sind südliche Hanglagen wichtig. Hier kommen im Sommer auch Tieflagen, z. B. das Klima der Heide oder der Norddeutschen Tiefebene als wertvoll in Betracht. Besonders bevorzugt scheinen Klimakuren für Altersveränderungen zu sein. Die mäßigen Freiluftreize, Bewegung, vorsichtiger Sport, Wandern sind der Hinausschiebung des Involutionsprozesses günstig und erhalten jung. Für die Tuberkulose kommen die weniger widerstandsfähigen Formen, die exsudativen und zur Verkäsung neigenden Krankheitsfälle in Betracht (s. Kapitel Tuberkulose).

Kontraindiziert sind im allgemeinen das Heufieber, für Katarrhkranke Gegenden mit schmalen, windigen Tälern, relativ hoher Luftfeuchtigkeit. Sonst kann das Mittelgebirgsklima kaum schädlich sein. Die milde Gestaltung der Reize, die relative Konstanz bewirken eine Schonung und geben eine Zuflucht für Kranke und Erholungsbedürftige, für welche reizstarke Lagen des Hochgebirges und der See nicht verträglich sind.

Kneippkurorte haben oft ein Klima mit stärkeren Reizfaktoren (AMELUNG und KUHNKE). Instinktmäßig suchen hauptsächlich diese Orte Personen auf, die therapeutisch starke Reize nötig haben, die dann der Arzt individuell erhöht und reguliert.

Kuren an der See.

Das *Seeklima* hat durch die stets bewegte Luft, den häufigen Wechsel des Wetters, die Luftverhältnisse der Brandung, den Charakter des Aerosols, die Abkühlungsgröße, die Strahlungsverhältnisse, den ausgeglichenen Gang der Temperatur Wirkungen von z. T. erheblichem Ausmaß im Körper zur Folge. Das gilt vor allem vom ausgesprochenen Seeklima, also der Lage an der Küste und den vorgelagerten Inseln. Land- und Seewind bringen immer erhebliche Unterschiede. Ausgesprochen maritim ist bei uns die Nordsee, die Ostsee steht unter mehr kontinentalen Einflüssen. Das Seeklima zeigt je nach der Gestaltung von Land und Meer, gestreckter oder zerklüfteter Küste ziemlich erhebliche Unterschiede. Ein bioklimatisch wertvolles Klima haben die Mittelmeerküsten und atlantischen Küsten von Frankreich, Spanien und Italien, ebenso das Schwarze Meer, vor allem die Krim und der Westabhang des Kaukasus: feuchte Wärme, reiche Strahlung. Die nachfolgenden Bemerkungen beziehen sich auf die deutsche Nordsee und Ostsee.

Die Küste ist das ideale Klima zur Behandlung von Erkältungskrankheiten. Es hat vor allem durch die systematische Beeinflussung der den Anfälligkeitszuständen zugrunde liegenden Reaktionsschwäche Bedeutung für alle Überempfindlichkeitszustände, die exsudative lymphatische und allergische Diathese. Auch die für manche Rheumakranken guten Erfolge des Seeklimas in der warmen Jahreszeit dürften auf einer günstigen Beeinflussung der Wetterempfindlichkeit des Rheumatikers beruhen. Ebenso geeignet ist das Seeklima für die Behandlung der Katarrhe, vornehmlich der oberen Luftwege, Nase, Rachen, Kehlkopf, Luftröhre, Bronchien. Das kindliche Asthma findet an der See erfolgreiche Behandlung.

Für das Heufieber sind einige Küstenlagen (Helgoland) geeignet. Bei Allergosen, einschließlich Migräne, haben Seeklimakuren günstigen Einfluß auf die krankhafte Reaktionsbereitschaft (PFLEIDERER). Bei Wetterempfindlichen wirken sich gerade die ständig wechselnden Wettergeschehnisse und die stets bewegte Luft günstig aus. Der Strand bietet dazu ideale Aufenthaltsverhältnisse im Freien wie kein anderes Kurmilieu. Es gestattet dabei kleine Ablenkungen, Beschäftigungen, Spiele, Ruhemöglichkeiten, schonende und reichliche Bewegung und hilft ausgezeichnet, den Stadtmenschen unmerklich zum Freiluftmenschen umzugestalten. Nirgendwo anders ist es so gut wie an der See möglich, viele Stunden des Tages nahezu unbekleidet sich den klimatischen Reizen auszusetzen. Für die Tuberkulose spielen Seeklimakuren eine große Rolle, namentlich bei der extrapulmonalen Tuberkulose. Kontraindiziert sind die Seekuren für Schilddrüsenkranke sowohl wegen des Jodreichtums der Brandungsluft besonders an der atlantischen und an der Nordseeküste, als auch durch die Unruhe von Luft und Wasser. Erregbare Nervöse, Schlaflose, Geräuschempfindliche fühlen sich namentlich an den stark bewegten Küsten nicht besonders wohl, hier sind besser Ostsee oder die Binnenseen. Ebenso sind für die See organische Krankheiten des Herzens (besonders auch Coronarsklerose), der Niere, des Magen-Darm-Kanals, ausgesprochene gynäkologische Leiden, Rheumatiker mit Neigung zu frischen Attacken und progressiven Veränderungen nicht geeignet. Auch Seereisen sind immer wieder als Kuren empfohlen worden. Auch die nordatlantische Küste, selbst die Nordsee, bietet ausgezeichnete Verhältnisse für Winterkuren.

Das Wesentliche bei *Seekuren* ist die Einwirkung des Klimas, der ausgedehnte Freiluftaufenthalt. Das Seebaden hat vor allem für erholungsbedürftige, widerstandskräftige Gesunde ausgezeichneten Wert. Beim Freibaden spielen die Luft und das bewegte Wasser als starker Reiz eine besondere Rolle. In geschlossenen Kabinen und auch im Wannenbad kann man das Seebad in abgeschwächter Form erhalten. Das warme Wannenseebad ist dann einem abgemilderten Solbad vergleichbar (3% Sole). In manchen Küstenorten haben sich Behandlungsmöglichkeiten ergeben durch die Nutzung des vorhandenen Seeschlicks, die bei uns den klimatischen Verhältnissen entsprechend (analog den Moorbädern) in Badehäusern geübt wird. Im Süden (Limane der Schwarze-Meer-Küste) wird auch diese Behandlungsart im Freien geübt. Hier ergeben sich also für Rheumatiker besondere Bademöglichkeiten. Auch durch das Vorhandensein von Heilquellen (Solquellen an der deutschen Ostsee) können Seekurorte noch einen besonderen Charakter als Heilorte gewinnen. Mancherorts wird das Meerwasser zu Trink- und Inhalationskuren benutzt.

Die *Anwendungsmöglichkeiten des Heilklimas* sind die verschiedenartigsten. Schwerkranken, nicht nur Tuberkulösen, sondern auch Herzkranken, Basedowkranken usw. bieten unter den entsprechenden Voraussetzungen zweckmäßig ausgewählte klimatische Lagen die günstigsten Heilbedingungen. Klimatische Anwendungen sind aber ebenso wertvoll und notwendig als Regenerationskuren, prophylaktisch, in der Rekonvaleszenz und bei prämorbiden Zuständen. Die verschiedensten Möglichkeiten, das Klima als Heilmittel anzuwenden, müssen ausgenutzt werden. (Einzelheiten der Therapie vgl. in den Kapiteln über die einzelnen Krankheiten.) Die ursprünglich für Lungentuberkulöse empfohlene planmäßige *Freiluftliegekur* ist ein wertvolles Therapeuticum bei zahlreichen inneren Erkrankungen sowie bei funktionellen und organischen Nervenkrankheiten. Ihr Ziel ist, die Nachteile des Aufenthalts in der freien Luft auszuschalten, ihre Vorteile sicherzustellen und auch einige Vorteile des Zimmeraufenthaltes beizubehalten (DETERMANN). Erforderlich sind gegen Wind und grelle Sonne geschützte Balkons und Liegehallen, die die individuell erforderliche Abkühlungsgröße sicherstellen. Die Liegestühle müssen bequem sein. Der Patient darf weder frieren noch schwitzen, muß also entsprechend gekleidet und eingepackt sein. Erkältungen kommen bei Liegekuren auch im Winter praktisch nicht vor. Die *Heliotherapie*, die planmäßige Bestrahlung mit dem Sonnenlicht, muß vor allem beim Kranken nach strengen Dosierungsvorschriften durchgeführt werden. Im allgemeinen soll die heliotherapeutische Bestrahlung um so länger dauern, je geringer die Ultravioletteinstrahlung ist. Eine Pigmentierung ist anzustreben unter Vermeidung des Sonnenbrandes, wenn nicht durch diesen unter besonderen Umständen ein „Protoplasmastoß" erreicht werden soll. Während des Hochsommers sind die eigentlichen Mittagsstunden auszuschließen. (Das Bestrahlungsschema nach ROLLIER vgl. Tab. 39). Bei warmer Witterung kann durch die Durchführung von *Nacktliegekuren im Schatten* die Sonnenbrandgefahr stark verringert und gleichzeitig eine intensive Luft- und Lichttherapie durchgeführt werden. Das *Luftbad* geht auf die Naturheilbewegung des 19. Jahrhunderts zurück. Bei ihm wird der unbekleidete Körper bald in der direkten Sonne, bald im Schatten den örtlichen klimatischen Einflüssen in ihrer ganzen Stärke ausgesetzt. Es kann u. U. als starke Reiztherapie wirken. Gesunde können es im Sommer im allgemeinen unbedenklich nehmen. Jeder Patient muß sich aber sorgfältig akklimatisieren. Das gilt auch für das Luftbaden am Meeresstrand. Das Luftbad ist ein wertvolles Abhärtungsmittel und gleichzeitig ein wohltuendes Sedativum bei nervös labilen Menschen. Der Wert des Luftbadens wird erhöht durch die Möglichkeit, in ihm Gymnastik und Sport zu treiben. Für die allgemeine Erholungsfürsorge gilt die Forderung, in den öffentlichen Badeanstalten neben dem Schwimmen auch das Luftbaden zu pflegen. Man soll auch Luftbäder nehmen, wenn das Wasser zu kalt zum Baden ist und auch, wenn keine direkte Sonne scheint (Zimmerluftbad!).

Bei akuten Erkrankungen im Kindesalter, besonders solchen der Atmungsorgane kommt die Frischluftbehandlung in Frage (JOCHIMS). Sie kann auch im heimischen Klima bei kühler frischer Luft durchgeführt werden; das Kind liegt immer abwechselnd 6 Std. eingepackt an der frischen Luft und kommt dann 6 Std. ins warme Zimmer.

Heilanstalten in Bade- und Kurorten.

Eine fruchtbare Therapie in Bädern und Kurorten kann im Krankheitsfall nur unter der Leitung eines sachkundigen Arztes ausgeführt werden. Sache des Arztes ist es, die natürlichen Heilmittel dem Krankheitsfall entsprechend anzuwenden und zu dosieren. Das gilt nicht nur von Bädern, Trinkkuren, Inhalationskuren und Mooranwendungen, sondern auch vom Klima. Auch hier muß die Einwirkung nach zeitlichem Ausmaß, örtlicher Anwendung, Ruhe und Bewegung, Wirksamkeit der Strahlung ärztlich verordnet werden. Die ärztliche Anweisung hat sich auch nicht nur auf Bade- und Trinkvorschriften zu erstrecken, sondern sie muß führend sein für die ganze Lebensgestaltung im Bade- und Kurort, für die Tageseinteilung, Ruhe und Bewegung, insbesondere aber für die Ernährung, für die erforderliche Diätbehandlung und Bewegungstherapie.

Natürlich können sich der nur Erschöpfte und der Rekonvaleszent bei einem Aufenthalt in einem Bade auch unter Selbstverordnung leichter indifferenter Bäder unter den klimatischen Bedingungen eines schönen Landaufenthaltes bei vernünftiger, der Natur angepaßter Lebensweise auch ohne ärztliche Beratung erholen und regenerieren. Erfahrungsgemäß reicht das aber nicht aus, sobald Krankheitszustände vorliegen, sobald die Empfindlichkeit des Patienten eine große ist und sobald es sich darum handelt, durch die richtige Anwendung der balneotherapeutischen und klimatotherapeutischen Faktoren tiefergreifende Einwirkungen auf Organe oder den ganzen Organismus zu erzielen. Für die Tuberkulose ist es allgemein anerkannt und wird auch praktisch so geübt, daß klinisch eingerichtete und geführte Anstalten in klimatisch günstigen Lagen errichtet sind, daß dort also eine Verbindung der klinischen Beobachtung und Behandlung mit der klimatischen Therapie erfolgt. Auch bei anderen Behandlungsgebieten hat sich, z. B. bei Herzkrankheiten, bei Rheumatismus und Stoffwechselleiden, eine Behandlung in Fachkliniken oder geschlossenen ärztlich geführten Kurheimen auf das beste bewährt. Gerade die Verbindung mit der klinisch geführten Krankheitsbehandlung macht die Bäder- und Klimaheilkunde oft erst wirklich fruchtbar. In der Kinderverschickung gewährleistet nur die Unterbringung in guten Kinderheimen mit entsprechender Milieugestaltung (Erziehung, Unterricht) einen, dann aber auch besonders günstigen Erfolg.

Die Notwendigkeit der ärztlichen Führung bei vielen Kuren kommt auch dadurch zum Ausdruck, daß die differenten Heilmittel, insbesondere Moorvollbäder und die Anwendung der Radiumwässer, Sprudelbäder, hochaktive Thermen, nicht ohne ärztliche Verordnung verabreicht werden. Eine erfolgversprechende Kur wird der Kurgast aber in jedem Fall, auch wenn er nicht in einem Kurheim oder Sanatorium wohnt, nur dann durchführen können und zu seinem eigenen Vorteil gebrauchen, wenn er sich der Führung eines mit der Balneologie und Klimatotherapie und den lokalen Verhältnissen vertrauten Arztes übergibt.

Bädertherapie, Klimatherapie und physikalische Therapie.

Bei der ärztlichen Führung der Kranken und Erholungsbedürftigen, die sich uns zur Kur in unseren Heilorten anvertrauen, ergibt sich immer wieder die Frage was können wir über die gegebenen natürlichen Kurmittel hinaus für unsere Kranken tun, wie können wir die von den Behandlungsverfahren freie, manchmal reichliche Zeit noch im Sinn des erstrebten Genesungszieles ausnutzen, zumal manche therapeutische Methoden, etwa die Moorbäder, die Thermalbäder nicht täglich appliziert werden; es bleiben also Stunden, ja Tage, die man noch sinnvoll nutzen könnte, frei. Natürlich schickt kein Arzt aus der Großstadt oder dem Industrierevier seine Kranken in ein Bad oder einen Kurort und mutet ihnen die Kosten an Zeit und Geld, die ein Kuraufenthalt erfordert, zu, damit sie dort mit den Mitteln einer apparativen physikalischen Therapie behandelt werden, was sie auch an ihrem Wohnort haben können. Die ausschöpfende Verordnung der unverfälschten natürlichen Heilmittel und die seelische Einführung in das Erlebnis der Kur ist und bleibt die erste Aufgabe des Kurarztes. Im Bereich des Heilortes kommt dem Gebrauch der Heilquellen in Form von Bädern, Trinkkuren, Inhalationen, den totalen und partiellen Anwendungen von Moor und Schlamm und der Klimatherapie die erste und im Behandlungsverfahren allein entscheidende Stellung zu.

Balneotherapie und Klimatherapie sind in vielen ihrer Anwendungen selbst ein Teil der physikalischen Therapie, freilich ein Teil, der sich durch besondere Originalität und Eigenständigkeit auszeichnet. Es ist durchaus sinnvoll, das natürliche Kurverfahren in der davon nicht besetzten Zeit durch Verordnungen aus dem Bereich der künstlichen und technischen physikalischen Therapie zu ergänzen. Was wir verordnen, soll aber die Wirkung der natürlichen Kurmittel verstärken, soll also unserer Anwendung von Quellen, Moor, Klima tunlichst gleichgerichtet sein. Das ist manchmal leichter gesagt als getan. Von manchen Kuranwendungen kennen wir zwar den durch eine alte Empirie immer wieder bewährten Wirkungseffekt, aber nicht den Wirkungsgang im Organismus; das gilt von den Solbädern, den Akratothermen, manchen Klimaeffekten. Es besteht nicht immer die Gewißheit, daß die beiden Verfahren (nennen wir sie ruhig das natürliche und das künstliche) sich nur mehren und summieren, sie können sich auch einmal gegenseitig behindern und abschwächen.

Andererseits ist es ohne weiteres einleuchtend und vielfach bewährt, daß wir durch die ergänzende Anwendung mancher Methoden der technischen und apparativen physikalischen Therapie den Behandlungseffekt der natürlichen Verfahren verstärken und beschleunigen können.

Der emeritierte Ordinarius für Gynäkologie in Würzburg, Prof. GAUSS, hat auf Grund einer mehr als 20jährigen Erfahrung die Frage aufgeworfen und beantwortet: welche Heilfaktoren muß ein Frauenbad haben? Moorbad oder Solbad (oder beides) werden als das vorhandene natürliche Heilgut vorausgesetzt, wobei was nicht allgemein bekannt ist, das Solbad als ausgezeichnetes Remedium gegen die vegetativen Dystonien im Bereich des kleinen Beckens gewürdigt wird. Einrichtungen für Sitzbäder, namentlich auch für medikamentöse Bäder sind notwendig. Zu Scheidenspülungen soll ein der Badewanne aufgesetztes Gerät französischen Ursprungs zu großen Spülungen, wobei in bis zu 1 Std. dauernden Sitzungen etwa 100 l Spülflüssigkeit zur Anwendung kommen, vorhanden sein, subaquales Darmbad und ebensolches Scheidenbad (letzteres auch mit Sole oder Mutterlauge) kommen hinzu. Großer Wert wird der Massage und der Gymnastik beigemessen, die Massage spielt bei Dysmenorrhoen eine wichtige Rolle, besonders in der Form der von KOHLRAUSCH und LEUBE ausgebildeten Methoden der Muskelmassage und der Bindegewebsmassage der hyperalgetischen Zonen; das gleiche gilt von der gymnastischen Frauenbehandlung der genannten Autoren. Die Unterwassermassage findet bei den verschiedensten entzündlichen und funktionellen Zuständen erfolgreiche Verwendung. Zur allgemeinen Gesundung und Erholungsförderung werden schließlich die künstlichen Strahler (diverse UV-Geräte) und ein Saunabad benötigt.

Bekannte Asthma- und Katarrhbäder haben auf Grund sehr günstiger Klima-verhältnisse (ausgesprochenes mildes Schonungsklima im Hügelvorland eines Ge-birges oder auch am Übergang in die Ebene) und ebenso auf Grund wertvoller Heilquellen (häufig sind es Säuerlinge mit und ohne Natriumchlorid) einen bewährten Ruf für die zuständigen Krankheiten. Die technischen Einrichtungen zur Heranbringung des natürlichen Heilgutes an die Patienten sind vorhanden für Bade- und Trinkkuren, zu Nasen- und Rachenspülung, vor allem aber zu Inhalationskuren: Kabinen für Raumeinzelinhalation, Kasten- und Apparat-inhalation mit und ohne Medikamente. Der erhebliche CO_2-Gehalt der natür-lichen Wässer ermöglicht zusätzlich eine wirksame Herzbehandlung (Herzerlah-mung der Bronchitiker). Das Klima wird u. a. in Freiluftliegekuren genutzt, nahezu das ganze Jahr können bei den gegebenen Verhältnissen die Asthmatiker bei offenem Fenster schlafen. Dazu kommen nun die sinnvoll ausgewählten Ein-richtungen der künstlichen physikalischen Therapie, wie auch aus wissenschaft-lich gehaltenen Werbeschriften, von Verwaltung und Ärzteschaft bearbeitet, hervor-geht: im Biomotor wird bei gegebener Indikation der Kranke passiv beatmet; die pneumatische Kammer wird, oft allergenarm, meist als Überdruckkammer benutzt bei Emphysem, Asthma, Kreislaufschwäche der Bronchitiker; die halbaktive Behandlung im Respirationsapparat erweist sich u. a. als wichtig für die Aus-atmung bei Emphysem; aktive Atemgymnastik betreiben die Ärzte und vor allem nach deren Weisung ein eigens für das Gebiet ausgebildeter Gymnastiklehrer. Im Rahmen der genannten Heilanzeigen kommen hinzu als hydrotherapeutische Maßnahmen Halbbäder, Bürstenbäder, Kräuter- und Sprudelbäder zur Anregung von Haut und Herz, als wärmetherapeutische Maßnahmen Lichtbäder, ferner ausgedehnte Nutzung der Massage. Da Störungen im Bauchraum auch Atmung und Kreislauf nachteilig beeinflussen, so tritt gelegentlich das subaquale Darm-bad in Funktion. Für kräftige Rekonvaleszenten und jugendliche Patienten steht ein Freischwimmbad zur Verfügung (BLUMAUER).

In den mit Glauber- und Bittersalzquellen ausgestatteten Kurorten kommen Trinkkuren bei Magen- und Darm-, Leber- und Stoffwechselleiden zur Anwendung; diese Sulfatwässer haben neben der Abführwirkung und der Beseitigung des Me-teorismus eine Sekretionssteigerung des Leberparenchyms und eine Anregung der Motilität der Gallenwege zur Folge. Wesentlich kann dieser Effekt durch geeignete physikalisch-therapeutische Maßnahmen gefördert werden (STOCKINGER). An erster Stelle stehen Packungen mit Moor, Schlamm, Fango: „den auf die Lebergegend, womöglich auch noch gürtelförmig in breiter Fläche um den ganzen Leib aufgebrachten sehr warmen Packungen kommt eine wesentliche Einwirkung auf die Durchblutungsverhältnisse, den Tonus und die Motilität der Gallenwege und des Darmes zu". Medikamentöse Bäder, Sauerstoff-, künstliche CO_2-Bäder wirken im Sinn der erstrebten vegetativen Umstellung, bei Entfettungskuren treten Lichtbäder, römisch-irische Bäder in Aktion, das subaquale Darmbad ist in verschiedenen Situationen ein wertvolles Hilfsmittel. Für elektro-medizinische Apparaturen, Ultraschall, Unterwassermethoden besteht keine rechte Verwendung. Die natürlich sehr wichtige Diätfrage bleibt hier außer Besprechung. Dagegen spielt eine sichere psychotherapeutische Führung bei den zahlreichen vegetativen Dystonien des Gebietes eine entscheidende Rolle (SEELIGER).

Herz- und Kreislaufkranke machen beste Kuren in einem unserer zahlreichen mit kohlensauren Quellen ausgestatteten Badeorte, wir nehmen als unentbehrliche Ergänzung hinzu: Heilgymnastik, Massage und Ruhekuren. Zur Heilgymnastik im weiteren Sinne gehört die Einrichtung von Terrainkuren, die von GROBER mit Recht als „eines der ausgezeichnetsten Hilfsmittel für alle Kranken mit nach-lassender Herzkraft und abnehmender Gefäßelastizität" bezeichnet werden. Dazu ist eine maßvolle Bewegungstherapie unter geübtem Sportlehrer nach ärztlicher Dosierung bis an die Grenze der Leichtathletik erwünscht. Erforderlich sind ferner Einrichtungen für Ruhekuren und für Freilichtluftbäder (GROBER); eine wichtige Rolle spielt in Kurorten für Herz- und Kreislaufkranke die Verpflegung, die sich im Rahmen einer von Fett- und Eiweißüberladung freien Schonungskost halten sollte.

Solbadeorte, die sich zu Kinderbädern spezialisiert haben, sollten Spielplätze in nächster Nähe der Gradierwerke (wenn vorhanden) aufweisen zur Nutzung der Freiluftinhalation, möglichst ferner Planschbecken mit erwärmter Sole im Freien und im geschlossenen Raum, UV-Geräte, damit nicht nur das ruhende Kind in dieser Weise behandelt, sondern auch Räume mit diesen Strahlen durchflutet werden können, in denen die Kinder sich tummeln. Geübte Helferinnen zur Anleitung der Spiele sind unentbehrlich.

Am meisten werden wohl die verschiedenen Arten der Rheumabäder (Thermen Schwefel- und Radonbäder, Moor und Schlamm) durch eine Ergänzung aus dem Bereich der physikalischen Therapie gewinnen können, worauf auch GROBER hinweist: wenn man auch gerade hier bestrebt sein wird alles auszuschöpfen, was das natürliche Heilgut hergibt, so bleiben hier nach Maßgabe des Krankenhausbestandes immer noch fruchtbare Möglichkeiten (WAGNER) für die Anwendung der Massage in verschiedenster Methodik, für passive und aktive Bewegungstherapie, für Heilgymnastik, Medikomechanik, Orthopädie. MARTICKE hat gezeigt, daß die im Bade gewonnene milde Hyperthermisierung des Körpers lange erhalten bleibt: dafür werden die verschiedenen thermotherapeutischen Verfahren sich nützlich erweisen können.

Die erste Aufgabe in Bädern und Kurorten ist die Pflege, Erhaltung und Nutzbarmachung des natürlichen Heilgutes, die physikalische Therapie (im weitesten Sinne) stellt uns Apparaturen und Verfahren zur Verfügung, die zur Ergänzung und Verstärkung der naturgegebenen Heilmittel wertvoll und willkommen sind. Selbstverständlich kann eine Ergänzung und Verstärkung der natürlichen Heilmittel von Seiten der apparativen physikalischen Therapien nur bestimmt sein von den durch die Spezialindikation gegebenen Bedürfnissen, das ist die einzige Richtlinie. Es bleibt dabei wichtig, daß einige allgemein die Genesung fördernde und die Erholung beschleunigende Einrichtungen der physikalischen Therapie in allen Bade- und Kurorten vorhanden sind: Künstliche Strahler (Höhensonne und Ultravitaluxlampe), Bewegungstherapie und Massage, maßvoller dosierter Sport, Freiluftliegeeinrichtungen für Schonungskuren, Diätfürsorge.

Aber jede darüber hinausgehende, die Spezialindikation der Bäder und Kurorte außer acht lassende Installierung einer technischen therapeutischen Apparatur ist durchaus abzulehnen.

Spezieller Teil.
Konstitutionelle Therapie.

Wenn wir Kranke in Bade- oder klimatische Kurorte verschicken, so geschieht das meist unter organspezifischen Gesichtspunkten; die Heilanzeigen der Bäder und Kurorte sind darauf abgestellt, daß in dem betreffenden Ort Heilmittel vorhanden sind zur Besserung und Heilung der Schäden an umschriebenen Organen und Organsystemen: Kreislauf, Stoffwechsel, Bewegungsapparat usw. Daß mit den bewährten Wirkungen spezieller Art bei allen Bade- und Trinkkuren usw. auch eine tiefgreifende Allgemeinwirkung, eine Umstimmung der reaktiven Persönlichkeit verbunden ist, daran zweifelt heute niemand mehr, doch haben wir von dieser Allgemeinwirkung nicht viel mehr als eine ziemlich unpräzise

Vorstellung, wir können sie insbesondere nicht gewählt ausnutzen oder gar therapeutisch beherrschen.

Wir verordnen z. B. Trinkkuren mit Eisen- oder Arsenwässern, und wir erreichen pharmakodynamisch in beiden Fällen, wenn auch auf verschiedenen Wegen eine Verbesserung der Blutbildung, darüber hinaus aber tritt ein Konstitutionswandel ein, der, soviel wir bisher wissen, bei den Eisenquellen eine Besserung der Zellatmung und des Sauerstoffverbrauchs, eine Wachstumssteigerung bei jungen Individuen, eine verbesserte Leistung der Muskulatur und des Endocriniums (REICHEL und MIELKE), bei Arsenwässern einen antithyreotoxischen Effekt, die Bildung von Organreserven, Glykogenspeicherung in der Leber, Körperansatz und Gewichtszunahme aufweist.

Die Behandlung Herzkranker mit kohlensäurehaltigen Bädern zeitigt an dem erkrankten Organsystem klare und wissenschaftlich gesicherte Erfolgserscheinungen; aber auch hier ist der konstitutionale Umschwung nicht selten so das Bild beherrschend, daß der Kreislaufeffekt als etwas Sekundäres erscheint. Die insulinverstärkende Wirkung der Schwefelwässer beim Diabetes kommt beim Sympathicotoniker besser zur Geltung, wenn der Schwefel parenteral einverleibt, beim Vagotoniker besser, wenn er durch eine Trinkkur zugeführt wird (PIACENTINI). Ähnliche durch die Konstitution des Patienten bedingte Unterschiede sind bei der Auswirkung der Arsen-Eisen-Bäder von Levico-Vetriolo festgestellt (CORAZZA und LUBICH).

Wenn ein und dieselbe Kochsalzquelle sowohl den hyperaciden wie den anaciden Magen reguliert, so kann dieser sog. normalisierende Effekt (BOEHM) natürlich nicht mit einer biochemischen Reaktion, sondern nur aus einer konstitutionalen Wirkung erklärt werden.

Bewußte konstitutionelle Therapie treiben wir von jeher mit den Solbädern zur Behandlung aller möglichen Schwächezustände des Kindesalters und mit den Akratothermen zur Behandlung der Alterskrankheiten in den sog. Verjüngungskuren. Vornehmlich mit diesen beiden Heilwässern und in der Klimatotherapie dienen wir der allgemeinen Ertüchtigung, Erholung und Krankheitsvorbeugung; es ist das große Gebiet der Ertüchtigung der heranwachsenden Jugend, der Festigung gegenüber den Erbschäden, der Abwehr gegen die Erkältungsgefahren, der Abhärtung, die Erlangung der Infektionsfestigung gegenüber drohenden Seuchen, die Erholung und Wiederherstellung nach schweren Krankheiten, die Prophylaxe und der Kampf gegen vorzeitige Alterserscheinungen.

Konstitutionstherapie ist (wenn man von der gelenkspezifischen Wirkung der Schwefelwässer und ähnlichen Zusammenhängen bei den Radonquellen absieht) die gesamte Rheumatherapie mit Moor, Schlamm, Thermen, Solbädern, ebenso die Sterilitätsbehandlung mit Moor, die Klimatotherapie der Tuberkulose.

Es wäre also angesichts dieser Fülle von Tatsachen wohlbegründet, wenn wir bei unseren Verordnungen außer den bewährten organspezifischen Überlegungen, die nicht abgebaut werden sollen, auch die Konstitutionsmedizin zu Worte kommen ließen. Ganz unbekannt sind solche Dinge allerdings nicht: die Altersanämie ist durch Eisen- oder Arsen-Trinkkuren nicht zu beeinflussen; absolviert man aber mit dem betreffenden Patienten eine erfolgreiche Bade-Verjüngungskur in einer Akratotherme, so bessert sich mit den anderen Alterserscheinungen auch die Anämie. Die Organtherapie hat also hier versagt, während die Konstitutionstherapie zum Ziele führte. HEUBNER hat schon zu Anfang dieses Jahrhunderts hervorgehoben, daß Unterschiede im Mineralgehalt des Organismus individuelle Unterschiede der Konstitution bedeuten, was SPIRO später dahin ergänzte, daß die durch Trinkkuren herbeigeführte Transmineralisation die Konstitution umstimme; schon früher hatte LOEWY den durch Trink- und Badekuren bei

Psychoneurosen eintretenden Konstitutionswechsel beobachtet und beschrieben. Auch von anderer Seite wurde dieser Gedankengang aufgenommen (H. Vogt); wir sind aber über diese Anfänge nicht hinausgekommen.

Was bisher fehlte, wird uns aber jetzt geboten: die Typenlehre der neueren Konstitutionsmedizin kann auch in der Balneotherapie fruchtbar werden. Von B. Wolff wird empfohlen, dabei von den Sheldonschen Grundtypen auszugehen, weil diese am gesunden Menschentum gewonnen sind, während die berühmten Kretschmerschen Typen vom Pathologischen ausgehen. Sheldon geht von den Keimblättern aus (Untersuchungen an 4000 Studenten) und unterscheidet: 1. den Endomorphismus, wobei das innere Keimblatt überwiegt, das Schlaffe, Lose hervortritt und die Masse sich im Körperzentrum konzentriert; es besteht Annäherung an die Pykniker von Kretschmer; 2. den Mesomorphismus, Massivität und Prominenz der distalen Körperlichkeit, der Knochen und Muskeln, analog den Athletikern von Kretschmer; 3. den Ektomorphismus, Zartheit des Körpers, dünne Knochen und Muskeln wie bei den Leptosomen. Für die einzelnen Typen besteht eine Korrelation zwischen Körperlichkeit und Psyche. Das Überwiegen des einen Keimblattes kann Entwicklungsmängel und erhöhte Abnutzbarkeit im Gebiet eines anderen Keimblattes zur Folge haben: so erkranken die endomorphen Pykniker besonders häufig an Gefäß- und Kreislaufschäden (mittleres Keimblatt), der ektomorphe Leptosome zeigt Enteroptose, Senkfuß usw. als Schwäche des vom mittleren Keimblatt stammenden Bandapparates. Da taucht die Möglichkeit auf, Konstitution, Krankheitsform und Physiotherapie in eine Linie zu bringen (B. Wolff). Hat die eingeleitete Balneotherapie keinen Erfolg oder verträgt der Patient die verordnete Kur nicht, so werden wir vielleicht konstitutionstherapeutisch zu dem gewünschten Erfolg kommen, wie in dem oben berichteten Fall der Altersanämie. Um diese aussichtsreichen Möglichkeiten sicher zu beherrschen, dazu fehlt uns z. Z. noch eine wichtige Voraussetzung, nämlich die Beantwortung der Frage: Wie reagieren die einzelnen Sheldonschen Typen auf die dargebotenen Maßnahmen der Balneo- und Klimatotherapie? Damit eröffnet sich der Beobachtung und Forschung in der kommenden Zeit ein ungemein fruchtbares und aussichtsreiches Feld (B. Wolff).

Abhärtung. Vorbeugende und erhaltende Therapie.

Durch die *Erkältungskrankheiten* gehen jährlich Millionen von Arbeitsstunden verloren. (Zum Erkältungsproblem vgl. auch S. 179). Es erscheint wichtig genug, auch einer an sich so banalen Erscheinung wie der Erkältung mit den Mitteln einer unspezifischen aber wirksamen Therapie entgegenzutreten. Die Neigung zur Erkältung kann konstitutionelle Schwäche sein, gefördert durch Domestikation und Verstädterung. Der Organismus verliert durch die Bedingungen der Großstadt, die sitzende Lebensweise die gesunden natürlichen Reaktionskräfte. Die von außen erreichbaren Schleimhäute (Mund, Nase, Luftwege), die dauernd überwärmt und zu stark durchblutet sind, nehmen Schädigungen von außen auf, die Wärmeregulation des Körpers leidet. Jeder sog. Zug bedingt schon ein starkes Kältegefühl mit nachteiligen Folgen. Hier kann nur Abhärtung helfen, am besten schon in der Kindheit und Jugend. Abhärtung kommt aber in keinem Lebensalter zu spät. Bäder- und Klimaanwendung erlauben uns die erforderlichen, besonders auf ein ausgedehntes Capillartraining abzielenden Einwirkungen. Bäder und Kurorte, auch die See, sind unter der Voraussetzung einer sachkundigen ärztlichen Führung und Dosierung auch der Klimaheilmittel das ideale Behandlungsgebiet.

Die Furcht vor kurzdauernden Abkühlungen ist zu bekämpfen. In allen Kurgebieten, auch an der See, kann richtig dosiertes Nacktluftbaden nützlich sein.

In diesem Sinne wirken auch die in nordischen Ländern eingeführten kurzdauernden heißen Bäder mit nachfolgender Freiluftbehandlung (Sauna). Die Mineralbäder mit ihrer starken Wirkung auf die Hautzirkulation (CO_2, SH_2) sind bisher für die Abhärtung noch kaum benutzt worden. Die gesamte Lebensweise muß sich in den Dienst der Behandlung stellen. Man muß bei der Jugend, aber auch bei den Erwachsenen das Schlafen bei offenem Fenster durchsetzen, bei kühlen Perioden Heizung des Schlafzimmers vermeiden; kühle Morgenwaschung mit Frottieren in kühlem Raum, sinnvolle Gestaltung der Kleidung, Vermeidung zu warmer Unterkleidung, evtl. Wiederholung der Waschung am Abend sind empfehlenswert.

Hierher gehört auch der Kampf um die *Erhöhung der Infektionsfestigkeit* gegenüber eintretenden Epidemien und Endemien. Die Erkältung verläuft oft unter dem Bilde eines leichten Infektes. Nach unserer heutigen Kenntnis müssen wir es für erreichbar halten, daß durch eine abhärtende Behandlung mit den natürlichen Heilfaktoren Erkältungs- und Infektionsgefahren bis zu einem gewissen Grade, auch vom Volksganzen aus gesehen, überwunden werden können. Die Umstimmung bedeutet eine die ganzen Lebensfunktionen erfassende Wirkung. Es kann wohl angenommen werden, daß von einer solchen Kreislauftätigkeit, Stoffwechsel, Blutbeschaffenheit, Atmung erfassenden Änderung ein Wandel der reaktiven Persönlichkeit erreicht wird, daß also ein konstitutioneller Eingriff erfolgt, der sich in der veränderten und verbesserten Reaktionslage gegenüber den Wetterschäden und den hierdurch erhöhten Infektionsgefahren auswirkt. Die praktische Erfahrung spricht dafür, daß Kinder durch sachgemäße Kuren eine Verbesserung der Infektionsfestigkeit erfahren, sie weniger anfällig werden, daß ihre Reaktionen stabiler verlaufen, sie also gesünder werden.

Bei Kindern haben Solbäder und Seebäder in diesem Sinne eine ausgesprochen konstitutionsfördernde Wirkung auf den Organismus, aber auch Erwachsene können mit geeigneten Klimakuren (Mittelgebirge, See) hier sehr gute Erfolge verzeichnen, so namentlich in der Behandlung der infektiösen Katarrhe. Die Heilung im günstigen klimatischen Milieu führt dann zu einer Desensibilisierung und damit zu einer geringeren Empfindlichkeit gegenüber neuen Infekten. Personen, die dauernd oder für lange Zeit im Gebirge oder an der See leben, sind bei Rückkehr in das Großstadtmilieu besonders infektionsempfindlich, weil in der reinen Luft die Abwehrvorrichtungen des Körpers außer Übung gekommen sind. Einen allgemeinen konstitutionsfördernden Einfluß haben ferner das milde CO_2-Bad und die akratischen Thermen. Auch hiervon kann man bei diesen Fällen Gebrauch machen.

Große Bedeutung kommt Quellen und Klima in der allgemeinen *Krankheitsprophylaxe* zu. Leisten Bäder bei vollentwickelten Krankheiten des Herzens und des Kreislaufs auch Bedeutendes, so ist im Krankheitsbeginn die vorbeugende Therapie noch wichtiger. Zustände des von Erlahmung bedrohten Herzens künden sich durch große allgemeine Ermüdbarkeit an, ohne daß klinisch Störungen an Herz und Kreislauf nachgewiesen werden können. Nur Belastungserscheinungen machen manchmal darauf aufmerksam. In diesem Stadium haben CO_2-Bäder oft einen besonderen Erfolg. Sie sind geeignet, die drohende Erlahmung des Kreislaufs für lange Zeit zu vertagen oder ganz zu überwinden, ebenso können Klimakuren hier Gutes leisten, namentlich solche Klimalagen, die eine rasche Besserung der Gehfähigkeit durch die erleichterten Atmungsverhältnisse herbeiführen. Während ausgesprochene Herzkranke sich für das Hochgebirge meist nicht eignen, ist die vorbeugende Herztherapie im Hochgebirge ausführbar. Namentlich auch die sich ankündende Coronarsklerose ist ein dankbares Objekt für die vorbeugende Therapie mit klimatischen Kuren (auch milde CO_2-Bäder kommen in Frage).

Beim Rheumatismus leidet unsere Therapie zu sehr daran, daß wir zu wenig vorbeugende Therapie treiben, das gilt namentlich von der Bädertherapie. Die wichtigste prophylaktische Therapie wäre eine frühzeitig ausgeübte Fokalsanierung der für die Rheumaentwicklung wichtigen Herde (Zähne, Tonsillen). Der frühzeitig sich ankündende Rheumatismus ist ein ausgezeichnetes Behandlungsobjekt für die klimatische Wärmetherapie, für Sol- und akratische Bäder. Namentlich jugendliche Rheumatiker, die aus Rheumatiker- und Tuberkulosefamilien stammen, sollte man frühzeitig einer antirheumatischen Therapie (Solbäder, Kochsalzbäder, milde Schwefelthermen) zuführen (WAGNER), sie vor allem auch einer geeigneten Klimabehandlung anvertrauen.

Beim Asthma kann die Frühbehandlung schicksalsentscheidend werden. Die spätere Behandlung, besonders wenn sekundäre Erscheinungen hinzugekommen sind (Bronchitis, nervöse Umstimmung usw.), ist viel weniger aussichtsvoll. Ähnlich steht es mit der vorbeugenden Therapie bei Katarrhkrankheiten verschiedener Art.

In diesen Bereich gehört auch die energische und das volle Problem richtig erkennende Bäder- und Klimabehandlung aller *prämorbiden Zustände*, abgesehen von den genannten Gebieten, namentlich auch bei Magen-, Darm-, Leber- und Stoffwechselkrankheiten. Besonders erwähnt seien die Katarrhe des Magens und Darms, die habituelle Obstipation, der leichte und mittelschwere, langsam sich geltend machende Diabetes (s. die betreffenden Kapitel).

Erholung.

Auch die gesamte *Erholungstherapie* gehört in diesen Rahmen. Die ausreichende Sicherung der Wiederherstellung nach schwerer Krankheit, Blutverlust, überwältigenden Strapazen und Erlebnissen, tiefgreifender Erschöpfung durch körperliche und seelische Belastung aller Art entscheidet nicht selten über das weitere Schicksal des Menschen. Die Möglichkeit zu einer ausreichenden Regeneration schafft vorbeugend auch die besten Bedingungen für das weitere Standhalten im Leben. Die gesamte Klimatotherapie, abgestuft nach den individuellen Reaktionsmöglichkeiten, und viele erholungsfördernde Formen der Bäderbehandlung (Solbäder, CO_2-Bäder, akratische Quellen) leisten hier Bedeutendes.

Auf der Höhe des Lebens pflegen Beanspruchbarkeit, Widerstandskraft und Regenerationsfähigkeit groß zu sein. In dieser Epoche gibt es im allgemeinen wenig Krankheit und Sterben. Erschöpfung findet daher hier bei geeigneten Bedingungen beste Möglichkeit zur Überwindung. Die Laienerfahrung macht von Bädern und Kurorten deshalb weitesten Gebrauch. In zahlreichen selbstgewählten Kuren findet der großstädtische Rekonvaleszent jeglicher Art ohne viel Überlegung hinsichtlich der Auswahl des Ortes beste Erfolge. Schwerere Erschöpfungszustände muß der Arzt selbst überwachen, besonders die Dosierung der Umweltreize, die der Laie gern übertreibt, ist seine Sache. Manche dieser Zustände berühren das Gebiet der allgemeinen Krankheitsprophylaxe, denn gerade in den Erschöpfungen werden nicht selten prämorbide Zustände sichtbar. Hier kann das Gebiet der Erholung in das der Krankheitsprophylaxe und der ausgesprochenen Krankheitsbehandlung übergehen. Die Regeneration erfolgt (GRUNOW) größtenteils auf der Basis der Rekonstruktion des Mesenchyms, Bäder- und Erholungskuren wirken sich daher gerade in einer Regeneration des Bindegewebes aus. Ist die theoretische Erklärung für die in Betracht kommenden Vorgänge auch mangelhaft, um so größer und gesicherter ist die ärztliche Erfahrung. Zu Bädern und Klima kommt oft die bedeutende Kontrastwirkung des Milieus und vor allem die des Klimas zwischen Heimatort und Kurort. Das Untertauchen des Städters in die Natur, die landschaftlichen Reize als Quelle der Erholung, eine großangelegte Erholungsfürsorge in Reisen und Kuren haben daher größte Bedeutung für die Erhaltung der Volksgesundheit.

Jede Erholung muß richtig organisiert sein. Das Fahren im *Auto* kann ein geopsychisches Erlebnis sein. Häufiges Autofahren auf weiten Strecken ist aber nicht ohne gesundheitlichen Nachteil; mangelnde Bewegung schwächt das Herz und führt zu reichlichem Fettansatz. Das enge Sitzen im Wagen begünstigt Verdauungsstörungen (gastrokardialer Symptomenkomplex) und kann Venenentzündungen, vor allem in den Unterschenkeln, erzeugen. Neben Schwimmen und Reiten sind vor allem zur allgemeinen Erholung empfehlenswert die *Gartenarbeit* und das sportmäßige *Wandern*. Wandern kann und soll man bei jedem Wetter, man muß nur entsprechend ausgerüstet sein. Für den alternden Menschen bietet die *Jagd* mit ihren starken seelischen Eindrücken, die die freie Natur und das Tierleben vermitteln, und mit ihrer entspannenden gleichmäßigen körperlichen Belastung besondere Vorteile.

Ertüchtigung der Jugend. Kinderkrankheiten.

Konstitutionstherapie kommt vor allem für die *Ertüchtigung der Kinder und Jugendlichen* in Bädern und Kurorten in Betracht. Bei zurückgebliebenen, blassen, eßunlustigen, erregten, schlaflosen und unterernährten Kindern haben Sol- und Seebäder und klimatische Kuren einen völligen Wandel der Persönlichkeit zur Folge: Gewichtszunahme, Besserung des Wachstums, der seelischen Entwicklung, organische Besserleistung (Herz, Blutbeschaffenheit), bessere Durchblutung von Haut- und Schleimhaut, Müskelzunahme usw. (NIEMEIER, HÄBERLIN), s. Abb. 28. Im einzelnen kommen dazu noch Besserung der Wärmeregulation und sonstige Besserungen der vegetativen Abläufe, die gerade für die Abhärtung wichtig sind. Idiosynkrasien, z. B. solche alimentärer Art, habituelle Obstipation usw. verschwinden, die psychischen Leistungen können sich bedeutend heben. Für die Kinder stehen hier Gebirge und See an erster Stelle neben Solbädern, aber auch Milieuverbesserungen bescheidener Art (Walderholungsstätten in der Nähe der Industriereviere) haben nicht selten sichtbare Erfolge. Kontrastklimatische Einwirkungen sind wichtig. Man kann bei Kindern zwischen den einzelnen extrem wirkenden Klimalagen, See und Hochgebirge, keine grundsätzlichen Unterschiede machen, sofern nicht Kontrastbeziehungen in Betracht kommen. Man wird mit den verschiedenen Kuren gute Resultate haben.

Das Solbad hat, abgesehen von der erwähnten allgemeinen Wirkung, von jeher bewährte Indikationen: Skrofulose, Rachitis, postrachitische Zustände, Katarrhe, inaktive Tuberkulose, frühzeitige rheumatische Zustände. Kinder reagieren anders auf Klima und Bäder als Erwachsene. Maßvolle Anwendung auch beim Freilufttraining ist notwendig. Kaltes Wasser ist ein intensives Stimulans. Die Wärmeregulation des Kindes ist noch nicht so geregelt wie beim Erwachsenen, Luftbäder soll man erst von 3—4 Jahren an geben. Vernünftige Spielkleidung ist erforderlich. Schlaf in kühlen Räumen fördert das Training. Das Kind akklimatisiert langsamer. Bei Bädern soll das behaglich körperwarme Bad gegeben werden. Solbäder strengen zarte Kinder an, nicht mehr als 2—3 pro Woche. Im Freien läßt man erholungsbedürftige Kinder gern baden, maßvolle Regelung ist erforderlich. Bade- und Klimakuren für Kinder haben nur einen Sinn, wenn die Kinder richtig ausgewählt werden. Wegen der Gefahr der Einschleppung von Infektionen in Kurorte ist Überwachung und ärztliche Kontrolle notwendig, vor allem auch gewissenhafte Prüfung durch die einweisenden Ärzte. Kinderkuren müssen ausreichend nach der Zeit sein, nicht unter 6 Wochen. Nur ärztliche Überwachung und Dosierung schafft Erfolg. Der Aufenthalt der Kinder muß erzieherisch geregelt werden. Die Kinder gehören in Heime, deren Zustand, Einrichtungen usw. dem einweisenden Arzt bekannt sein müssen. Die geregelte Tageseinteilung bedeutet alles. Dann sind die Erfolge oft überraschend. Man beachte, daß der Gesichtskreis der Kinder gering ist und ihr Interesse sich den Gegebenheiten eines engen Milieus zuwendet, große Natureindrücke gehen meist wirkungslos an ihnen vorüber. Ein falscher Ehrgeiz der Eltern in dieser Beziehung muß bekämpft werden. Wichtig ist die Nachfürsorge, wenn die Kinder in ihr Milieu zurückkehren, da sonst gute Resultate wieder verlorengehen. Jahreszeitlich sind für Kinder im Hochgebirge Sommer und Winter, an der See vor allem auch Herbst und Winter zu empfehlen. Die guten Eigenschaften des Seewinters sind zu wenig bekannt.

Alle Zustände der allgemeinen schwächlichen Konstitution, der Rekonvaleszenz, fehlerzogene und neuropathische Kinder eignen sich gleicherweise für die genannten Kuren. Oft leisten Wechsel des Klimas und der Umwelt allein schon ohne Heranziehung besonderer Kurfaktoren Ausgezeichnetes. Bei leichteren Fällen wird daher ohne viel Überlegung durch die einfache Korrektur der Umwelt und des Klimas schon der Erfolg erreicht. Nachhaltige Erfolge, namentlich bei ernsteren Schwächezuständen, wird man aber nur erlangen können, wenn man die wirksameren Faktoren, Hochgebirge, Seeklima, Solbad zu Kuren heranzieht. Hochgebirge und Nordsee geben besonders kräftige Antriebe zur Vorwärtsentwicklung. Anfällige, zur Bronchitis neigende, von Angina immer wieder geplagte Kinder absolvieren mit gutem Erfolge Solbadokuren. Die höher reizbaren, mit chronischen Temperaturen Behafteten, komplizierte Rekonvaleszenten gehören in ein reizschwächeres Milieu: Mittelgebirge, Ostsee, Waldklima, milde Solbäder.

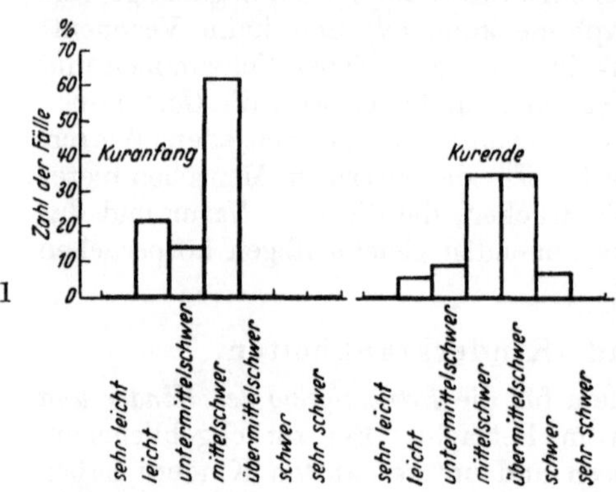

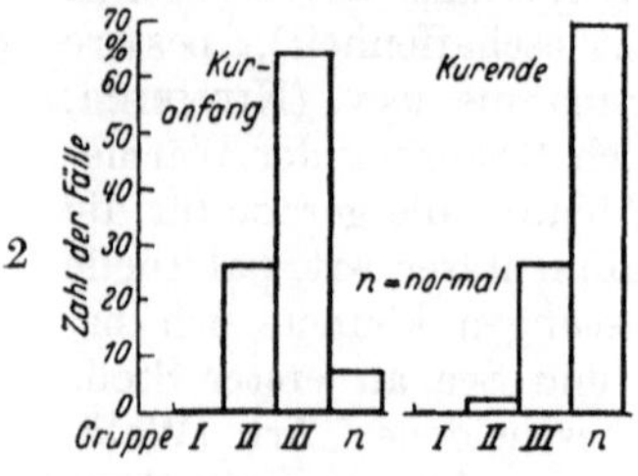

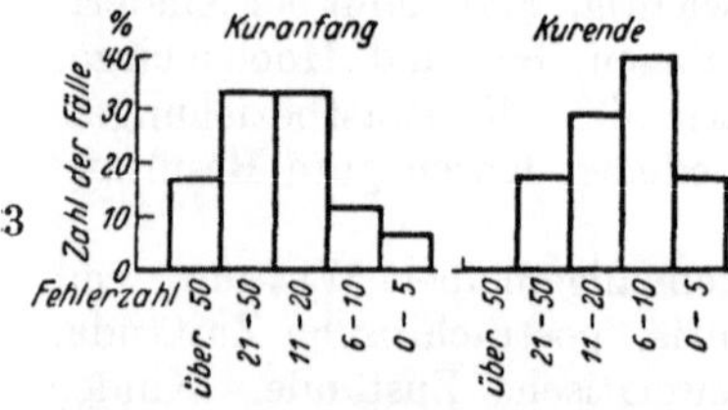

Abb. 28. Solbadekuren bei Kindern. (Nach NIEMEIER und PAECH.) 1 Gewichtszunahme, 2 Besserung der Hämoglobinwerte, 3 Besserung der geistigen Leistungen (Dauerspannung der Aufmerksamkeit).

Auch bei der Behandlung ausgesprochener Krankheiten im Kindesalter steht immer wieder die vorbeugende Therapie zur Diskussion. Wichtige Solbäder: Hall in Tirol, Harzburg, Orb, Reichenhall, Soden am Taunus. Ausgesprochene Kinderbäder: Dürrenberg, Karlshafen, Raffelsberg, Rothenfelde, Sooden-Allendorf.

Zur klimatischen Behandlung bestimmter Krankheiten des Kindesalters (z. B. Tuberkulose, Bronchialasthma) vgl. die einschlägigen Kapitel. Zur Frischluftbehandlung akuter Katarrhe der oberen Luftwege, von kindlichen Pneumonien usw. (JOCHIMS) vgl. S. 193.

Eine bisher in der Kinderpraxis wenig geübte, aber sehr wertvolle Anwendung von Heilquellen betrifft die Verordnung alkalischer milder Wässer bei den nicht selten gefährlichen Verdauungsstörungen und beim Erbrechen der Kinder, wobei man gelegentlich mit einer Austrocknung und Bluteindickung zu rechnen hat; die Anwendung im innerlichen Gebrauch erstreckt sich über das ganze Kindesalter vom Kleinkind an, selbst in der Neugeborenenperiode über das Säuglingsalter hinaus bis in das Schulalter (UNGAR). Es handelt sich dabei um Vergiftungsbilder, in deren Mittelpunkt die geschädigte Leberfunktion steht (SCHREIER). Tierexperimentell und klinisch faßt man die Zufuhr der Wässer auf als eine Förderung der Gallensekretion, eine Steigerung der Lebertätigkeit allgemein, wodurch eine erhöhte Giftabwehr, eine entzündungswidrige Wirkung, eine Verbesserung des Kalkhaushaltes, eine Beseitigung der Acidose zustandekommt; spielen hier auch Allgemeinwirkungen erheblich mit, so sieht man doch in der Wirkung auf die Leber den entscheidenden Faktor, und man hat daher in diesem Sinn von hepatotropen Heilquellen in der Kinderpraxis gesprochen (UNGAR): bewährt sind als solche der Neuenahrer Sprudel, die Bertricher Bergquell, der Hersfelder Lullusbrunnen, die Nürtinger Heinrichsquelle, die Mergentheimer Wilhelmsquelle; es kommt hier natürlich ausschließlich in der häuslichen und klinischen Praxis die Verwendung der Versandbrunnen in Betracht. Eindrucksvolle Erfolge ergaben sich beim einfachen Erbrechen und beim Durstfieber der Neugeborenen (Anwendung löffelweise), bei den Milch- und Mehlnährschäden des Kleinkindes und Säuglings (erst 1—2stündlich Dosen von 50 g, später weniger), bei den chronischen Verdauungsstörungen und beim verdorbenen Magen der Schulkinder, auch bei allergischen Zuständen (als Trinkkur, auch als Tropfklistier) (SCHLOSSMANN, LANGNER, FISCHL, PFAUNDLER).

Bekämpfung des vorzeitigen Alterns. Alterskrankheiten.

Vorbeugende Therapie ist schließlich der Kampf gegen den Altersknick und die Behandlung der *Zustände des vorzeitigen Alterns*. Im ersteren Falle haben wir es vornehmlich mit prämorbiden Zuständen zu tun. Das sich ankündende Alter drückt sich aus in den ersten Erscheinungen eines versagenden Organs oder Organkomplexes. Bäder und Kurorte stehen von alters her im Rufe, daß dort erfolgreiche Verjüngungskuren ausgeführt werden. Die Jungbrunnen der früheren Jahrhunderte, die in Schrift und Bild dargestellt worden sind, zeigen das an. Es handelt sich entsprechend unserer heutigen Erfahrung hier fast immer um die Bäder mit den sog. Wildwässern (Akratothermen). Die Wirkung der Bäder und Kurorte besteht ausschließlich in der Beeinflussung der noch reversiblen Vorgänge, während die schon ausgeprägten charakteristischen Altersveränderungen, Austrocknung der Gewebe, erhöhte Schlackenablagerung, abnehmende Proliferationstätigkeit der Zellen, Wandlung der Struktur, Atrophie des Herzmuskels, Altersstar, Altersemphysem nicht beeinflußt werden können. Die Behandlung der Zustände des Alterns muß sich zur Aufgabe machen, den Allgemeinzustand des Alterns als Angriffspunkt zu nehmen und nicht einzelne Organerscheinungen. Krankheitserscheinungen an Kreislauf, Nervensystem, Rheuma stehen manchmal im Vordergrund. Wenn auch hier natürlich ein Anlaß für die ärztliche Tätigkeit gegeben sein kann, so steht doch der Kampf gegen das allgemeine Problem des Alterns unter Vermeidung stimulierender Maßnahmen bei unserer Überlegung im Vordergrund.

Erfahrungsgemäß haben bestimmte balneologische und klimatische Maßnahmen einen auffallenden Einfluß auf das Gesamtbild der Alterserscheinungen eben im Sinne der sog. Verjüngung. Im einzelnen kann sich das in der Besserung spezieller Organfunktionen zeigen, so des Zustandes der Haut, des allgemeinen Gewebsturgors, des Kreislaufs.

Das Alter macht Mäßigung in der Therapie notwendig, Vermeidung zu kalter und zu warmer Prozeduren; gegen größere Wärmeentziehung sind alte Leute empfindlich. Die alternden Gefäße kontrahieren sich schlecht, der Kontraktionstypus ist verändert. Vorsichtige Hydrotherapie kann hier aber durch Übung einen gewissen Ausgleich schaffen. Gegen Strahlenwirkung ist das Alter ziemlich unempfindlich. Trinkkuren sind kontraindiziert. Die Greisenobstipation darf nicht mit Trinkkuren behandelt werden. Erhöhte Wasserretention, Prostatahypertrophie mahnen zur Vorsicht, Eisen- und Arsentrinkkuren beeinflussen die Altersanämie kaum, Arsentrinkkuren haben manchmal einen gewissen allgemeinfördernden Einfluß.

Das gegebene Bad ist die Akratotherme, besonders die milde Form. Die Allgemeinwirkungen dieser Bäder auf den Vorgang des Alterns sind erstaunlich tiefgreifend und oft merkwürdig nachhaltend. Ein gleichzeitiges günstiges Klima (Gastein) kann hier bedeutende Erfolge schaffen. Bei wärmebedürftigen älteren Leuten sind südliche Klimalagen mit warmen Kochsalz- und Solbädern (Wiesbaden, Baden-Baden, Salsomaggiore) wertvoll. Maßvolle CO_2-Bäder, Solbäder wirken allgemein stärkend. Einen spezifischen verjüngenden Einfluß haben die Radiumbäder. Kommen spezielle Indikationen in Betracht, Herz, Rheuma, so sind nur milde Badeformen in vorsichtiger Dosierung und Beobachtung der Behaglichkeitstemperaturen anwendbar. Ausgezeichnet ist das klimatische Training mit maßvoller Bewegungstherapie in milden, von schroffen Gegensätzen freien Klimalagen vor allem des Mittelgebirges.

Wichtige Akratothermen: Wildbad, Hofgastein und Badgastein, Vöslau an der Wiener Thermenlinie, auch klimatisch wertvoll Villach in Kärnten. Ferner: Budapest, Bormio, Aix-les-Bains, Ragaz-Pfeffers; Panticosa (1636 m) in den spanischen Pyrenäen, Alhama de Granada; Gerez in Portugal.

Behandlung einzelner Krankheitszustände.

Herz- und Kreislaufkrankheiten.

Die CO_2-haltigen Wässer sind für begrenzte Zustandformen der Kreislaufkrankheiten brauchbar, hierfür aber überaus wirksam. Nicht nur der Zustand von *Herz und Kreislauf*, sondern die *Gesamtlage der reaktiven Persönlichkeit* entscheidet über Anwendbarkeit und Nutzen der Badekur. Die CO_2-Bäderbehandlung ist keine Organbehandlung wie die Digitalisbehandlung, sondern eine Gesamtumstellung der allgemeinen Herz- und Kreislauffunktionszusammenhänge (GOLLWITZER-MEIER) und damit eine Umgestaltung des gesamten körperlichen Zustandes. Dafür ist es in erster Linie notwendig, daß die Beanspruchbarkeit des Gesamtkörpers diese Kur rechtfertigt. Akute, z. B. noch in der fieberhaften Phase steckende Kreislaufschäden scheiden aus, ebenso andere akute mit hoher Labilität der Herzreaktion verbundene Zustände. Ebenso muß auf der anderen Seite ein genügender Rest mobilisierbarer Herzkraft vorhanden sein. Für alle Zustände der chronischen und subchronischen Herzmuskel- und Gefäßerkrankungen ist das kohlensäurehaltige Bad eine durch kein anderes Hilfsmittel zu ersetzende Behandlung. Es ist ferner ein ausgezeichnetes allgemeines Erholungsmittel, das vor allem die Frühschäden wirksam überwindet. Die Frühbehandlung sich anmeldender Kreislaufschäden ist daher eines der bedeutungsvollsten und wichtigsten Aufgabengebiete (ROMBERG, GRUNDIG, WEBER).

In den Bereich der Behandlung mit kohlensauren Quellen fallen also alle primären Schwächezustände des Herzens und die sekundären Veränderungen, die zu *Herzmuskelschwäche* führen, so die Zustände nach Krankheiten und Operationen, vor allem (nach genügendem Zeitintervall gegenüber der akuten

Erkrankung) die infektiösen Schädigungen nach Angina, Grippe, Diphtherie, Rheuma, die degenerativen Herzen der Blutarmen, die überanstrengten Sportherzen, die erschlaffenden Herzen der bei sitzender Lebensweise Tätigen, die Herzen der Alkoholiker, Raucher, Schlemmer und Fettleibigen, endokrine Herzschäden (Schilddrüse, Ovar, Myom) und mit Einschränkung die Herzerlahmung bei Nierenkrankheit. Auch die Erlahmung, die vom rechten Herzen ausgeht bei Erkrankung der Atmungsorgane, Emphysem, Lungenschrumpfung, Bronchitis gehört hierher.

Der *artielle Hochdruck* gefährdet ebenfalls mit der Dauer die Leistungsfähigkeit des Herzmuskels. Nicht die Höhe des Blutdrucks ist entscheidend, sondern der gesamte klinische Befund. Bedenklich ist der Anstieg des diastolischen Drucks. Viele Fälle eignen sich ungeachtet der Höhe des systolischen Arteriendruckwertes sehr gut für die Behandlung, namentlich wenn drohende Insuffizienz des belasteten Herzens vorliegt. Die blassen Hypertoniker sind auch hinsichtlich der Aussicht auf die Kur schlechter gestellt als die roten. Im allgemeinen kann man die Indikation weit stellen. Leichtere Bäderformen, milde Dosierung, allmähliches Training, viel Liegen, Einwirkungen des gesamten Milieus, Diätregelung, Einschränkung des Trinkens kommen in Betracht.

Für die *Coronarerkrankung* macht sich der Umstand besonders günstig geltend, daß der Mechanismus des CO_2-Bades (s. S. 39) keine Erhöhung der aktiven Muskelarbeit des Herzens erfordert. Man muß die Arbeitskurven des Herzmuskels im EKG beachten. Die Badetemperatur muß möglichst etwas über der Indifferenz liegen, weil Kältereize schlecht vertragen werden (Temperaturempfindlichkeit des Sinusknotens). Fälle mit Dauererscheinungen stehen für die Behandlung günstiger als solche, die seltene, aber schwere Anfälle haben. Leichtere Formen der Erkrankung und beginnende Zustände geben hervorragende Heilresultate. Man muß die Bäder vorsichtig dosieren und höhere Reize vermeiden.

Basedowiker haben fast immer ein ausgesprochenes Verlangen nach kühlen Bädern. Man gehe wenig, aber nicht zu viel unter die Indifferenztemperatur, bis etwa 30°, höchstens 28° C. Solche Bäder werden von Schilddrüsenkranken auch bei langer Dauer gut vertragen und als sehr angenehm empfunden. Eine Stärkung des Herzmuskels beim Basedow ist um so wichtiger, als sich mit der Zeit bei dieser Krankheit häufig eine Erlahmung des Myokards einstellt. Auch alle anderen Formen von nervöser Schädigung der Herztätigkeit, Herzneurosen, Arrhythmien, tachykardische Zustände werden durch milde Badeformen, vorsichtige Dosierung, viel Liegen, Diät und Milieuregelung sehr günstig beeinflußt. Die peripheren Kreislaufstörungen, Gefäßspasmen, RAYNAUDsche Krankheit, Folgezustände nach Thrombosen sind geeignet, desgleichen die Aortenerkrankungen, abgesehen vom Aneurysma.

Für die Beurteilung der CO_2-Bäderbehandlung (SCHOGER) ist die Heranziehung der Herz- und Kreislaufdiagnostik von hervorragender Wichtigkeit. Allein schon die Pulsfrequenz gibt über die Wirksamkeit des CO_2-Bades Aufschluß. Im allgemeinen nimmt die Herzfrequenz ab und bewirkt damit eine Erhöhung der Anfangsfüllung und Anfangsspannung der Ventrikel und dadurch eine kräftigere Systole. Die Verlangsamung der Herzfrequenz bleibt nur aus, wenn die Ausgangsfrequenz sehr niedrig (unter 55 Schläge pro Minute) liegt oder aber eine schwere Herzschädigung besteht. Mit Hilfe komplizierterer Verfahren lassen sich auch während des Bades Schlag- und Minutenvolumen bestimmen. Auch röntgenologisch läßt sich nicht selten eine Verkleinerung des Herzschattens, namentlich bei dem akut überlasteten Herzen, infolge der verbesserten Funktion durch die Badekur nachweisen. Daß man das EKG zur Beurteilung der Badekur herangezogen hat, ist bei der Bedeutung, die es heute in der Beurteilung vieler Herzkrankheiten besitzt,

selbstverständlich. Es zeigen sich unter der Einwirkung von CO_2-Bädern
verschiedene Änderungen im EKG. Es kommt zu einer allgemeinen Verkleinerung der EKG-Ausschläge, wobei die Abnahme der Gesamtgröße der Kammer-
anfangsschwankung viel stärker ist als die Abnahme der Höhe von T. Im zeitlichen Ablauf des EKG tritt während des Bades eine gleichmäßige zusätzliche
Systolenverlängerung auf, der nach dem Bad eine Systolenverkürzung folgt
(BARTUSSEK). — Solange das EKG noch einen frischen oder in Rückbildung
begriffenen Infarkt zeigt, darf nicht gebadet werden. Auch die Fälle, in denen das
EKG bei Belastung (O_2-Mangelatmung oder nach Aufsetzen) krankhafte Veränderungen zeigt, werden durch das CO_2-Bad nicht günstig beeinflußt. Pathologisch erhöhte P-Zacken bei Mitralstenose sollen vor CO_2-Bäderbehandlung warnen (GOLL-
WITZER-MEIER). Eine Änderung des EKGs durch die Kur ist nicht immer zu erwarten, wenn auch nach den CO_2-Bädern weitgehende Besserungen des EKGs
gefunden werden (GROEDEL). Es kann eine Besserung der Herzfunktionen ein-
getreten sein, wenn sich auch die EKG-Kurve nicht verändert hat.

Strengstens *kontraindiziert* sind CO_2-Bäderkuren bei folgenden Zuständen
der Herzkranken: Akute Erlahmung des Herzkreislaufsystems vor allem im
Gefolge von Infektionskrankheiten, frische Thrombosen und Embolien, also
auch unmittelbare Folgen der Apoplexie, dekompensierte durch Bäderkuren
nicht mobilisierbare Erlahmungen mit Ruhedyspnoe, Herzasthma, Stauungen der
Lunge und Leber, hochgradigen Ödemen. Hier erreicht man nach Bettbehand-
lung mit Digitalis und Obstkuren oft eine Besserung, worauf sich dann eine Badekur sehr gut eignet. Kontraindiziert sind ferner hohe Stadien des fixierten
Hochdrucks, akute und besonders hochgradige Coronarinsuffizienzen, Zustand nach
akutem Herzinfarkt (3—6 Monate Pause!), höhere Grade der allgemeinen Sklerose.

Herz- und Gefäßkranke reagieren mitunter sehr auf Wetter und Klimaein-
flüsse, insbesondere auf thermische Belastungen. Jede Umgebungstemperatur
wirkt regulierend und kann den Kreislauf mit in die Temperaturveränderung ein-
beziehen. Die bei thermischen Reizen von der Haut ausgelösten Reaktionen und
Gegenreaktionen können bald die Herzkranzgefäße enger stellen, bald ihre bessere
Durchblutung bewirken. Eine reflektorisch erlangte stärkere Tätigkeit des Kreislaufs (Erhöhung des Schlagvolumens) kann auch ihrerseits eine bessere Durchblutung der Herzkranzgefäße bedingen. Für die praktische Therapie ist daraus
zu folgern, daß auch durch geringe Belastung des Wärmehaushaltes und die Auslösung zweckmäßiger Reaktionen und Gegenreaktionen das Herzgefäßsystem geschont oder geübt wird. Der Wert eines Herzheilbades wird durch günstige klimatische Bedingungen stark gehoben. Ungünstige Wetterlagen können das Befinden
eines Herzkranken u. U. bedrohlich verschlechtern; das gilt besonders für die
Nordwestwetterlage („Schauerwetterlagen") oder für heiße Sommertage besonders bei subtropischen Luftkörpern. Ein Kranker z. B. mit Angina pectoris wird
das Schauerwetter besser überstehen, wenn er sich entweder in einem Ort befindet,
der gegen Nordwestwinde geschützt liegt, oder vielleicht auch schon, wenn er sich
in einem nach Südosten orientierten Zimmer aufhält. In Orten, in denen in heißen
Nächten abendliche, nicht zu starke Bergwinde Abkühlung und Luftreinigung
bringen, kann der Herzkranke besser schlafen und sein Herz wird geschont.
Auf die Gefahr von Frontendurchgängen usw. bei Herzkranken wurde schon hingewiesen. Im Gebirge werden diese besonders im Windschatten der Hauptströ-
mungsrichtungen der Winde abgeschwächt. Deshalb sollen Kurorte mit Leelagen
von Herzkranken bevorzugt werden. Ein sonnenreiches, trockenes Klima ist besonders im Winter empfehlenswert. Gerade in der Winterjahreshälfte wirkt sich
der klimatische Unterschied zwischen dem Gebirge und der Ebene viel günstiger aus,
als nach der reinen Betrachtung der barometrischen Höhenlage zu erwarten wäre.

Das im Hochgebirge bestehende, wenn auch geringe Sauerstoffdefizit beeinflußt stark sauerstoffbedürftige Gewebe, wie z. B. das Atemzentrum, das Vasomotorenzentrum, und beansprucht die Zirkulationsorgane durch vermehrte Arbeit, was Vorzug oder Nachteil sein kann. Während der Anpassungsperiode kommt es im Hochgebirge zu einer Vergrößerung der zirkulierenden Blutmenge und des Herzminutenvolumens. Bei richtiger Akklimatisation vertragen Hypertoniker nicht nur das Mittelgebirge, sondern auch das Hochgebirge ausgezeichnet. Als Klimareaktion sehen wir nicht nur im Hochgebirge, sondern auch im Mittelgebirge eine Übergangsblutdrucksteigerung, die nicht als milieubedingt anzusehen ist. Der nicht kardial, cerebral oder renal dekompensierte Herzkranke kann bei sorgfältiger Anpassung das Gebirge in Höhen bis 1800 m aufsuchen. Die diesbezüglichen alten Erfahrungen von STAEHELIN, STÄUBLI, MICHAUD haben sich bestätigt. Dasselbe gilt auch für die deutsche Meeresküste (HÄBERLIN, CURSCHMANN, ASCHENBRENNER). Nach CURSCHMANN werden kurze, kalte Seebäder von präsenilen Menschen gut vertragen, auch wenn es sich um Personen mit einem in mittlerer Höhe fixierten Hochdruck handelt. CURSCHMANN bezieht die Besserung des Hochdrucks durch den Aufenthalt an der See ebenso auf eine direkte Senkung des Blutdrucks wie auf psychologische Faktoren. Bei nervös bedingten Herzstörungen muß bei dem Seeklima von Fall zu Fall entschieden werden; hier spielt die Psyche eine große Rolle. Vor allem Frauen mit klimakterischen Kreislaufstörungen und auch Kranke mit nervöser Angina pectoris vertragen die See schlecht. Das Hochgebirgs- und Meeresküstenklima gilt für alle ernsteren Folgen der Herzinsuffizienz als kontraindiziert. Gut kompensierte Herzklappenfehler vertragen waldreiches Gebirgs- wie Meeresküstenklima. Herzkranke sollen in den föhnreichen Jahreszeiten die Alpenföhngebiete vermeiden. Bei einer Kombination des Hochdrucks mit einer Hyperthyreose ist das Seeklima kontraindiziert im Gegensatz zum Hoch- und Mittelgebirge. Kranke mit echter Angina pectoris gehören nicht ins Hochgebirge, ebensowenig an die Meeresküste. Das Mittelgebirge ist dagegen geradezu das Klima der Wahl bei Angina pectoris (AMELUNG) unter der Voraussetzung sorgfältigster Akklimatisation. An Tagen mit Aufgleitwetterlagen sollen sich Kranke mit anginösen Beschwerden besonders vorsichtig verhalten, ebenso sind dann Kältereize in der Therapie bei ihnen zu vermeiden. Die Gunst aller *wald*reichen klimatischen Lagen für die meisten Herzkranken sei besonders unterstrichen. Auch Kranke mit Herzinsuffizienz können, wieder unter der Vorbedingung langsamer Anpassung an die klimatischen Reize, die Mittelgebirgskurorte aufsuchen. Diese sind besonders geeignet für solche Kranke, deren Herz eine CO_2-Kur noch nicht zuläßt, und für Herzstörungen mit nervöser Komponente.

Bei Schwerkranken beginne man die klimatische Behandlung zu Hause durch strenge Bettruhe bei geöffnetem Fenster, dann kommt bei vorsichtigem Transport Verlegung in schonungsklimatische Lagen in Frage. Ein frischer Herzinfarkt ist eine absolute Kontraindikation gegen die Verschickung eines Patienten in einen Kurort. Zur Durchführung der klimatischen Behandlung ist eine strenge Überwachung des Herzkranken, besonders bei bestehender Herzschwäche, dringend erforderlich. Schon ROMBERG empfahl Herzleidenden bei sog. Erholungsreisen den Aufenthalt in einem Sanatorium. Die klimatische Kur ist ebenso wie bei der Tuberkulose anfangs in Form einer strengen Freiluftliegekur durchzuführen. Bei Besserung der Herzleistungsfähigkeit ist die Kombination mit kleinen Spaziergängen (Terrainkuren bei seelischer Entspannung „Lustwandeln"), Atemgymnastik und milder Hydrotherapie am Platze. Unter Digitalis und Strophanthin stehende Patienten dürfen bei Übersiedlung in einen klimatischen Kurort nicht ohne weiteres die bisherige medikamentöse Therapie aufgeben. Auch die medikamentöse Therapie muß unter Beachtung der Einflüsse der jeweiligen Wetterlage durchgeführt werden. Im allgemeinen wird man in der klimatischen Behandlung mit geringerer Strophanthin- und Digitalismenge auskommen, als im städtischen Milieu. Besonders bei Herzkranken sind bei der klimatischen Indikationsstellung individuelle Eigentümlichkeiten des Patienten zu berücksichtigen, auch z. B. der Umstand, ob er das betreffende Klima schon kennt, ob er an Sport und Freiluft gewöhnt ist, auch sein Heimatklima ist wichtig.

Die *Jodbehandlung* in Jodbädern und an der Küste hat vor allem bei den Alterskrankheiten der Gefäße nennenswerte Erfolge in Trink- und Badekuren aufzuweisen.

Bei den Badekuren der Herzkranken muß man bedenken, daß die Einbringung des kranken Menschen in das Vollbad für den Kranken einen beachtlichen Kreislaufschock mit sich bringt (hydrostatischer Druck, Temperaturwirkung, Auftrieb). Diese Faktoren erfahren durch das spezielle kreislaufwirksame CO_2-Bad noch eine erhebliche Steigerung. Man kann daher viele Kreislaufkranke von vornherein nicht dem vollen kohlensäurehaltigen Bad aussetzen und bedient sich hier bewährter Übergangsmaßnahmen (Teilbäder, Halbbäder, zuletzt Vollbäder).

Diese Maßnahmen haben den Sinn einer einschleichenden Form der Behandlung (SCHLECHT). Wichtig ist dabei, daß die kreislaufwirksamen Eigenschaften des CO_2-Bades auch im Teilbad ausnutzbar sind, denn die Gefäßreaktion einer eingetauchten Extremität teilt sich rasch weiten Bezirken des Körpers mit; man bedient sich hierbei gern einer Apparatur nach Art des Vierzellenbades. Durch die dosierte Abstufung der Wasserhöhe in Halbbädern ist es möglich, die belastende Komponente des hydrostatischen Druckes mehr oder weniger auszuschalten. Venendruckmessungen bei kombinierten Mitralvitien mit vorwiegender Stenose ergaben (GRUNDIG) selbst unter diesen besonders ungünstigen Kreislaufverhältnissen im Halbbad keine wesentliche Erhöhung des Venendruckes. Auch so schwere Zirkulationsschäden erlauben also eine sinnvolle Behandlung im Kurort. Außerdem wird man bei allen empfindlichen Zuständen nicht mit den hochprozentigen CO_2-Bädern beginnen, sondern mit Mischbädern, indem man die vollprozentigen Bäder mittels im Orte vorhandener CO_2-ärmerer Quellen oder mit Süßwasser verdünnt, oder auch die CO_2-ärmeren Wässer in steigenden Abstufungen anwendet. Manche Kurorte haben ein Quellenmaterial, das von Natur Abstufungen ermöglicht (Nauheim, Driburg).

Was die Temperatur der für Herzkranke zu verordnenden CO_2-haltigen Bäder anbelangt, so geht man am besten aus von indifferenten bis mäßig warmen Bädern, 33° bis 37° C. Die Meinung, daß die Wirkung dieser Bäder sich verstärke bei fallenden Temperaturen, hat dazu geführt, daß man vielfach in allmählichem Abstieg kühlere Bäder verordnet. Ob diese Methode ausreichend begründet ist, kann zweifelhaft erscheinen. Für die niedrigen Grade kann man geltend machen, daß der CO_2-Gehalt der (kalt entspringenden) Wässer natürlich um so mehr erhalten bleibt, je weniger weit bei der Aufwärmung die Temperatur in die Höhe getrieben wird. Wirkungsmäßig steht das Kaltbad dem CO_2-Bad entgegen, denn es verhindert die Capillarisation, die eine wichtige Teilerscheinung der CO_2-Badewirkung ist; dieser negative Effekt des kühlen Bades wird zwar, ebenso wie der Kälteschock durch die an der Haut des Badenden rasch anschießenden CO_2-Bläschen überwunden, aber es hat doch keinen rechten Sinn, daß durch die kühle Temperatur des Bades eine Wirkung entsteht, die erst überwunden werden muß. Das warme Süßwasserbad unterstützt wohl die Capillarisierung, erschwert aber namentlich bei höheren Temperaturen die Herztätigkeit, die inneren Organe werden zunehmend schlechter durchblutet, das Herz muß bei steigender Pulsfrequenz mehr Arbeit leisten. Gibt man den Kohlensäurebädern für Herzkranke eine mittlere Temperatur um 34° C, so hat man gerade bei dieser Temperatur die optimale Verbindung der peripheren Durchblutungsanregung mit der Schonung für das Herz durch die Minutenvolumsteigerung ohne Vermehrung der Schlagfrequenz (ECKERVOGT).

In den sog. Sprudelstrombädern sitzt der Patient in der Wanne, die von der Quelle durchströmt wird; ob hier mit besonderen Wirksamkeiten zu rechnen ist, ist nicht festgestellt.

Je höher der CO_2-Gehalt, so nimmt man an, desto intensiver ist die Wirkung des Badens auf den Kranken; man hat deshalb den Sättigungsgrad der CO_2-Badewässer so hoch wie möglich zu halten versucht. In gewissen Grenzen ist das gewiß richtig, ob es absolut gilt, steht nicht fest: WEVELMEYER hat mit Recht die Frage nach dem optimalen Gasgehalt aufgeworfen und geltend gemacht, daß der therapeutische Effekt des CO_2-Bades von dem Unterschied der Gasspannung zwischen Bad und Gewebe des Badenden bestimmt sein könnte.

Es ist bereits mehrfach erwähnt, daß für die CO_2-Bäderbehandlung der Herz- und Kreislaufpatienten die CO_2-haltigen Eisen-, die Sol- und Kochsalzquellen, die entsprechenden Thermen und erdige Wässer zur Verfügung stehen, daß wir aber über unterschiedliche Wirkungen dieser verschieden gebauten Quellen wenig wissen. CO_2-Quellen und Badeorte s. S. 37.

Rheumatische Erkrankungen und Krankheiten des Bewegungsapparates.

Das Rheuma ist eine sehr vielgestaltige Krankheit. Als Grundlage kommt eine Infektion in Betracht, wobei hier auf die Fragen der Krankheitsentstehung nicht eingegangen werden soll. Die im Laufe einer langdauernden Infektionskrankheit entstandene Überempfindlichkeit (Allergie) ist wesentlich für die Gesamterscheinung des allmählich zustande kommenden rheumatischen Zustandes als einer *Allgemeinerscheinung*. Der Rheumatismus findet seine Parallele in den anderen chronischen Infektionskrankheiten mit cyclischem Verlauf, Tuberkulose und Lues. Eine akute Angina oder ein ähnlicher Prozeß bilden das erste Stadium. Falls diese nicht abheilt, kommt es durch hämatogene Aussaat und eintretende Überempfindlichkeit zum akuten infektiösen Gelenkrheumatismus. Auch in diesem Stadium ist Heilung möglich, andernfalls schließt sich daran der chronische, sozusagen tertiäre Zustand, entweder unter dem Bild der Gelenkerkrankung (chronischer Rheumatismus) oder an sonstigen peripheren Organen, Muskel, Sehnen, Nerven (Myalgien, Neuralgien, Ischias) oder auch an den inneren Organen (visceraler Rheumatismus), Herz, Gefäßen usw. Diese Form entwickelt ein spezifisches Granulationsgewebe (ASCHOFF, RÖSSLE). Unter diesem Gesichtspunkt betrachtet werden manche, keineswegs alle Rheumaformen verständlich. Die ursprünglich von PÄSSLER begründete Lehre von der Herdinfektion war für die Lehre vom rheumatischen Prozeß ohne Zweifel von großer Fruchtbarkeit, hat sich aber in der weiteren Folge zu einseitig und zu schematisch entwickelt; die amerikanischen Rheumatologen haben neuerdings dagegen Bedenken geltend gemacht (DÖBELI). Im Grunde ist das eigentliche Wesen der rheumatischen Infektion bislang nicht geklärt (SCHOEN). Gerade die neueren Erkenntnisse betreffend die Immunkörperbildung gegen hämolytische Streptokokken, die Eiweißverschiebungen, die Rolle der Hyaluronidase zeigen, daß dem rheumatischen Geschehen eigenartige, für unser Verständnis einstweilen schwer begreifbare Zusammenhänge zugrunde liegen.

Der *Verlaufsform* nach unterscheidet man bekanntlich einen primär und sekundär chronischen Rheumatismus, die letztere Form, wenn nach einer deutlich erkennbaren fieberhaften Anfangserkrankung sich ein chronischer Zustand anschließt. Verlaufsformen mit immer wiederkehrenden Fieberattacken sind

nicht selten. Die Gicht ist eine besondere Form des Rheumatismus bei zu Harn-
säurediathese neigenden Personen. Als eine besondere Lokalisationsform kann
man die BECHTEREWsche Erkrankung ansehen. Besonders ursächlich bedingte
Erkrankungsformen sind die gonorrhoischen und klimakterischen Formen des
Rheumatismus. In das Gesamtbild gehören auch die Aufbrauchskrankheiten des
Bewegungsapparates: Arthrosen (Arthritis deformans) mit charakteristischem
Röntgenbild und vorwiegend statischen Veränderungen.

Die sozialhygienische Bedeutung des Rheumatismus ist eine sehr große.
Neuere Zahlen sind: nach BÖNI kommen in der Schweiz auf einen Tuberkulose-
fall 36 Rheumafälle, die wegen Rheuma Invalidisierten machen in der Schweiz
20% der gesamten Invalidisierung aus (1925—1935; v. NEERGAARD), in Däne-
mark sind 15% der Betten in den Krankenhäusern dauernd von Rheumakranken
belegt (KALBAK). So fällt der Balneotherapie, von alters her geübt, im Kampf
gegen diese schwere Volksseuche eine bedeutungsvolle Aufgabe zu.

Eine spezifische Therapie gegen den rheumatischen Prozeß steht uns aus
unserem Bereich nicht zur Verfügung, doch geben uns die Behandlungsverfahren
mit akratischen Thermen, mit Sol- und Kochsalzquellen, auch hier wieder besonders mit Thermen, mit Schwefelwässern, Radiumquellen, mit Moor und
Schlamm aussichtsreiche und erprobte Möglichkeiten zu helfen an die Hand.
Wir fassen dabei in erster Linie das Zustandsbild des Rheumakranken, seine bisher
zu wenig beachtete physische und seelische Konstitution, die reaktive Persönlichkeit, das Zuviel oder Zuwenig seiner Abwehrreaktionen, dann natürlich die Er-
krankungsform der peripheren Organe, namentlich der Gelenke, aber auch der
inneren Organe und schließlich das Schmerzbild des Patienten ins Auge.

Wir gehen, um eine Umstimmung zu erreichen, aus von der Reaktionslage des
Rheumatikers, nach der wir Reizdosis und Reizqualität wählen.

Hyperergische Fälle, das sind solche, die eine Neigung haben, auf kleinste Ein-
griffe zu reagieren mit allgemeinen Reaktionen oder lokalen Erscheinungen,
die beschleunigte Blutsenkungsreaktion zeigen; sie bedürfen einer vorsichtigen
Behandlung. Die therapeutischen Maßnahmen müssen eine Desensibilisierung
der Reaktionsbereitschaft herbeiführen. Die Badereaktion ist hier ein wichtiger
Wegweiser (WAGNER). Eine stärkere Reaktion muß man vermeiden oder durch
Ruhe ausgleichen. Die Dauerbeobachtung dieser Erscheinung zusammen mit der
BKS gestattet die richtige Lenkung der Kur und Stellung der Prognose. Als
Kurmittel kommen schwache balneologische Reize, akratische Thermen, Sol-
bäder, Lokalanwendungen von Moor und Schlamm in Betracht.

Grundsätzlich steht dem die Gruppe der *hyp- oder anergischen Fälle* gegenüber.
Es handelt sich um einen Zustand, der in den Gelenken keine Zeichen von akuter
Entzündung erkennen läßt, wohl aber alte Reste abgelaufener Prozesse, Ver-
dickungen, Deformierungen, Sehnenverkürzungen, Ankylosen zeigt. Die BKS
ist wenig verändert. Die Behandlung muß eine energische, umstimmende, sensi-
bilisierende sein: intensive Akratothermen, Kochsalzthermen, Schwefelbäder,
Radiumbäder, Vollbäder mit Moor und Schlamm, bei Kreislaufbeachtung hohe
Temperaturen, lange Dauer und häufige Anwendung.

Das Gros der Fälle läßt sich in diese Gruppen nicht einordnen. Man hat lange
Zeit das Verhalten der BKS als prognostischen Maßstab für den Verlauf der Fälle
herangezogen (NEUMAYER); danach sollten die Fälle mit langsam abnehmender
oder nach anfänglicher Steigerung (Badereaktion) sich senkender BKS günstig
verlaufen, während man eine mit der Badereaktion steigende BKS oder eine unregelmäßig schwankende Kurve ungünstig beurteilte. Langjährige Beobachtung
an sehr großem Material hat aber (EVERS) ergeben, daß nach verschlechterter

Senkung später sich doch eine bedeutende Besserung, nach normaler Senkung sich eine Verschlechterung einstellen kann.

Eine besondere Wirkung auf den Rheumaprozeß haben entsprechend einem alten und gesicherten Erfahrungsgut die *akratischen Thermen*. Die Wirkung, die auch bei anderen Thermen in Betracht kommt, findet in der gesteigerten Ionendurchlässigkeit der tieferen Hautschichten, dem veränderten Blutchemismus und der Umkehr der Ladungs- und Durchlässigkeitsverhältnisse der Haut eine gewisse Erklärung. Bei manchen akratischen und auch anderen Quellen kommen *Spurenelemente*, denen z. T. deutliche Einwirkungen bei dem rheumatischen Prozeß eigen sind, wirksam in Betracht. Hier ist vor allem an die antirheumatische Wirkung des Jodes zu denken (Harnsäureausscheidung, Kalknormalisierung, Abtötung von Bakterientoxinen). Ferner haben das Mangan und das Kupfer Wirkungsbeziehungen zum rheumatischen Prozeß (s. S. 50).

Bei der Moor- und Schlammbehandlung in Bädern und Packungen steht die Wärmeanwendung, besonders auch in der wichtigen Form der Hyperthermisierung an erster Stelle, dazu kommen, namentlich beim Moor bedeutende chemische, vielleicht auch hormonale Wirkungen.

Eine besonders wirksame Form der Behandlung rheumatischer Erkrankungen steht uns in den Schwefelwässern zu Gebote. Den Schwefelwässern kommt ein normalisierender Einfluß auf den gestörten S-Stoffwechsel der Rheumatikers zu; diese Störung spielt sich vor allem auch in einer S-Verarmung des Bewegungsapparates, in erster Linie der Gelenke ab, woraus sich die nahezu sichere Wirkung der S-Bäder bei rheumatischen Gelenkschäden erklärt. Da der besonders in Thermen zugeführte Schwefel rasch vom Darm oder von der Haut aus die Gelenke erreicht (MESSINI), so ist es sehr wichtig, nicht nur Bäder und lokale Packungen zu verordnen, sondern die Patienten auch energisch trinken und inhalieren zu lassen. Die durchblutungssteigernde Wirkung der S-Bäder wirkt sich auch auf Knochen und Gelenke aus (MALIWA). Von dem zur Wirkung kommenden elementaren Schwefel gehen nicht nur die gerade beim chronischen Rheumatismus erzielten Heilerfolge aus, sondern auch die vielgestaltigen und heftigen Bäderreaktionen, mit denen man hier in der Form von Herd- und Allgemeinerscheinungen zu rechnen hat.

Die *radiumhaltigen Wässer* haben eine besonders günstige Wirkung auf den Purinstoffwechsel. Allgemein wirkt auf den rheumatischen Erkrankungsvorgang bei diesen Wässern ein ziemlich komplizierter Mechanismus (Wirkung auf die Hormone, allgemeine zellenstimulierende Einwirkungen, Wirkung auf den Kalkhaushalt).

Von den einzelnen Krankheitsformen scheinen die sekundär chronischen Rheumatiker besonders auf Schwefelbäder, die primären besser auf Radiumwässer anzusprechen, gonorrhoische Formen vertragen nur milde Reize. Bei Myalgien sind heiße Thermen, Radiumbäder, Moor und Schlamm besonders erfolgreich. Die BECHTEREWsche Erkankung reagiert namentlich auf Schwefelthermen günstig. Großen Nutzen von Badekuren haben ferner die posttraumatischen Rheumatiker sowie Patienten mit Stumpf- und Prothesenbeschwerden.

Wichtig ist eine möglichst intensive Ausnutzung der Einwirkungen während der Badekur. Neben Wannenbädern, Moorpackungen sind längerer Aufenthalt in Gemeinschaftsbädern, überhaupt im Dunstkreis der Quellen, Inhalationen, Trinkkuren, ferner hyperämisierende zusätzliche Behandlungen und Bewegungstherapie angezeigt und dauernd erforderlich. Es ist notwendig, in der Balneotherapie *hohe Dosierungen* bis an die Grenze des Möglichen selbstverständlich nur bei den hypergischen Fällen anzuwenden. Der bewegungsbeschränkte Rheumatiker hat von einer gewissen Polypragmasie während der

Kur mit Hilfe der Kurmittel und der ergänzenden Maßnahmen zweifellos Nutzen. Medikamentöse Kuren sind zurückzustellen, auch zeitlich möglichst nicht an die Kur anzuschließen, um deren Verarbeitung im Rahmen des rheumatischen Gesamtzustandes nach der Kur Zeit zu geben.

Von besonderer Bedeutung sind die *rheumatischen* Schädigungen des Herzens und Kreislaufs sowie die katarrhalischen Erkrankungen. Namentlich die verschiedenen Formen des Katarrhs der Atemwege haben eine nahe Beziehung zum Rheuma und sind häufig damit verbunden. In geeigneten Fällen sind Solbäder, Schwefelbäder, gleichzeitig Inhalationskuren bei Vermeidung neuer Erkältungsschäden angezeigt. Viele Moorbäder besitzen gleichzeitig CO_2-haltige Quellen, die man gegebenenfalls für eine gleichzeitige Herz- und Kreislauftherapie einsetzen kann. Schwefelwasserstoffhaltige antirheumatische Bäder haben starke Capillarwirkung auf die Haut analog dem CO_2-Bad (s. S. 40). Klimakterische Formen eignen sich für milde Moorbäder (Hormonwirkung). Beim Altersrheumatismus, häufig verbunden mit arteriosklerotischen Erscheinungen, ist das Jodschwefelbad sowie die Akratotherme oder die Radiumbehandlung mit ihrer charakteristischen Verjüngungswirkung angezeigt.

Kontrakturen, Ankylosen und sonstige auch der orthopädischen Behandlung zugängliche Krankheitsformen sollen, wenn eine Spezialbehandlung erforderlich ist, vor der Badekur, nicht während derselben fachärztlich behandelt werden. Mechanotherapie, Gymnastik, Massagen, Strahlenduschen sind als wichtiges Unterstützungsmittel während der Kur angezeigt. Es ist wichtig, Pausen beim Rheumatiker auch mit anderen Behandlungsformen auszufüllen, damit eine Fortdauer der besonderen Badewirkung unterstützt wird. So sind vor allem Diathermie, Kurzwellenbehandlung, auch andere Wärmebehandlung bei gleichzeitig genommenen Thermalbädern, Moorbädern, Moorpackungen namentlich an badefreien Tagen von Nutzen. Überwarme Bäder, in der Balneotherapie leider noch zu selten angewandt, sind wertvoll (SCHLIEPHAKE, LAMPERT).

Die verhältnismäßig hohen Temperaturen, die man bei der Verordnung von Moorbädern für Rheumatiker anwendet, erzeugen eine protrahierte mäßige Hyperthermie, der man einen bedeutenden umstimmenden Wert zuschreiben muß (G. MARTICKE).

Außerordentlich wichtig ist die Bewegungstherapie für den Rheumatiker. Die manuelle Behandlung ist in allen Fällen der Apparatbehandlung überlegen. Eine sorgfältig kontrollierte und dauernd modifizierte Apparatbehandlung kann wertvoll sein. Jede Art von Gymnastik muß die erhöhte Fähigkeit zur Eigenbewegung anstreben (JAUP).

Die *Fokalsanierung* kommt beim chronischen Rheumatiker grundsätzlich zu spät. Dieser überaus wichtige Zusammenhang wird volksgesundheitlich erst dann richtig erkannt, wenn Schulärzte, Zahnärzte, Halsärzte, Kinderärzte die frühzeitige Sanierung vorhandener Foci konsequent durchführen. Grundsätzlich wird man auch beim chronischen Rheumatiker eine Sanierung noch vorhandener, für eine Dauerschädigung des Organismus verdächtiger Herde durchführen (SLAUCK).

Grundsätzlich gehört die Sanierung nicht in den Rahmen der Badekur. Da aber (EVERS) immer noch mehr als 25% der chronischen Rheumatiker unsaniert zur Kur geschickt werden, so ist es wichtig genug, daß man heute unter Penicillinschutz zu Beginn der Kur wenigstens die dentalen Herde ohne Schwierigkeit entfernen kann.

Der Rheumatiker bedarf einer besonderen Überwachung seiner Ernährung. Das Übergewicht soll man zu vermindern suchen (Belastung), unterernährte Rheumatiker haben von Gewichtszunahme Gewinn. Eine nicht eiweißüberladene, wertvolle Mittelkost ist für alle Rheumatiker anzustreben und bedarf der Überwachung. Genußmittel sind einzuschränken, aber nicht zu verbieten.

Die Verpflegung des Rheumatikers soll grundsätzlich möglichst vitaminreich sein; eine kausale Bedeutung kommt der Diät nur bei der Gicht zu. Bei exsudativen Krankheitsformen hat man eine betonte Trockenkost angeraten.

Bei den *rheumatischen Erkrankungen* spielen neben endogenen Faktoren exogene Schädigungen eine große Rolle. Rheumatiker sind ausgesprochen meteorotrop. Nur unter dem Einflusse bestimmter meteorologischer und klimatischer Bedingungen tritt die Krankheit bisweilen erst auf. Daraus sind prophylaktisch und therapeutisch die Konsequenzen zu ziehen. Das trockene Klima ist das Idealklima für Rheumatiker, vor allen Dingen, wenn es sonnenreich ist. Gefährlich sind: feuchte, sonnenlose Wohnungen, fehlende Unterkellerung, Bett an der Außenwand, zu früher Bezug von Neubauten, Überheizung, Mangel an regelmäßiger Körperbewegung, Autofahren bei Zugluft (v. NEERGAARD). Keine übertriebene Abhärtung, keine übertriebenen Sonnenbäder! Zu empfehlen ist das Tragen warmer, wollener Unterwäsche (wollener Schlafanzug, Angorawäsche); dabei soll der Rheumatiker nicht schwitzen, feuchte Wäsche sofort wechseln. Chronische rheumatische Erkrankungen können in warmen, trockenen Hochgebirgslagen, auch im Mittelgebirge (Leelage) sowie im Tessin ausheilen, (FREUND, v. NEERGAARD; AMELUNG, WOLFER). Ein Klimawechsel kann bisweilen schlagartig wirken. Rheumatiker soll man zu Zeiten ausgeglichener Wetterlagen zur Kur schicken (keine Schauerwetterlagen); sie sollen in windgeschützten Zimmern wohnen. Besondere lokalklimatische Eigentümlichkeiten können auch einen Ort mit feuchtem Klima für einen Rheumatiker als besonders wertvoll erscheinen lassen; die Insel Grado im Golf von Triest hat gleichmäßig warmes, sonnenreiches Seeklima, das durch besondere örtliche Faktoren zu einem Dorado für Rheumatiker gestaltet wird. Einmal gestattet hier die außergewöhnliche Beschaffenheit des Sandes die Behandlung mit protrahierten Sandbädern, und dann erlaubt die im Sommer häufig 25° übersteigende Temperatur des Meerwassers das leichte Schwimmen, eine Bewegung, die sich für Rheumatiker als besonders günstig erwiesen hat.

EDSTRÖM hat angegeben, daß er Rheumatiker im künstlichen Tropenklima mit gutem Erfolg behandelt habe: Besserung der peripheren Zirkulation, größere Sauerstoffsättigung des venösen Blutes (bis 82% gegenüber 51% bei Zimmertemperatur) und Verschwinden des hämolytischen Streptococcus aus dem Pharynx.

Eine überaus wichtige Aufgabe fällt der Balneotherapie in der Schmerzbekämpfung beim Rheuma zu; der Schmerz ist oft das hauptsächlichste, ja das einzige Symptom der Erkrankung, er kann überaus hartnäckig und quälend sein, und viele Rheumatiker leiden namenlos unter ihren dauernden oder in Attacken auftretenden Schmerzen. Der rheumatische Schmerz ist (WINDISCHBAUER) größtenteils eine Folge der mangelhaften Capillardurchblutung, deshalb hat auch die Wärmebehandlung in allen ihren Formen sehr gute Resultate aufzuweisen. Kuren mit mildwarmen, nicht zu heißen Solbädern, auch Akratothermen bewähren sich; den Radonbädern kommt infolge der Verankerung des Radons in den Nervenscheiden eine spezifische schmerzstillende Wirkung zu. Die Schmerzbekämpfung beim Rheumatiker hat über den subjektiven Rahmen hinaus noch besondere Bedeutung dadurch, daß der schmerzfreie Rheumatiker in die Lage versetzt wird sich zu bewegen, wodurch wiederum der Versteifung seiner Gelenke vorgebeugt wird.

In diesen Bereich gehört auch die Behandlung mit den bisher nur in Japan bekannt gewordenen Säure-Vitriol-Alaunquellen in Kusatsu (s. S. 42). Die Methodik ist brutal, bewirkt aber eine vor allem für den Rheumatiker nützliche gewaltige und tiefgreifende Umstimmung, so daß die Heilerfolge beim Rheumatismus von allen Beobachtern als überwältigend bezeichnet werden (WOLLMANN, HÄRTEL, BÄLZ). Die Kranken werden nach Art eines Exerzitiums durch einen Bademeister bei der Badebehandlung dirigiert. Das geschieht, um suggestive Einflüsse zu schaffen, die mithelfen sollen, die heroische Methode überhaupt auszuhalten. Die Kranken besteigen die etwa 30—50 Personen fassenden großen Piszinen gemeinsam und bleiben in dem 45—49° heißen Wasser 3 Minuten. Die Kur dauert 6 Wochen, anfangs 1, später 5 Bäder täglich, insgesamt 125—150. Der rheumatische Zustand wird tiefgreifend erfaßt. Zu den Reizerscheinungen gehört fast allgemein eine ausgedehnte Dermatitis, die gegebenenfalls durch Baden in alkalischen Quellen rasch zur Abheilung gebracht wird.

In der gesamten Rheumatikerbehandlung sollten die Frühformen mehr Beachtung finden. Die prämorbiden Zustände werden zu wenig der Balneotherapie und Klimatherapie zugeführt.

Die Kontraindikationen gegen die Bäderbehandlung liegen vor allem im Bereich der entzündlichen infektiösen Frischfälle. Das akute fieberhafte Stadium und hohe fieberhafte Exacerbationen sind von der Balneotherapie ausgeschlossen. Nach einem akuten fieberhaften Zustand soll man 6 Wochen, nach einer endokarditischen Komplikation 6 Monate bis zur Badekur warten. Leichtere Attacken und intermittierende Attacken schließen die Badekur nicht aus. Gichtiker und Ischiaskranke sind im akuten Anfall nicht unmittelbar, danach aber für Kuren sehr geeignet.

Von größter Bedeutung ist beim Rheuma eine ausreichende Nachkontrolle und Betreuung der Kranken; nur so besteht Aussicht, daß die immer wieder bestätigten Erfolge der Bäderbehandlung den Patienten erhalten bleiben; nur so werden auch die in der sozialen Fürsorge aufgewandten Kurkosten sich lohnen.

Frauenkrankheiten.

Das Gebiet der Frauenkrankheiten ist eine alte (v. SIEBOLD, 1828) und bedeutungsvolle Domäne der Balneologie. Vielen, besonders den entzündlichen Krankheitszuständen der inneren weiblichen Organe können wir durch Hyperämisierung, Auflockerung des Gewebes und nachfolgende Aufsaugung des Exsudates beikommen (LABES), gerade diese Hyperämisierung und Auflockerung vermögen wir aber durch die uns hier zu Gebote stehenden Mittel zu erreichen; so darf diesen konservativ wirkenden therapeutischen Methoden ein großer Wert zuerkannt werden. Von autoritärer gynäkologischer Seite ist erst neuerdings (1950) wieder betont worden, es bestehe kein Zweifel, „daß wir auch heute noch zuviel operieren; wenn wir die vielen uns zur Verfügung stehenden physikalischen Heilfaktoren richtig anwenden, so können wir bei vielen Fällen ohne verstümmelnde Operation eine subjektive Heilung, oft sogar eine völlige Wiederherstellung der normalen Funktionen erzielen" (GAUSS). Für Bäder- und Klimakuren kommen bevorzugt in Betracht: die Entwicklungsstörungen, die entzündlichen Erkrankungen, die Sterilität, das Klimakterium und der gynäkologische Kreuzschmerz.

Die Entwicklungsstörungen im Rahmen dieses Fachgebietes, die sich klinisch in Oligomenorrhoe und Amenorrhoe kundtun, in einer Verschlechterung des Allgemeinzustandes, Unterentwicklung der Organe und degenerativem Habitus, auch durch schwere körperliche Arbeit in zu frühem Lebensalter herbeigeführt sein können, finden vor allem mit Solbädern analog der Anwendung bei Kinderkrankheiten eine brauchbare und erfolgreiche Behandlung. Das Solbad hat die Eigenschaft, konstitutionsfördernd zu wirken. Solbäder können durch eine geeignete Gestaltung des ganzen Kuraufenthalts, Luft- und Liegekuren, Gymnastik, mäßig dosierten Sport noch weiter in ihrer Wirkung gesteigert werden. Auch milde CO_2-haltige Quellen haben eine ausgesprochen erholungsfördernde Tendenz.

Hierbei kommen die nicht so hoch kohlensäurereichen eisenhaltigen Wässer (Elster, Pyrmont, Schwalbach usw.), jedoch nicht die stark CO_2-haltigen kreislaufwirksamen Wässer wie Nauheim oder die CO_2-Thermen in Betracht. Von Moorbädern sollte man bei diesen Zuständen absehen, lokale Moorpackungen können erwogen werden. Die Klimafrage spielt eine große Rolle. Höhenlagen, Sonnenreichtum, gute Strahlungsverhältnisse wirken fördernd mit. An Trinkkuren sind vor allem die die Blutbildung fördernden Eisen- und Arsenquellen heranzuziehen. Viele dieser Patientinnen leiden an einer gewohnheitsmäßigen Obstipation, zu deren Bekämpfung STÖCKEL auf den Gebrauch leicht abführender Eisenbrunnen hingewiesen hat. Die juvenilen Blutungen bis zu den Pubertätsblutungen beruhen vielfach auf einer Unterfunktion. Soweit das balneologische Gebiet in Betracht kommt, handelt es sich um die Hebung des Allgemeinzustandes, nicht um die Anwendung lokaler Reizmittel.

Menstruationsstörungen anderer Art bei schwächlichen, im übrigen an sich sonst gesunden Personen können durch Milieuveränderung, seelische Erschütterungen, Nikotinmißbrauch, habituelle Obstipation hervorgerufen werden und lange Zeit das Bild beherrschen. Hier könnte eher an eine lokale Reizförderung gedacht werden, so daß, wenn Mangelzustände vorliegen, Solbäder, Solthermen, einfache akratische Thermen, vorsichtige Mooranwendung in nicht zu heißen Sitzbädern oder Packungen in Betracht kommen können. Auch kohlensäurehaltige Bäder wirken an sich allgemein günstig. Der Zustand des Blutbildes bedarf besonderer Beachtung, zumal in vielen der genannten Quellenorte ja auch geeignete Trinkwässer (Eisen- und Arsenquellen) zur Nutzung vorhanden sind. Auch Verlängerung der Menstruation über 8 Tage, insbesondere bei gleichzeitiger Verkürzung der Regelzwischenzeit sind, soweit hier nicht chirurgische Indikationen vorliegen können, balneologisch anzugehen, und auch hier leistet die Allgemeinbehandlung Gutes.

Nicht wenige der hier erwähnten in das jugendliche Alter fallenden Störungen, namentlich auch bei jungen Frauen hängen mit der Schilddrüsenfunktion zusammen. Gerade die Pubertät und das ihr folgende Lebensalter sowie die Zeit der ersten Geburt ist besonders geeignet für das Auftreten von Schilddrüsenstörungen. Unter diesen sind viele leichterer Art, die sich abgesehen von den durch die Schilddrüse herbeigeführten Erscheinungen nicht selten auch dem Verhalten der Menstruation in einem Zuviel oder Zuwenig mitteilen. Es handelt sich nicht um die Fälle der ausgesprochenen Basedow-Trias, sondern um die sog. Formes frustes der mittleren und leichteren Thyreotoxikose mit allgemeinen nervösen Erscheinungen, Herzunruhe mit oder ohne erhöhtem Grundumsatz. Gerade hier leistet die Balneo- und Klimatotherapie Ausgezeichnetes, insbesondere der Aufenthalt in jodarmen und jodfreien Klimazonen (Glatzer Bergland, Tatra, manche Südhänge unserer Mittelgebirge). Das Trinken arsenhaltiger Quellen (arsen-kupferhaltige Eisenquelle in Kudowa) hemmt außerdem die Schilddrüsentätigkeit. Auch calciumhaltige Brunnen haben sich als Trinkkur bewährt.

Die balneologische Behandlung in der Gynäkologie betrifft in erster Linie den Bereich der entzündlichen Erkrankungen, zu denen wir hier nach v. MIKULICZ-RADECKI rechnen können alle Entzündungen am Eierstock und Eileiter, also auch die entzündlichen Adnextumoren, Entzündungen an der Gebärmutter und im Beckenzellgewebe sowie im DOUGLASschen Raum. Für die akuten Stadien ist die Balneologie nicht zuständig. Aber auch scheinbar ruhende Zustände können durch den Reiz und die Hyperämisierung der Badeprozeduren in ein plötzlich aufflackerndes Stadium gebracht werden: Fieber, erhöhte Schmerzen, peritoneale Reizerscheinungen, Erbrechen usw. Die Einleitung einer Ruhebehandlung unter Weglassung aller Badeprozeduren, Bettruhe, Kältebehandlung, Diät ist dann besonders wichtig. Der Verlauf der Badereaktion zeigt nicht selten schon bei den ersten Bademaßnahmen die vorhandene oder erhöhte Reizbarkeit der Fälle an und gibt somit, ähnlich wie beim subchronischen Rheumatismus, einen Anhaltspunkt für die Dosierung und weitere Verordnung der Bäder. Stärkere Badereaktionen erfordern eine vorsichtige und milde weitere Behandlung und Beachtung von Bad zu Bad. An sich sollen solche Fälle nur dann der Badebehandlung zugeführt werden, wenn die Temperatur bereits mehrere Wochen normal gewesen ist, Leukocyten und Blutsenkung normale Werte erreicht haben. Andererseits soll man auch nicht zu lange warten mit der Einleitung der Behandlung, weil frische Exsudate natürlich bessere Chancen für die Aufsaugung bieten als ältere. In diesen Fällen, in denen das akute Stadium nicht weit zurückliegt, ist die Reizbehandlung nicht zu mild zu wählen. Schmerzen und Unterleibsbeschwerden, besonders während der Menstruation, brauchen kein Anlaß zu sein, eine energische Behandlung zu unterlassen. Erfahrungsgemäß kann man den Patientinnen viel zumuten. Durch störende Reaktionen lassen sich die meisten Patientinnen nicht von einer anstrengenden Kur abhalten. Die Behandlung ist eine außerordentlich dankbare, wenn man gleichzeitig die allgemeine Schwäche, Nervosität, Schlafstörung, Appetitmangel, Anämie berücksichtigt und behandelt.

Differentialdiagnostisch ist bei stärkeren Adnextumoren vor allem die Abgrenzung gegen die extrauterine Schwangerschaft wichtig. Bei der Adnexerkrankung ist die BKS erheblich, Wachstum der Schwellung meist langsam oder gering, die Nachbarorgane werden mehr herangezogen als weggedrückt. Übergreifen der Erkrankung auf das Beckenbindegewebe kommt vor. Leukocytose besteht in beiden Zuständen. Bei der extrauterinen kann eine Anämie vorhanden sein durch innere Blutung; hierfür sprechen auch rasche Vergrößerung, Verdrängung der Nachbarorgane, Lokalisiertbleiben der Schwellung.

Einwandfreie chirurgische Fälle (Absceßbildung, lang dauernde Eiterungen ohne Erfolg bei konservativer Behandlung) gehören nicht in den Bereich der Balneologie, ebenso sind Badekuren ungeeignet bei tuberkulösen Erkrankungen der Adnexe, Blutungsneigung, Arteriosklerose. Auch Lagekorrekturen gehören im allgemeinen in den chirurgischen Bereich, doch läßt sich eine Retroflexio, wenn durch Stauung entstanden, durch eine balneologische Behandlung soweit beeinflussen, daß ihre Behebung später gelingt (LABES).

Am mildesten sind hier Solbäder und milde Akratothermen. Eine Stufe höher stehen die Schwefelbäder. Das wichtigste Behandlungsmittel ist das Moor in mannigfacher Anwendung, das weitgehende Abstufungen erlaubt, insofern man lokale Packungen von wechselnder Ausdehnung, Gewichtsmasse, Temperatur, Sitzbäder oder Vollbäder anwenden kann, wobei wiederum durch Dauer und Temperatur in allen Fällen Abstufungen des Reizes zu erzielen sind.

Lokal am intensivsten wirken heiße Packungen (Wärme und Belastung), Temperaturen bis 55° ohne Unterlage. Das Packmaterial erst dünn, etwa 2 kg, auflegen, später 5—6 kg. Bei richtiger Anwendung ist eine ausreichende Tiefenwirkung und gute Resorption zu erwarten. Eine Verkleinerung der Tumoren ist allerdings meist erst nach 3 bis 5 Monaten, also nicht während der Badekur zu erwarten. Vorteilhaft sind auch Sitzbäder sowie Moorvollbäder, die aber anstrengender und lokal nicht so wirksam sind. Die Anwendung von Packungen ermöglicht es, auch schwächliche oder kreislaufkranke Patientinnen der Moorbehandlung zuzuführen. Sehr wirksam für die Resorption, weil eine sehr starke

Hyperämie erzeugend, sind ferner Scheidenspülungen mit 2—4% Sole, Temperatur bis 45°, 15—20 min. Die Portio und benachbarte Teile sind wenig empfindlich für hohe Temperaturen. GAUSS empfiehlt sog. große Vaginalspülungen im Bereich der Kurortbehandlung, wobei im Verlauf einer halben bis einer Stunde bis zu 100 l zur Anwendung kommen; dazu ist eine besondere Apparatur, die Warmhaltung der Spülsole und bequeme Lagerung der Patientin gewährleistet, erforderlich. Diese Spülungen sind (HOFF) ein wertvolles Verfahren, das „die bisher nicht vermeidbaren Operationen noch wesentlich einschränken läßt". Auch die subaqualen Spülverfahren werden zur Anwendung im Kurort angeraten (GAUSS).

Im Ausland werden bei gynäkologischen Erkrankungen mit Vorliebe Bäder in jodhaltigen Solen verordnet (Italien, Spanien, Bulgarien).

Fluor und die damit verbundenen Beschwerden begleiten häufig die Zustände, derentwegen eine Bäder- oder Klimakur ausgeführt wird; im Zusammenhang mit der Behandlung und der Besserung des Allgemeinzustandes heilen die Fluorbeschwerden oft aus; wird der Fluor selbst Gegenstand der Behandlung, so vermeide man jegliche, vor allem jede lokale Reizung, wertvoll sind auch hier die allgemein konstitutionsfördernden Mittel der Balneologie, Solbäder, akratische milde Thermen, Klimakuren, Luft- und Liegekuren mit dosierter Sportbetätigung. Bei den klimatischen Kuren sind die intensiven Reizlagen, insbesondere die extremen Höhenkuren, und die Seebäder bei stärkeren Fluorerscheinungen zu vermeiden. Mittlere Höhenlagen, Mittelgebirgskuren, das Klima des Wald- und Berglandes leisten Gutes.

Moorvollbäder (nur diese, keine Teilanwendungen) stehen seit langem in dem Ansehen, daß sie wirksames Mittel zur Überwindung bestehender Sterilität seien. Es ist kein Zweifel, daß namentlich junge, schwächliche Frauen mit infantilistischem Habitus durch eine Moorbadekur den gewünschten Erfolg erreichen. Schon aus diesem Zusammenhang gewinnt man den Eindruck, daß es sich in erster Linie um eine Allgemeinwirkung handelt, um eine Förderung der Konstitition, eine Umstellung, die eben der Patientin die bislang fehlende Konzeptionsfähigkeit verschafft.

Nachdem indessen in den Mooren spezifisch weibliche Hormone, die aus den untergegangenen Pflanzenständen stammen, nachgewiesen sind und im Tierversuch wie beim Menschen eine Beeinflussung des Hormonstandards durch Moor sich ergeben hat (s. S. 72), lag es nahe, eine diesbezügliche spezifische Wirkung des Moorbades bei der Sterilitätsbehandlung anzunehmen, doch steht eine befriedigende Erklärung noch aus.

Bäder und vor allem Moorbäder sensibilisieren für Medikamente und Hormone, so kann also mit besonderem Vorteil für die Patienten eine Moorbadekur mit einer Hormonkur verbunden oder an sie angeschlossen werden. Man beachte hierbei auch die pluriglandulären Zusammenhänge, denn Schilddrüsenanomalien sind nicht selten die Ursache. Unter dem Einfluß von Jod erfolgt eine vermehrte Produktion gonadotroper Hormone im Hypophysenvorderlappen. Auch die Follikelhormonproduktion hat eine Komponente, die über die Schilddrüse verläuft. Daraus erklären sich die namentlich im letzten Jahrzehnt gewonnenen Erfahrungen, daß Kuren mit Jodwässern (Bade- und Trinkkur) auch bei der Sterilitätsbehandlung erfolgreich sind (Salsomaggiore, Italien). Auch die Neigung zu Frühgeburten hat man so wirksam bekämpft.

Bei der sekundären Sterilität kann die Moorbehandlung (Packungen) einen günstigen Einfluß auf vorhandene Veränderungen, Adhäsionen, Hyperämisierung der inneren Genitalien, Anregung der Peristaltik des Eileiters, Verbesserung der Durchgängigkeit, Einfluß auf das Fimbrienende der Eileiter herbeiführen.

Soll man Frauen während der *Gravidität* in Bäder schicken ? Eisen- und Arsentrinkkuren sind bewährt zur Bekämpfung des habituellen Aborts (GUTHMANN).
Es mag das damit zusammenhängen, daß während der Schwangerschaft der
Arsenspiegel des Blutes normalerweise eine Zunahme erfährt. Bei Trinkkuren
sind Kochsalzwässer zu meiden (Schwangerschaftsniere!), Sulfatwässer als starke
Abführmittel fördern den Abort. Kalkwässer (Oeynhausen, Cannstatt) können
den erhöhten Kalkbedarf unterstützen. In der Periode des Abstillens können
sulfathaltige Wässer, weil sie wasserentziehend wirken, nützlich sein. Eine
Erholung in Kurorten tut namentlich schwachen Frauen vor der Geburt gut.
Beim Baden sind treibende Wässer (starke Thermen, CO_2-Quellen) zu vermeiden.
In Betracht kommen nur milde, dünne Solbäder, Süßwasserbäder mit Fichten-
nadelzusatz und ähnliches.

Das *Klimakterium* erfordert vor allem eine beruhigende reizfreie Behandlung,
sichere seelische Führung und unauffällige Beobachtung der Patientinnen, um
namentlich bei Blutungsneigung einen evtl. Termin zum Eingriff nicht zu ver-
säumen (KÖHLER, LÜTTGE). Die mit der Änderung des Allgemeinzustandes
verbundenen Störungen, die zirkulatorischen Beschwerden, angioneurotische
Erscheinungen, Störungen im Bereich an sich gesunder Organe, z. B. Magen,
Darm, die nervösen Symptome, Unruhe, Reizbarkeit, Schlafstörung, die Andeutung psychischer Veränderungen sind ausnahmslos für milde Kuren wohl geeignet.
Den Allgemeinzustand fördern reizmilde Maßnahmen: einfache Wasserbäder mit
aromatischen Zusätzen, Kleiebäder bei Juckerscheinungen, Liegekuren unter
Vermeidung starker Besonnung. Schlaf- und Stuhlregelung sind von Bedeutung
und von Erfolg. Von stärkeren Reizmitteln, insbesondere stark kohlensäurehaltigen Bädern, Moorvollbädern muß man absehen. Eine besondere Rolle
spielen die von MENGE beschriebenen Gelenkveränderungen, die, da sie ja meistens
auf die Knie und unteren Wirbelsäulenabschnitte lokalisiert sind, die lokale
Anwendung von Moorpackungen durchführbar machen. Bäder- und Klimabehandlung kann man auch in diesem Falle mit einer Hormonbehandlung kombi-
nieren. Bekanntlich ist für die Behandlung des Klimakteriums eine Anwendung
von kleinen Dosen (LÜTTGE, v. MIKULICZ-RADECKI) empfohlen worden, so daß
man an die Hormonsensibilisierung während der Kur besonders denken muß.
Auch klimatisch fallen starke Reize, Hochgebirge, Nordsee, weg. Mittelgebirge,
Ostsee, Alpenvorland, Binnenseen, anmutige, suggestiv wirkende Landschaften
haben günstigen Effekt.

Beim sog. gynäkologisch bedingten Kreuzschmerz handelt es sich (v. MIKULICZ-
RADECKI) um fortgeleitete oder indirekte Beschwerden bei Retroflexio, bei entzündlichen Erkrankungen, bei Tumoren, bei Descensus. Vor allem aber spielen
die besonderen statischen Verhältnisse in der Lendenwirbelsäule oder in der Lage
des Beckenausganges und die damit zusammenhängenden Änderungen im Laufe
des Lebens der Frau bei dem genannten Kreuzschmerz eine Rolle. Statisch
bedingte Kreuzschmerzen sind daher bei Frauen nicht selten. Man kann sie bis
zu einem gewissen Grade als Abnutzungserscheinungen im Bereich der Wirbelsäule auffassen. Die gesamten Zustände sind günstige Objekte für die Badebehandlung. Warme Solbäder, Solthermen, Mooranwendung als Packung, Sitz-
und Vollbad leisten, mit der nötigen Konsequenz durchgeführt, Ausgezeichnetes.
Die Behandlung dieser Dinge gehört zu den dankbarsten Aufgaben der Balneologie im Bereich der Frauenheilkunde.

Gynäkologische Zustände sind nicht selten mit Allgemeinerkrankungen verbunden, die auch im Rahmen einer Kur besondere Beachtung verdienen. Hier sind
vor allem die Erkrankungen der Harnwege zu nennen. Zustände dieses Gebietes
können durch geeignete Trinkkuren, besonders solche, die die Diurese steigern und

die durchspülend wirken, günstig beeinflußt werden. In Betracht kommen einfache kohlensäurehaltige Wässer, milde erdige Brunnen u. a. GUTHMANN weist darauf hin, daß schließliche Ausheilungen von Nierenschäden bei Schwangerschaft nicht selten erst durch eine geeignete Bade- oder Trinkkur erfolgen. Bade- und Trinkkuren sind ferner geeignet nach eingreifenden und schweren Operationen, die Erholung und völlige Restitution zu beschleunigen und zu fördern. Nach Lage des Falles sind hier milde Bäder, Solbäder, reizmilde Klimalagen oder auch intensive Förderungsmittel, Hochgebirge, Seeküste, stärkere Eisen-Arsen-Trinkkuren, kohlensäurehaltige Bäder angezeigt. Bei Strahlenbehandlung kann man durch dazwischengeschaltete Bäder- und Klimakuren (FRANQUÉ) den Erfolg der Behandlung nicht selten verstärken und verlängern. Die Obstipationsbehandlung spielt in der Gynäkologie eine besonders große Rolle. Gerade auch hier sind Kurortbehandlungen bewährt.

Schließlich sei hervorgehoben, daß auch im Bereich der Frauenheilkunde eine sinnvolle Kurbehandlung nicht denkbar ist ohne die Beachtung und Wegweisung auf zwei wichtigen Gebieten: Diät und Körperbewegung. Die Kurortdiät ist nicht eine Aufgabe, die sich auf Magen- und Darmkurorte usw. zu beschränken hat, sondern sie ist auch im Bereich der gynäkologischen Leiden von Bedeutung. Es leuchtet ohne weiteres ein, daß erholungsbedürftige, erschöpfte Mädchen und Frauen, Rekonvaleszente nach Operationen und schweren Blutverlusten eine anreichernde, nicht eiweißüberladene Kost benötigen, daß die zahlreichen Stoffwechselanomalien, etwa die Fettsucht, die mit der Arthritis zusammenhängenden Veränderungen im Klimakterium, Erkrankungen der Harnorgane besondere Diätmaßnahmen nötig haben. Wo spezielle Diätforderungen nicht zu stellen sind, muß der Kuraufenthalt zur Anweisung für eine gesunde Lebensführung dienen. Das Verständnis der Patientinnen für die Ernährungsfrage muß geweckt und vermittelt werden, Hausfrauen und Mütter müssen Gelegenheit haben, hier Brauchbares in Kurorten zu lernen.

Eine Balneotherapie der Frauenkrankheiten kann auch auf eine richtige Bewegungstherapie nicht verzichten. In dem Sinne, wie sich KNOLL, KOHLRAUSCH und LEUBE u. a. für den Einbau der Bewegungstherapie in die Frauenbehandlung eingesetzt haben, ist im Rahmen einer Kur Bewegungstherapie bei gynäkologischen Zuständen unentbehrlich. Mit den Heilmitteln der Badeorte, den Bädern und Trinkkuren leisten bei Menstruationsstörungen geeignete Übungen im Rahmen der Frauengymnastik Hervorragendes. Maßvoll betriebener Sport kann eine besondere Förderung der Kurorterfolge zur Folge haben. Bei den Fluorbeschwerden von Mädchen und jungen Frauen sind Übungsbehandlungen eine unentbehrliche Ergänzung der Kur. Die von KOHLRAUSCH und LEUBE ausgebaute besondere Übungstechnik mit ihren Entspannungsübungen, ihren Schüttelungen im Bereich der unteren Körperabschnitte, den beckenbewegenden Übungen, den Übungen für Lende, Wirbelsäule, Bauchmuskulatur, Gesäß und Beckenboden bewähren sich im Rahmen der balneologischen Therapie gynäkologischer Zustände.

Für eine erfolgreiche Behandlung von Frauen in Badeorten ist eine verständnisvolle und nahe Zusammenarbeit zwischen Hausarzt und Badearzt erforderlich. Vermeidbare erneute gynäkologische Spezialuntersuchungen soll man den Patientinnen ersparen. Es ist ferner daran zu denken, daß der Erfolg sachgemäß durchgeführter Badekuren, z. B. bei Adnexerkrankungen, sich erst nach Monaten zeigt, wenn die Patientin längst in die Fürsorge ihres Hausarztes zurückgekehrt ist.

Moorbäder sind Elster, Schwalbach, Aibling, Driburg, Pyrmont, Meinberg. Ähnliche Bedeutung haben die Schlickbäder Wilhelmshaven, Cuxhaven. Bei den Zuständen, in denen vor allem die Wärmedynamik eine Rolle spielt, haben die Schlamme Nenndorf, Eifelfango, Blankenburg, Posidonienschlamm Bedeutung.

Erkrankungen von Magen und Darm, Leber und Galle.

Auf dem Gesamtgebiet der Magen-, Darm- und Gallenerkrankungen beschränkt sich die Behandlung mit den Mitteln der Heilquellen und des Klimas auf verhältnismäßig wenig Zustände. Es handelt sich aber gerade hier um besonders verbreitete Erkrankungen, Ulcus, Katarrhe des Magen-Darmkanals, Obstipation, Gallensteinerkrankung. Außerdem ist bei richtiger Auswahl gerade bei diesen Zuständen die Quellenbehandlung von größter Bedeutung, was hervorragende Kliniker immer anerkannt haben (v. NOORDEN, GRAFE).

Gurgelungen und Spülungen mit Mineralwässern sind für die *Raucherkatarrhe* von Wert. Trinkkuren eignen sich vor allem für manche Zustandsformen des *Ulcus ventriculi und duodeni* und die damit verwandten Zustände der hyperaciden Gastritis, die ulcusverdächtigen Erosionen, die nervösen in das Gebiet fallenden Grenzzustände, das Sodbrennen. Das Ulcus darf weder röntgenologisch noch gastroskopisch penetrierend sein. Nach akuten Blutungen muß eine längere Zeit (2—3 Monate) verstrichen sein. Gutartige und latent verlaufende Fälle, auch das ausgesprochene Ulcus mit den erwähnten Einschränkungen, sind aber dankenswerte Aufgaben unseres Gebietes. Die Säureabstumpfung wird man naturgemäß mit einem der zahlreichen alkalischen Wässer herbeiführen. Die meisten hierher gehörenden Wässer sind alkalische Säuerlinge, die trotz ihres Säuregehaltes eine hohe alkalische Wirkung haben (Fachingen, Gießhübel, Preblau). Es geht von diesen Wässern eine dreifache Wirkung aus: Abstumpfung der Säure, Hemmung der Säureproduktion und Schmerzstillung. Die Säureabstumpfung macht sich am meisten nach dem Essen geltend, wenn hier auch die Wirkung des Wassers durch die Gegenwirkung der Magensäure eine beschränkte ist. Die Alkalisierung des Magensaftes geht auch bei stärkerer Zufuhr nicht über den Neutralpunkt hinaus. Die Magenentleerung wird jedoch im Sinne des natürlichen Vorganges durch die Zufuhr des alkalischen Wasser gefördert. Nachhaltig und daher die Produktion hemmend wirkt aber die Verabreichung vor dem Essen, da der nüchterne Magen keine freie Salzsäure enthält. Die Kur kann man nur mit angewärmtem Wasser durchführen. Deshalb haben sich Kuren mit den natürlich warmen Quellen (Bertrich, Neuenahr) besonders bewährt. Das Ulcus ist vielfach mit gastritischen Erscheinungen verbunden. Treten diese stärker hervor, dann können die Kochsalzwässer herangezogen werden (Baden-Baden, Wiesbaden, Mergentheim, Kissingen). Diese wirken dann durch die Heilung des Katarrhs günstig, obschon sie an sich nicht säurevermindernd, sondern eher in diesem Sinne reizend wirken. Die Heilung des Katarrhs bringt aber hier die Hyperacidität zum Verschwinden. Oft ist das Ulcus von einer Obstipation begleitet, dann sind die mit sulfatischen Komponenten versehenen alkalischen Quellen von besonderer Bedeutung (Nürtingen, Bertrich). Die resorbierten Bestandteile der Wässer bewirken auch hier über den lokalen Erfolg hinaus eine Änderung der Reaktionsweise des Gewebes.

Eine Trinkkur bei Ulcuskranken kann niemals schematisch verordnet werden. Es bedarf nicht selten häufig wechselnder Modifikationen. Man kann durch das Abrühren der CO_2, durch laue bis heiße Verabreichung, durch Trinken im Liegen mit linker Seitenlage, um den Pylorus zu schonen, später rechte Seitenlage, durch gleichzeitige Anwendung heißer Packungen mit Moor und Schlamm sehr weitgehende Abstufungen herbeiführen. Die Hyperämie der Bauchwand erhöht den Tonus der Magenwand. Warme reizschwache Bäder (Sole, aromatische Süßwasserbäder) bewirken eine günstige Umstellung des gesamten Habitus. Ulcuskranke sind gegen Hautreize empfindlich. Unter starken Reizen (Bestrahlung, CO_2-Bäder) bilden sich histaminartige Körper unter der Haut, die schädigend auf den Ulcusprozeß einwirken (EPPINGER). Ein Erythem bedeutet eine direkte Gefahr für den Träger eines Ulcus, was bei Disposition für die Ulcusentstehung von Bedeutung sein kann. Auch Kälteeinwirkung kann schädigen. Dagegen wirken milde Klimakuren mit viel Luft, auch Luftbädern, mäßiger Besonnung, dosierter Bewegung über die nervöse Komponente günstig (AMELUNG, HÄBERLIN). Mittelgebirge und Seekuren sind bevorzugt.

Das zweite große Gebiet für Trinkkuren sind die *katarrhalischen Erkrankungen von Magen und Darm*. Auch hier ist die Zustandsdiagnose von Bedeutung. Bei der an- und hypaciden Gastritits kommen die säurelockenden Wässer in Betracht; es sind dies im allgemeinen die Kochsalzwässer und die nicht alkalischen Säuerlinge. Da das Kochsalz gleichzeitig auch schleimlösend wirkt und die Wärme des Wassers den Prozeß günstig beeinflußt, auch subjektiv wohltuend ist, so haben sich vor allem die kochsalzhaltigen Thermen hierbei eingeführt (Wiesbaden, Baden-Baden), aber auch die analogen kalten Quellen (Kissingen, Homburg, Mergentheim); auch hier ist die sulfatische Komponente (Neuhaus, Salzschlirf) wertvoll. Wässer mit längerer Verweildauer im Magen, also konzentrierte Kochsalz- und Glaubersalzbrunnen soll man bei den hypaciden Formen möglichst vermeiden, auch lasse man bei diesen Zuständen nicht nach den Mahlzeiten trinken; 2—300 g morgens nüchtern, auch während des Tages wiederholt, haben sich bewährt. Eine gleichzeitige Blutarmut läßt stärkere Quellen kontraindiziert erscheinen. Bei motorischen Störungen des Magens, Magenatonien, spastischen Zuständen, ebenso bei den Neurosen ist mit Trinkkuren nichts anzufangen.

Noch mehr als beim Magen ist bei den entzündlichen und katarrhalischen Prozessen des Darmes der Mineralwassertherapie eine führende Rolle zuzuerkennen (GRAFE). Beim Darmkatarrh kommen die leichteren und mittelschweren Formen des chronischen Katarrhs in Betracht. Man läßt warme und heiße Trinkkuren auch mit künstlich erwärmten Wässern in häufigen kleinen Dosen ausführen. Die Kochsalzquellen, die glaubersalzhaltigen Brunnen haben sich bewährt. Auch gastrogene Diarrhoen, Gärungs- und Fäulnisdyspepsien, Nachkrankheiten nach tropischen Darmerkrankungen sind brauchbare Objekte für diese Kuren. Besonders scheinen hierbei die calciumhaltigen Wässer (Oeynhausen, Driburg, Lippspringe, Wildungen) durch ihre gewebsdichtende und entzündungshemmende entwässernde Wirkung günstig zu sein. Zuweilen verlaufen Darmkatarrhe mit Obstipationserscheinungen; trotzdem soll man Abführkuren dann nicht machen. Man kommt auch hierbei mit den genannten Quellen weiter.

Die *Darmträgheit* und die sog. *habituelle Obstipation* sind schließlich ein ebenso dankbares wie bedeutungsvolles Behandlungsgebiet. Man soll Alter des Patienten, Dauer der Krankheit und den gewohnheitsmäßigen Gebrauch von Abführmitteln bei der Anordnung einer Kur berücksichtigen. Die Greisenobstipation und die der Kinder scheiden aus. Im letzteren Falle ist die Erziehung zu einer verständigen Rhythmik des Lebens allen äußeren Mitteln überlegen. Organische Hindernisse (Röntgenbild), Abknickungen, Behinderung durch Erkrankungen der Umgebung (Frauenkrankheiten), Hirschsprungsche Krankheit und die sog. Rectumschwäche sind nicht geeignet. Um so dankbarer sind die zahlreichen Fälle der einfachen chronischen Obstipation.

Man entleere erst bei beginnender Behandlung durch drastische Abführmittel den Darm. Die Verordnung der Brunnen darf nicht summarisch durchgeführt werden, sie muß namentlich am Anfang nach der täglichen Erfahrung geregelt sein. Zweck der Kur ist die Rückführung zu einer normalen selbständigen Funktion.

Die Peristaltik des Darmes ist vom Magen aus durch einen Trunk kalten Wassers in den nüchternen Magen bei vielen Menschen in Gang zu bringen, außerdem hängt sie vom Füllungsgrade des Darmrohres ab (peristaltischer Dehnungsreflex). Man wendet bei Darmträgheit die Bitter- und Glaubersalzwässer an. Die schwächeren Wässer bringen das nötige Wasser zur Darmfüllung mit, hierbei sind dann größere Mengen zur Trinkkur erforderlich (Bertrich, Nürtingen). Die stärkeren Wässer erzielen nicht selten schon bei einmaliger Anwendung und geringer Dosierung einen drastischen Erfolg (Hunyadi-Janos, Sternhof, Friedrichshall). Zu längeren Kuren bedient man sich besser der schwächeren Wässer oder der stärkeren Wässer bei geringer Dosierung.

Da die abführende Dosis bei 3,0 g Sulfat liegt, so kann man leicht berechnen, welche Quantität des Wassers man verordnen muß (s. Tab. 14). Für das Verständnis des ganzen Vorganges muß man sich vergegenwärtigen (STOCKINGER), daß eine stark hypertonische Sulfatlösung erst einmal durch Wasserentzug aus der Darmwand der Isotonie zustrebt und erst nach vielen Stunden, oft unter erheblichen Beschwerden, ihre Abführung entfaltet. Gering konzentrierte Lösungen in Flüssigkeitsmengen von mindestens 300 g wirken dagegen auf dem Wege eines Reflexes, der sich in Form einer großen peristaltischen Welle über den gesamten Darmkanal auswirkt, schon nach wenigen Stunden abführend. Dabei sind die oben erwähnten 3 g Sulfat notwendig, um durch Hemmung der Wasserresorption den Entleerungsreflex des Colons in Gang zu setzen. Im nüchternen Zustand kommt dieser Reflex leicht zustande, während im Laufe des Tages nach erfolgter Nahrungsaufnahme ganz andere Resorptionsverhältnisse und ein ganz anderer Funktionszustand des Magen-Darmkanals vorliegen und der Entleerungsreflex weit seltener eintritt.

Man kann die Wirkung auf den Darm ferner modifizieren, je nachdem man kühl oder warm, in Ruhe oder Bewegung das Getränk verordnet, von entscheidender Bedeutung für die Abführwirkung ist (STOCKINGER) ferner die Geschwindigkeit, mit der der verordnete Brunnen getrunken wird. So kann beispielsweise mit 300 g der recht wirksamen Mergentheimer Karlsquelle bei einer auf reichlich 30 min ausgedehnten Trinkzeit eine merkliche Abführwirkung fast ganz vermieden werden, während dieselbe Menge Brunnen rasch getrunken sehr bald auftretende diarrhoische Entleerungen verursacht. Das eine Mal werden die fraktionierten kleinen Trinkmengen samt den in ihnen enthaltenen Salzen fast ebenso rasch resorbiert wie die nächsten Portionen geschluckt werden, während bei dem raschen Trinken der erwähnte Dehnungsreflex, der über den ganzen Darm hin sich ausbreitet, voll zur Auswirkung kommt.

Besonders wertvoll erweisen sich Glaubersalztrinkkuren bei meteoristischen Zuständen. Die Darmblähungen und die damit zusammenhängenden Zustände, der sog. kardiointestinale Symptomkomplex, der sich ja besonders in nervösseelischen Unruhebildern und Kreislaufstörungen infolge des Meteorismus äußert, werden durch die genannten Trinkkuren günstig beeinflußt. Meßbar verschwindet der Zwerchfellhochstand (s. Abb. 29).

Ohne die Diätregelung ist selbstverständlich keine Kurortbehandlung auf dem Gebiet der Magen-, Darm- und Verdauungskrankheiten ausführbar. Es ist Aufgabe des Kurortes, daß nicht nur in bevorzugten Wohn- und Gaststätten und Sanatorien die Möglichkeit speziell verordneter Einzeldiäten besteht, sondern daß das ganze Ernährungsmilieu des Kurortes auf den Erfordernissen der Behandlung Magen- und Darmkranker aufgebaut ist. Es müssen daher in den Kurheimen und Gaststätten grundsätzlich die Erfordernisse einer mittleren Schonungskost gesichert, möglichst aber darüber hinaus die zuverlässige Bereitung auch differenzierterer Diäten ausführbar sein.

Bei den *Erkrankungen von Leber und Galle* ist zu sagen, daß auch hier ein nach dem Indikationsgebiet beschränktes, aber in dem speziellen Bereich besonders erfolgreiches Arbeitsgebiet vorliegt. An Krankheiten kommen in Betracht die Leberschwellung, die Leberkongestion, namentlich durch sitzende Lebensweise herbeigeführt ohne weitere Krankheitserscheinung, dann die abdominale Plethora der alten Ärzte, Völle, Meteorismus, Subikterus, dann aber auch der allgemeine Leberschaden, mit ikterischen, oft nur wenig ausgeprägten Erscheinungen, Schädigung des Blutbildes usw. Die Domäne der Kurorttherapie stellen die idiopathischen und dyskinetischen Erkrankungen der Gallenwege dar (STOCKINGER, SEELIGER), zunächst die chronischen, wenig aktiven Zustände, aber auch bei den durch Rezidive gefährdeten oder körperlich sehr heruntergekommenen Fällen werden in den Heilbädern ausgezeichnete Behandlungserfolge verzeichnet. Frisch operierte Fälle lassen oft gerade dann beste, bleibende Erfolge erwarten, wenn die Kur bald an die Operation angeschlossen wird; auch akute abklingende

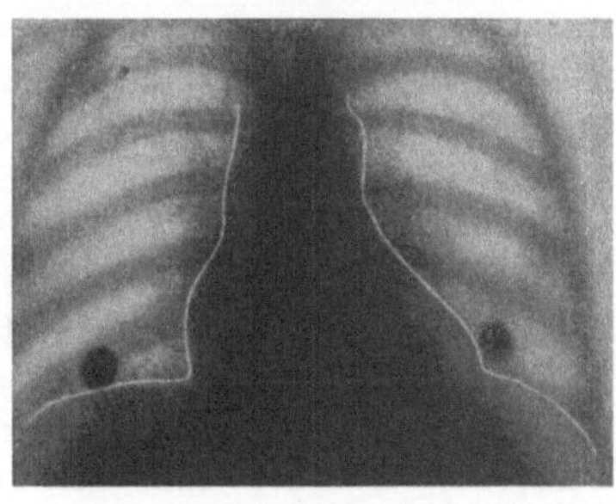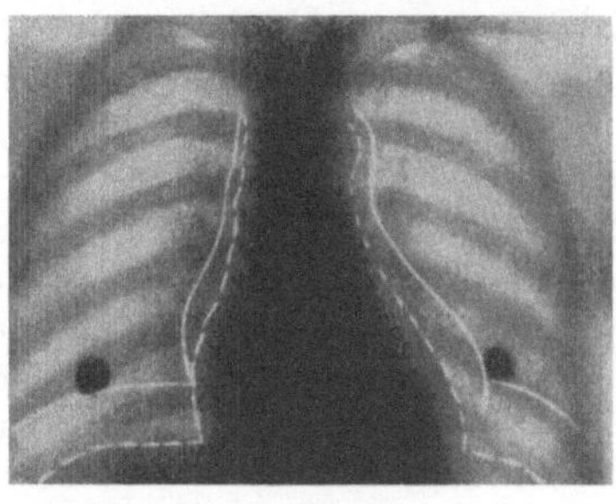

a   b

Abb. 29 a u. b. Meteorismusbehandlung, Trinkkur mit Glaubersalzbrunnen. (Nach K. ZÖRKENDÖRFER.)

Formen der Erkrankung sind geeignet, es brauchen keineswegs die entzündlichen Erscheinungen schon beseitigt zu sein, doch müssen die akuten Reizzustände abgeklungen sein (BECKMANN).

Die Fälle der Cirrhosen, die LAENNECsche Erkrankung und die hepatolienalen Zustände sind auszuschließen. Dagegen kann man gute Erfolge bei den parenchymatösen Veränderungen bei Alkoholikern, nach Infektionen, nach Arzneimittelschäden erwarten.

Die akute Hepatitis hat nicht selten Cholecystopathien im Gefolge (STOCKINGER) und kann insofern später Mineralwasserkuren erfordern, auch ihr Abklingen und die Rekonvaleszenz nach dieser Erkrankung können bei genügender Vorsicht durch eine Nachkur in einem Bade gefördert werden. Die akute Phase der Krankheit schließt natürlich solche Kuren völlig aus.

Bei den zu verordnenden Trinkkuren haben sich die alkalischen Glaubersalzwässer hervorragend bewährt, bestimmend ist also das Natrium-, Hydrogenkarbonat- und Sulfat-Ion, sie wirken im Sinne eines milden Abführmittels, beseitigen den sehr störenden Meteorismus, wirken sekretionssteigernd auf das Leberparenchym und fördern die Austreibung der Galle, sie steigern die Glykogenfixation in der Leber; weist die Quelle einen höheren Gehalt an Magnesium auf, so kann sie hierdurch (in Gemeinschaft mit dem Sulfation) den Charakter eines Bitterwassers annehmen, also eine erhöhte abführende Wirkung erlangen. Dem Magnesium wird darüber hinaus eine besondere spasmolytische Wirkung (Sphincter ODDI) zugeschrieben, wie auch eine zentrale sedative Funktion (STOCKINGER). Wichtig ist, daß ein Teil der in Betracht kommenden Quellen wenig Kochsalz aufweist; eine vermehrte Na-Cl-Zufuhr ist bei den in Betracht kommenden Zuständen meist nicht erwünscht. Auch eine bactericide, entzündungshemmende

Wirkung, wohl als Effekt des gesamten Mineralisationsbildes, darf angenommen werden. Die bedeutende Wirksamkeit der Calciumsulfat-(Gips-)Quellen für die Leberschäden hat KIENLE erwiesen.

Der Sondenversuch (STEPP, HAUG) zeigt einwandfrei den Vorgang der Einwirkung der Wässer auf die Gallenblase. Sie wirken cholagog (Entleerung der Galle) und choleretisch (erhöhte Gallenproduktion). Die Entleerung der Blase wird vor allem durch die stark sulfathaltigen Wässer und hier besonders durch die Bitterwässer, geeignete Diät und Bewegung herbeigeführt. Die schwächeren Quellen, je nach Dosierung, ferner auch heiße Umschläge, milde Diät, beruhigende Bäder wirken dem Spasmus entgegen, sie beruhigen, regen aber sanft die Produktion der Galle an. Bei gleichzeitigen Katarrhen, auch bei Obstipation, sind die kochsalzhaltigen, besonders mit einer Sulfatkomponente ausgestatteten Wässer (Mergentheim, Neuhaus, Kissingen, Hersfeld) angezeigt. Bei Verbindung mit Diabetes ist an die Schwefelwässer (Eilsen, Sebastiansweiler) zu denken. Wichtig scheint auch die Behandlung nach einer Gallenoperation. Da das Reservoir für die eingedickte Blasengalle dann fehlt, haben sich Spülungen der Lebergänge anscheinend bewährt. Man läßt dann vor allem morgens und auch größere Mengen trinken.

Beachtung verdient auch die verschieden stark abführende Wirkung der Sulfatwässer, die, unterstützt durch eine auf den besonderen Fall abgestellte Verordnungsform (Schnelligkeit des Trinkens usw. s. S. 222) eine sehr verschiedenartige Einwirkung im einzelnen Falle ermöglicht; insofern ist es von erheblicher Bedeutung, daß die westdeutschen alkalischen Glauber- und Bittersalzwässer eine reichgegliederte Abstufung zeigen (Tab. 38), die gelegentlich in einem Badeort, wo verschieden konzentrierte Brunnen zur Verfügung stehen, eine kombinierte Behandlung mit diesen ermöglicht. Der Isotonie mit dem Blutplasma (bei 330 mMol/kg) kommen der Kissinger Rakoczy, die Nürtinger Quelle und der Karlsbrunnen in Mergentheim entscheidend nahe. Bedeutende alkalische Glauber- und Bitterquellen sind, abgesehen von den in Tab. 38 genannten, Elster, Melle, Grenzach, im Ausland Karlsbad, ferner Tarasp-Schuls-Vulpera, dann Montecatini u. a.

Ein wesentlicher Anteil an der Kur der Gallenkranken kommt den hydrotherapeutischen Verordnungen, vor allem den lokalen Wärmeanwendungen, den

Tabelle 38. *Westdeutsche alkalische Glauber- und Bitter-Quellen* (nach STOCKINGER).

	SO_4''		Cl'		HCO_3'		$Mg^{..}$		$Na^{.}$		$Ca^{..}$	
	mg/kg	mval-%	mg/kg	mval-%	mg/kg	mval-%	mg/kg	mval-%	mg/kg	mval-%	mg/kg	mval-%
Neuenahr . .	59,5	4,7	62,5	6,6	1440,0	88,7	90,2	27,9	328,2	53,6	78,8	14,8
Bertrich (Therme, 32,5°)	556,4	38,2	140,9	11,1	1100,1	50,4	75,6	17,4	604,7	73,7	46,8	6,5
Kissingen Rakoczy . . .	741,2	10,4	3891,0	74,2	1368,0	15,2	202,2	11,2	2290,0	64,3	541,8	18,3
Hersfeld . . .	849,1	26,7	1447,0	61,6	395,5	9,8	51,6	6,4	1147,0	75,3	224,4	16,9
Elster	856,6	42,1	545,1	36,3	553,5	21,4	43,0	8,3	613,3	62,6	52,4	6,5
Mergentheim Wilhelmsquelle	2101,3	55,8	909,8	32,7	549,0	11,5	88,9	9,3	901,8	50,0	619,7	39,5
Mergentheim Karlsquelle .	3960,0	30,9	5746,0	60,8	1346,8	8,3	364,8	11,2	4643,6	75,4	663,2	12,4
Nürtingen . .	4312,5	57,8	430,8	7,8	3200,4	34,4	63,9	3,4	3329,3	93,2	82,4	2,6
Ingelfingen .	5689,7	27,6	9590	63,1	2411,8	9,2	182,2	3,5	8386,1	85,1	724,3	8,6
Mergentheim Albertquelle .	7145,0	24,2	14788,0	67,8	2985,3	7,9	777,4	10,4	9350,0	66,1	641,3	5,2
Friedrichshall.	9396,0	45,5	7952,0	52,1	624,7	2,4	2417,0	46,1	4947,0	49,9	305,7	3,5

Packungen mit Moor und Fango zu, letztere namentlich als gürtelförmige Packungen der Lebergegend, die bedeutende Einflüsse auf die Durchblutung, den Tonus und die Motilität von Darm und Gallenwegen zeitigen. Badekuren bei Leber- und Gallenkranken sind nur mit Auswahl zu verordnen; bestehen wesentliche Kreislaufschäden, insbesondere des Myokards oder am Coronarkreislauf, so sind Badekuren kontraindiziert (STOCKINGER), auch wenn man solche Kranke bei gesundem Gallensystem vielleicht baden lassen könnte; auch bei gleichzeitiger Hypertension ist eine kritische Auswahl der Fälle nötig. Dagegen sieht man besonders schöne Erfolge als Ergebnis des Zusammenspiels aller Gegebenheiten der Kur in dem gut ausgewählten Heilbad, die Resultate der sachgerecht verordneten Trinkkur, der Gesamtmineralisation der Quelle, der Milieuwirkung des Ortes, der seelischen Führung durch den erfahrenen Arzt, also der die Konstitution tieferfassenden Gesamtwirkung. SEELIGER hat es als dringend erforderlich bezeichnet, gerade bei Gallenkranken den Erscheinungen einer spastisch-allergischen Diathese in wesentlich höherem Maße als bisher gerade bei den therapeutischen Entschlüssen im Kurort Rechnung zu tragen. Der Lokalbefund vermittelt oft keine sichere Auskunft, so wird der Blick zwangsläufig auf die Gesamterscheinung des Kranken, auf seine Konstitution gelenkt: mit den Mitteln des Kurortes gelingt nicht selten die Beseitigung der Krampfneigung, des wichtigsten Symptoms der Dyskinetiker.

Wie beim Magen und Darm ist natürlich auch auf dem Gebiet der Leber- und Gallenerkrankungen ohne Diätregelung keine Kurorttherapie durchführbar; in den Spezialkurorten dieses Gebietes muß dafür gesorgt sein, daß eine geeignete Ernährung nicht nur in den Sanatorien zur Verfügung steht, sondern für alle Kurpatienten erreichbar ist.

Stoffwechselkrankheiten.

Diabetes: Die Behandlung des Diabetes mit Mineraltrinkkuren ist alten Datums. Sie hat sich besonders im Ausland (Frankreich) trotz der Insulinära bis heute in Ansehen gehalten. Das beruht darauf, daß sie in der Tat Ausgezeichnetes leistet.

Sowohl das Tierexperiment wie Beobachtungen am Menschen zeigen, daß eine ganze Reihe von Mineralwässern (s. S. 32) beim Diabetiker die Glykosurie vermindern, den Blutzucker senken, die Zuckertoleranz steigern; mit alkalischen Wässern können wir bekanntlich nicht nur den Harn alkalisch machen, sondern auch die Alkalireserve erhöhen, wenn sie krankhaft vermindert ist (ARNOLDI und ROUBITSCHEK). Durch getrunkenes Mineralwasser geht ferner der Glykogenabbau zurück, in der Leber findet eine Glykogenanreicherung statt (BÜRGI u. a.). Auch die pathologisch vermehrten Zuckerabbauprodukte (Acetaldehyde, dioxydabler Kohlenstoff) vermindern sich (W. ZÖRKENDÖRFER), die Ketonurie nimmt ab (ARNOLDI). So gewinnt man das Bild, daß Mineralwassertrinkkuren analog dem Insulin wirken, daß sie mindestens dessen Wirkung verstärken.

Empirisch sind folgende Gruppen von Mineralwässern als wirksam befunden worden: *Alkalische Wässer* (alkalische Säuerlinge, alkalische Thermen, alkalische Glaubersalzquellen, alkalische Schwefelquellen). Das Alkali wurde vor der Insulinära auch als Pharmakon gegen Zuckerkrankheit gegeben; es ist schon lange bekannt, daß Säuregaben die Blutzuckerbelastungskurve erhöhen, Alkali sie herabsetzt. Das gleiche gilt im Tierversuch von der sauren Haferkost bzw. der alkalischen Grünfutterkost. Die Acidose beim Zuckerkranken entfaltet sich im Sinne eines Circulus vitiosus. Sie hängt nicht nur mit dem Zuckerstoffwechsel zusammen, sondern sie verändert ihn auch im ungünstigen Sinne (W. ZÖRKENDÖRFER).

Schwefelquellen: Kolloidaler Schwefel hat eine starke antidiabetische Wirkung. Bei peroraler Darreichung ist als die minimal wirksame Dosis 1 mg pro kg, bei subcutaner 1 γ pro kg, bei intravenöser 0,01 γ pro kg anzusehen. Es kommt nach KÜHNAU noch hinzu, daß der diabetische Organismus dauernd Schwefelverlust erleidet, die Behandlung mit Schwefelwässern diese Ausfallserscheinungen ausgleicht. Schließlich kommt bei der Behandlung der Diabetiker (KÜHNAU) auch die grundumsatzsenkende Wirkung des Schwefels in Betracht, woraus die Verbesserung des Körpergewichts bei dieser Behandlung sich erklärt. Schwefelquellenkurven bei Diabetikern sind außerdem besonders auch für die Beseitigung der diabetischen Hautleiden wirksam (MALIWA). Auch bei den Glaubersalzwässern (W. ZÖRKENDÖRFER) muß man an die Schwefelwirkung denken, denn GEIGER und KROPF fanden, daß auch nach Neutralisation noch die antidiabetische Wirksamkeit der Wässer erhalten blieb. Daß die insulinverstärkende Wirkung des Schwefels beim Sympathikotoniker besser durch parenterale Einverleibung, beim Vagotoniker besser durch das Trinken von Schwefelbrunnen zustandekommt (PIACENTINI), gehört in das Gebiet der konstitutionsbedingten Wirkung der Heilwässer.

Gipswässer: Wertvoll sind vor allem die reinen Gipswässer (Tugo-Quelle in Tiengen, Oberrhein ferner auch die kochsalzhaltigen Gipsquellen (Salzschlirf, Cannstatt, Mergentheim).

Es ist klar, daß sich für die Therapie besonders gipshaltige Schwefelwässer, wie Baden bei Wien, Eilsen, Sebastiansweiler, als wertvoll erwiesen haben. KIENLE hat den Einfluß der Gipswässer auf chronische Leberschäden nachgewiesen, deshalb muß man bei der antidiabetischen Wirkung der Gipswässer vor allem an die Leber denken.

Schwermetallhaltige Mineralwässer: Von den in Heilquellen weit verbreiteten Feinstoffen haben Cu, Mn und Zn eine ausgesprochene antidiabetische Wirkung; der Nüchternblutzucker wird durch Cu gesenkt, ebenso die alimentäre Hyperglykämie beseitigt, Cu wirkt also insulinsparend (KÜHNAU), ähnlich scheint Mn zu wirken, während der antidiabetische Effekt bei Zn auf anderem Wege zustande kommt (Hemmung der Adrenalinwirkung). So besteht kein Zweifel, daß die antidiabetische Wirkung mancher Mineralwässer auf ihren Feinstoffgehalt bezogen werden muß. Hier liegen in Anbetracht des erheblichen Gehaltes mancher unserer Quellen an den erwähnten Feinstoffen noch bisher ungehobene therapeutische Werte.

Die Trinkkur wird im allgemeinen mit Mengen von 800 (MALIWA) bis 1000 g, namentlich bei alkalischen Wässern auch mehr, bis $1^1/_2$ l pro Tag, in wiederholten kleineren Trinkportionen ausgeübt. Man braucht beim Diabetiker mit der Menge des zugeführten Wassers nicht ängstlich zu sein. Bei den Schwefelbrunnen muß man vor allem den Schwefelgehalt beachten. Wichtig ist, daß auch die schwächeren Schwefelbrunnen eine deutliche Wirkung ausüben.

Da für die Wirkung der Schwefelbrunnen eine Steigerung der Insulinproduktion im Körper wahrscheinlich ist, abgesehen von einer erhöhten Sensibilisierung des Körpers für Insulin, so ist es klar, daß für die Wirkung der Mineralwassertrinkkuren der Insulinapparat des Körpers noch arbeitsfähig sein muß. Dem entspricht die Tatsache, daß leichtere und mittelschwere Fälle des Diabetes eine gute bis sehr gute Wirkung nach Mineralwassertrinkkuren aufweisen, während die Behandlung bei schweren Diabetikern versagt. KIENLE konnte im Verlauf der Kur erhebliche Weißbrotzulagen bei den behandelten Fällen möglich machen. Angesichts des chronischen Charakters der Zuckerkrankheit bedeuten daher von Zeit zu Zeit ausgeübte Mineralwassertrinkkuren eine bedeutende Schonung für den gesamten Stoffwechsel und insbesondere eine erhebliche Einsparung von Insulin. Es ist dringend erforderlich, daß von dieser Behandlungsmöglichkeit mehr Gebrauch gemacht wird als bisher.

Die meisten Diabeteskranken versprechen sich von einer Kur im Badeort in erster Linie eine wenigstens zeitweise durchführbare Vermeidung oder doch eine erhebliche Minderung der Insulinbehandlung; es ist daher von besonderer Wichtigkeit, die auf diesem Gebiet gesammelten Erfahrungen zu beachten, die von BOTH, wie folgt, dargestellt werden:

„Die Beobachtung der Stoffwechselwerte unter der Diät und gleichzeitiger Durchführung der Kuranwendungen ergibt meist bereits nach 8 bis 14 Tagen, ob künstliche Insulinzufuhr notwendig ist oder nicht, nachdem inzwischen auch der Effekt einzelner oder mehrerer Obsttage und die Haltbarkeit dieses Effektes bei anschließender Normaldiät offenbar geworden ist. Nur wenn es gelingt, in der KH-Bilanz 80% der verabfolgten KH-Menge zu verwerten, Acetonkörper zu vermeiden und die Nüchternwerte des Blutzuckers unter 150—180 mg-% zu halten, kann die Insulinbehandlung vermieden werden, ohne daß eine Gefährdung des Kranken eintritt. Bei allem Verständnis für die seelische Situation eines Kranken, muß der Arzt unter Einsatz seiner ganzen Autorität den Kranken rechtzeitig auf die Notwendigkeit einer Insulinbehandlung aufmerksam machen. Man erlebt es dann nur selten, daß er sich den Notwendigkeiten verschließt. Die Anfangsdosis wählen wir, um schneller vorwärts zu kommen, etwas höher als dem Glucoseäquivalent (eine Insulineinheit für je 2 g täglicher Zuckerausscheidung) entspricht und reduzieren nach einigen Tagen, sobald der Effekt deutlich wird. Schocks können durch nicht zu ängstliche KH-Dosierung im allgemeinen vermieden werden. Altinsulin verwenden wir lediglich für Fälle mit Komplikationen (Koma, Infektionskrankheiten usw.). Die Wahl des Depotinsulins erfolgt je nach dem bei einem Kranken beobachteten Wirkungsmechanismus. Die Verzögerungswirkung ist bei verschiedenen Sorten verschieden, und jeder Kranke besitzt auch wieder seinen eigenen Verzögerungsmodus, der zunächst empirisch festgestellt werden muß. Bei einigen Kranken findet sich eine zu starke Depotwirkung, so daß ein Schock im Laufe der folgenden Nacht auftritt.

Bei anderen Kranken verläuft die Wirkungskurve kürzer und steiler. Ein Ausgleich läßt sich durch die Mischung von Alt- und Depotinsulin oder durch Verwendung von DI-Insulin erzielen. Die Zahl der Kranken, welche beim Depotinsulin Wirkungskurven von hoher, dann aber schnell abfallender Anfangsintensität ähnlich der Altinsulinwirkung aufweisen, ist nach unserer Erfahrung größer als im allgemeinen angenommen wird. Diese Fälle leiden meist an larvierten Schockerscheinungen und an Gegenregulationen mit hohen Urinzuckerausscheidungen. Durch eine Aufteilung der Gesamtdosis auf eine Morgenportion (etwa $^2/_3$ der Tagesmenge) und eine Abendportion ($^1/_3$ der Tagesmenge) erzielt man häufig eine unerwartete Besserung der Stoffwechsellage durch Ausschaltung der Gegenregulation. Diese Aufteilung versuchen wir auch — so lästig sie für den Kranken ist — bei Gesamtdosen unter 40 Einheiten. Die Besserung der KH-Bilanz und vor allem die Besserung des Befindens lohnen die kleine zusätzliche Mühe oft durchaus. Tagesblutzuckerprofile und gezielte Blutzuckeruntersuchungen auf Grund mehrfacher täglicher Urinuntersuchungen erleichtern die Beurteilung der Notwendigkeiten wesentlich. Beim übergewichtigen Diabetiker darf die Insulinbehandlung nicht zu einem weiteren Gewichtsanstieg führen. Gerade hier muß die kalorienarme (besonders fettarme) Kost die oberste Behandlungsmaßnahme darstellen, und zur Insulinbehandlung darf man nur greifen, wenn man mit strengen Maßnahmen nicht zurechtkommt."

Für den Diabetiker verdienen noch die *klimatischen Kuren* eine besondere Erwähnung. Während kalte Wasserprozeduren und Kälte überhaupt ungünstig wirken, sind mildwarme Einwirkungen in günstigen klimatischen Lagen auf das Gesamtbefinden des Diabetikers außerordentlich nützlich. Schonende Dosierung der Klimareize, vor allem der Wärmereize, zeitigt günstige Einflüsse auf die Stoffwechsellage, deutlich nachweisbar in der Toleranz (MESSERLE). Bei vermehrter körperlicher Bewegung wird weniger Insulin verbraucht, was für die Dosierung einer geeigneten Freiluft- und Bewegungstherapie wichtig sein kann. Übertriebene Anwendungen des Sonnenbades können empfindliche Störungen im Zuckerstoffwechsel hervorrufen (Insulinschock nach Sonnenbaden, AMELUNG). Bei leichteren Diabetikern kann unbedenklich eine Seebadekur verordnet werden, bei schweren kann eine Verschlechterung der Stoffwechsellage eintreten (CURSCHMANN). Durch eine Behandlung im Hoch- wie im Mittelgebirge kann eine Besserung der Toleranz durch klimatische Einflüsse erreicht werden.

Gicht: Die Balneotherapie der Gicht wendet sich sowohl gegen die ursächliche Stoffwechselveränderung als auch gegen die Gelenkerkrankungen und Bewegungsstörungen, die im Verlauf der Krankheit eintreten.

Von alters her haben die radiumhaltigen Wässer bis heute sich den Ruf als Gichtwässer erworben (WILKE und KRIEG, EICHHOLTZ, GUDZENT, VON NOORDEN, FALTA). Die Aufnahme der radiumhaltigen Wässer in den Organismus bewirkt eine echte Ausscheidung der Harnsäure. Eine solche liegt dann vor, wenn ohne Vermehrung der Wasserzufuhr (man gibt Mineralwasser anstatt Trinkwasser) eine Erhöhung der Harnsäureausscheidung eintritt. Das Problem ist nicht einfach, da bei den radiumemanationshaltigen Quellen die Nebenbestandteile die Wirkung verdecken können, da Vordiät und allgemeine Stoffwechsellage den Vorgang beeinflussen, da die individuelle Empfindlichkeit gegenüber radioaktiven Substanzen erheblich schwankt (EICHHOLTZ). Neben der erhöhten Ausschwemmung erfolgt aber auch ein erhöhter Abbau von Harnsäure im Körper (TEISSIER). Die Erfolge erstrecken sich nicht auf die echte Gicht allein, sondern auch auf die ihr nahestehenden Krankheitsformen (unklare Fälle von Gelenkerkrankungen, Neuralgien usw.).

Kuren mit Radiumwässern haben oft starke Reaktionserscheinungen im Gefolge. Die Anwendung bedarf also einer gewissen Vorsicht, zumal auch die Calciumausscheidung erhöht ist. Die Anwendung geschieht mit Trink-, Inhalations- und Badekuren, besonders wirksam ist die Trinkkur.

Harnsäureausscheidung haben auch andere Arten von Mineralwässern zur Folge, so alkalische Wässer, ferner Kochsalzquellen, Gipsquellen, Chlorcalciumquellen und Seewasser. Aber auch das heiße Bad als solches hat eine Wirkung auf die ursächlichen Faktoren bei der Gicht, und damit dürfte es zusammenhängen, daß die akratischen Thermen und Wildwässer ebenfalls von jeher sich einer Anerkennung bei der Gichtbehandlung erfreuen. Heiße Bäder bewirken eine alkalotische Stoffwechsellage (KÜHNAU).

Die Gicht spielt sich vor allem in den Gelenken ab, sie führt zu Funktionsstörungen und Veränderungen, die dem klinischen Bild des Rheumatismus entsprechen. Dadurch wird die Gichterkrankung auch zu einem Gegenstand der Behandlung in dem Sinne, in welchem rheumatische Erkrankungen und Bewegungsstörungen der Badebehandlung unterliegen. In Italien werden systematisch ausgebildete Schwitz-Kuren, sog. Kurschwitzen (PISANI, MESSINI) bei Gicht angewandt.

Fettsucht: Die Wärmeentziehung kalter Quellen beim Trinken hat eine oxydationssteigernde Wirkung. Diuretisch wirkende Quellen erhöhen die Durchspülung und Entwässerung. Viele Quellen wirken peristaltisch. Die Verschlechterung der Ausnutzung der Nahrung, direkte Steigerung des Stoffwechsels hat man von sulfathaltigen Quellen nachweisen können. Diese Wirkungen sind aber nicht ausreichend, um bei Fettsüchtigen etwas zu erreichen.

Trotzdem gehört die Behandlung der Fettsucht in Kur- und Badeorten zu den wichtigsten und dankbarsten Aufgaben dieses Gebietes. Nirgends ist so gute Gelegenheit wie hier, während einer Kur eine Lebensregelung für den Patienten durchzuführen: Tageseinteilung, Diät, Dosierung von Ruhe und Bewegung, Ausnutzung der klimatischen und balneologischen Faktoren, erhöhte Sensibilität für eine medikamentöse Behandlung, enger Konnex zwischen Arzt und Patient, Erleichterung der Überwachung, Wetteifer und Beeinflussung gleichgerichteter Fälle helfen zusammen. Die Verdauung anregende sulfatische Mineralwässer, Kochsalz-, Glauber- und Bittersalzquellen sind wertvolle Hilfsmittel.

Das Hochgebirge bedingt eine erleichterte Muskelarbeit. Kombinierte Therapien in Höhenlage, Bewegung, Diät, Bäder haben Erfolge. Andererseits sind die Resultate an der See, namentlich an der norddeutschen kühleren Küste gut. Auch heiße Sandbäder (Köstritz, Grado) scheinen die Entfettung zu fördern. Andererseits muß man die appetitfördernde sog. zehrende Wirkung mancher Klimakuren vor allem an der See, aber auch im Hochgebirge beachten. Da der Fettleibige eine schlechtere Gefäßregulation hat, früher schwitzt und friert als der Normale, so ist das Gefäßtraining bei Klimakuren, auch Badekuren, Abhärtung, Einwirkung auf die Haut und auf die Muskelbewegung von Wichtigkeit. Kaltwasserprozeduren können sehr wertvoll sein. Andererseits haben sich heiße Solbäder und Kochsalzthermen bewährt. Sie steigern den Stoffwechsel und haben keine appetitfördernde Wirkung. Auswahl der Fälle ist notwendig. Viele Fettleibige haben nur eine begrenzte Leistungsfähigkeit der Zirkulation. Heiße Bäder sind bei Blutdrucksteigerung, Arteriosklerose kontraindiziert, ebenso Kaltwasseranwendungen bei höheren Graden von Neurosen und nervöser Erschöpfbarkeit. Altersfettsucht, Fettsüchtigkeit der Nephritiker und Kranker mit erheblichen Kreislaufstörungen schickt man besser überhaupt nicht in Kurorte. Dagegen ist die Kurort- und Bäderbehandlung gerade für manche Fälle, in denen sich die Fettsucht mit anderen Krankheitszuständen kombiniert, besonders dankbar. Fettleibige mit leichter Glykosurie verlieren die letztere meistens bei Gewichtsabnahme. Bei Kombination von Fettsucht und Diabetes soll man nicht brüsk entfetten. Für die Kombination dieser Krankheiten sind Kuren in Neuenahr, Kissingen, Neuhaus empfehlenswert.

Sowohl für den fettleibigen Diabetiker wie für den ebenso beschaffenen Gichtiker ist es schwierig, auf diätetischem Wege allein vorwärtszukommen. Man kann nicht gleichzeitig kohlenhydratarme und entfettende, purinfreie und ebenfalls entfettende Kost geben. Bei Gicht und Nephritis ist der magere Patient an sich besser gestellt als der fette. Bei fettsüchtigen Nierenkranken sind Badekuren sehr beschränkt möglich, Klimakuren bewährt. Kreislaufschäden der Fettsüchtigen sind ein dankbares Behandlungsobjekt. Die Erscheinungen der Abdominalplethora beobachtet man bei Fettsüchtigen mit leichten Herzschäden. Maßvolle Trinkkuren mit salinischen und alkalisch-sulfatischen Wässern (Homburger Elisabeth-Quelle) haben auf Leberschwellung, Druckgefühl im Bauch, Völle nach dem Essen oft sehr guten Einfluß. Kohlensäurehaltige Wässer soll man nicht trinken lassen (abrühren!). Maßvolle Badekuren mit CO_2-haltigen Wässern, unterstützt durch dosierte Bewegungstherapie leisten Ausgezeichnetes.

Viele Fettleibige haben Funktionsstörungen im Magen-Darmkanal, Obstipation, atonische Zustände, paradoxe Diarrhoen, Hämorrhoidalbeschwerden. Man kommt hier gut voran, wenn man bei der balneologischen Behandlung das Augenmerk in erster Linie auf die Erscheinungen am Magen und Darm richtet.

Die Domäne der Kurortbehandlung ist die Inaktivitätsfettsucht, die sog. Faulheitsfettsucht, bei der die Bewegungsbehandlung bestens bewährt ist. Unter den endokrinen Fällen sind diejenigen rein thyreogenen Ursprungs verhältnismäßig selten, dagegen die polyglandulären häufig. Bade- und Klimakuren sensibilisieren den Organismus für Medikamente, insbesondere auch für Inkrete und Hormone; das kann man sich bei der Behandlung dieser Fälle zunutze machen.

Für alle Stoffwechselkrankheiten ist während einer Badekur eine nach klinischen Gesichtspunkten geleitete Diätversorgung notwendig, ebenso muß Bewegungstherapie im Laufe einer Badekur erfolgen.

Aktive Muskelarbeit in vielseitiger Abwandlung steigert den Stoffwechsel. Sie ist neben der Diät das wichtigste Heilmittel gegen die Fettsucht. Schon im Alltag dränge man beim Fettleibigen darauf, daß er sich viel bewegt (Radfahren statt Autofahren). Wichtig sind regelmäßige Wanderungen, insbesondere solche mit Steigarbeit unter entsprechendem Training des Herzens. Es ist natürlich, daß solche zunächst ungewohnte und anstrengende Gehübungen in einer landschaftlich anmutigen Gegend mit lohnenden neuen Eindrücken und Ausblicken lieber als zu Hause unternommen werden, auch ein Vorzug der Wahl eines Gebirgskurortes zur Durchführung einer Entfettungskur.

Zu diesen psychologischen Faktoren, die die Landschaft vermittelt, treten im Gebirge und an der Meeresküste auch rein klimatische Einflüsse als fördernd hinzu. Durch das Klima an sich wird die Muskelarbeit erleichtert und bestimmte klimatische Anwendungen steigern den Stoffwechsel. Vor allem ist die Verbesserung der Herztätigkeit sehr wesentlich. Selbstverständlich muß darauf geachtet werden, daß die klimatisch bedingte Steigerung des Appetits, nicht zu einer vermehrten Gewichtszunahme führt. Es ist aber erstaunlich, wie leicht auch Fettleibige, die sich zu Hause gegen die Durchführung von Obsttagen und Saftfasten sträuben, zu diesen diätetischen Maßnahmen unter dem Einfluß einer günstigen klimatischen Umwelt bewegt werden können.

Tuberkulose.

Die klimatische Behandlung der Lungentuberkulose (BACMEISTER, SCHRÖDER, RICKMANN) ist auch heute noch eine wichtige Waffe in der Bekämpfung dieser gefährlichen Volkskrankheit. HERMANN BREHMER (1826—1889) in Görbersdorf lehrte erstmalig die Heilbarkeit der Lungenschwindsucht und wurde der Schöpfer der heute noch gültigen Anstaltsbehandlung der Tuberkulose; sein Schüler PETER DETTWEILER in Falkenstein im Taunus ist der Erfinder der Freiluftliegekur. Ein *spezifisches Klima, das die Tuberkulose heilt, gibt es nicht.* Alle Klimalagen, die günstige Verhältnisse der Abkühlungsgröße, Schonung für Atmung und Herz, reichlichen Strahlungsgenuß, Freiheit von großen Schwankungen der Temperatur und Feuchtigkeit, ein günstiges Aërosolklima und roborierende Allgemeineinflüsse gewährleisten, sind brauchbar: Hochgebirge, Mittelgebirge, auch die Waldlandschaft der Ebene, das Seeklima haben alle, jedes für sich, Wert und Bedeutung. Die in früheren Abschnitten gebrachten Hinweise für die Beurteilung von klimatischen Kurorten, der Anlage von Heilanstalten usw. sind vor allem bei der Tuberkulosetherapie wichtig. Die einzelnen Klimalagen müssen nach ihren Wirkungskomponenten für den einzelnen Krankheitsfall rechtzeitig und je nach der individuellen Reaktionslage und Eignung zur Anwendung gelangen. Zwar ist das *Wie* (Einrichtung der Heilstätte und Erfahrung ihrer Ärzte) vielleicht wichtiger als das *Wo* (Lage der Anstalt). Am besten ist die günstige Kombination bester klimatischer Bedingungen mit hervorragenden ärztlichen Leistungen. Partikularistische Bestrebungen, das Verlangen, die Kranken im eigenen Bezirk zu behalten, dürfen nicht dazu führen, das Klima als Heilmittel zu vernachlässigen oder es totzuschweigen. Auch der Hinweis ist gemacht worden, aus psychologischen Gründen, zur Vermeidung von Heimweh solle man die Kranken nicht weit verschicken, damit sie regelmäßig Besuch von ihren Angehörigen hätten.

Man verkennt mit solchen Behauptungen die Tatsache, daß *in günstigen klimatischen Lagen die Tuberkulose rascher ausheilt als in ungünstigen.* Mit Recht hat BACMEISTER gelehrt, daß es ein Schlagwort sei, zu behaupten, der Kranke müsse in den Verhältnissen, in denen er krank geworden sei, in denen er später zu leben und zu arbeiten habe, auch behandelt werden. Eine richtige und überlegte Kombination der klimatischen Faktoren mit den anderen Möglichkeiten der Tuberkulosebehandlung, die durch die klinischen, medikamentösen (insbesondere chemotherapeutischen), chirurgischen und diätetischen Maßnahmen gegeben sind, ist erforderlich. Die Klimabehandlung der Tuberkulose ist eine ärztliche Angelegenheit; wilde und selbstgewählte Kuren stiften Unheil. Die Spezialärzte der Tuberkuloseorte sehen alljährlich schwerste Schädigungen, Aktivierungen des Krankheitsprozesses, Blutungen, Pleuritiden, neue Aussaaten durch falsch angewandte Klimareize. Die Klimabehandlung der Tuberkulose hat daher nur stattzufinden in Heilstätten und Sanatorien, in denen eine sachkundige ärztliche Aufsicht und der gesamte klinische Apparat für die Behandlung dieser vielgestaltigen Krankheit sich mit den Gegebenheiten eines heilkräftigen Ortsklimas vereint. Hier ist auch die Gewähr für die notwendige Nutzung des Klimas und aller Einrichtungen der Allgemeinbehandlung gegeben: Liegehallen, Liegebalkons, Luft- und Sonnenbäder, künstliche Strahler, Hydrotherapie, Diätküche, Bewegungstherapie. Nicht ansteckungsfähige Kranke, die noch behandlungsbedürftig sind, können auch in allgemein zugänglichen klimatischen Anstalten Aufnahme finden.

Die großen Fortschritte der modernen Behandlung der Tuberkulose auf anderen Gebieten, auch die der chemotherapeutischen und antibiotischen Therapie und der chirurgischen Technik machen die Klimabehandlung nicht überflüssig.

Nach BACMEISTER sind bei einer Klimakur in Rechnung zu stellen die konstitutionellen Verhältnisse des Kranken, der Grad der erworbenen Immunität durch Überstehen einer kindlichen Infektion und die Art der Umwelteinflüsse (Wohnung, Arbeitsverhältnisse usw.). Die einzelnen Menschen zeigen sehr verschiedene Reaktionsweisen: der Pykniker verarbeitet kräftige Reize meist gut, der Astheniker hat eine geringere Fähigkeit zur Bildung von Abwehrstoffen, seine Reaktion verläuft langsamer, er braucht mildere Reize und mehr Schonung, bei Kindern ist der exsudativ-lymphatische Typus (KLARE) weniger gefährdet und reagiert in geeigneten Lagen sicherer als der asthenische. „Überständige“ Kranke können durch einen Klimawechsel gefördert werden.

Von größter Bedeutung ist die *Qualitätsdiagnose* des tuberkulösen Krankheitsbildes, die angesichts der verschiedenen Auswirkungen der Klimareize bei der Wahl eines geeigneten Klimakurortes entscheidend sein kann, Kranke mit frischen tuberkulösen Prozessen sollen zunächst bei strenger Bettruhe im heimischen Klima oder in einem reizmilden Klima, zu dem keine größere Anreise erforderlich ist, entfiebern. (Die Indikationen zur gleichzeitigen chirurgischen und Chemotherapie sollen hier nicht besprochen werden.) Dann kommt eine nicht zu kurz bemessene Heilstättenkur (13 bis 26 Wochen) im Mittelgebirge in Frage. Je frischer der Prozeß ist und je mehr er zu exsudativen und einschmelzenden Vorgängen neigt, um so reizschwächer ist die klimatische Behandlung durchzuführen. Die frischen exsudativen Fälle haben die Neigung, auf jeden Reiz mit einer neuen Exsudation zu antworten. Auch die Nachschübe solcher Formen sind klinisch ebenso zu beurteilen. Diese Fälle verlangen milde Reize, sie antworten auf stärkere Einflüsse mit neuen Schüben. Für die progredienten Fälle der Tuberkulose, bei denen die Neigung zur Verkäsung stark ist, gilt dasselbe. Fälle mit eingeschränkter Atemfläche, schwachen Herz- und Kreislaufverhältnissen, schlechtem Blutbild, reizempfindlicher Konstitution vertragen das Hochgebirge schlecht. Hier kommt das *waldreiche*

Mittelgebirge mit seinen milden Reizen, seinem allgemein kräftigenden Einfluß auf den Körper als das gegebene Kurmilieu in Betracht. Wir finden diese milden Mittelgebirgsreize bis zu Höhen von etwa 800 m. Hier besteht die Aussicht, daß die exsudativen Formen in die produktiven Formen umgebildet werden. Als bewährte Kurorte sind zu nennen: u. a. Lippspringe im Teutoburger Wald, 145 m, Sülzhayn, Harz, 380 m, Naurod am Taunus, 200 m, Orte, die an der Grenze zum Tiefland stehen. Ausgesprochene Kurorte des Mittelgebirges sind St. Blasien, Schömberg, Todtmoos (Schwarzwald, 650—800 m), Reiboldsgrün, Erzgebirge, 700 m, Scheidegg im Allgäu 800 m, Beneckenstein im Harz, 560 m, Hochzirl bei Innsbruck 860 m. Höchenschwand im Schwarzwald (1015 m) ist besonders für Augentuberkulose geeignet. Der Nadelholzwald scheint durch die ätherischen Öle seines Aerosols besonders günstig zu wirken. Die höher gelegenen Kurorte des Mittelgebirges bieten bereits Verhältnisse, die sich den Einwirkungen des Hochgebirges nähern. Das *Hochgebirge* mit seinen starken Reizen können solche Kranke mit Erfolg aufsuchen, die eine gute Reaktionsfähigkeit besitzen, zur Latenz und zu kräftiger Narbenbildung neigen, das sind vor allem die produktiv-cirrhösen und nodösen Formen der Lungentuberkulose, sonst ist die Lungentuberkulose hinsichtlich Hochgebirgskuren vorsichtig zu beurteilen. Im Hochgebirge zeigen zur Exsudation neigende Fälle nicht selten Progression und vermehrte Exsudation, auch die Kavernenheilung wird oft nicht günstig beeinflußt. Einzigartiges erreicht man im Hochgebirge in der Behandlung der extrapulmonalen (auch sog. chirurgischen) Tuberkulose. Nach ROLLIER kommen hier, kombiniert mit der von BERNHARD 1902 in Samaden eingeführten Sonnenbehandlung, etwa 90% dieser Form zur Ausheilung. Bewährte Kurorte des Hochgebirges sind Riezlern bei Oberstdorf, 1200 m, Stolzalpe (Steiermark), 1300 m, Leysin (Schweiz), 1400, Davos, 1600, Arosa, 1800 m.

Als Reizklima für die Tuberkulösen ist auch das *Seeklima* anzusehen. Auch hier sind die Erfahrungen besonders bei der *extrapulmonalen Tuberkulose* gut, vor allem bei Kindern. Bei der Lungentuberkulose ist Vorsicht bei Kranken mit frischen Infiltraten und Blutungsneigungen nötig. Erfahrene Kenner (HÄBERLIN, GOETERS) warnen dringend vor einem Aufenthalt von Kindern mit Lungentuberkulose an der See. Man erlebt es immer wieder, daß anscheinend völlig gesunde Kinder hier plötzlich an einer tuberkulösen Meningitis oder an einer Miliartuberkulose erkranken. Als besonders nützlich gelten bei geeigneten Fällen die Winterkuren an der See. Die klimatische Behandlung der Knochen- und Gelenktuberkulose wird sich gegebenenfalls auf mehrere Jahre erstrecken müssen; natürlich müssen in den Gebirgs- und Seeheilstätten die klimatische Behandlung geeignete orthopädische Maßnahmen begleiten (WIESE). Seebaden kommt für Tuberkulöse mit aktiven Prozessen nicht in Betracht. Besonders bewährt hat sich das Küstenklima als Vorbeugung für die tuberkulosegefährdeten Kinder.

Größte Schonungslagen sind die feuchtwarmen Inseln des Südens (Madeira, spanische und süditalienische Küste). Schwerkranke können sich hier manchmal noch lange Zeit halten über die Zeit hinaus, die ihnen im nördlichen Klima gegeben sein würde. Diese Klimalagen bringen jedoch keine Abhärtung, so daß die Kranken bei Rückkehr nach dem mittleren und nördlichen Europa meist erheblich gefährdet sind. Die Küste der Riviera eignet sich für wärmebedürftige anämische Kranke vorübergehend sehr gut zur Hebung der Widerstandskraft. Das früher viel empfohlene Wüstenklima ist höchstens bei feuchter Bronchitis wegen seiner trockenen Wärme in Betracht zu ziehen.

Bei allen Tuberkulosekranken ist die sog. Klimareaktion besonders zu beachten; diese verlangt eine überlegte Anpassung an die Gegebenheiten des betreffenden Ortes je nach Lage des Falles. Gerade bei allen tuberkulösen Erkrankungen sind die *Methoden der klimatischen Behandlung* (vgl. S. 192) mit besonderer Sorgfalt anzuwenden. Die Bettliegekur mit geöffnetem Fenster ist die mildeste Form der klimatischen Therapie, ihr folgt die Freiluftliegekur auf geschützten Terrassen und in besonderen Liegehallen. Leider entsprechen die Liegegelegenheiten mancher Lungenheilstätten vielfach nicht klimatischen Mindestforderungen. Die Liegekur, mehrere Stunden am Tage, in geeigneten Fällen auch als Dauerfreiluftliegekur (RICKMANN) soll das ganze Jahr hindurch, im Sommer wie im Winter, durchgeführt werden, wobei vermieden wird, Lungentuberkulöse der direkten Sonne auszusetzen. Die Furcht vor Erkältung ist bei ihr unbegründet. Zu der körperlich ruhigstellenden Wirkung der Liegekur (beschränkt der Pneumothoraxwirkung vergleichbar) tritt ihre sedative und abhärtende. Bei aktiven tuberkulösen Prozessen der Lunge sind direkte heliotherapeutische Maßnahmen im allgemeinen nicht angezeigt. Dagegen ist die Sonnenbehandlung die Therapie der Wahl bei allen extrapulmonalen Prozessen, auch beim Lupus. Sie erfolgt nach genauen Vorschriften unter vorsichtiger ansteigender Dosierung. Die Heliotherapie kann natürlich (vgl. Abschnitt über Strahlungsklimatik) auch in der Ebene bei Sonnenwetter, bzw. bei intensivem Himmelslicht durchgeführt werden.

Die spezifischen (tuberkulösen) Pleuritiden bedürfen in der Rekonvaleszenz einer längeren klimatischen Nachbehandlung. Keine Heliotherapie! Atemgymnastik zur Behandlung von Schwartenbildung soll erst bei normaler Blutsenkung eingeleitet werden.

Tabelle 39. *Schema der Heliotherapie.* (Nach ROLLIER und BACMEISTER.)

	1. Tag min	2. Tag min	3. Tag min	4. Tag min	5. Tag min	6. Tag min
Füße	5	10	15	20	25	30
Unterschenkel	—	5	10	15	20	25
Oberschenkel.	—	—	5	10	15	20
Abdomen	—	—	—	5	10	15
Brust	—	—	—	—	5	10
Rücken	—	—	—	—	—	5

Vom 7. Tag ab wird die Dauer des allgemeinen Sonnenbades täglich um 15 min erhöht, um schließlich zu einer sich nach der Jahreszeit richtenden Gesamtdauer von 3—6 Std. zu gelangen. Solange sich die Pigmentierung der Haut noch nicht voll entwickelt hat, ist es ratsam, den Kranken nach jeder Stunde ungefähr 10 min aus der Sonne zu nehmen.

Katarrhalische Erkrankungen.

Für die nicht in das Gebiet der Tuberkulose gehörigen Erkrankungen der Luftwege spielen vor allem die *unspezifischen Katarrhe* volksgesundheitlich eine wichtige Rolle. Gerade dieses Gebiet ist aber für Bade- und Trinkkuren hervorragend zugänglich. Als Schädlichkeiten kommen konstitutionelle Momente und erworbene Zustände durch äußere Schädlichkeiten in Betracht, weniger bakterielle Einwirkungen (EVERS). Die allgemeine Empfindlichkeit und Reizbereitschaft, Mängel der allgemeinen Anlage und der speziellen Organbeschaffenheit sind den Einwirkungen der Bäder und des Klimas zugänglich, ebenso wie die lokalen Veränderungen der Schleimhaut.

Es kommt bei der Kurortbehandlung weniger auf die Krankheitsform (hypertrophische und atrophische Katarrhe) als auf den Zustand und die Krankheitsphase an. Akute, besonders fieberhafte Katarrhe scheiden für balneologische Maßnahmen aus. Ein akuter Katarrh der oberen Luftwege kann aber durch Ortswechsel, insbesondere durch eine Reise in einen Klimakurort sofort abklingen. Chronische *Nebenhöhleneiterungen*, die jeder Therapie lange Zeit trotzten,

heilen bisweilen durch eine genügend lange fortgesetzte klimatische Kur endgültig aus; vor größeren operativen Eingriffen sollte immer ein diesbezüglicher
Versuch gemacht werden.

Eine den Zustand unterhaltende Grundkrankheit (Entzündung der Nasen-
muschel usw.) muß, wenn nötig, vor der Kur operativ angegangen werden. Allerdings scheinen die postoperativen Heilaussichten gerade im Kurort günstig zu
sein (AMELUNG). Aber es wird nur selten so viel Zeit zur Verfügung stehen, um
Operation, Nachbehandlung und Zustandsbehandlung im Kurort durchzuführen.

Katarrhe, Asthma usw. sind in besonders hierfür gearteten Bädern und Kur-
orten zu behandeln. Für die Anwendung der Wässer sind besondere Einrichtungen
erforderlich (Inhalatorien, Gradierwerke, ferner pneumatische Kammern usw.).
Katarrhe mit starker Sekretion (feuchte Katarrhe) haben in einem Trockenklima
(Hochgebirge), trockene Katarrhe an der See, in der Gradierhausluft oder unter
Hinzunahme stärkerer Inhalationen besonders Erfolg. Kinder zeigen unter dem
Einfluß der Gradierhausluft vertiefte und verlangsamte Atmung; ähnliches
scheint bei Erwachsenen einzutreten, wodurch der Kreislauf günstig beeinflußt
wird (KRONE). Gerade bei den katarrhalischen Erkrankungen sind die klimatischen
Verhältnisse eines Bades ebenso wichtig wie die Beschaffenheit der Quelle (SCHENK).

Kochsalzwässer haben bei Inhalationen einen lokal günstigen, auch die Expectoration fördernden Einfluß; feuchte Rasselgeräusche verschwinden nach der
Expectoration wieder. Die Schleimhaut wird weniger reizbar. Bei Reizzuständen
eignen sich vor allem hypotonische Wässer (hypertrophische Bronchitis). Bei
atrophischen Zuständen kann man stärkere Sekretion erreichen, um Borken und
Absonderungen zu verringern, hier sind hypertonische Wässer besser. Die Inhalation geschieht in Form von Mund- und Naseneinatmung bei Raum- oder
Einzelinhalation. Beigabe von Medikamenten ist namentlich am Anfang nicht
selten von Vorteil, um stärkere Reizungen oder auch Beruhigung zu erzielen. Die
Anwendungen müssen variabel sein, von Fall zu Fall, kein Schematismus. Neben
den im Vordergrund stehenden Kochsalzwässern und Solen haben sich vor allem
alkalische und Schwefelwässer bewährt. Alle diese Wässer haben charakteristische
lokale Wirkungen. Alkalischen Wässern kommt eine besondere Lösungskraft bei
eitrigen und fibrinösen Absonderungen zu. Sie verdünnen stark das Sekret, zumal
das entzündliche Sekret eine saure Reaktion hat (HESSE). Dadurch wird auch eine
Schmerzlinderung herbeigeführt. Bicarbonate regen die lokale Zirkulation an.
Dem Calcium in den Wässern kommt eine entquellende Wirkung zu.

Auch die Folgezustände der erwähnten Krankheiten (Emphysem, Bronchiektasien) eignen sich für Kurbehandlung, besonders das Emphysem. Der begleitende Katarrh wird günstig beeinflußt. Behandlung in der pneumatischen Kammer (Niederdruck) ist wichtig. Druckbehandlung und Inhalation sind eine wertvolle Kombination. Begleitende Kreislaufschwäche bedarf gleichzeitig der Mit-
behandlung; in vielen Katarrhbädern stehen CO_2-haltige Quellen hierfür zur Verfügung. Das Versagen einer Bäderbehandlung beruht bisweilen auf einem nicht
erkannten Stauungskatarrh. Bei eitrigen Katarrhen, Bronchiektasien mit viel
Auswurf müssen zusätzliche Einrichtungen zur Penicillininhalation vorhanden sein.
Bronchiektatiker sprechen gut auf planmäßig durchgeführte Liegekuren an.

Mit diesen lokalen Angelegenheiten ist aber nur ein Teil der Kurbehandlung
erschöpft. Bäder- und Klimakuren haben bei chronischen Katarrhkranken ihre
besten und bleibenden Erfolge dadurch, daß eine kräftige Umstimmung und Gesundung des kranken Menschen erreicht wird wie durch keine andere Behandlung.
Das ist der immer wieder überzeugende Eindruck solcher Kuren: Abhärtung,
Steigerung der Abwehrfähigkeit und Anpassungsfähigkeit, bessere Wärmeregulation, Gefäß- und Schleimhauttraining, dazu eine Umwandlung der ganzen

reaktiven Persönlichkeit sind die Grundlagen des Dauererfolges. Diese Wirkung kann von Bäder- und von Klimakuren ausgehen. Als Klimalagen sind geeignet am meisten das Mittelgebirge und die Seeküste. Eine dosierte klimatische Kur möglichst mit planmäßigem Freiluftleben ist erforderlich (AMELUNG). Auch schlechte Wetterlagen sollen das Training nicht unterbrechen, höchstens extrem kalte Perioden. Man kann und soll bettlägerige Kranke ebenso wie frei bewegliche in dieser Richtung erziehen; bei letzteren kommt eine maßvolle Bewegungstherapie, vor allem Atemgymnastik und Sprechübungen in Betracht. Von großem Wert ist Unterstützung durch Bäder oder Hydrotherapie. Bei Heilwasserkuren unterstützt die Trinkkur durch eintretende Transmineralisation wesentlich den allgemeinen Effekt.

Asthma bronchiale und andere Allergosen.

Nach dem Wesen der Allergie ist es zu verstehen, daß gerade die eine wirksame Umstimmung des Organismus herbeiführenden Heilmethoden Erfolge in der Behandlung des Asthma bronchiale und verwandter Zustände aufzuweisen haben. Es ist prognostisch und therapeutisch ein großer Unterschied, ob es sich um einen reinen Zustand des Asthmas handelt, der noch nicht kompliziert ist, oder um einen solchen, bei dem eine chronische Bronchitis, eine chronische Herzmuskelschwäche oder starke nervöse und psychische Begleiterscheinungen bestehen.

Gerade im letzteren Falle werden zur Behandlung sehr oft Bäder- und Kurorte aufgesucht. Die Resultate bei der Behandlung der bronchitischen und katarrhalischen Begleiterscheinungen, der nervösen Zustände, der Kreislaufschwäche pflegen günstig zu sein, das Asthma kommt aber meist bei Heimkehr in den Wohnort zurück, namentlich wenn die Bedingungen, die den sekundären Erscheinungen Vorschub leisten, wieder ungünstig werden. Herz- und Kreislauferscheinungen führen in diesen Zuständen bereits ein selbständiges Dasein (EVERS) und bewirken Wiederkehr und Steigerung des Leidens. Die Resistenzerhöhung und Umstimmung durch die Behandlung im Kurort setzen sich hier oft nicht oder nicht lange genug durch.

Das Grundleiden des Asthmatikers ist durch eine kräftig umstimmende Therapie mit großem Erfolg anzugehen. Namentlich kindliche und jugendliche Asthmatiker, Asthmatiker ohne ausgeprägte Folgeerscheinungen haben beste Erfolge und zwar scheinbar bei den verschiedensten Einflüssen klimatischer und balneologischer Art, wenn nur von vornherein durch Anwendung der Heilmittel und genügend lange Dauer eine planvolle und tiefgreifende Umstimmung des Organismus erreicht wird. Das kindliche Asthma bietet besonders im Gebirge und auch durch Seekuren ideale Heilaussichten. Die Einwirkungen auf den Atemmechanismus, die größere Entfaltung der Lunge beim Kind und Jugendlichen (WOLFER) machen sich hier neben einer Tonusherabsetzung der Bronchialmuskulatur und einer Beruhigung des nervösen Mechanismus geltend. Die günstigen Erfolge sind weniger gut, wenn ausgedehnte Katarrhe bestehen. An der See wirken Reinheit der Luft und gute Ventilation umstimmend. Bäderbehandlung und -trinkkuren mit stark umstimmenden Wässern (GRUNOW) sind gleichfalls zu erwähnen. An der Meeresküste sollen Asthmatiker sich möglichst am offenen Strand aufhalten, nicht das Wattufer mit seinem ganz anderen Lokalklima aufsuchen.

Asthmatiker können also durch die verschiedensten natürlichen Heilmittel günstig beeinflußt, bisweilen geheilt werden. Dabei wirkt mit die Fernhaltung schädlicher Allergene, die Umstimmung des Gesamtorganismus, die Ausheilung der Begleitschäden, ausreichende Abhärtung, das Fehlen schädlicher Wetterlagen, die umstimmende Wirkung durch das Kontrastmilieu gegenüber dem Heimatort. Klimatisch ist die Meidung feuchter Lagen, Kammlagen, Luvlagen, wichtig. Auch die Bodenbeschaffenheit scheint Einfluß zu haben; auf Kies- und Sandboden ist Asthma seltener als auf Moor und Lehm. Innerhalb eines Bezirkes können Unterschiede bestehen. Manche Ostseebäder haben einen günstigen Einfluß, der anderen fehlt (CURSCHMANN). Es scheint, daß klimatische Lagen mit Mischwald günstiger sind als solche mit reinem Nadelholzwald (AMELUNG).

Die Empfindlichkeit des Asthmatikers bringt es mit sich, daß zunächst starke Akklimatisationsbeschwerden auftreten können. Der Asthmatiker reagiert ausgesprochen meteorotrop, ist also wetter- und windempfindlich. Die erreichte Umstimmung macht sich bei manchen Asthmatikern auch in einem Rückgang der eosinophilen Zellen erkennbar, was prognostisch günstig ist. Wenn möglich, soll der Asthmatiker, der in einem ungünstigen Klima wohnen und leben muß, einen Wohnsitzwechsel anstreben. Nach übereinstimmenden Angaben mit statistischen Unterlagen (Hochgebirge; WOLFER. Mittelgebirge; AMELUNG. Seeklima; HÄBERLIN) kann nach genügend langer klimatischer Behandlung mit Dauererfolg bis zu 70% gerechnet werden.

Die katarrhalischen Schäden werden nach den hierfür geltenden Gesichtspunkten behandelt. Viele Asthmatiker sind anfangs gegen Inhalationen empfindlich. Man gibt meistens Rauminhalation oder fängt die Einzelinhalation mit reizmildernden Medikamenten an (Bronchovydrin u. a.). Ein grundsätzlicher Unterschied der verschiedenen zur Inhalation benutzten Wässer, wie sie bei katarrhalischen Leiden üblich sind (s. o.), besteht nicht.

Viele Asthmakurorte haben eindrucksvolle Erfolge aufzuweisen (DIENER, SEELIGER). Hier ist auch die Anwendung zusätzlicher Therapie, die wichtig sein kann, gewährleistet (pneumatische Kammer, Atemgymnastik usw.). Methodische Atmungs- und Stimmschulung gepaart mit individualpsychologischer Führung (SENG) sind für den Asthmatiker ungemein wichtig. Bei vielen Asthmatikern spielen seelische Zusammenhänge für die Auslösung des Einzelanfalles eine große Rolle. Beachtung der Diät nicht nur wegen Ausschaltung der Nahrungsallergene ist wichtig. Die dem Asthma bronchiale verwandten Allergosen (Rhinitis und Bronchitis allergica) sind balneo-therapeutisch wie das Asthma zu beurteilen. Gerade beim älteren Asthmatiker ist die Verbindung von Herz- und Bronchialasthma sehr häufig (VOLHARD). Deshalb ist eine sorgfältige Behandlung des Kreislaufs dringend erforderlich (Strophantinkur, auch im Asthmakurort!). Jedenfalls ist die Kurort- (balneologische und klimatische) Behandlung des Bronchialasthmas in ihren Erfolgen jeder anderen Therapie gleichwertig.

Eine wichtige Allergose, die für die Kurortbehandlung in Betracht kommt, ist das *Heufieber*. Hier kommt in erster Linie die Behandlung in solchen Orten in Betracht, die frei sind von den gefürchteten Pollenallergenen (Nordseeinseln, Hochgebirgslagen). Günstige Kuren werden aber nicht selten auch in anderen Lagen (Mittelgebirge, Seeküste) ausgeführt, selbst wenn diese nicht völlig allergenfrei sind. Die grundsätzliche Wirkung liegt auch hier auf dem Gebiet der allgemeinen Kräftigung und Umstimmung. Der Klimawechsel führt außerdem in vielen Fällen eine ausgesprochene Desensibilisierung herbei. Das Heufieber bietet interessante schwer erklärbare krankheitsgeographische Erscheinungen (PFLEIDERER). Es ist ein typischer Domestikationsschaden, an dem Städter häufiger als Landbewohner leiden. Während in Europa das Heufieber hauptsächlich in der Zeit von Mai—Juli (Gräserblüte) auftritt, erfolgen in Nordamerika die Anfälle im September, vielleicht infolge des dann gehäuft auftretenden Reizes durch die Pollen spätblühender Pflanzen. Reisende Europäer erkranken indessen in Amerika in denselben Monaten wie in der Heimat. Das spricht für ein ausgesprochen konstitutionsbedingtes Moment und unterstreicht die Aussichten der Konstitutionsbehandlung in Bädern und Kurorten.

Die *Migräne* ist ein dankenswertes Objekt für klimatische Kuren (AMELUNG). Migränekranke sind ausgesprochen wetterempfindlich. Die Migräne ist eine typische meteorotrope Krankheit, ihre Anfälle sind stark von gewissen Wetterlagen abhängig, auch wenn man individuelle Verschiedenheiten berücksichtigt. Klimakuren haben nicht selten dauernde Erfolge.

Wichtige Katarrh- und Asthmabäder: Baden bei Wien, Badenweiler, Ems, Gleichenberg, Kreuznach, Münster am Stein, Nenndorf, Reichenhall, Salzbrunn, Salzuflen, Sooden-Allendorf. Gradierwerke sind vorhanden u. a. in Dürrenberg, Kissingen, Kreuznach, Oeynhausen, Reichenhall, Salzuflen, Sooden-Allendorf.

Thyreotoxikosen.

Landschaften, die durch Jodarmut in Boden, Wässern, Luft, auch in den Garten- und Feldfrüchten (VON FELLENBERG, CAUER) ausgezeichnet sind, eignen sich erfahrungsgemäß für die Behandlung von Schilddrüsenerkrankungen. Es sind dies zugleich die Gegenden, in denen Kropf und Hyperthyreosen bei der einheimischen Bevölkerung fast vollkommen fehlen. Diese Tatsache war empirisch bekannt, bevor der Nachweis gelang, daß die Jodarmut des klimatischen Milieus bei der Basedowbehandlung von Bedeutung ist. Als jodfreie Landschaften können vor allem die südlichen und westlichen Abhänge des Glatzer Berglandes (Kudowa, Reinerz) und das südliche Vorland der Tatra gelten. Beim Basedow ist das Blutjod, und zwar dessen organischer Anteil erhöht (PARADE). Die Behandlung der Basedowkrankheit in jodfreiem Klima hat eine nachweisbare Regelung des Blutjodquotienten (relative Zahl des anorganischen zum organischen Blutjod) zur Folge. Hier scheint also eine spezielle Klimawirkung vorzuliegen. Jodquellen, die Luft in der Nähe von Gradierhäusern mit jodhaltigen Quellen sind aber kontraindiziert.

Der reizempfindliche Basedowiker soll auch bei der *Klimabehandlung* erregenden Reizen nicht ausgesetzt werden. Das Meeresküstenklima eignet sich schlecht zur Behandlung von Basedowkranken. Zu der in ihrer Bedeutung hier umstrittenen Gefährdung durch die jodreiche Seeluft kommen vor allem die psychischen und physischen Belastungen durch die Unruhe der Luft, die Brandung, die häufigen Stürme. Das Seeklima ist besonders an der Nordsee schattenarm, und der Basedowiker verträgt besonders schlecht Sonne. Dagegen werden die Kuren im Gebirge sehr gerühmt. Inwieweit die verschiedentlich beobachteten beachtlichen Erfolge des Hochgebirges Folgen der Senkung mancher Stoffwechselvorgänge sind, ist noch nicht geklärt. Jedenfalls wirkt das thyreotrope Hormon im Hochgebirge weniger stark als in der Tiefe (STIGLER). Manche Basedowiker zeigen eine auffallend gute Anpassung an das Hochgebirge, Tachykardie und Erregbarkeit lassen dort schnell nach. Aber für die meisten Basedowiker ist das Hochgebirge wegen der Belastung für Kreislauf und Nervensystem weniger geeignet, so daß man als das ideale Behandlungsklima für die Schilddrüsenerkrankungen das schonende Mittelgebirge und niedrigere Alpenklima nennen muß (AMELUNG, v. PHILIPSBORN, STROOMANN). Es kommt viel darauf an, daß die klimatische Behandlung sich hier der richtigen Dosierung bedient. Schonung und Beruhigung ist die erste Forderung. Die ausgleichenden und beruhigenden Wirkungen dieser Klimalagen sind Senkung des Grundumsatzes, Hebung der Herzkraft, Nachlassen der Schweißausbrüche und der nervösen Unruhe. Freiluftliegeschattenkuren haben sich besonders bewährt. Sonnenbäder können gefährlich wirken. Die Basedowiker mit ihrer immer warmen und feuchten Haut haben ein übertriebenes Abkühlungsbedürfnis, worauf man bei Klimakuren achten muß.

Zuweilen läßt sich mit den wertvollen Klimakuren die Nutzung von Heilquellen in Trinkkuren und Bädern verbinden. Schwermetalle (Eisen, Arsen, Kupfer) beeinträchtigen die Wirkung des Thyroxins im Körper (HESSE), ebenso Calciumgaben. Man hat daher nach dem Gebrauch diesbezüglicher Quellen (Kudowa, Liebenstein, Liebenwerda, auch Calciumquellen) günstige Resultate festgestellt. Es handelt sich hier um ein Hilfsmittel, dessen Heranziehung bei einer geeigneten klimatischen Behandlung unterstützend von Wert sein kann. Bei Bädern ist vor allem wiederum der Grundsatz des Vermeidens reizgebender Behandlungen voranzustellen. Heiße Bäder sind kontraindiziert. Die Kreislaufverhältnisse kann man, soweit es sich um die beruhigende Therapie handelt, vor allem durch die klimatische Behandlung sehr günstig beeinflussen. An Bädern leisten beruhigende Bäder, schwache Akratothermen, milde Solbäder, Süßwasserbäder mit Kalmuszusatz Gutes. CO_2-Bäder, vorsichtig dosiert, können versucht werden. Durch das Absinken der Kerntemperatur im CO_2-Bad wird der Sinusknoten zu einer langsamen Schlagfolge gezwungen (WEBER). Nach BÜRGI kommt vor allem den Schwefelwässern eine günstige Wirkung zu. Gewichtssteigerung und Herabsetzung der Pulsfrequenz sind in der Schwefelbadebehandlung beobachtet; man kann Bade- und Trinkkuren geben; nur milde Wässer kommen auch hierbei in Betracht.

Die Kurortbehandlung des Basedowikers ist ohne eine geeignete ärztliche Führung illusorisch. Es kommt alles darauf an, daß der Arzt die lebhaften, leicht verstimmten, oft ungeduldigen Kranken richtig führt und ihren Aufenthalt dadurch zu einem nützlichen macht. Bei den höhergradigen Fällen kommt man ohne Sanatoriumsbehandlung nicht aus. Erforderlich ist auch eine geeignete Diätetik. Gegen eine einseitig betonte vegetarische Kost und ebenso gegen eine stark forcierte Überernährung muß man Bedenken haben. Wichtig ist die Vitaminversorgung durch eine ausreichende Berücksichtigung der Pflanzenkost im ganzen Ernährungsplan.

Der Basedow ist eine sehr vielgestaltige Krankheit. Beim *Vollbasedow* mit der ausgesprochenen Trias Exophthalmus, Struma und Tachykardie, dazu gesteigertem Grundumsatz, Händezittern, Nervosität, Schwitzen, beschleunigtem Stuhlgang usw., sind nur die chronisch verlaufenden, weniger die progredienten Fälle für Klimakuren geeignet. Ungeeignet für die klimatische Behandlung sind die Fälle mit schweren Komplikationen, Herzinsuffizienz, Coma basedowicum, ausgesprochener Psychose, schwerster Gewichtsabnahme, mächtigem Kropf mit Trachealstenose. Behandelt man rechtzeitig und ausdauernd, so kann manchen Basedowikern die Operation erspart bleiben; namentlich bei rasch fortschreitenden, erst vor kurzer Zeit entstandenen Fällen leistet die Klimabehandlung oft Gutes, besonders wenn der Milieuwechsel auch zum Wegfall der seelischen Erschütterungen, die ja oft Ursache des Basedow sind, führt. Es gibt nicht wenige operierte Basedowiker, die schließlich in einer ausreichenden und gründlichen klimatischen Kur endgültige Besserung und Genesung finden. Im klimatischen Kurort kommt man mit geringeren Dosen Methylthiouracil aus.

Bei den sog. *Hyperthyreosen* handelt es sich meistens um nicht ganz vollentwickelte oder auch in ihrer Genese anders anzufassende Krankheitsbilder (Situationshyperthyreosen; BANSI). Es fehlt das eine oder andere klassische Symptom. Gewichtsabnahme und Grundumsatzsteigerung können vorhanden sein. Nervosität und Kreislauferscheinungen stehen meist im Vordergrund. Hierher gehören auch all die vegetativ Anfälligen („Neurozirkulatorische Dystonie; HOCHREIN) mit ihrer psychischen Labilität, dem unmotivierten Herzklopfen, häufigen feuchten Händen, Vorhandensein auch des einen oder anderen typischen Basedowsymptoms, das auch fehlen kann. Hier haben klimatische Kuren die besten Erfolge.

Wichtig ist die ausreichende Zeitdauer der Kur. Mit Wochen ist nichts anzufangen, nur Monate, wenigstens zwei, kommen in Betracht. Unter diesen Voraussetzungen und der richtigen Auswahl des klimatischen Kurortes gehört bei geeigneter ärztlicher Führung die Klimatotherapie der Schilddrüsenerkrankungen zu den erfreulichsten und erfolgreichsten Gebieten der Therapie überhaupt.

Erkrankungen der Harnwege.

Bei den Erkrankungen der Niere kommen nur in beschränkten Fällen Mineralwassertrinkkuren in Frage. VOLHARD empfahl bei Resthämaturie nach akuter Nephritis zur Steigerung der Diurese, wenn Blutdruck und Nierenfunktion normal sind, Trinkkuren.

Ähnliche Voraussetzungen können bei chronischer mild verlaufender Schrumpfniere vorliegen, angewandt dürfen aber dann nur mineralarme leichte CO_2-haltige Wässer werden, welche die Diurese steigern und die keinen größeren Mineralreichtum, insbesondere kein Kochsalz enthalten. Quellen dieser Art sind die Wernarzer Quelle in Brückenau, die Wässer von Charlottenbrunn, Ditzenbach, Überlingen. Wertvoll für die Erholung von Nierenkranken sind klimatische Kuren, wobei ein möglichst trockenes, reizmildes Schonungsklima in Betracht kommt, wie es an den Südhängen der mitteleuropäischen Gebirge im Frühjahr und späten Herbst vorhanden ist, auch bieten nicht wenige Mittelgebirgskurorte den ganzen Sommer solche Verhältnisse. Die früher geübte Verschickung in extrem trockenwarme Klimalagen (Ägypten) hat man aufgegeben. Ein derartiges Klima nimmt besonders durch die Erhöhung der Wasserausscheidung durch die Haut der Niere zwar die Flüssigkeitsausscheidung ab, nicht aber die Ausscheidung der Schlacken. Bei herabgesetzter Nierenleistungsfähigkeit besteht deshalb vermehrte Urämiegefahr. Auch bedeutet ein solches Klima eine starke Belastung des Kreislaufes. Bäder können wegen der Hautanregung vorteilhaft sein. Milde CO_2-Bäder, Solbäder, Thermen kommen in Betracht. Wenig beachtet sind bisher (WEBER) die den Gefäßspasmus lösenden Eigenschaften stärkerer CO_2-Bäder, die bei der akuten Glomerulonephritis in Betracht gezogen werden können.

Für die Erkrankungen der *Harnwege* sind die balneologischen Mittel wichtiger, insbesondere bei der Behandlung der Steinbildung in Niere und Blase sowie bei den Katarrhen der Harnwege. Vorhandene Steine können durch Mineralwässer zwar nicht aufgelöst, kleine Steine jedoch und vor allem Konkremente und sandartige Bildungen bei stärkerer Durchspülung ausgeschwemmt werden. Es kommen daher hier zunächst die Wässer in Betracht, welche die Diurese steigern; außer den genannten vor allem die stark diuretisch wirkenden erdigen calciumreichen Quellen (Oeynhausen, Cannstatt, Elisabeth-Quelle in Homburg). Manche der hier in Betracht kommenden Wässer, besonders die stärker mineralisierten haben ausgesprochen baktericide Wirkung, so daß sie auch bei höhergradiger Bakteriurie Erfolg versprechen (COTTEL und SERANE). Verdünnter Harn verhindert die *Steinbildung*, er verringert die Verweildauer des Harnes im Nierenbecken. Bei den Steinen selbst sind für Harnsäure- und Uratsteine alkalische Quellen angebracht. Man kann bekanntlich durch die Gabe solcher Wässer die Reaktion des Harnes weit in das Alkalische hinein verschieben, übermäßig darf aber nicht alkalisiert werden, wegen der Gefahr der Phosphatsteinbildung. Es können sich Phosphatschalen um Säuresteine bilden. Als Quellen kommen in Betracht Fachingen, Preblau, Ems, Eisenkappel. Es ist nicht wichtig, die stärkste alkalische Quelle zu verwenden, da ja die Wassermenge bei der Prozedur eine Rolle spielt; vom schwachen Wasser muß mehr getrunken werden, was ein Vorteil ist. Man beachte die Alkalität der Wässer: Neuenahr 26,5, Gleichenberg 58, Preblau 48, Fachingen 42.

Bei Phosphatsteinen kommen säuernde Wässer in Betracht, denn im sauren Harn kann kein Phosphat ausgeschieden werden. Man bedient sich mit Vorliebe der erdigen Wässer, die in kleinen Dosen den Harn nach der sauren Seite verschieben, in großen nach der alkalischen (Georg-Viktor-Quelle in Wildungen, ferner Driburg, Reinerz). Übergangsformen zwischen erdigen und alkalischen Wässern sind hier wertvoll. Oxalatsteine sind schwieriger zu beeinflussen. Wichtig ist, daß bei Calciumanreicherung im Darm durch das Trinken erdiger Quellen die Oxalsäure schon im Darm abgefangen wird, so daß sie nicht in die Niere gelangt (W. Zörkendörfer), woraus sich der Wert calciumhaltiger Trinkwässer ergibt. Bei Verabreichung oligometallischer Wässer fand Segarra erhöhte Chlorid- und Harnsäureausscheidung.

Bei *Blasenkatarrhen*, die nicht in einem akuten Stadium stehen, und Nierenbeckenreizung sind Trinkkuren mit erdigen Quellen bei neutralem und alkalischem Harn, mit alkalischen Quellen bei saurem Harn angezeigt. Die schleimlösende Wirkung alkalischer Wässer, die dichtende Wirkung erdiger Wässer ist bei diesen Katarrhen beachtlich. Reichliche Mengen sollen getrunken werden. Heiße Sitz- und Teilbäder sowie Packungen mit Moor und Schlamm sind empfehlenswert.

Bei Prostatahypertrophie sind Trinkkuren zur Vorbereitung der Operation (Verdünnung des Restharnes, Verhütung der Cystitis) empfehlenswert. Tuberkuloseverdächtige Erkrankungen der Harnwege sind vor allem klimatischen Hochgebirgskuren zuzuführen. Nierenkranke sind kälte- und feuchtigkeitsempfindlich. Behagliche Klimalagen, Wärme, Trockenheit, systematische Feucht- und Wärmebehandlung leisten Gutes. Die Erhaltung der Kraft des Kreislaufes evtl. durch milde Badekuren ist wichtig. Regelung der Diät, maßvolle Bewegung, Regulierung des Wasser- und Salzhaushaltes sind unentbehrlich.

Ist ein Stein aus Niere, Ureter oder Blase operativ entfernt, so empfiehlt es sich (J. Keller), durch eine energisch umstimmende balneotherapeutische Behandlung ein Rezidivsteinleiden zu verhindern, man läßt milde CO_2-Bäder oder Solbäder nehmen und verordnet zum Trinken dünne diuretisch wirkende Brunnen; auch Glaubersalzbrunnen sind in solchem Fall bestens bewährt, sie vereinen eine entquellende und entzündungswidrige mit einer tonussenkenden und milde purgierenden Wirkung. Jegliche Trinkkur kommt außerdem der Erholung der Schleimhaut von dem langwierigen Katarrh, mit dem man zu rechnen hat, zustatten. Ist, wie so oft, die Erkrankung der Nieren oder der ableitenden Harnwege vergesellschaftet mit einer Störung von Magen, Darm, Leber oder Galle, so hat man von einer Glaubersalztrinkkur Nutzen zu erwarten; die Anregung der Peristaltik fördert die Zirkulation im Splanchnicusgebiet und mindert die Stauungen im Bauchraum (J. Keller).

Blutkrankheiten.

Bekanntlich werden die Anämien in hypochrome und hyperchrome Formen eingeteilt. Bei den ersteren steht die Störung der Hämoglobinbildung, bei der letzteren eine solche der Zellenbildung im Vordergrund. Heilmeyer faßt die verschiedenen Formen der *hypochromen Anämie* als Eisenmangelanämien zusammen, wobei es sehr häufig mehrfache Faktoren sind, die dabei ursächlich zusammenwirken (chronische Blutungsanämie, alimentäre Anämie, die Chlorose, die essentielle hypochrome Anämie und sekundäre Eisenmangelanämie bei Resorptionsstörungen, bei Infekten, Geschwülsten und bei der Schwangerschaft). Heilmeyer betont, daß es weniger auf die richtige Bezeichnung der Anämie ankomme, als auf die Erforschung der Faktoren. Die Behandlung der hypochromen Anämie muß also eine Beseitigung der Ursachen einer etwaigen Blutung sein, daneben ist die spezifische Behandlung die mit zweiwertigem Eisen. Da aber der Eisenmangel die verschiedensten, z. T. konstitutionell bedingten Ursachen hat, wird eine allgemeine Behandlung ebenfalls therapeutisch wertvoll sein. Neben der bei schweren Fällen immer erforderlichen Zuführung von Ferroeisen durch gute pharmazeutische Präparate, ist der Eisengehalt der Nahrung zu beachten (grünes Gemüse, frisches Fleisch).

Aber auch die spezifische Verordnung eisenhaltiger Wässer hat heute noch ihre Berechtigung. „Eine brauchbare Eisenbehandlung läßt sich auch mit Eisenwässern durchführen, deren Gehalt an ionisiertem Ferroeisen zweifellos allen Anforderungen entspricht" (HEILMEYER). Die Anwendung der Heilwässer empfiehlt HEILMEYER besonders zur Sicherung des Erfolgs oder zur Prophylaxe, um aber einen wirklichen Erfolg zu haben, müssen sie längere Zeit hindurch genommen werden. Bei Eisentrinkkuren geben wir im allgemeinen 1 l Eisenquelle pro Tag, das bedeutet eine Zufuhr von 20—30 mg Fe. Die Resorbierbarkeit des Mineralquelleneisens ist gesichert. Eisenquellen werden nicht immer gut vertragen, namentlich bei hypacidem Magensaft. Sulfathaltige Eisenquellen wirken der manchmal sich geltend machenden Obstipation vorteilhaft entgegen. Das bei vielen Eisenquellen vorhandene CO_2, das bei der Trinkkur stört, wird durch Umrühren oder Durchblasen beseitigt. Nüchterntrinkkuren sind weniger empfehlenswert als solche nach Nahrungsaufnahme. Bei längerem Offenstehen verlieren die Wässer ihre Wirksamkeit, weil die Ferroverbindungen an der Luft in Ferriverbindungen übergehen. Die Diät muß eine nicht überlastete Kost sein. Frisches Obst soll nur zeitlich getrennt von den Trinkkuren genossen werden.

Aber, wie schon erwähnt, ist gerade bei den Eisenmangelanämien die durch Bäder und Klima gesicherte unspezifische Allgemeinbehandlung wertvoll. HEILMEYER betont neuestens wieder, daß die Chlorose durchaus noch nicht eine ausgestorbene Erkrankung ist, sondern daß sie vielleicht sogar gegenwärtig wieder zunimmt; nach ihm besteht die Therapie der ausgebrochenen Erkrankung in Ruhe und Entspannung, Freiluftliegekur mit planmäßiger Eisenbehandlung. Bei den Eisenmangelanämien wird die Allgemeinbehandlung am besten gefördert durch Trinkkuren mit Eisen- und Arsenquellen sowie Klimakuren. Eine die Gesamtgenesung fördernde und auch die Blutbildung anregende Wirkung kommt bei Kindern den Solbädern und Seebädern, den Badekuren mit leichten CO_2-Wässern, bei gynäkologischen Leiden den Moorbädern, den Arsentrinkkuren und den klimatischen Einwirkungen an der See und im Gebirge zu (SCHOGER). Der natürliche Reiz des Hochgebirgsklimas führt zur Höhenerythrocytose, der Entleerung der Blutspeicher folgt eine echte Vermehrung der Erythrocyten und Reticulocyten. Die Klimalagen des Mittelgebirges wirken ähnlich, jedoch nicht so intensiv. Besonders günstig ist die Verbindung geeigneter Klimalagen mit geeigneten Trinkkuren. Bei Kindern und Jugendlichen hat sich auch das Seeklima bestens bewährt. Schwere Formen von Blutarmut sind schon wegen der bei ihnen bestehenden Herzschwäche nicht für das Hochgebirge geeignet.

Bei der Beurteilung von Heilquellen darf nicht vergessen werden, daß andere Schwermetalle eine zusätzliche antianämische Wirkung haben. Arsen scheint auf irgendeine noch nicht geklärte Weise die Resorption und Ausnutzung des Eisens zü erhöhen. (HEILMEYER). Nach neuesten Untersuchungen von WEISSBECKER blockiert Arsen wie Kobalt, wobei letzteres wesentlich stärker ist, Sulfhydrilgruppen (Cystein und Glutathion) und Stoffe mit Enol-Keto-Tautomerie (Ascorbinsäure) und löst dadurch eine innere Atemstörung aus, die den erythropoetischen Effekt hervorruft. Die Bedeutung des Kupfers ist nach neueren Ergebnissen (WEISSBECKER) noch ungeklärt, im übrigen betr. Kupfer s. S. 50.

Bei den *hyperchromen Anämien* muß selbstverständlich immer die Behandlung mit Leberpräparaten usw. im Vordergrund stehen. Aber auch hier haben die

Behandlungen mit balneologischen und klimatischen Reizen eine die spezifische Therapie unterstützende Bedeutung. Durch die entsprechenden Heilkuren wird die Aufnahmefähigkeit des Körpers für Leberpräparate verstärkt. In nicht ganz seltenen Fällen der perniziösen Anämie kommt es zu einer Erschöpfung des Eisendepots. In solchen Fällen bewähren sich auch Eisentrinkkuren. Man kann nicht erwarten, daß *Leukämien* durch balneologische und klimatische Einflüsse entscheidend beeinflußt werden können. Dasselbe gilt für *Lymphogranulome.* Diese Erkrankungen vertragen vor allen Dingen Sonnenbestrahlung sehr schlecht.

Kurorte mit Eisenquellen zu Trinkkuren sind zahlreich, wertvoll ist eine günstige klimatische Lage: Schwalbach, Elster, Pyrmont, Steben, Liebenstein, Schuls-Tarasp (Schweiz) 1250 m, Antenit (Frankreich), Ronneby (Schweden). Arsentrinkkuren: Dürckheim, Liebenstein, Kudowa, Val Sinestra (Schweiz), 1470 m, La Bourboule (Frankreich), Levico, Vetriolo, Roncegno (Italien).

Hauterkrankungen.

Die Haut ist nicht nur Bedeckung des Körpers, sie ist das große Sinnesorgan des vegetativen Systems; ein großer Teil der den Körper treffenden Reize wird von ihr aufgenommen, dem Inneren des Organismus zugeleitet und ihm nutzbar gemacht; die Balneo- und Klimatherapie wendet sich, wenn wir von Trink- und Inhalationskuren absehen, ausschließlich an das Organ Haut mit allen den helfenden und umstimmenden Reizen, die wir durch Bäder, mechanisch und chemisch, durch Luft, Licht, Wärme, Strahlungen usw. dem Körper zuführen. Bei dieser unmittelbaren Erreichbarkeit, die für die Haut besteht hinsichtlich der Bäder- und Klimawirkungen, ist es auffallend, wie wenig die Behandlung der Hautkrankheiten bisher von diesen Kräften Gebrauch gemacht hat, ja man kann sagen, daß, obschon immer wieder führende Dermatologen auf die Bedeutung der Balneo- und Klimatotherapie für ihr Fach hingewiesen haben (HOFFMANN, STÜHMER), die Beziehungen der Dermatologie zur Bäder- und Klimaheilkunde die spärlichsten sind von allen Fachgebieten der Medizin.

Zunächst ist die Frage, wie und wo der Hautkranke baden soll, nicht befriedigend gelöst (STÜHMER); wir haben zwar eine Anzahl bewährter Badeorte, besonders Schwefelbäder, die sich in Fortführung einer alten Tradition bis heute einen berechtigten Ruf als Heilorte für Hautkranke erworben haben, aber sonst sind Hautkranke mancherorts nicht gerne gesehen. Wir müssen aber auch diesen Kranken helfen, zumal auch andere Arten von Heilquellen: Wildwässer, Sol- und Jodquellen, manche Thermen, radioaktive Quellen, Gasbäder, Arsen- und Eisenwässer bald zu Bade-, bald zu Trinkkuren (WEHSARG) mit Erfolg bei Hautkrankheiten anwendbar sind. Der Ansteckungsgefahr und, was ebenso wichtig ist, der Ansteckungsfurcht können wir ohne Schwierigkeit Herr werden: wir verlangen auch von jedem Besucher unserer Inhalatorien den Nachweis, daß er keine Ansteckungsgefahr mitbringt, ebenso könnte man auch die Badehäuser vor übertragbaren Hautkrankheiten schützen. Vielleicht empfiehlt es sich, im Badehaus einen Trakt diesen Kranken zu reservieren; hier müßte man den Turnus für die Benutzung der einzelnen Zellen verlängern, damit mehr Zeit für eine besonders gründliche Reinigung der Wannen usw. zur Verfügung steht. In den Gasbadezellen ist die Sache noch einfacher, weil hier die Materialberührung der Kranken sich auf Sitzplatz und Halskrause beschränkt, die man durch abwaschbare Überzüge schützen kann. Hier muß etwas geschehen, damit sich in unseren Kur- und Badeorten ein weiter Raum öffnet zum Wohle der Hautkranken!

Die Haut zeigt (s. S. 172) stärkste Beeinflussung ihrer Funktion und selbst ihres Bestandes unter dem Einfluß von Bädern und Klimamaßnahmen: ihr Mineralgehalt unterliegt der Transmineralisation, ihre Ionendurchlässigkeit, normalerweise für Kationen, kann völlig gewandelt werden (für Anionen), ihre endokrinen Funktionen werden geweckt, warme Bäder fördern die Alkalose, kalte die Acidose, die aktuelle Reaktion des Blutes wird von der Haut aus geändert usw.; alle diese Vorgänge bedeuten, daß von der Haut aus unter dem Einfluß des Badens zahlreiche vegetative Funktionen gesteuert werden, die ganze neuro-vegetative Reaktionslage des Individuums wird schließlich auf diesem Wege bestimmt. Zu alledem ist natürlich eine gesunde reaktionsbereite Haut mit rasch wandelbarer Durchblutung, gesunder Schweißbildung, Antikörperbildung usw. Voraussetzung und gerade daran fehlt es zumeist; nicht wenige Hautkrankheiten, besonders auch die schon in der Kindheit und Jugend manifest werdenden, sind (GOETERS) die Folge einer durch Domestikationsschädigung hervorgerufenen Inaktivitätsatrophie: der sog. Kulturmensch riegelt ja durch seine Kleidung und seine Lebensgewohnheiten seine Haut dauernd von Luft und Licht ab und untergräbt ihr gesundes Leben. Andererseits aber haben wir in Bäder- und Klima-Behandlung sichere Verfahren, um der Haut ihre volle Funktionsfähigkeit wieder anzuerziehen; in Betracht kommen Solbäder, Seebäder, Luftbäder, Wildwässer. „Alle Ekzeme und ekzematoiden Zustände, die im Kindesalter auf der Basis der exsudativen Diathese entstehen, sind ein äußerst erfreulicher Gegenstand thalassotherapeutischer Maßnahmen" (GOETERS). Dasselbe gilt für Haut- und Schweißdrüsenabscesse, für die jugendlichen Formen der Acne und Psoriasis; Seekuren für Kinder erfordern gewisse Regeln: ganz kurze Seefreibäder oder längere als warme Wannenbäder, nachher strenge Bettruhe, Luftbäder in allmählichem Training bis zu mehreren Stunden.

Von wesentlicher Bedeutung ist es, daß wir uns mit Bädern und Klima fast stets an das gesamte Hautorgan in seiner totalen Ausdehnung wenden; gerade im Hinblick darauf wird von vielen Seiten der konstitutionswirksame Effekt der Kuren betont. Dabei sind vielleicht auch Unterschiede zu beachten, die gerade von dieser Seite her sich zeigen. WOLFF macht darauf aufmerksam, daß die SHELDONschen Konstitutionstypen (s. S. 198) Unterschiede im Bau und vielleicht auch in der Funktion der Haut darbieten: der endomorphe Typ (überwiegende Anlagetendenz des inneren Keimblattes) hat eine glatte, weiche, samtige Haut wie die Apfelhaut, der mesomorphe Typ eine dicke, grobe, lederne Haut (Orangenhaut), der ektomorphe Typ eine dünne und trockene Zwiebelhaut.

Die erwähnte Unterfunktion der Haut, nicht selten noch verschärft durch eine allgemeine konstitutionelle Schwäche, führt besonders bei Fabrikarbeitern, bei Großstadtbüromenschen mit dauernder sitzender Lebensweise in geschlossenen, oft engen, im Winter meist überheizten Räumen zu Hauterkrankungen, hier sind die erwähnten organ- und konstitutionsfördernden Verfahren wie Seebäder, milde Solbäder, Wildwässer, gegebenenfalls auch die Sauna mit Erfolg anzuwenden.

Manchmal ist die Erkrankung der Haut neben anderen Erscheinungen Ausdruck eines Allgemeinleidens, so die Rosacea bei Magen-Darm-Krankheiten, der Pruritus bei Leber- und Gallenleiden, die Ekzeme bei Diabetes und Gicht, manche Urticariaformen: hier wird es auf die balneologische und klimatische Behandlung des Grundleidens ankommen, also auch auf die Anwendung der für die genannten Zustände gegebenen Trinkkuren. Nässende Ekzeme wollte HOFFMANN mit Trinkkuren (Säuerlinge), auch mit CO_2-Bädern behandelt wissen, andere ziehen Bäder in Wildwässern vor.

Eine besondere Bedeutung für die Dermatologie kommt auf Grund der organspezifischen Beziehungen zwischen Schwefel und Haut den Schwefelwässern zu. Bäder in solchen Wässern haben eine erhebliche Capillarisierung (Neubildung von Capillaren, Besserung der Füllung und der Strömungsgeschwindigkeit, Abbau pathologischer Formen) in der Haut zur Folge, auch die Tiefenzirkulation wird reguliert; dabei erweisen sich diese Erfolge nicht nur als Effekt einzelner Bäder, sondern als Dauerwirkung über den Kurabschluß hinaus (EVERS, DOERING, SADEL). Die Hauttemperatur wird schon durch das Einzelbad wesentlich erhöht, der Hautzuckergehalt wird reguliert; die Anreicherung von Sulfhydrilkörpern in der Haut führt zu einer Abschwächung allergischer Reaktionen (RICHTER). Dazu kommen die bedeutenden Allgemeinwirkungen des Schwefelbades, besonders auf den Stoffwechsel, die Regulierung des Vitamin-C-Haushaltes, so daß gerade die Schwefelbäder (eventuell verstärkt durch Trinkkur und Schwefelgasbäder) in besonderer Deutlichkeit die so wichtige Verbindung von Allgemein- und Lokalbehandlung gewährleisten, die auch sonst in der Balneotherapie der Dermatosen zu beachten ist; denn eine gleichzeitige Salbenbehandlung während der Badekur ist tunlichst zu unterlassen (EVERS). Bei der Purpura rheumatica und den ebenfalls dem Rheuma nahestehenden Erkrankungen Erythema nodosum und Psoriasis sind Schwefelbäder und Schwefelschlammanwendungen ein gleicherweise allgemein wie lokal sicher wirkendes Heilverfahren.

Früher (z. Z. der Quecksilber- und Wismutbehandlung) hat man antiluische Kuren gerne in Badeorten durchgeführt, es scheint. daß die kombinierten Verfahren eine erhöhte Sensibilität des Körpers für die Arzneistoffe und eine verbesserte Resorption bieten; HOFFMAN sagte, die Kuren der Badeärzte seien den klinischen überlegen. Man wählte gerne Thermalbadeorte und vor allem Schwefelbäder: die letzteren deshalb, weil sie eine ausgesprochen entgiftende Wirkung auf das Quecksilber ausüben, ohne den therapeutischen Effekt zu verringern. Diese entgiftende und roborierende Wirkung der Schwefelwässer bringt auch die Fälle von Dermatitis zur Heilung, die bei Übersättigung des Körpers oder besonderer Empfindlichkeit nach Gold, Wismut, Blei, Arsen, auch Salvarsan auftreten (WEHSARG). Jodquellen sind namentlich bei kongenitaler und bei Spätlues empfohlen worden.

Arsenwässer haben sich bei Lichen ruber bewährt; Fälle, welche die erforderlichen hohen Arsendosen nicht vertragen, kann man durch eine Trinkkur (leichtere Dosierung und bessere Verträglichkeit) zu höheren Dosen bringen, so daß dann auch kräftige Arzneigaben und längerer Gebrauch vertragen werden.

Daß die Reizbereitschaft des Patienten, die gerade in der Balneotherapie immer zu beachten ist, bei Hautkranken eine betonte Rolle spielt, versteht sich von selbst; wir haben z. B. bei den Schwefelwässern Quellen in sehr verschiedener Stärke, ein Unterschied, den man beachten soll bei der Wahl des Kurortes. Starke Schwefelwässer geben einen sehr kräftigen Reiz, schwache können eher beruhigend wirken. Ferner beachte man, daß Schwefelbäder eine Keratolyse und sichtbare Hautreaktion, alkalische Wässer mehr eine erweichende und reizmildernde Wirkung auf die Haut haben. Badekuren für Hautkranke dürfen nicht zu kurz bemessen sein, 4 bis 6 Wochen und ständige Arztkontrolle sind erforderlich.

Da die klimatischen Reize weitgehend durch die Haut dem Organismus vermittelt werden, ist es naheliegend anzunehmen, daß auch die *Klimabehandlung* bei Hautkrankheiten wertvoll ist. In der Therapie der Hauttuberkulose ist die Lichtbehandlung vielfach entscheidend, aber auch die *nichttuberkulösen Hautkrankheiten* (MARCHIONINI, W. SCHULTZE, STÜHMER) können durch Licht- und Sonnenbehandlung erfolgreich angegangen werden. Allerdings ist gerade hier sorgfältige Dosierung dringend erforderlich. Zahlreiche Hauterkrankungen sind in ihrer Verbreitung von klimatischen Einflüssen abhängig. Die Psoriasis ist selten in tropischen Gebieten; auch im deutschen Raum sind Ekzeme und andere Hauterkrankungen regionär verschieden verbreitet. Ein Ekzem kann durch Ortswechsel auftreten oder verschwinden. Langjährige Vergleichsuntersuchungen zwischen Gießen (180 m) und Hochserfaus im oberen Inntal (1800 m) ergaben wesentlich bessere Erfolge der Freiluftbehandlung von Hauterkrankungen im Hochgebirge im Vergleich zur Ebene (W. Schultze).

Mit künstlichen Lichtquellen lassen sich nur in vereinzelten Fällen der natürlichen Sonne gleichwertige Erfolge erzielen. Bei allen akuten Ekzemen ist wie jede andere Reizbehandlung eine Strahlenbehandlung verboten. Bei chronischen kindlichen Ekzemen ist der Klimawechsel, die Verschickung sowohl in das Gebirge als auch an die See bisweilen von schlagartigem Erfolg begleitet. Zu einer wirklichen Gesundung solcher ekzemkranker Kinder ist jedoch ein mehrmonatiger Aufenthalt im Heilklima erforderlich. Bei der juvenilen Acne kommt ebenfalls eine Heliotherapie in Frage, am besten in einem Heilklima. Wenn ein schlecht

Tabelle 40. *Richtlinien für die Lichtbehandlung bei Hautkrankheiten* (nach W. Schultze).

Dermatosen	Sonne
1. Acne vulgaris	+
2. Acne conglobata	+
3. Alopecia areata	—
4. Ekzem seborrh.	+
5. Ekzem akut	—
6. Ekzem lokalisiert und Lichen chron. simpl.	—
7. Erysipel	—
8. Ichthyosis	++
9. Lichen ruber planus	+
10. Lichen ruber accuminatus	+
11. Pityriasis rosea	+
12. Pityriasis versicolor	+
13. Pruritus senilis und Pruritus bei Diabetes	+
14. Psoriasis	++
15. Pyodermien	+
16. Trichophytia prof.	(+)
17. Ulcus cruris	+

Zeichenerklärung: Methode der Wahl ++, Anwendung berechtigt +, Versuch erlaubt (+), Erfolglos —.

heilendes Ulcus cruris oder überhaupt eine schlechtheilende Wunde Licht und Luft ausgesetzt wird, so verschwindet häufig rasch der Juckreiz und eine beschleunigte Abheilung tritt ein. Man darf allerdings nicht durch Überdosierung die Epithelneubildung stören. Bei chronischer Urticaria kann durch den Klimawechsel sofort der Juckreiz verschwinden. Nach den Untersuchungen von Heinke und Herrmann bestehen bei bestimmten Hauterkrankungen Zusammenhänge zwischen dem p_H-Wert der Luft und den p_H-Werten der Haut. Da in bestimmten heilklimatischen Lagen die p_H-Werte in einem bakterientötenden Bereich liegen, während sie im Flachland und in der Großstadt noch im bakterien- und virusfördernden Bereich liegen, ist anzunehmen, daß allein durch die Acidität des Aerosols eine Beeinflussung der Hauterkrankungen eintreten kann.

Nervenkrankheiten.

Im Bereich der Erkrankungen des Nervensystems haben Bäder- und Klimakuren eine vielseitige Bedeutung. Die sog. Nervösen, also die *Erschöpfungszustände des Nervensystems*, die *Neurosen*, die Zustände der Neurasthenie, die Organneurosen suchen auch ohne ärztliche Beratung Kurorte und Bäder zu ihrer Erholung gewohnheitsmäßig auf. Aber auch viele der Kranken, die wir wegen ihrer körperlichen Leiden in Bäder schicken, sind von der Grundkrankheit her mit nervösen Störungen behaftet. In allen diesen Zuständen pflegt den milden Kuren eine Besserung der genannten Zustände zu folgen. Bei den klimatischen Kuren, die hier an erster Stelle stehen, ist das Mittelgebirge mit seinem Mangel an schroffen Einwirkungen dem Hochgebirge und der See überlegen. Gerade hier erlauben es die klimatischen Verhältnisse, den Kranken einer ausgedehnten Freiluftbehandlung zuzuführen, ihn also den klimatischen Einwirkungen auszusetzen. Das Freiluftleben an sich, das Luftbaden, geregelte Freiluftliegekuren, planmäßige langsam eingeleitete Sonnenbehandlung, vorsichtig dosierter Sport, Wandern, Freiluftgymnastik wirken zusammen entspannend und sind ihrerseits wieder Vermittler für die Einwirkung klimatischer Reize. Den mannigfachen Beschwerden der Nervösen, Schlafstörung, Reizbarkeit, Gefäßspasmen und den im Bereich der Organe *ablaufenden nervösen Störungen* wird hier vor allem durch eine systematische Kombination von Ruhekur und Freiluftbehandlung (AMELUNG) bestens gedient. Hochgebirge und See sind vor allem für die robusten jugendlichen Erschöpften und Nervösen brauchbar, verlangen aber einen höheren Grad der Reizverarbeitung. Auch die milden Bäderkuren mit Solbädern, milden Thermen, milden CO_2-haltigen Eisenbädern sind zusammen mit ausreichender Klimawirkung für die Behandlung der nervösen Zustände von Bedeutung.

Die Grundlage der Wirksamkeit bei Kuren für Nervöse liegt z. T. in einer *Verschiebung der vegetativen Reaktionslage*, wofür die Anwendung verschiedener Badeformen, Strahleneinwirkungen, Mineralisationsvorgänge bei Trinkkuren in Betracht kommen. Namentlich bei der sog. vegetativen Dystonie, den vegetativ Stigmatisierten, im Klimakterium usw. spielt das eine Rolle.

Für die nervösen Zustände muß an das *Rhythmusproblem* erinnert werden. Die Bedeutung einer gesunden Rhythmik für das nervöse Leben ist unbestritten. Nicht wenige krankhafte Erscheinungen, so Schlaf- und Kreislaufstörungen, Schwindelerscheinungen, Durchbrechung der Rhythmik unserer drüsigen Organe hängen mit der gestörten Periodik unseres vegetativen Lebens zusammen. Die Verschickung des Menschen in die Kur- und Badeorte bringt einen jeden in die Nähe der Natur und gibt die Möglichkeit, namentlich angesichts der pausenlosen Hast der täglichen modernen Arbeit, ihn wieder in Verbindung mit dem natürlichen Rhythmus zu bringen. Klimatische Einwirkungen, das regelmäßige wiederholte Angebot der Trinkkur, die geregelte Tageseinteilung des Kurgastes, die systematische Periodik von Essen und Trinken, Bewegung und Ruhe, dann auch die Bewegungstherapie selbst mit einer rhythmischen Gymnastik sind geeignet, wieder eine gesunde Periodik in das Leben des Städters zu bringen. Insbesondere dienen aber diese Einwirkungen dazu, die nervösen Spannungen zu lösen und die Disharmonien zwischen der vitalen Persönlichkeit und der geistgebundenen emanzipierten Person des modernen Lebens einigermaßen auszugleichen.

Die Wirkungen der Bäder- und Klimakuren reichen bis an die Grenze der *psychischen Störungen*. Es wird immer wieder versucht, ausgesprochen Geisteskranke in Kurorte einzuschmuggeln. Hier ist natürlich auf eine tragbare Grenze zu achten. Länger dauernde, mild verlaufende Psychosen, leichtere Depressionszustände, so besonders bei Klimakterischen, manche Formen der Dementia praecox eignen sich durchaus für den Aufenthalt in Kurorten, bedürfen allerdings vielfach (Suicidverdacht) einer dauernden Begleitung. Der Wechsel des Milieus, die klimatischen Einflüsse, milde, nicht reizende Bäder, Verbesserung des Schlafes machen sich günstig geltend. Bei Depressiven ist eine gewisse Freiheit des Landschaftsbildes erforderlich. Enge Täler pflegen die Bedrückung zu erhöhen. Auch in diesen Zuständen ist das Mittelgebirge zu bevorzugen. Als Bäder kommen nur leichte Solbäder, milde Thermen in Betracht. Die Sanatoriumsbehandlung in Bädern und Kurorten gestattet hier natürlich eine sehr viel weitere Indikationsstellung. Es bestehen keine Bedenken, in einer entsprechenden Anstalt eine Schockbehandlung auch in einem klimatischen Kurort durchzuführen. Gerade Depressive sind sehr dankbar für den euphorisierenden Reiz einer schönen Landschaft. Man verbindet hydrotherapeutische beruhigende Anwendungen (Dreiviertelpackungen, protrahierte Fichtennadelbäder) mit strenger Freiluftliegekur. Für schwer erziehbare Kinder ist der Aufenthalt in Kinderheimen, vorausgesetzt bestes Erziehungsmilieu, nicht selten von besonderem Erfolg.

Bei vielen körperlichen Krankheiten bedeutet die durch Klima- und Bäderwirkung herbeigeführte Besserung des nervösen Zustandes schon einen wesentlichen Teil des Erfolges. Natürlich entscheidet für die Behandlung nervöser Störungen bei Herzkranken, Stoffwechselkranken usw. nur die Grundkrankheit für die Indikationsstellung des zu wählenden Bade- und Kurortes.

Bei den Erkrankungen des peripheren Nervensystems steht an erster Stelle die Behandlung der *Neuralgie*. Die am meisten typische und häufigste Form derselben, die Ischias, ist eine Domäne der Therapie. Ihre Differentialdiagnose gegenüber Erkrankungen der Wirbelsäule und des Beckens (Nucleus-pulposus-Hernie), statischen Störungen, zentralen und psychischen Erkrankungen, Muskelleiden muß gesichert sein. Bei frischen schmerzhaften Zuständen und häufig wiederholten Anfällen sind Solbäder, milde Schwefelbäder, Akratothermen anzuwenden (EVERS). Subchronische und hartnäckige eingewurzelte Fälle werden mit akratischen Thermen, Radiumbädern, Moor- und Schlammanwendungen, Schwefelthermen, Kochsalzthermen behandelt. Eine intensive Behandlung, die notwendig ist, löst nicht selten, namentlich im Anfang, einen neuen Anfall aus, was jedoch die Durchführung der Kur nicht behindert. Ausreichende Ruhe und Wärme nach den Bädern ist von Wichtigkeit. Bewegungsbehandlung setzt schon einen gewissen Erfolg der Badebehandlung voraus. Die passive und aktive Bewegungsbehandlung ist jedoch ein unerläßlicher Teil der Kurortbehandlung dieser Krankheit. Für die sonstigen Neuralgien, häufig vor allem im Bereich von Hals und Schultern, gelten die gleichen Gesichtspunkte. Auf dem Gebiet der Trigeminusneuralgie haben sich Radiumkuren bewährt. Bei Neuritis und Polyneuritis können in der Schmerzperiode nur milde Mittel, Solbäder, leichte Schwefelthermen angewandt werden. In der späteren Periode leisten die genannten Mittel und vor allem akratische Thermen, Radiumbäder Gutes.

Bei den spinalen Erkrankungen erweisen sich bei der *Tabes* die störenden und quälenden Begleiterscheinungen der Krankheit der Balneotherapie mit Solbädern, Akratothermen, Schwefelbädern zugänglich. Vermeidung schroffer Reize, gleichmäßige Wärme, vor allem auch in klimatischer Beziehung, vorsichtige Dosierung sind erforderlich. Bei *multipler Sklerose* ist eine Oligopragmasie angezeigt: milde Klimalagen mit ausgedehnter Freiluftliegekur im akuten Schub, später leichte Solbäder oder Schwefelbäder mit Bewegungsübungen. Bei *amyotrophischer Lateralsklerose* ist Behandlung in Wildwässern empfohlen worden (STINER). Für alle diese Kranken sind Sonnenbäder gefährlich.

Als Behandlungsmethode von größter Bedeutung hat sich die Bädertherapie zusammen mit methodischer Massage und Übungsbehandlung erwiesen bei der Behandlung der Residuen nach *Poliomyelitis*; es sind hier (SELLNER, DYBOWSKI) in einer methodischen Behandlung bedeutende Erfolge erzielt worden. Unter Wasser ist nur $^1/_{15}$ Muskelkraft für Bewegungen erforderlich (URBAN). Von größter Bedeutung ist der frühzeitige Beginn der Behandlung bald nach Abklingen der akuten Erkrankung, nachdem der Umfang der zunächst bleibenden Lähmung deutlich erkennbar ist. Die Kombination der systematisch ausgearbeiteten Massage und Unterwasserübungsbehandlung mit einer geeigneten akratischen oder schwach mineralisierten Therme verbessert den ganzen Erfolg.

Die Behandlung muß in größeren Badebassins bei längerem Aufenthalt und längerer Durchführung der Unterwasserbehandlung erfolgen. Auch Spätfälle über 2 Jahre erweisen sich noch erfolgreich. Die Behandlung führt zu weitgehender Restitution ursprünglich unbeweglich gewordener Muskelpartien.

Bei den übrigen Lähmungszuständen erfordern vor allem die Restzustände bei Schlaganfall eine Kurortbehandlung. Bei zentralen Lähmungen hat sich die Bäderbehandlung als brauchbar gezeigt. Bei eingreifender Arzneibehandlung (Quecksilber, Wismut) erwiesen sich gleichzeitige Badekuren günstig, weil sie die Verträglichkeit der angewandten Mittel erhöhen und, ohne den Effekt der Mittel herabzusetzen, entgiftend wirken. Das gilt vor allem für die Schwefelbäder. Auch in der Zeit zwischen angreifenden Arzneikuren (z. B. Salvarsan) sind Kuren mit Kochsalzbädern, Wildbädern bewährt.

Bei manchen Erkrankungen des Nervensystems haben Jodbäder (Gefäßschäden, alte Lues) Bedeutung.

Nach Schädelunfällen, postkommotionellen Störungen und Ausfallserscheinungen ist eine klimatische Kur, zusammen mit einem planmäßigen hydrotherapeutischen Gefäßtraining (Tönnis) die Therapie der Wahl.

Chirurgische Erkrankungen, Wundheilung.

Die Bedeutung der Bäder- und Lichttherapie für die Behandlung chirurgischer Leiden, besonders für die *Nachbehandlung bei Verletzungen, Frakturen*, Gelenkerkrankungen, für die Wundbehandlung ist längst noch nicht in ihrer Bedeutung erkannt und gewürdigt. Sie wird viel zu wenig geübt. Die Biologie der Heilquellen sowie der Strahlenwirkung zeigen deutlich, welcher Einfluß von den genannten Faktoren auf das Leben der Zellen ausgeht. Die Zusammenhänge werden zunächst bei der *Wundheilung* wirksam. Akratische Thermen, auch leichte CO_2-haltige Wässer haben günstigen Einfluß auf die Wundheilung (Überrieselung im körperwarmen Bade). In Betracht kommen Bäder wie Gastein, Wildbad, auch solche mit leichtem Schwefelgehalt. Wertvoll für die Wundbehandlung sind aber vor allem die kohlensauren Gasbäder (Cobet, Parade). Die CO_2 in hoher Konzentration behindert das Wachstum der Eiterbakterien, außerdem wirkt sie sehr stark capillarisierend. Der Vorgang, der bei den CO_2-Wässern in der Kreislaufbehandlung wirksam wird, hat lokal für Wundflächen größte Bedeutung. Es werden dabei wichtige der Wundheilung dienende Belange angefacht und unterhalten. Die Methode ist anwendbar bei allen, namentlich großen Wundflächen, auch beim Decubitus, bei Verbrennung. Bei Unterschenkelgeschwüren muß eine Bandagenbehandlung, welche die Bekämpfung der Blutstase sichert, damit verbunden sein. Auch bei fistelnden Wunden, in welche man das Gas durch Röhrchen einleiten kann, sind Erfolge erzielt. Eine Erwärmung der CO_2 oder Anwendung unter hohem Druck ist nicht erforderlich. Die Anwendungszeit kann $^1/_2$ Std. täglich betragen. CO_2-Gasbäder sind vorhanden in Meinberg, Nauheim, Pyrmont und Soden/Taunus.

Eine besonders große Aufgabe obliegt den Bädern bei der Nachbehandlung von Verletzungen und Störungen des Bewegungsapparates, wenn die chirurgische oder orthopädische Behandlung ganz oder wesentlich abgeschlossen ist. Die starke Tragkraft der hohen Sole erleichtert die Bewegung und damit die Übungsbehandlung unter Wasser. Dieser Teil der Balneologie bedarf noch sehr der Bearbeitung und Ausnutzung. Für die Behandlung der Stumpfbeschwerden nach Extremitätenverlust und die dabei oft auftretenden großen Schmerzen sind Solbäder ein einzigartiges Hilfsmittel. Die Kreislaufbeschwerden, die sich in der weiteren Folge hauptsächlich bei Verlust eines ganzen Beines einstellen, sind dankbare Objekte für CO_2-Badebehandlung. Die Balneo- und Klimatherapie kann ferner die chirurgischen Leistungen unterstützen bei der *Vor- und Nachbehandlung der Basodowiker*, die für eine Operation in Betracht kommen oder solcher unterzogen worden sind. Die *Trinkkurbehandlung nach Magenoperationen* mit alkalischen Wässern ist bedeutungsvoll für die Verhinderung eines peptischen Duodenalgeschwürs. Die Heliotherapie ist vor allem in der chirurgischen Tuberkulose zu größter Bedeutung gelangt, aber auch beim Ulcus cruris und schlecht heilenden Wunden. Moor- und Schlammbehandlung und Behandlung in Schwefelthermen kommt für Gelenkerkrankungen und Gelenkversteifungen besonders bei den an Verletzungen sich anschließenden Zuständen von Arthritis in Betracht, z. B. bei der Arthritis deformans, die sich bei alten Leuten an Schenkelhalsbruch anschließt, sowie bei den Arthritiden im Gefolge der habituellen Hüftgelenkluxation. *Lungenschußverletzte* mit größeren Pleuraschwarten sind dankbare Objekte klimatischer Behandlung, besonders mit zusätzlicher pneumatischer Therapie.

II. Soziale Aufgaben und allgemeine gesundheitliche Betreuung im Bereich der Bäder und Kurorte.

Die sozialen Aufgaben.

Zu der Zeit, als 1788 Schiller in seinem Gedicht „Die berühmte Frau" die Verse niederschrieb: „Die Jahreszeit ist jetzt so schön zum Reisen, wie drängend voll mag es in Pyrmont sein" — waren die Bäder die Tummel- und Erholungsplätze der vornehmen Gesellschaft, die damals die Welt bedeutete. Seitdem hat sich die Gemeinschaftsstruktur der menschlichen Gesellschaft in allen Ländern der Erde von Grund aus gewandelt.

Die Aufklärung des 18. Jahrhunderts hatte die Menschenrechte wieder entdeckt, die weitere Entwicklung brachte durch die Herrschaft der Technik, durch das Massenproblem, durch die neue Wirtschaftsordnung eine total veränderte politische Gesinnung breitester Volksschichten, die in ihrem Streben nach Sicherheit und Macht auch ihre Ansprüche auf Leben und Gesundheit anmeldeten. Dem kam in der neueren Zeit weitgehend die aus der katastrophalen politischen Entwicklung und den Folgen zweier Weltkriege erwachsene ungeheure Not zahlloser Menschen entgegen. Aus alledem ist die soziale Richtung der Medizin hervorgegangen, zu deren Aufgaben es gehört, nicht nur für Schutz und Hilfe auch der einfachen und niedrigen Menschen in der Gemeinschaft zu sorgen, sondern in unserem Bereich dem gesamten Volke, besonders den arbeitenden Klassen, ihren berechtigten Anteil an den Segnungen der natürlichen Heilschätze des Landes sicherzustellen.

Dazu kommt heute das gewaltige Problem des Wiederaufbaus der Gesundheit und Arbeitskraft des deutschen Volkes. Gesundheit und Arbeitsfähigkeit sind fast die einzigen positiven Werte, die wir noch in unsere Rechnung einzusetzen haben, es ist also nicht mehr als selbstverständlich, daß alles, auch das Äußerste getan wird, um sie wieder herzustellen. Um diese Aufgabe zu lösen: Ertüchtigung der Jugend, Überwindung von Schäden nach Krankheiten und Unfällen, Erhöhung der Infektionsfestigkeit, Sorge für die Prämorbiden, erfolgreiche Konstitutionstherapie, Bekämpfung vorzeitigen Alterns, ist die weitestgehende Anwendung der natürlichen Heilmittel unentbehrlich.

So fällt den Bädern und Kurorten im Raume der sozialen Medizin eine ganz große Aufgabe zu. Ein Bade- oder Kurort hat heute nur noch insoweit eine Existenzberechtigung, als seine Leitung bereit ist, den sie verpflichtenden Anteil an den sozialen Aufgaben zu erkennen und dem in Arbeit und Aufgabe und in der Hergabe von Kurmitteln gerecht zu werden. Das schließt keineswegs aus, daß die überkommenen Formen der Bäderkultur und deren wertvolle Einrichtungen zum besten der daran interessierten Volksteile erhalten und gepflegt werden.

Die aus karitativen, wirtschaftlichen und politischen Gesichtspunkten entstandenen Einrichtungen des Staates, der großen Versicherungsträger und privater Organisationen haben im Laufe der letzten Generationen, seit dem Ende des vergangenen Jahrhunderts, Großartiges auf dem Gebiete einer sozialen Bäder- und Klimabehandlung geleistet, so daß schließlich jährlich Hunderttausende Kinder und Erwachsene, die von ihnen betreut wurden, der Segnungen von Kuren in Bädern und Kurorten teilhaftig werden konnten. Das geschah in allen möglichen Formen der Unterbringung und Betreuung, angefangen von der freizügigen Verschickung der Befürsorgten als mehr oder weniger ungebundene Kurgäste in nur sprechstundenartiger Verbindung mit dem Arzte bis zur Versorgung in krankenhausartig eingerichteten Kurheimen unter ärztlicher Leitung und Aufsicht.

So ergab sich, daß alle irgendwie mit dem Bäder- und Kurortwesen in Beziehung stehenden Ärzte, die einweisenden und Kuren beantragenden Ärzte ebenso wie die Bade- und Kurärzte in den Heilorten mehr und mehr und enger mit den Aufgaben des Fürsorge- und Versicherungswesens der sozialen Medizin verbunden worden und dadurch vor die Aufgabe gestellt sind, die besonderen Gegebenheiten und Möglichkeiten und Anforderungen ihres Spezialgebietes in Einklang zu bringen mit den Bestimmungen und Aufgaben des Fürsorge- und Versicherungswesens. Der Badearzt ist damit nicht nur Sachwalter von Wohl und Gesundheit seiner Kranken; über die aus dem Vertrauensverhältnis zwischen Arzt und Patient entspringende Tätigkeit hinaus nimmt er teil an der Verantwortung gegenüber den Trägern der Krankenfürsorge und der Versicherung und damit der Allgemeinheit; dieser aus der modernen Entwicklung entsprungene Pflichtenkreis legt auch ihm eine neue Verantwortung auf.

Ebenso wie andere ärztliche Maßnahmen und Behandlungsverfahren können im Rahmen der Rentenversicherung (Invaliden- und Angestelltenversicherung) Bade- und Klimakuren verordnet bzw. bewilligt werden, um eine drohende Invalidität abzuwenden oder um einen Rentenempfänger wieder erwerbsfähig zu machen. Invalidität besteht nach den jetzigen Bestimmungen bei mehr als 50% Beschränkung der allgemeinen Erwerbsfähigkeit. Die Landesversicherungsanstalten, die auch die Aufgaben der ehemaligen Reichsversicherung für Angestellte übernommen haben, verordnen Heilkuren bei zu erwartender oder bestehender Berufsbeschränkung zur Beseitigung des diese verursachenden Leidens. Die Landesversicherungsanstalten verfügen meist über bewährte und ausgedehnte Einrichtungen in den Heilorten (Kuranstalten). Die Krankenkassen schicken die von ihnen Befürsorgten in Bäder- und Klimakurorte, um Krankheiten zu verhüten oder zu behandeln, um die Rekonvaleszenz zu festigen oder zu beschleunigen, um die Rückfallgefahr zu verringern: dabei werden diese Patienten nicht selten den Kurheimen der Landesversicherungsanstalten zur Durchfühung der Kur überantwortet. Kriegsbeschädigte erhalten von ihrer Versorgungsstelle eine Kur im Rahmen einer erforderlichen Heilbehandlung oder zu deren Ergänzung. Für die Unfallversicherung, die Versicherungsstellen der Knappschaft und der Reichsbahn sowie für die Seekasse sind die Voraussetzungen für die Anordnung und Bewilligung von Kuren keine anderen (MILARK).

Alle Fürsorge- und Versicherungsträger vollbringen mit der Bewilligung von Kuren eine freiwillige Leistung: es handelt sich immer um eine Kann-Leistung, auf die ein rechtlicher Anspruch nicht besteht, doch muß eine nicht zu bezweifelnde Großzügigkeit in den Kurgewährungen von seiten der sozialen Versicherungsträger anerkannt werden. Die Kur wird beantragt auf Grund eines Attestes des behandelnden Arztes, eine vertrauensärztliche Nachprüfung findet gewöhnlich statt.

Die Versicherungsträger haben für die Gewährung von Kuren bestimmte festgelegte Grundsätze, sie sind bis zu einem gewissen Grade gehalten, fiskalisch,. d. h. wirtschaftlich zu denken; sie erwarten bei der Behandlung von Krankheiten, in der Ergänzung von Heilverfahren, im Kampf gegen drohende Invalidität einen Dauererfolg, d. h. ein Ergebnis, das durch eine einigermaßen befriedigende Wiederherstellung von Gesundheit und Erwerbsfähigkeit des Versicherten die aufgewandten Kosten rechtfertigt. Bade- und Klimakuren sind für die Kostenträger kein billiges, sondern ein teueres Behandlungsverfahren. Es hat keinen Sinn, die Allgemeinheit mit den Kosten einer Kur zu belasten, die nur ein kurzfristiges Ergebnis erwarten läßt und die drohende Invalidität kaum hinausschiebt.

Die Entscheidung, ob eine Kur durchzuführen ist oder nicht, ist nicht Sache des Arztes, sondern des Versicherungsträgers; der Arzt hat die Aufgabe, zu erwägen und in seinem Antrag zu begründen, ob und mit wie großer Wahrscheinlichkeit die Kur den zu erwartenden Erfolg verspricht. Hier sind oft inhaltsreiche und verantwortungsvolle Entscheidungen zu treffen von seiten des um das Wohlsein seiner Patienten besorgten Arztes, dasselbe gilt bei Anträgen betreffend die Dauer oder Verlängerung oder Wiederholung der Kur, evtl. auch die vorzeitige Beendigung im Falle einer ungeeigneten Situation; die innere Freiheit und persönliche Unabhängigkeit des Arztes werden hier berührt, nicht weniger sein Verantwortungsbewußtsein gegenüber den Fürsorgeträgern und der Allgemeinheit.

Der Arzt bleibt an die gegebenen Möglichkeiten gebunden, und er wird seinem Dienst am Kranken und an der Allgemeinheit am besten gerecht werden, wenn er diese Notwendigkeit nicht außer acht läßt; mit um so größerer Leidenschaft und Überzeugtheit wird er dann dafür eintreten können, daß die Versicherungs- und Fürsorgeträger sinnvoll begründete Heilverfahren gewähren, daß der richtige Kranke zur richtigen Zeit in das richtige Bad geschickt wird. Die Darstellung der uns zur Verfügung stehenden Heilgüter in den Bädern und Kurorten, die Ausführung über den Indikationsbereich der Quellen, Moore und Klimalagen und die Darstellung betreffend die einzelnen Krankheitszustände, die in diesem Buche enthalten sind, geben dafür gesicherte Anhaltspunkte. Für die Versicherungspraxis bleiben noch einige Gesichtspunkte besonders zu beachten.

Von größter Wichtigkeit ist es, daß von ärztlicher Seite gegenüber den Versicherungsträgern immer wieder die Notwendigkeit der vorbeugenden Behandlung, also die Bewilligung von Früh-Heilverfahren betont wird. Alle Gesichtpunkte, die im Kapitel Konstitutiontherapie besprochen sind, müssen hier beachtet werden. Es geht nicht an, daß geltend gemacht wird, ein Patient sei noch nicht krank genug, um die Kosten eines Badeverfahrens zu rechtfertigen. Kranke mit Dauerdefekten, mit schweren irreparablen Veränderungen und nicht ausgleichbaren Funktionsstörungen sind für die Mittel einer Bade- und Klimakur nicht mehr ansprechbar; um so aussichtvoller und segensreicher sind die natürlichen Heilmethoden bei Jugendlichen, bei den Prämorbiden, in der Rekonvaleszenz, bei den sog. Verjüngungskuren. Es mag menschlich zu bedauern sein, hat aber keinen Sinn, eine Kur solaminis causa anzuordnen: das Resultat ist, daß dem Patienten mit irreversiblen Veränderungen doch nicht genützt wird, daß aber sein Kurplatz einem anderen Kranken verloren geht, dem geholfen werden könnte.

Der Bade- und Kurarzt wird immer einen verhältnismäßig kleinen Ausschnitt aus dem Leben und Leiden eines Kranken sehen. Gerade für die Tätigkeit im Zusammenhang mit der sozialen Fürsorge ist es aber von großer Bedeutung, daß der Arzt diesen Ausschnitt in seiner historischen Entwicklung im Bereich der persönlichen Lebensgeschichte richtig erkennt; das ist wichtiger als der kausale Zusammenhang der Krankheitsanamnese. Gerade eine Kur in ihrer

Naturverbundenheit ist, wenn sie richtig geleitet und durchgeführt wird, geeignet, seelische Kräfte zu mobilisieren und Widerstände gegen die Krankheit aufzubauen von einer Seite her, die im Leben des Alltags, in der Großstadt, im Wohnen zwischen Trümmern, in den Spannungen des Arbeitsplatzes nicht zur Verfügung steht. Sozial befürsorgte Kranke sind für diese Einflüsse oft besonders empfänglich und dankbar.

Diese Dinge gewinnen besondere praktische Bedeutung, wenn der Arzt im Kurort den Sozialkranken schließlich entläßt und durch sein Gutachten auch Hinweise für eine fruchtbare Wiedereingliederung des Kranken in die menschliche Gemeinschaft geben muß.

Es ist geltend gemacht worden, daß die Begutachtung nach Sozialkuren am Wohnorte des Kranken erst durch den Haus- oder Werkarzt usw., nicht durch den Badearzt nach Abschluß des Heilverfahrens erfolgen solle. Warum ? Wenn ein Krankenhausarzt in einer mehrwöchigen Behandlung und Beobachtung imstande ist, einen Kranken zu beurteilen und zu begutachten, dann auch der Heimarzt einer Kurkrankenanstalt. Was hier, in dem Erleben der Kur zur Beobachtung kommt, darf für die Allgemeinbeurteilung nicht verlorengehen. Ein abschließendes Gutachten des Kurarztes ist aber der einzige Weg, dieses Material zu fixieren. Nur auf dem Wege eines abschließenden Berichtes und eines verantwortlichen Gutachtens wird auch die so dringend erforderliche Verbindung zwischen Kurarzt und Hausarzt hergestellt, die für die Kontinuität einer sinnvollen Krankenfürsorge unentbehrlich ist.

Alle diese Dinge erfordern vom Kurarzt Zeit, es muß daher die mehrfach erhobene Forderung, daß der einzelne Kurarzt nur mit einer begrenzten Zahl von sozialen Kranken belastet werden kann, unterstrichen werden. Ob der Vorschlag, die Zahl 40 nicht zu überschreiten, richtig ist, steht dahin. Eine generelle Fixierung wird nicht möglich sein.

Sollen schließlich die sozial befürsorgten Kranken freizügig nach Art der privaten Kurgäste oder in mehr oder weniger streng organisierten Kurheimen und Kurkrankenanstalten untergebracht werden ? Für schwerere Krankheitszustände ist die Unterbringung in Kurkrankenanstalten allgemein üblich, so ist man bei der Tuberkuloseversorgung von einer anfänglich freieren Handhabung zur Heimversorgung übergegangen. Aber auch die Kuren für Herz- und Kreislaufkranke, die Kuren mit Diätversorgung bei Magen-, Darm- und Stoffwechselleiden, die Rheumatikerbehandlung in Bädern und Kurorten machen wegen der häufigeren oder ständigen Kontrolle der Wirkung der Kurmittel, wegen der Notwendigkeit einer genaueren Dosierung von Ruhe und Bewegung, wegen der Überwachung der Küche, wegen der manchmal brüsk wechselnden Reaktionslage der Kranken nur in Kurheimen unter ärztlicher Aufsicht die Durchführung einer sinnvollen Behandlung möglich. Es ist aber mit allen Mitteln anzustreben, daß die notwendige Aufsicht und ein gewisser nicht entbehrlicher Zwang milde geübt wird, daß die Heime den Krankenhauscharakter meiden auch in der baulichen Anlage, Einrichtung und Hausordnung. Die meisten Kurheime der Versicherungsträger in den Bädern und Kurorten entsprechen dieser Forderung vollauf nach Lage in schöner Landschaft, mit Garten, Liegehallen und Balkons, mit oft herrlicher Aussicht über Berge und Wälder oder auf das wogende Meer. Den Kranken muß, das ist außerordentlich wichtig, möglichst viel Gelegenheit zu einer tieferen Naturverbundenheit gegeben werden, zu einem gelösten Leben bei aller Notwendigkeit einer Ordnung und einer sinnvollen Einteilung des Tages. So bleibt für die völlige Freizügigkeit der Unterbringung, auf die Verbindung mit dem Arzt fast nur auf den Besuch der Sprechstunde angewiesen, eigentlich nur das Gebiet der Erholungskuren für Rekonvaleszenten und Leichtkranke übrig. Aber es muß gesagt werden, daß auch hierbei eine Heimunterbringung und Heimverpflegung das bessere Verfahren ist, nur so besteht eine Sicherheit für eine gewissenhafte Wahrnehmung der Kur, für eine Durchführung der Vorschriften, für eine geregelte Verpflegung, für Vermeidung von Exzessen.

Die gesundheitliche Betreuung der Bäder und Kurorte.
Hygiene in Bädern und Kurorten.

Der Kranke und Erholungsuchende soll in Bädern und Kurorten nicht nur die Segnungen der heilkräftigen Quellen, des Heilklimas, der schönen Landschaft genießen, er muß dort auch ein hygienisch möglichst vollkommen gestaltetes Ortsmilieu vorfinden (PFANNENSTIEL, DARANYI, DYBOWSKI). Die allgemeinen Anforderungen an Bäder und Kurorte sind zunächst diejenigen der *Ortshygiene* überhaupt. Sie gehen aber in manchen Punkten darüber hinaus. Der in einem Kurort tätige Arzt muß diesen Dingen dauernd sein Interesse und seine Aufmerksamkeit zuwenden.

In Bädern und Kurorten strömen Kranke und Erholungsbedürftige zeitweilig in großer Zahl zusammen. Zur Bedienung der Kurgäste sind in Kurheimen, Sanatorien, Hotels, Geschäften zahlreiche Personen erforderlich. Schön gelegene Orte, auch Heilbäder, die nicht allzuweit von großen Städten oder Industrierevieren entfernt sind, werden für den Wochenendverkehr zunehmend in Anspruch genommen. Hier erwachsen dann im letzteren Falle aus dem sogenannten Stoßbetrieb besondere Aufgaben.

Zunächst müssen die *Kurmittel* (Heilquellen) und die für ihren Gebrauch dienenden technischen Einrichtungen einer dauernden hygienischen Kontrolle unterliegen; es sind dies Badehäuser, Trinkhallen, Inhalatorien, Abfüllbetriebe für den Flaschenversand einschließlich der Spülvorrichtungen für die Flaschen, Wäschereien usw.

Vielleicht die wichtigste Aufgabe im Bereich der Kurorthygiene betrifft die dauernde sorgfältige Pflege und Überwachung des erschlossenen Heilgutes (DYBOWSKI). Die Quellfassung muß so sein, daß dauernd ein Hinzutreten von Grundwasser, Schmutz, Abwässern unmöglich ist, Schächte bedürfen überstehender, nicht einfach aufliegender Deckel zum Schutz des Heilwassers vor Staub, Unrat, Regen; die Pumpen müssen sauber arbeiten. Offenen Quellvasen sind allseitig dichte Schauvasen vorzuziehen, auch in diesem Fall kann eine geschmackvolle künstlerische Gestaltung die propagandistische Seite der Anlage zu ihrem Recht kommen lassen. Leitungssysteme sind besonders bei aggressiven Wässern wegen der Arrosionsgefahr dauernd unter besonders sorgfältiger Kontrolle zu halten.

Nicht nur die Badewannen bedürfen nach jedesmaligem Gebrauch gründlicher Reinigung und Spülung, alle von den Kurpatienten benutzten Geräte wie Trinkgläser, Ansatzstücke für Inhalationen, Spülkännchen, Darm- und Mutterrohre usw. sind dauernd peinlich sauber zu halten, staubfrei und trocken zu verwahren, vor allem aber, bevor sie an einen neuen Gast übergehen, auszukochen und keimfrei zu machen; besser ist es, diese kleineren Geräte nicht leihweise von der Verwaltung zu stellen, sondern an die Gäste zu möglichst billigen Sätzen zu verkaufen.

Besondere Bedeutung ist in allen Kurorten der Wasserversorgung zuzuerkennen, für Heilorte kommen nur zentrale Wasserversorgungsanlagen in Betracht. Es ist kein gutes Renommee für ein Heilbad, wenn der Wasserverbrauch zeitweilig durch Sparmaßnahmen eingeengt werden muß (DYBOWSKI). Abgesehen von dem reinen Nutzwasser soll in Kur- und Badeorten reichlich Gebrauchswasser auch für andere Zwecke (Straßenreinigung, Springbrunnen) vorhanden sein.

Das *Personal* sollte ständig überwacht werden (Bacillenträger, Tuberkulose, Geschlechtskrankheiten), zumal ein Teil des Personals mit den Kranken in enge Berührung kommt (Masseure, Badebedienung), andere die Verpflegung, die

Gebrauchsgegenstände beim Baden (Wäsche), Gebrauchseinrichtungen in den Kurmittelhäusern (Mundstücke der Inhalationsapparate, Spülvorrichtungen für innere Organe) besorgen. Die Anforderungen für das Küchenpersonal müssen hier besonders hoch gestellt werden. Die Freihaltung der Bade- und Kurorte von ansteckungsfähigen Tuberkulosekranken ist enorm wichtig, am meisten werden hiervon die Inhalatorien betroffen. Man sollte die Benutzung der Inhalatorien grundsätzlich nur solchen Kranken gestatten, die sich ärztlich darüber ausweisen können, daß sie nicht an ansteckungsfähiger Tuberkulose leiden. Die besonderen Erfordernisse der Tuberkulosekurorte werden hier nicht besprochen.

Sehr wichtig sind für alle Kurorte und Bäder die Einrichtungen eines geordneten Klimadienstes; es handelt sich darum nicht nur einen ausreichenden Wetterdienst zu gewährleisten, sondern auch Unterlagen zu gewinnen für eine intimere Beurteilung der mikroklimatischen Fragen des Ortes. Letztere sind für die *Bebauungspläne* des ganzen Ortes, die Anlage von Erholungs- und Sportplätzen, Freibädern, Promenaden, Sanatorien von Wichtigkeit. Dabei verdient das Pflanzenbild besondere Beachtung. Oberstes Gesetz muß die Erhaltung der ortsbedingten Pflanzendecke sein, soweit nicht die Forderung nach Luft und Licht andere Gesetze vorschreibt. Parks und Anlagen, Heranziehen des Waldes durch verbindende Gehölzstrecken, Pflege des nahen Waldes sind erforderlich; an der See und im Hochgebirge liegen besondere Verhältnisse vor. Die Straßenrichtung, die Entfernung der Häuser voneinander, die Bauart des einzelnen Kurheimes nach Fenstergröße, Balkone, Kurgärten müssen dem Kurgast den Genuß aller Naturgegebenheiten vermitteln helfen.

Die *Mückenplage*, falls vorhanden, bedarf großer Beachtung (Trockenlegung stagnierender Wasserflächen). Die *Lärmfrage* wird durch den wachsenden Motorverkehr eine lebenswichtige Angelegenheit namentlich für solche Bäder und Kurorte, die Schwerkranke beherbergen. Es muß erstrebt werden, hier die zeitgebundenen modernen Anforderungen mit denen zu vereinen, die das Wohl und die Genesung der Kranken erfordert.

Die Fragen der hygienischen Betreuung müssen sich auch auf die nächste Umgebung des Kranken, Anlage und Einrichtung der *Wohnräume* erstrecken. Einfachheit, Sauberkeit, Behaglichkeit, freier Zugang von Luft und Licht müssen maßgebend sein. Gebrauchssachen aus Stoff, Überzüge, Bettvorleger müssen waschbar sein. Der sauberste Ort im Kurheim sei die Toilette.

Es empfiehlt sich den Wohnräumen der Kurgäste besondere Aufmerksamkeit zu widmen auch deshalb, damit die Zimmer nicht nur zum Schlafen benutzt, sondern auch sonst gerne aufgesucht werden; der Kurpatient soll nicht gezwungen sein, in der kurfreien Zeit immer nur das Kaffeehaus oder Restaurant aufzusuchen; die Größe sollte für Einbettzimmer nicht weniger als 12, für Zweibettzimmer nicht weniger als 16 m² betragen. Die Einrichtung sollte (DYBOWSKI) folgendes bieten: Betten, Größe 100 × 200 cm, mit guter Federung, Matratzen mit Roßhaar- oder Baumwollfüllung, evtl. Schlaraffia oder ähnliche Matratzen, Daunen- oder Wolldecken mit vollständigem Leinwandüberzug, Keil- oder Kopfkissen oder Kopfrolle je nach Gewohnheit; Nachttischchen möglichst mit Porzellanfach für den Nachttopf; Kleiderschrank mit Wäsche- und Schuhfach und sonstigem Detail; Tisch mit Schreibmöglichkeit; Chaiselongue oder bequemer Lehnsessel; Waschtisch, fließendes Warm- und Kaltwasser, ferner die üblichen Einrichtungen zur Körperpflege und ein gebrauchsfähig angebrachter und richtig beleuchteter Spiegel; Emaileimer mit gut schließendem Deckel; ausreichende, vernünftig installierte Beleuchtung; Fensterdekoration licht und einfach, aber Verdunkelungsmöglichkeit für Gäste, die nicht hell schlafen können; alle sonstigen Selbstverständlichkeiten, wie Kofferbock, Kleiderhaken usw.

Die kurorthygienischen Angelegenheiten sind gesetzlich gesichert; der zuständige Amtsarzt ist nach dem Gesetz zur Vereinheitlichung des Gesundheitswesens verpflichtet, die hygienischen Belange der Kur- und Badeorte zu überwachen, diese mindestens einmal pro Jahr zu besichtigen und darüber der Fachbehörde zu berichten.

Ernährung und Diät.

Eine fundamental wichtige Frage für Bäder und Kurorte ist die *Ernährung* (WESKOTT, RONGE). Zunächst muß für die Heranschaffung der nötigen Garten- und Feldgewächse gesorgt werden, was in manchen Orten (See, Hochgebirge) gar nicht einfach ist. Der Sicherung des jahreszeitlich gebundenen Ernährungswechsels, der gegendenweise verschieden ist, soll man Aufmerksamkeit zuwenden.

Bei der Küchenhygiene sind besondere Speiseformen zu beachten, die erfahrungsgemäß leicht Nährböden für die Infektionsträger werden: manche cremeartigen Speisen, Eissorten, Haschees, Kartoffelsalat. Von allen Betrieben eines Bades und Kurortes, die sich der Ernährung von Gästen annehmen, muß man verlangen, daß sie sich grundsätzlich die Anforderungen der modernen hygienischen Ernährung überhaupt zu eigen machen, weniger Fleisch und Fett, mehr Fisch, Vollkornbrot, Gemüse, Obst, Milch. Nicht Fett, Eiweiß und Kohlenhydrate allein, sondern auch genügend Vitamine und Mineralstoffe. Die Sachlage ist insofern günstig, als die letzteren durch eine sachgemäß geleitete Trinkkur fast überall neben der sonstigen Therapie genügend zugeführt werden können.

Die *Diätansprüche* eines Kurortes stehen im Rahmen seiner Heilanzeigen fest. Es handelt sich darum, daß in einem Kurort für Magen- und Darmkranke, für Nierenkranke, nicht nur für die Sanatoriumpatienten Diätkuren ausgeführt werden, sondern daß die gesamte Verpflegung auch in den Gaststätten, Hotels, Kurheimen den Aufgaben des Kurortes Rechnung trägt, daß also für jeden dort befindlichen Kranken eine Kurdiät erreichbar und zugänglich ist durch die Ausgabe besonderer Diätspeisen und Diätmenüs, die nicht neben und hinter, sondern vor den allgemeinen Speisen für Gesunde auf den Speisekarten angeboten und ausgegeben werden müssen. Die modernen Einrichtungen der Diätküchenleiterin, der Diätassistentin, der Diätpavillons, die in einigen Kurorten vorhanden sind, entsprechen diesem Gedanken. Aber auch damit ist das Problem noch nicht erschöpft. Auch solche Kurorte und Bäder, die nicht Magen- und Darmkranke usw. beherbergen, deren Besucher aber doch eine Ernährungsfürsorge benötigen, Herzkranke, Kinder, Frauen mit Unterleibsleiden, Erholungsbedürftige, müssen in den Speisehäusern und Kurheimen diesem Umstande Rechnung tragen. Auch hier muß die Durchführung einer allgemein mittleren Diät nach Art einer Schonungskost bei der allgemeinen Verpflegung erreichbar sein. Es hat keinen Sinn, einen Herzkranken eine Badekur ausführen zu lassen, wenn sein Kreislauf dauernd durch eine stark gesalzene, überreichliche, schwer verdauliche Speisen enthaltende Ernährung belastet wird. Nur so können Bädermaßnahmen, Trinkkuren sinnvoll mit der täglichen Ernährung in Einklang gebracht werden. Die Erziehung der Bevölkerung, die Schulung der Inhaber von Kurheimen, der Köche und Köchinnen in den Betrieben der Bäder und Kurorte muß erreichen, daß die Ernährung in Kurorten und Bädern ein anderes Gesicht erhält als die in den großstädtischen Hotels oder Restaurants.

Bewegungstherapie, Sport. Seelische Betreuung.

Bade- und Klimakuren erfüllen nur dann ihren Zweck, wenn sie mit einer methodischen Übung zur *körperlichen Schulung und Hygiene* verbunden sind (JAUP). Bei sehr vielen Heilkuren sind systematische Anwendungen von *Massage und Gymnastik* ein unerläßlicher Teil des Heilplanes, so bei rheumatischen Leiden und allen Erkrankungen des Bewegungsapparates, bei Herz- und Kreislaufkranken, Stoffwechselleiden, Frauenleiden, bei Kindern und alten Leuten. Auch dosierter *Sport* ist als Heilmaßnahme oft unentbehrlich. Darüber hinaus können Kuraufenthalte ihre vornehmste Aufgabe, die Erziehung zu einer gesunden Lebensführung ohne körperliche Schulung nicht erfüllen.

Bäder und Kurorte müssen daher über ausreichendes geschultes Massagepersonal, über Einrichtungen und Hilfskräfte für *Gymnastik* verfügen. Namentlich von der letzteren (KOHLRAUSCH und LEUBE) wird zu wenig Gebrauch gemacht. Die Kurhäuser müssen Räume, Turnvorrichtungen, die Parks Wiesenflächen zur gemeinsamen Gymnastik besitzen. Die Ärzte dürfen sich nicht auf die Verordnung von Trink- und Badekuren beschränken, sondern müssen die Bewegungstherapie im Rahmen der Kurbehandlung jederzeit in ihre Verordnung einschließen. Die manuelle Behandlung ist der Apparatbehandlung vorzuziehen. Für Erholungsorte sind die nötigen Einrichtungen, Freibad, Spielwiese unentbehrlich.

Auch in *seelischer Beziehung* soll man den Kurgast nicht völlig sich und dem Zufall überlassen. Wirkliche Erholung und Entspannung wird, wie eine für diese Dinge empfänglichere Zeit so schön sagte (CARUS, A. v. HUMBOLDT), nur bei „Fröhlichkeit des Herzens" erreicht. Die ganze Gestaltung des Lebens im Bade- oder Kurort soll Entspannung, Anregung, frohe Stimmung vermitteln. Dazu kann alles beitragen, auch das, was in den vielen freien Stunden an den Kurgast herantritt. Die Förderung einer wahren, geistigen, zeitverbundenen Kultur (Kurmusik, Unterhaltungsdarbietungen, Vorträge, Kino) muß daher zu den vornehmsten Aufgaben der Betreuung der Kurorte und Bäder gerechnet werden.

Richtlinien und Begriffsbestimmungen.

Eine besonders wichtige Anwendung finden die Ergebnisse der Bäder- und Klimaheilkunde in den Anordnungen und Richtlinien, die von den Verbänden des Bäder- und Kurortwesens in Verbindung mit zuständigen Behörden und Fachverbänden herausgegeben werden. Es handelt sich darum, daß die im Bäder- und Kurortgebiet üblichen Orts- und Material-Bezeichnungen, wie Heilbad, heilklimatischer Kurort, Heilquelle, Badetorf, auch die Ortsbezeichnung Bad nicht dem freien Belieben zur Verfügung stehen, sondern der Anerkennung durch die übergeordnete Organisationsstelle, den Fachverband, die Behörde bedürfen.

Der Kranke, der zu einer Kur einen Heilort aufsucht, der Arzt, der Kranke dorthin einweist, der Versicherungsträger, der die Kosten aufbringt, muß Gewißheit haben, daß die Kurmittel, die er selbst oder seine Schutzbefohlenen in einem Heilbad oder heilklimatischen Kurort benutzen, dort in erprobter und wissenschaftlich gesicherter Form vorhanden sind, so daß die anzuwendende Kur Erfolg verspricht. Der Deutsche Bäderverband hat die im April 1951 neu herausgegebenen Bestimmungen mit folgender Motivierung eingeleitet: „Bade- und heilklimatische Kurorte, Luftkurorte, Erholungsorte und Heilbrunnen dienen der Volksgesundheit. Zu ihrem Schutz und zu ihrer Förderung ergehen" die nun folgenden Richtlinien.

Die Anerkennung eines Ortes als Heilbad setzt das Vorhandensein einer Heil- oder Mineralquelle im Sinne der wissenschaftlichen Definition (Systematik der Heilquellen, S. 15) voraus, oder es müssen bewährte Heilmittel des Bodens aus der Gruppe der Peloide (Moor, Schlamm, Schlick, Kreide, Tonerde) dort genutzt werden. Zu einem Heilbad gehört aber auch, daß der Ort Kurortcharakter trägt, daß ausreichende, besonders technische Einrichtungen da sind, so daß die Kurmittel in gebrauchsfähiger und hygienisch einwandfreier Form zur Verfügung stehen; auch müssen diese bakteriologisch und hygienisch periodenweise überprüft werden. Ausreichende ärztliche Betreuung ist selbstverständlich. Heilgymnastik und Diätversorgung sollen gesichert und gewisse klimatische Mindestforderungen (Staub- und Rußfreiheit, Fehlen größerer Industrien, Nebelfreiheit, Lärm- und Windschutz) müssen erfüllt sein. Besonders wichtig erscheint, daß die Heilanzeigen und die Gegenanzeigen für das betreffende Heilbad festgelegt und bekanntgegeben sein müssen. Als selbstverständlich sei noch erwähnt, daß die allgemeinen gesundheitlichen Voraussetzungen für einen Wohnort (Trinkwasser- und Lebensmittelbeschaffung, Abwässerversorgung, Reinigungsbäder, erste Hilfe bei Unfällen, Isolierstation) gegeben sein müssen.

Sind wohl natürliche Kurmittel (Heilwasser oder Moor usw.) vorhanden, hat der Ort aber keinen Kurortcharakter und keine ausreichenden Kureinrichtungen, so kann in einer sozusagen zweiten, einfacheren Rangstufe der Betrieb als „Heilbadebetrieb" anerkannt werden.

Seebäder und Seeheilbäder müssen an der Meeresküste oder in deren Nähe (nicht mehr als 2 km vom Strande entfernt) liegen, für Seeheilbäder wird eine ausreichende Überwachung der klimatischen Erfahrungen (Kurort-Klimastation) gefordert.

Kneippheilbäder und Kneippkurorte müssen Kurortcharakter und ausreichende Einrichtungen für die Durchführung einer hydrotherapeutischen Kur, die Kneippheilbäder außerdem die bei den Seeheilbädern erwähnte Sicherung des bioklimatischen Dienstes aufweisen.

Die Anerkennung eines Kurortes als heilklimatischer Kurort ist dann gegeben, wenn der Kurort ein wissenschaftlich anerkanntes, durch Erfahrung erprobtes gesundungsförderndes Klima aufweist, das dauernd durch eine bioklimatische Station am Ort überwacht wird; diese Station soll in dauernder Fühlung und Zusammenarbeit mit einer Forschungsstelle des meteorologischen Dienstes stehen. Der heilklimatische Kurort muß außerdem Kurortcharakter, wie er oben geschildert ist, haben, und es müssen die beim Heilbad erwähnten Kureinrichtungen vorhanden sein, soweit sie sinngemäß auf einen Klimakurort anwendbar sind.

Luftkurorte sollen ein erholungsförderndes Klima mit einer Kurortklimastation am Ort haben; für Sommer- und Winterfrischen kommen landschaftlich bevorzugte Orte in Betracht, die klimatischen Mindestbedingungen müssen erfüllt, und das Klima muß von einer Klimakreisstelle begutachtet sein.

In sog. Brunnenbetrieben werden Heil- und Mineralquellen auf Flaschen gefüllt und versandt; die Bezeichnung Heilbrunnen wird anerkannt, wenn das betreffende Wasser den wissenschaftlichen Voraussetzungen einer Heilquelle (s. o.) entspricht; die technischen und hygienischen Einrichtungen des Brunnenbetriebes müssen einwandfrei sein.

Die Bezeichnungen Kurhotel, Kursanatorium, Kurhaus sind für die betreffenden Etablissements nur in Bade- und Kurorten zulässig.

Abgesehen von den hier erörterten Richtlinien und Bestimmungen muß die Wissenschaft der Bäder- und Klimaheilkunde auch führend sein in der Werbung; die im Bäder- und Kurortwesen nicht zu entbehrende Propaganda soll nichts enthalten, was nicht wissenschaftlich oder erfahrungsmäßig gesichert oder sonst nicht einwandfrei ist. Seit geraumer Zeit geben einzelne Bade- und Kurorte, regionale Verbände und besonders die Landesverbände der an dem Gebiet interessierten Länder Deutschland, Frankreich, Schweiz, Italien, Österreich usw. von Zeit zu Zeit solche im Stil einer wissenschaftlichen Werbung gehaltene Schriften, z. T. größeren Umfanges heraus, die entweder rein wissenschaftlich gehalten für die Ärzte bestimmt sind oder die populärwissenschaftlich abgefaßt der Laienwelt die Heilfaktoren und Wirkungsmöglichkeiten der Bäder und Kurorte verständlich und empfehlenswert machen wollen.

Literatur.

Balneologie. Bäderheilkunde.

AMMON, R.: Med. Welt **1951**, Nr. 9. — ASCHNER, B.: Behandlung des Gelenkrheumatismus usw. Stuttgart 1949.

BALLCZO, H.: Z. phys. Ther. **1949**, 149. — BARTUSSEK, A.: Balneologe **1938**, 8. — BAUDISCH, O.: Amer. Scientist **31**, 211 (1943). — BAUDISCH, O., u. J. KONECNY: Z. phys. Ther. **1950**, 1. — BECHER: Karlsbader ärztl. Vortr. **13**, 427 (1931). — BECKMANN, K.: Südwestd. Ärztebl. **1950** (Okt.). — BELART, W.: Z. Rheumaforsch. **8**, 278 (1949). — Schweiz. med. Wschr. **1948**, 56. — BENADE, W.: Moore, Schlamme, Erden. Dresden 1938. — Z. phys. Ther. **1948**, 77. — BENADE, W., u. TEICHMANN· Balneologe **1944**, 33. — BERG, R.: Beih. Z. Ernährung **1940**, H. 7. — BILLARD, G.: Presse méd. **1927**, 113. — BÖHM, G.: Balneother., in GROBER, phys. Ther. — BOTH, E.: Med. Welt **1951**, 706. — GRAF BRUSELLE, A., G. LEOPOLD, F. BLUMAUER u. A. BARTUSSEK: Bad Gleichenberg usw. Wien 1950. — BÜCHNER: Klin. Wschr. **1943**, 89. — BUKATSCH, F.: Balneologe **1939**, 15.

CAUER, H.: Balneologe **1938**, 289. — COBET: Ther. Gegenw. **1935**, 14. — CORAZZA, G.: u. T. LUBICH: Il Policlin. **1950**, 947. — COTTET, J., et J. SERANE: Presse therm. **86**, 208 (1949).

DESSAUER, F.: Unters. über das Grundproblem der biologischen Strahlenwirkung. Leipzig 1931. — Deutsches Bäderbuch. Leipzig 1907. — DIENER, I., u. G. SEELIGER: Balneologe **1939**, 145. — DIETRICH u. KAMINER: Handbuch der Balneologie. Leipzig 1916. v. DIRINGSHOFEN, H.: Z.Kreislaufforsch. **1948**, H. 11/12, H. 13/14. — Dtsch. med. Wschr. **1949**, Nr. 8. — DÖBELI, H.: Z. Rheumaforsch. **1950**, 51. — v. DUNGERN, M., u. L. PAWELITZKI: Balneologe **1939**, 295. — DYBOWSKI, U.: Balneologe **1941**, 321; **1942**, 120; **1944**, 49; ferner Heilb. u. Kurort **1951**, Nr. 2.

EDGEWOOD: J. of. Pharm. **1925**, 26; zit. n. EVERS. — ECKERVOGT, F.: Med. Welt **1951**, 704. — EDSTRÖM, G.: Z. Rheumaforsch. **1949**, 224. — EICHHOLTZ u. JUNG: Arch. exper. Path. **187**, 202 (1937). — ENDERS, W.: Balneologe **1937**, 335; **1938**, 168. — EVERS, A.: Balneologe **1937**, 19 u. Z. Haut- u. Geschlechtskrkh. **9**, 160 (1950).

v. FELLENBERG, TH.: Joduntersuch. Bad Hall 1930. — FELLINGER, K.: Wien. klin. Wschr. **1950**, H. 9. — FISCHL, R.: Karlsbader ärztl. Vortr. **1923**. — FRESENIUS, L.: Balneologe **1934**, 33. — FRESENIUS, R.: Handbuch der Lebensmittelchemie VIII, S. 2, 1941.

GÁL, J.: Phys. Therapie der Frauenkrankheiten, Berlin 1932. — GAUSS, C.: Arch. phys. Ther. **1950**, H. 4 u. Dtsch. med. Wschr. **1949**, 430. — GÖTERS, W.: Z. Haut- u. Geschlechtskrkh. **9**, 143 (1950). — GOLLWITZER-MEIER, KL.: Balneologe **1938**, 434; **1943**, 19. — GRAFE, E.: Med. Klin. **1935**, 701 u. Balneologe **1937**, 276. — GROBER, J.: Lehrbuch physikalische Therapie. 2. Aufl. Jena 1950. — GRÖDEL: Nauheimer ärztl. Fortbild. **9** (1932). — GRÜNDER, W., W. BENADE, N. ORDJANJAN: Aufbereitung von Badetorf. Berlin 1948. — GRUNDIG, J.: Balneologe **1936**, 354 u. Dtsch. med. Wschr. **1950**, Nr. 24. — GUJA Offic. Balnearios etc. de España. Madrid 1948.

HABERLANDT, H.: Chemiker-Ztg. **69**, 1 (1945). — HAPPEL, P.: Ra-Emanationsther., in GROBER, Phys. Ther. — HAPPEL, P., u. C. HELLER: Balneologe **1935**, 499; **1936**, 126. — HEILE, H.: Klin. Wschr. **1940**, 271. — HEILMEYER, L.: Die Eisentherapie und ihre Grundlagen. 2. Aufl. Leipzig 1944. — HEILMEYER, L., u. PLÖTNER: Das Serumeisen und die Eisenmangelkrankheit. Jena 1937. — HESSE, H.: Baln. Tagg. Kissingen. 1948. S. 7. — HEUBNER, W.: Klin. Wschr. **1925** u. Handbuch DIETRICH-KAMINER, Bd. 1. — HINRICHS, W.: Med. Welt **1937**, 976. — HINTZ u. GRÜNHUT: Die Mineralwässer in DIETRICH-KAMINER, Handbuch Bd. 1. — HOFF, F.: Z. ges. Gynäk. **16** (1938). — HOFFMANN, E.: Handbuch der Haut- und Geschlechtskrankheiten. Bd. 18. —

JANITZKY, A.: Balneologe **1935**, 117. — JARISCH, A.: Z. phys. Ther. **1950**, 7. — JAUP, R.: Balneologe **1939**, 97.

KALLE, K.: Der Stoffhaushalt des Meeres. Leipzig 1943. — KAMPE, R.: Quellentechnik, in H. VOGT, Lehrbuch. — Baln. Tagg. Norderney 1947. S. 72. — KAMPE, R., u. G. KNETSCH: Geologie, in H. VOGT, Lehrbuch. — KEILHACK: Geologie in DIETRICH-KAMINER, Handbuch Bd. 1. — KELLER, A.: Die Rheinfelder Trinkkur, Rheinfelden 1950 u. Schweiz. med. Wschr. **1938**, 400. — KELLER, J.: Dtsch. Gesdh.wes. **1951**, 18. — KIENLE, F.: Balneologe **1940**, 234; **1942**, 6. — KOHLRAUSCH, W., u. H. LEUBE: Gymn. Frauenbehandlung. Jena 1938. — KOLB, W.: Radioaktivitätsmessung usw. Diss. Zürich 1951. — KOMANT, W.: Med. Welt. **1951**, Nr. 8. — KOMMA, E.: Wien. med. Wschr. **1947**, 42 u. Z. phys. Ther. **1948**, H. 5; **1949**, H. 2. — KOSMATH, W.: Z. phys. Ther. **1949**, H. 2; Wien. med. Wschr. **1947**, H. 1 u. Mschr. Chem. **78**, H. 5/6 (1947). — KRETSCHMER, E.: Körperbau u. Charakter. 18. Aufl. Berlin 1944. — KÜHNAU, J.: Pharmakologie der Heilquellen in H. VOGT, Lehrbuch, Balneologe **1935**, 337; **1936**, 69. — KUKOWKA, A.: Dtsch. Gesdh.wes. Beih. zu **1949**, H. 9.

Labes, H.: Heilbad u. Kurort 1950, 110. — Lampert, H.: Heilquellen und Heilklima. Dresden 1934. — Überwärmung als Heilmittel. Stuttgart 1949. — Lederer, J.: Bull. Soc. Belg. Cardiol. 6 (1939); zit. n. Heilmeyer. — Leopold: Med. Welt 1930, 523. — Lepeschkin: Das EKG. Dresden 1947. — Loewy: In Dietrich-Kaminer, Handbuch Bd. 5. — Lüttge: Bäder- und Strahlenbehandlung der Frauenkrankheiten. Stuttgart 1938.

MacClellan, S.: Amer. Spas. Arch. Phys. Med. 1948, 483 in Z. phys. Ther. 1950, 96. — Maller, A.: Leitfaden der Bäder- und Klimatherapie. Wien 1949. — Mallwitz, A.: Arch. Badewesen 1949. — Markl, J.: Strahlenther. 1931, 120. — Marx, H.: Der Wasserhaushalt des gesunden und kranken Menschen. Berlin 1935. — Marticke, A.: Ärztl. Forsch. 1951, H. 3/4. — Mathis, H.: Die sog. Parodontose. Wien 1948. — Messini, M.: Trattato di Idroclimatol. clin. Bologna. 1950. — Meyer-Schützmeister, L.: Naturwiss. 37, 501 (1950). — Meyer, St., u. E. v. Schweidler: Wiener Ber. 1913, 122. — Milarck, H.: Baln. Tagg. Nenndorf 1949, S. 64 u. Neuenahr 1949, S. 310.

v. Neergaard, K.: Dynamische Reaktionspathologie. Basel 1946. — Noddack, J. u. W.: Z. angew. Chem. 1936, 1 u. 835.

Österreich. Bäderbuch. Wien, 1. Aufl. 1914 u. 2. Aufl. 1928. — Ott, P.: Die Sauna. Basel 1948. — Z. phys. Ther. 1948, H. 9/10 u. Z. Rheumaforsch. 1949, 90.

Palumbo, V.: Rad. terap. mikroenerget. Montecatini. 1950. — Parade, W.: Balneologe 1937, 329 u. Fortschr. Ther. 1932, 230. — Parade, W., u. Hinrichs: Balneologe 1938, 1. — Pax, F., u. Tischbiereck: Balneologe 1940, 281. — Pendl: Balneologe 1935, 241. — Pfannenstiel, W.: Balneologe 1934, 269. — Piacentini, G.: Giorn. clin. med. 31, 363 (1950). — Porlezza, C.: Le Indagini chimiche usw. in Messini, Trattato.

Rajewski, B.: Strahlenther. 56, 763 (1936) u. 64, 158. — Frankf. wiss. Woche 2, 75 (1934). — Rajewski, B., u. Lampert: Wärmebehandlung in der Medizin. Leipzig 1937. Ratzenhofer, M.: Moderne Physik in der Medizin. Wien 1946. — Reichel, H.: Baln. Tagg. Kissingen 1948, S. 28. — Reichel, H., u. U. Mielke: Arch. phys. Ther. 1949, 43 u. Baln. Tagg. Neuenahr 1949, S. 39. — Richter, R.: Balneologe 1939, 360 u. 405. — Rittmann: Vulkane und ihre Tätigkeit. Stuttgart 1936. — Ronge: Krankenernährung in Kurorten. Hersfeld 1931. — Roth, H.: Dtsch. med. Wschr. 1951, 776. — Rother, J., u. H. Wagner: Balneologe 1937, 353.

Saller, K.: Homöopathische Konstitutionstherapie. Stuttgart 1945. — Salomon-Calvi, W.: Türk. Z. Hyg. usw. 2, 2 (1941). — Scheminsky, F.: Der Rathausberg-Unterbaustollen bei Bad Gastein usw. Bad Gast. Badebl. 1950, Nr. 42/45. — Scheminsky, F., u. W. Grabherr: Festschr. mineralog. Ges. Wien 1951. — Schliephake, E.: Med. Welt. 1944, 395. — Schober, P.: Heilquellenkunde für den praktischen Arzt. Stuttgart 1938. — Schoger, A.: Erg. phys. diät. Ther. 2, 414 (1943). — Schubert, F.: Wien. klin. Wschr. 1947, 435. — Schubert, G.: Kernphysik und Medizin. Göttingen 1947. — Schweizer Bäderbuch. Bern 1937. — Segarra, G.: Hidrol. y Climat. 1, Juli (1949). — Sheldon, H.: Varieties of human Physique. New York 1940; zit. n. B. Wolff. — Souci, S.: Chemie des Moores. Stuttgart 1938. — Handbuch der Lebensmittelchemie VIII/3. — Balneologe 1939, 201 u. 465. — Spadea, G.: La clin. therm. 1948, 73. — Spiro: Dtsch. med. Wschr. 1925, 16. — Stadlinger, H.: Chemiker-Ztg. 1939, 565. — Stahl, R.: Baln. Tagg. Norderney. 1947. S. 7. — Stockinger, H.: Heilb. u. Kurort. 1950, 149, u. Med. Welt 1951, 701. — Strasburger, J.: Klin. Wschr. 1931, 29. — Strouhal, H.: Natur u. Land 1949, 167. — Stühmer, A.: Z. Haut- u. Geschlechtskrkh. 9, 135 (1950). — Sturza, M.: Balneologe 1938, 449.

Trauner, L.: Schweiz. Rdsch. Med. 38, 21 (1949).

Ungar, R.: Baln. Tagg. Neuenahr 1949, S. 46 u. Arch. Kinderheilk. 136, H. 1 (1949). — Urban, H.: Z. phys. Ther. 1948, 10.

Villaret et Justin-Besançon: Hydrol. experim. 1933, 1. — Viola, G.: Tratt. di Crenoterap. Milano 1927. — Vogt, H.: Lehrbuch Bäder- und Klimaheilkunde. Berlin 1940. — Balneologe 1941, 294. — Vouk, V.: Grundriß zu einer Balneobiologie der Thermen. Basel 1950.

Wagner, H.: Balneologe 1937, 113. — Weed, H.: Amer. Naturalist 1889; zit. n. V. Vouk. — Wehsarg, F.: Z. Haut- u. Geschlechtskrkh. 9, 149 (1950). — Weissbecker, L.: Baln. Tagg. Kissingen 1948, S. 13. — Kobalt als Spurenelement usw. Stuttgart 1950 u. Klin. Wschr. 1951, 88. — Wense, Th.: Z. phys. Ther. 1948, 14. — Weskott, H.: Homb. wiss. Abh. 1936, H. 14. — Wevelmeyer, W.: Baln. Tagg. Kissingen 1948, S. 149 u. Pyrmont 1950. — Heilb. u. Kurort 1949, Jan. u. 1950, Juni. — Wiesner, I.: Baln. Tagg. Pyrmont 1950. — Winckler, A.: Z. wiss. Bäderk. 1929, 531. — Windischbauer, A.: Zur Rheumafrage. Gastein 1949. — Wolff, B.: Arch. phys. Ther. 1951, H. 4. — Wolff, H.: Med. Mschr. 1949, H. 2. — Klin. Wschr. 1951, 93. — Wollmann, E.: Balneologe 1942, 33 u. 145; 1943, 237 u. 261. — Wuhrmann, F., u. Ch. Wunderly: Die Eiweißkörper des Menschen. Basel 1947.

Zanettin: Z. phys. Ther. 1949, 47. — Zörkendörfer, K.: Mooruntersuchungen. Prag 1911. — Zörkendörfer, W.: Dtsch. med. Wschr. 1937, Nr. 16. — Baln. Tagg. Kissingen 1948, S. 141. — Dtsch. Bäderkalender 1950, S. 27.

Medizinische Klimatologie. Klimaheilkunde.

ALT, E.: Klimakunde von Mittel- und Südeuropa. Handbuch KÖPPEN und GEIGER, Bd. 3. — Die Physik des Klimas in DIETRICH-KAMINER, Handbuch Bd. 1. — AMELUNG, W.: Balneologe 1934, 495; 1937, 455; 1938, 83; 1939, 218. — Dtsch. med. Wschr. 1934, 1856; 1937, 645; 1939, 888; 1940, 85. — Klin. Wschr. 1935, 421. — Künstliches Klima in Lehrbuch VOGT 1940. — Klimatische Behandlung Innerer Krankheiten, Berlin: Springer 1941. — Med. Welt 1943, 463. — Dtsch. med. Rdsch. 1949, H. 33. — Ärztl. Wschr. 1949, 545. — Med.-meteor. H. 1950, Nr. 4, 35. — Med. Welt 1951, 696. — AMELUNG, W., F. BECKER, J. BENDER u. C. A. PFEIFFER: Arch. physik. Ther. 2, 181 (1950). — AMELUNG, W., F. BECKER u. H. SPARWASSER: Arch. phys. Ther. 3, 37 (1951). — AMELUNG, W., u. W. KUHNKE: Dtsch. med. Wschr. 1938, 1345; 1939, 997. — Bioklim. Beibl. 1938. — AMELUNG, W., u. H. LANDSBERG: Bioklim. Beibl. 1934. — AMELUNG, W., u. C. A. PFEIFFER: Balneologe 1943, 179. — ASCHOFF, J.: Physiologie der Temperaturregulation. Naturforsch. u. Med. in Deutschland 58, 77 (1948). — ASCHENBRENNER, R.: Med.-meteor. H. 1949, H. 1.

BACMEISTER, A.: Die klimatische Behandlung der Tuberkulose. Berlin 1937. — BACMEISTER, A., u. F. BAUR: Die klimatische Behandlung der Tuberkulose. Erg. Med. 8, 1 (1925). — BAER, R. L., P. R. KLINE u. L. RUBIN, J. Invest. Derm. 11, 405 (1948). — BAUER, K. H.: Das Krebsproblem. Berlin 1949. — BAUR, F.: Umschau 1936. — Musterbeispiele europäischer Großwetterlagen. Wiesbaden 1947. — Naturw. Rdsch. 1948, 256. — Arch. phys. Ther. 3 (1951). — Einführung in die Großwetterkunde, Wiesbaden 1948. — Ann. Meterol. 1948, 372. — Scientia 1950, 241. — BECKER, F.: Ber. Bädertag. Neuenahr 1949. — Ber. Dtsch. Wetterdienst 1950, H. 12. — BECKER, F., W. CATEL, E. KLEMM, G. STRAUBE u. A. KALKBRENNER: Ärztl. Forsch. 1949, 436. — BERG, H.: Einführung in die Bioklimatologie, Bonn 1947.; Wetter und Krankheiten. Bonn 1948; Allgemeine Meteorologie. Bonn 1948. — Med.-meteor. H. 1951, Nr. 5, 1. — BÖTTNER, H., u. B. SCHLEGEL: Dtsch. Arch. klin. Med. 187, 281 (1941). — BRADTKE, F., u. W. LIESE: Hilfsbuch für raum- und außenklimatische Messungen. Berlin 1937. — BREZINA, E., u. W. SCHMIDT: Das künstliche Klima in der Umgebung des Menschen. Stuttgart 1937. — BÜTTNER, K.: Physikalische Klimatologie. Leipzig 1938; Naturforsch. u. Med. in Deutschland 19 u. 66 (1948). — BURCKHARDT, H., u. H. FLOHN: Die atmosphärischen Kondensationskerne. Berlin 1939. — BUSSE, W.: Wiss. Arb. DMD. ZFO. 1 (1947).

CASPERS, H.: Studium generale. 1949, 78. — CAUER, H.: Chemie der Atmosphäre. Naturforsch. u. Med. in Deutschland. 19, 277 (1948). — Arch. Meteorol., Geophysik u. Bioklimatol. 1, 221 (1949). — Arch. phys. Ther. 1, 87 (1949). — COURVOISIER, P.: Med.-meteor. H. 1951, Nr. 5. — CURRY, M.: Bioklimatik Riederau 1946. — Acta neurovegetativa 1, 408 (1950). — Med.-meteor. H. 1951, Nr. 5, 39. — CYRAN, W., u. F. BECKER: Arch. Gynäk. 177, 568 (1950).

DETERMANN, H.: Aerotherapie, in H. VOGT, Handbuch der Therapie der Nervenkrankheiten. Jena 1916. — DORNO, C.: Klimatologie des Hochgebirges. Klimatologische Tagung Davos 1925. — DÜLL, B.: Wetter und Gesundheit. Leipzig u. Dresden 1941.

EFFENBERGER, E.: Med.-meteorol. H. 1950, Nr. 3. — EKERT, F.: Arzt u. Pat. 63, 49 (1950). — ELLINGER, F.: Die biologischen Grundlagen der Strahlenbehandlung. Strahlenther. Sonderband 1935, 20. — Schweiz. med. Wschr. 1951, 55. — ESCHE vor dem, P.: Arch. Hyg. u. Bakter. 132, 133 (1950).

v. FICKER, H.: Wetter und Wetterentwicklung. Berlin 1940. — v. FICKER, H., u. B. DE RUDDER: Föhn und Föhnwirkungen. Leipzig 1943. — FLACH, E.: Atmosphärisches Geschehen und witterungsbedingter Rheumatismus. Dresden 1938. — FLOHN, H.: Bioklimatik der Kondensationskerne, in BURCKHARDT-FLOHN. — Witterung und Klima in Deutschland, Leipzig 1942. — Ber. Bädertag Neuenahr 1949, S. 258. — Universitas 4, (1949). — FRIEDRICH, W., u. R. SCHULZE: Strahlenther. 64, 609 (1939).

GÄHWYLER, M.: Klima und Tuberkulose. Leipzig 1932. — GEIGER, R.: Das Klima der bodennahen Luftschicht. 3. Aufl. Braunschweig 1950. — Wetter und Klima, in NEUDAMMER, Forstliches Lehrbuch, 11. Aufl. — Allgem. Forstz. 2, 137 (1947). — GIERSBERG, H., u. R. LOTZ: Z. Naturforsch. 3b (1948). — Strahlenther. 83 (1950). — GOETERS, W.: Med. Welt 1951, 698. — GRASER, E.: Z. Kinderheilk. 61, 520 (1939). — GROBER, J.: Physikalische Therapie, 2. Aufl. Jena 1950. — Die Akklimatisation. Jena 1936. — Der weiße Mensch in Afrika und Südamerika. Jena 1939. — GROSSE-BROCKHOFF, F.: Einführung in die Pathologische Physiologie. Berlin 1950. — GRUNOW, J.: Wetter und Klima. Berlin 1937.

HANN-SÜRING: Lehrbuch der Meteorologie, 5. Aufl. 1939. — HÄBERLIN, C.: Lehrbuch der Meeresheilkunde. Berlin-Wien 1935. — HAEBERLIN, C.: Lebensrhythmen und Heilkunde, Stuttgart 1935. — HEINKE, E., u. R. HERRMANN: Arch. Dermat. u. Syph. 190, 261 (1950). — HELLPACH, W.: Geopsyche, 6. Aufl. Stuttgart 1950. — HENNEBERGER, CH.: Arch. Meteor., Geophys. u. Bioklimatol. 2, 86 (1950). — HENSCHKE, U.: Strahlenther. 66, 646 (1939). — HENSCHKE, U., u. R. SCHULZE: Strahlenther. 64, 43 (1939). — HEILMEYER, L.: Blutkrankheiten, in Handbuch der inneren Medizin, Bd. 2, 4. Aufl. Berlin 1951. — HESSE, R.: Das Tier und das Klima, in WOLTERECK usw. — HOLZER, W.: Physikalische Therapie. Wien 1947. — HOLTZ, F.: Strahlenther. **83**, 138 (1950). — HOSEMANN, H.: Dtsch. med. Wschr. **1950**, 815. ISRAËL, H.: Luftelektrizität, Grundlagen und Meßmethoden, in LINKE, Meteorologisches Taschenbuch, 5. Aufl. 1939. — Dtsch. med.Wschr. **1950**, 202 und 1754.

JOCHIMS, J.: Med. Welt **1937**. — Balneologe **1938**, 525. — JORES, A.: Erg. inn. Med. **48**, 574 (1935). — Studium generale **1949**, 82.

KANZ, E.: Arch. Hyg. u. Bakteriolog. **135**, 83 (1951). — KLEINSCHMIDT: Handbuch der meteorologischen Instrumente. Berlin 1934. — Klimakunde des deutschen Reiches. Berlin 1939. — KNOCH, K.: Naturforsch. u. Med. in Deutschland **19** (1948). — KÖPPEN, W., u. R. GEIGER: Handbuch der Klimatologie, 3 Bde. München 1930. — KRATZER, A.: Das Stadtklima. Braunschweig 1937. — KREBS, A.: Balneologe **1941**, 97. — KREY, W.: Hess. Ärztebl. **1950**. — KUHNKE, W., u. O. ZINK: Med.-meteor. H. **2** (1950).

LANGBECK, K.: Wiss. Arb. DMD-ZFO 1 (1947); 2 (1950). — LINKE, F: Die Sonnenstrahlung. Handbuch der Geophysik 8, 1942. — Z. phys. Ther. **41**, 195 (1931). — Die physikalischen Faktoren des Klimas. Handbuch der Physiologie 17, Berlin 1926. — Meteorologie, in LAMPERT, H., Heilquellen usw. — Arch. Gynäk. **161**, 307 (1936). — Balneologe **1934**, 256. — Fundamenta radiol. 4, 29 (1939). — Bioklim. Beibl. **1940**, 127. — LOEWY, A.: Der heutige Stand der Physiologie des Höhenklimas. Berlin 1926. — LOSSNITZER, H: Balneologe **1935**, 385; **1937**, 11 u. 311. — Med.-meteor. H. **1951**, Nr. 5, 73.

MARCHIONINI, A.: Arch. f. Dermat. **181**, 239 (1940). — MARTINI, E.: Wege der Seuchen. Stuttgart 1936. — Klima und Krankheitserreger, in WOLTERECK, Klima usw. — MATTHES, K.: Arch. phys. Ther. 1, 69 (1949). — MENZEL, W.: Ärztl. Wschr. **1947**, 705. — Med.-meteor. H. **1951**, Nr. 5. — MEYER, H., u. E. O. SEITZ: Ultraviolette Strahlen. Berlin 1949. — MICHELS, F.: Z. deutsch. geol. Ges. 85 (1933). — Hess. Ärztebl. **1951**. — MIESCHER, G.: Strahlenther. **66**, 615 (1939). — MISSENARD, A.: Der Mensch und seine klimatische Umwelt. Stuttgart-Berlin 1936. — MITTERMAIER, R.: Z. phys. Ther. **3**, 148 (1950). — MÖRIKOFER, W.: Med. Welt **1930**, 508. — Schweiz. med. Wschr. **1934**, 119; **1937**, 401; **1943**, 939; **1946**, 1233. — Ann. schweiz. Ges. Balneol. u. Klimatol. **1947**, H. 38. — Gesundheit u. Wohlfahrt **1940**. — Acta Davosiana 1, H. 3 (1933). — Med.-meteor. H. **1950**, Nr. 4; **1951**, Nr. 5. — MÜGGE, R.: Med.-meteor. H. **1951**, Nr. 5. — v. MURALT, A., u. A. FLEISCH: Klimaphysiologische Untersuchungen in der Schweiz 1 (1944), 2 (1948) Basel.

v. NEERGAARD, K.: Schweiz. med. Wschr. **1941**, 731 u. 859; **1943**, 931; **1946**, 1; **1947**, 1160. — Z. Rheumaforsch. 1, 375 (1938); Die Katarrh-Infektion als chronische Allgemeinerkrankung. Dresden 1939.

OBERHUMMER, E.: Medizinische Geographie. Peterm. Mitt.**1935**, 329. — van OORDT, M.: Physikalische Therapie innerer Krankheiten. Berlin: Springer 1920; Klimatologie und Klimatophysiologie des Mittelgebirges. Verh. Klimat. Tag. Davos, **1925** S. 213. — Klima und Klimatotherapie. Neue dtsch. Klin. 5, 536 (1930).

PFEIFFER, C. A.: Z. phys. Ther. **1950**, 16. — PFLEIDERER, H.: Die bioklimatische Bedeutung der Strahlen, in WOLTERECK, Strahlen. — Z. exper. Med. **90**, 245 (1933). — Meteorophysiologie des Wärmehaushalts. 47. Kongr. Inn. Med. 1935; Strahlenther. **66**, 627 (1939); 80, 118 (1950). — Z. techn. Phys. **1938**, 386. — Bioklim. Beibl. 10, 121 (1943). — Schriftenr. dtsch. Bäderverb. **1950**, H. 5, 266. — PFLEIDERER, H., u. K. BÜTTNER: Bioklimatologie, in H. VOGT, Lehrbuch. — v. PHILIPSBORN, E.: Med. Welt **1938**, 635; Med.-meteor. H. **1950**, Nr. 4. — PIÉRRY, M.: Traité de climatologie 3, Paris 1934. — POLLACK, K.: Berlin. med. Ztschr. 2, 187 (1951). — PROHASKA, F.: Experientia **3**, 232 (1947). —

RAJEWSKY, B.: Strahlenther. **83**, 104 (1950). — REGLI, J., u. R. STÄMPFLI: Helvet. Physiol. et Pharmacol. Acta 5, (1947). — REICHEL, H.: Bäder- und Klimabehandlung rheumatischer Erkrankungen. Dresden 1940. — REIN, H.: Einführung in die Physiologie des Menschen. Berlin 1949. — REITER, R.: Schriftenr. dtsch. Bäderverb. **1950**, H. 5. — Z. phys. Ther. **1950**, 143. — REITER, R., u. J. KAMPIK: Neue Ergebnisse der Klimatologie und Biophysik. Nürnberg 1948. — RICKMANN, L.: Med. Welt **1950**, 594. — ROLLIER, A.: Med. Welt **1938**, 842. — DE RUDDER, B.: Grundzüge der Bioklimatik des Menschen, in WOLTERECK, Klima usw. — Grundriß einer Meteorobiologie des Menschen, 2. Aufl. Berlin 1938. — Über sog. „kosmische" Rhythmen beim Menschen. Stuttgart 1948. — Arch. Kinderheilk. **128**, 97 (1943). — Naturwiss. **1938**, 672; **1946**, 302. — Naturforsch. u. Med. in Deutschland **66** (1948).— Med.-meteor. H. **1950**, Nr. 4. — RUFF, S., u. H. STRUGHOLD: Grundriß der Luftfahrtmedizin. Leipzig 1939.

SARRE, H. J.: Med.-meteor. H. **1950**, Nr. 4. — SCHARRER, E.: Klin. Wschr. **1937**, 1521. — SCHENK, W.: Gesundheitswesen **1949**, 937. — SCHITTENHELM, A.: Die Heilfaktoren des Klimas, in WOLTERECK, Klima usw. — SCHLÜTER, A.: Umschau **1949**, 13. — SCHMAUSS, A: Forsch. u. Fortschr. **1943**, 195; **1945**, 24; **1949**, 283. — SCHMAUSS, A., u. A. WIGAND: Die Atmosphäre als Kolloid. Braunschweig 1929. — SCHMIDT, B.: In Hygienisches Taschenbuch,

6. Aufl. Berlin 1950. — Schneider, M.: Meteor. Rdsch. **2**, 153 (1949). — Schultze, W.: Lichttherapie, in Grober, J. Physikalische Therapie, 1. Aufl. Jena 1934. — Z. techn. Phys. **1938**, 376. — Strahlenther. **66**, 635 (1939). — Schulze, R.: Wetter und Leben **3**, 81 (1951). — Naturwiss. **1947**, 238. — Ann. Meteorol. **1948**, 12. — Med.-meteor. H. **1949**, Nr. 1; **1950**, Nr. 2; Nr. 4. — Schütz, W., u. G. Schinze: Der Einfluß des Wetters auf Erkältungskrankheiten. Leipzig 1943. — Schutzbank, F. B.: J. Amer. Med. Assoc. **1939**, 1260 (1949). — Schwenkel, H.: Studium generale **3**, 233 (1950). — Seifert, A.: Im Zeitalter des Lebendigen. Dresden: Planegg 1941. — Seilkopf, H.: Med.-meteor. H. **1950**, Nr. 3. — Stevenson, J. P.: Arch. phys. Med. **28**, 644 (1947). — Stigler, R.: Wien. med. Wschr. **1939**, H. 19. — Straube, G.: Arch. phys. Ther. **3**, 24 (1951). — Ströder, U., F. Becker u. G. Haas: Klin. Wschr. **1951**, 312. — Stroomann, G.: Dtsch. med. Wschr. **1931**, 2053. — Stühmer, A.: Med. Welt **1939**, 461. — Sturm, A.: Strahlenther. **70**, 568 (1941). — Süring, R.: Die Wolken. Probleme des kosm. Physik Bd. 16. Leipzig 1936. — Sutermeister, H.: Grenzgeb. Med. **2**, 233 (1949). — Sydow, E.: Balneologe **1938**, 206. — Die bioklimatische Stellung der Alpen. Tuberkulose Bücherei. Stuttgart 1949.

Thauer, R.: Erg. Physiol. **41**, 656 (1939). — Tichy, H.: Mensch und Wetter. Neue dtsch. Klin. **6**, 237 (1938). — Universitas **5**, (1950).

Verzár, F.: Schweiz. med. Wschr. **1947**, 15. — Voigts, H.: Wetter, Klima, Leben. Hildesheim 1949.

Wachter, H.: Naturwiss. **1949**, 370. — Wels, P.: Klin. Wschr. **1939**, 589. — Strahlenther. **66**, 677 (1939). — Arch. exper. Path. u. Pharmakol. **208**, 116 (1949). — Forsch. u. Fortschr. **1950**, 309. — Weickmann, L.: Grundlagen der Klima- und Wetterkunde, in Woltereck, Klima usw. — Wehrli, G. A.: Verh. Klimatol. Tag. Davos, Basel 1925. — v. Werz, R.: Med. Welt **1951**, 566. — Wezler, K.: Schriftenr. dtsch. Bäderverb. **1950**, H. 5, 162. — Wezler, K., u. G. Neuroth: Z. exper. Med. **115**, 127 (1949). — Wezler, K., u. R. Thauer: Z. exper. Med. **112**, 345 (1943). — Wierzejewski, H.: Arch. Meteorol. Geophys. u. Bioklimatol. Bd. 2, 65 (1950). — Wiese, O.: Erg. inn. Med., N. F. **1**, (1949). — Strahlenther. **81**, 577 (1950). — Dtsch. med. Wschr. **1951**, 853. — Wildführ, G.: Z. Immun.forsch. **108**, 318 (1951). — Woltereck, H.: Klima, Wetter, Mensch. Leipzig 1938.

Zenner, B.: Dtsch. med. Wschr. **1951**, 578.